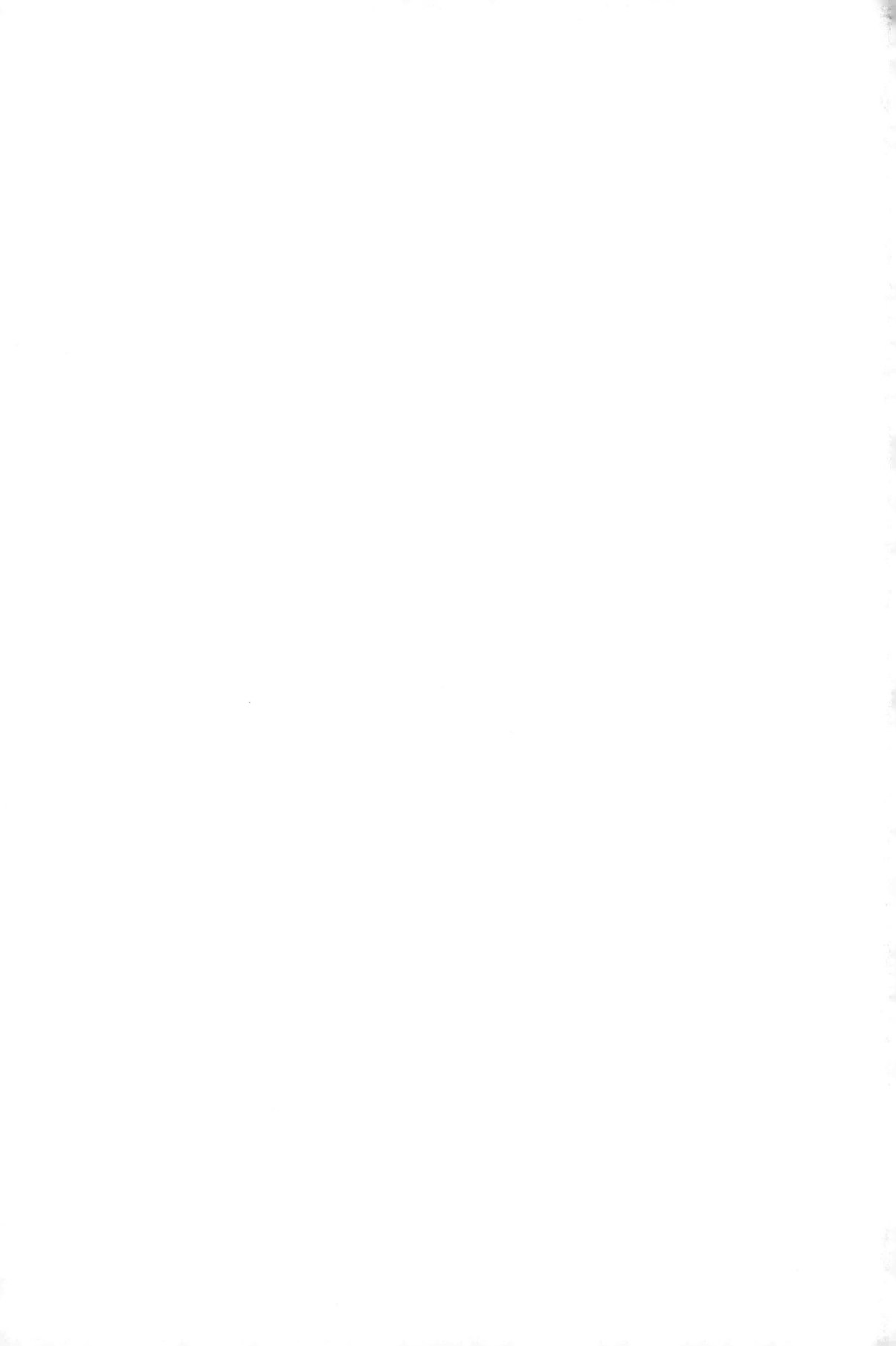

Psychodiabetologie

Frank Petrak
Stephan Herpertz
(Hrsg.)

Psychodiabetologie

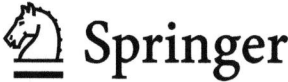 Springer

Herausgeber

Prof. Dr. rer. soc., Dipl.-Psych. Frank Petrak
Klinik für Psychosomatische Medizin
und Psychotherapie
LWL-Universitätsklinikum Bochum
Ruhr-Universität Bochum
Bochum

und

Zentrum für Psychotherapie Wiesbaden
Wiesbaden

Univ.-Prof. Dr. med. Stephan Herpertz
Klinik für Psychosomatische Medizin
und Psychotherapie
LWL-Universitätsklinikum Bochum
Ruhr-Universität Bochum
Alexandrinenstraße 1–3
D-44791 Bochum

Das Online-Material zu diesem Buch finden Sie auf
http://extras.springer.com (Passwort: 978-3-642-29907-0)

ISBN 978-3-642-29907-0   ISBN 978-3-642-29908-7 (eBook)
DOI 10.1007/978-3-642-29908-7

Die Deutsche Nationalbibliothek verzeichnet diese Publikation in der Deutschen Nationalbibliografie;
detaillierte bibliografische Daten sind im Internet über http://dnb.d-nb.de abrufbar.

Springer Medizin
© Springer-Verlag Berlin Heidelberg 2013

Planung: Renate Scheddin, Heidelberg
Projektmanagement: Renate Schulz, Heidelberg
Lektorat: Dr. Karin Mrugalla, Neulingen
Projektkoordination: Heidemarie Wolter, Heidelberg
Umschlaggestaltung: deblik Berlin
Fotonachweis Umschlag: © Ana de la Válgoma, Düsseldorf
Herstellung: le-tex publishing services GmbH, Leipzig

Springer Medizin ist Teil der Fachverlagsgruppe Springer Science+Business Media
www.springer.com

Vorwort

Diabetes mellitus ist eine chronische Erkrankung und betrifft 7–9 % der erwachsenen deutschen Bevölkerung. Die Prognose und der Verlauf des Diabetes wird ganz entscheidend durch den Lebensstil und das Krankheitsverhalten der Betroffenen bestimmt. Nicht nur die Nahrungsaufnahme, sondern auch die Lebensgestaltung bedarf einer lebenslangen Planung und Kontrolle. Aus diesem Grunde kommt dem Betroffenen eine entscheidende Rolle in der Diabetesbehandlung zu, da dieser einen großen Teil der Verantwortung dafür trägt, wichtige Aspekte der Behandlung im Alltag dauerhaft umzusetzen. Um diese Eigenverantwortung übernehmen zu können, ist auch von Seiten der Behandler eine differenzierte Unterstützung notwendig.

Erschwert wird die Behandlung des Diabetes durch eine Vielzahl psychischer Belastungen und eine hohe Komorbidität mit einem breiten Spektrum an körperlichen und psychischen Erkrankungen. In den letzten Jahren ist ein enormer Wissenszuwachs – insbesondere über die psychischen Aspekte des Diabetes – festzustellen, und die Fülle der wissenschaftlichen Publikationen ist kaum noch zu überblicken. Leider besteht eine große Kluft zwischen neuen Erkenntnissen aus der Forschung und deren Umsetzung in die Praxis. So werden immer noch die Mehrzahl der psychischen Störungen wie Depressionen, Angststörungen, sexuelle Funktionsstörungen und Essstörungen bei Patienten mit Diabetes weder erkannt noch adäquat behandelt. Bestimmte Patientengruppen, z. B. Kinder und Jugendliche, ältere Patienten oder Patienten mit Migrationshintergrund erfordern eine Behandlung, die diesen Besonderheiten gerecht wird. Auch hier sind in der Versorgungsrealität Verbesserungen notwendig.

Die Ursachen für die Kluft zwischen Anspruch und Wirklichkeit sind komplex. Sie umfassen Barrieren auf Seiten der Behandler, der Patienten, aber auch gesundheitspolitischer Rahmenbedingungen. Nicht zu unterschätzen ist auch die zunehmende Fragmentierung in der Versorgung der Patienten, was den Austausch zwischen den einzelnen Professionen und die ganzheitliche Betrachtung des Patienten erschwert.

Vor diesem Hintergrund möchten die Herausgeber und Autoren mit dem vorliegenden Buch einen praxisnahen Beitrag zur Verbesserung der interdisziplinären Versorgung der Patienten leisten. Der Stand der Forschung wird zu wesentlichen Bereichen der Psychodiabetologie kompakt zusammengetragen und beinhaltet eine Fülle praxisnaher Anleitungen.

Wir freuen uns, dass wir zahlreiche Kolleginnen und Kollegen mit unterschiedlichen Versorgungsaufgaben in der Diabetologie wie auch Betroffene für die Idee gewinnen konnten, ihre Expertise und Erfahrungen zur Verfügung zu stellen. Mit diesem Buch verbinden wir die Hoffnung, zu einer besseren Versorgung von Menschen mit Diabetes beizutragen, die neben medizinischen Aspekten auch die Berücksichtigung seiner persönlichen Ressourcen, seines sozialen Umfelds und seines psychischen Wohlbefindens einbezieht.

Bochum im August 2013
Frank Petrak, Stephan Herpertz

Hinweise zu den Online-Materialien

Zu den meisten Kapiteln dieses Buches sind Online-Materialien verfügbar, die sich entweder an die Behandler richten oder Informationen und Arbeitsblätter für Patienten beinhalten.

Diese Online-Materialien stehen auf dem „Springer Extras-Server" und können von dort heruntergeladen werden. Nähere Angaben, wie Sie auf die Online-Materialien zugreifen können, finden Sie auf der Impressumseite des Buches.

Aufgrund des breiten Spektrums an Themen und Problembereichen, die in dem vorliegenden Buch behandelt werden, wurde auf eine Vereinheitlichung der Online-Materialien verzichtet. Vielmehr finden sich, dem jeweiligen Gegenstand der Kapitel angepasst, mehr oder minder ausführliche Materialien und Informationen, die zur Bearbeitung und/oder zur Weitergabe an die Betroffenen ausgedruckt werden können.

Beispiele für Online Materialien

- Informationen zu Problembereichen und Störungen für Betroffene,
- Arbeitsblätter zur Bearbeitung durch die Patienten,
- Screening-Fragebögen,
- nützliche Links zu weiterführenden Internetseiten,
- Literaturempfehlungen für Betroffene und Behandler,
- Algorithmen zur Therapieplanung und -übersicht,
- Checklisten zur Diagnostik,
- Zusammenfassungen wichtiger Abschnitte.

Herausgeber

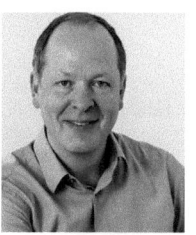

Prof. Dr. rer. soc. Frank Petrak, Dipl.-Psych.
Psychologischer Psychotherapeut
Akkreditierter Ausbilder und Supervisor für Verhaltenstherapie
Klinik für Psychosomatische Medizin und Psychotherapie
LWL-Universitätsklinikum Bochum der Ruhr-Universität Bochum

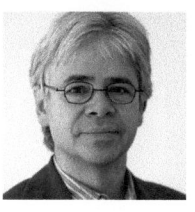

Prof. Dr. med. Stephan Herpertz
Arzt für Psychosomatische Medizin und Psychotherapie
Arzt für Innere Medizin
Klinik für Psychosomatische Medizin und Psychotherapie,
LWL-Universitätsklinikum, Ruhr-Universität Bochum

Inhaltsverzeichnis

III   Lebensqualität und psychische Komorbidität bei Diabetes

IV   Psychoedukation

V   Spannungsfelder in der Arzt-Patient-Beziehung

Autorenverzeichnis

Albus, Christian, Prof. Dr.
Klinik und Poliklinik für Psychosomatik und
Psychotherapie
Kerpener Str. 61
Gebäude 30
50931 Köln
Christian.albus@uk-koeln.de

Clever, Susan, Dipl.-Psych.
Diabetespraxis Blankenese
Blankeneser Bahnhofstr. 23
22587 Hamburg
Susan9woods@aol.com

Dirmaier, Jörg, Dr.
Institut und Poliklinik für Medizinische Psychologie
Zentrum für Psychosoziale Medizin
Universitätsklinikum Hamburg-Eppendorf
Martinistraße 52 (Haus W26)
20246 Hamburg
dirmaier@uke.de

Fatke, Bastian, Dr.
Klinik und Poliklinik für Psychiatrie und
Psychotherapie
Klinikum rechts der Isar
Technische Universität München
Ismaninger Str. 22
81675 München
B.Fatke@lrz.tu-muenchen.de

Feucht, Irene, Dipl.-Ing. (FH)
Haushalt- und Ernährungstechnik
Universität Ulm
Institut für Epidemiologie und medizinische
Biometrie (ZIBMT)
Albert-Einstein-Allee 47
89081 Ulm
irene.feucht@bethesda-stuttgart.de

Förstl, Hans, Prof. Dr.
Klinik und Poliklinik für Psychiatrie und
Psychotherapie
Klinikum rechts der Isar
Technische Universität München
Ismaninger Str. 22
81675 München
Hans.foerstl@lrz.tum.de

Grewe, Petra, Dipl.-Psych.
Klinik für Psychosomatische Medizin und
Psychotherapie
LWL-Universitätsklinikum der Ruhr-Universität
Bochum
Alexandrinenstr. 1–3
44791 Bochum
Petra.grewe@wkp-lwl.org

Härter, Martin, Prof. Dr.
Institut und Poliklinik für Medizinische Psychologie
Zentrum für Psychosoziale Medizin
Universitätsklinikum Hamburg-Eppendorf
Martinistraße 52 (Haus W26)
20246 Hamburg
m.haerter@uke.de

Herpertz, Stephan, Prof. Dr.
Klinik für Psychosomatische Medizin und
Psychotherapie
LWL-Universitätsklinikum der Ruhr-Universität
Bochum
Alexandrinenstr. 1–3
44791 Bochum
Stephan.Herpertz@ruhr-uni-bochum.de

Icks, Andrea, Prof. Dr. Dr.
Funktionsbereich Public Health
Heinrich-Heine-Universität Düsseldorf
Auf'm Hennekamp 65
40225 Düsseldorf
andrea.icks@uni-duesseldorf.de

Jansen, Bettina, Dipl.-Psych.
Institut für Psychosoziale Medizin
Schwerpunkt Psychoonkologie und
Psychodiabetologie
St.-Marien-Hospital Mülheim GmbH
Kaiserstr. 50
45468 Mülheim
b.jansen@contilia.de

Kalvelage, Bernd, Dr.
Diabetologische Gemeinschaftspraxis
Dr. med. Kalvelage / Dr. med. Lueb
Krieterstraße 30
21109 Hamburg
drmedbkalvelage@aol.com

Kofahl, Christopher, Dr., Dipl.-Psych.
Universitätsklinikum Hamburg-Eppendorf
Zentrum für Psychosoziale Medizin
Institut für Medizinische Soziologie, Sozialmedizin
und Gesundheitsökonomie (IMSG)
Martinistr. 52
20246 Hamburg
kofahl@uke.uni-hamburg.de

Krämer-Paust, Renate, Dr.
Praxis für Psychosomatische Medizin und
Psychotherapie
Rüttenscheiderstr. 158
45131 Essen
kraemer-paust@o2online.de

Kulzer, Bernhard, PD Dr., Dipl.-Psych.
Diabetes-Zentrum Mergentheim
Forschungsinstitut der Diabetes-Akademie Bad
Mergentheim (FIDAM)
Theodor-Klotzbücher-Straße 12
97980 Bad Mergentheim
kulzer@diabetes-zentrum.de

Lange, Karin, Prof. Dr.
Medizinische Hochschule Hannover
Medizinische Psychologie OE 5430
Carl-Neuberg-Str. 1
30659 Hannover
Lange.karin@mh-hannover.de

Lederbogen, Florian, Prof. Dr.
Zentralinstitut für Seelische Gesundheit
Klinik für Psychiatrie und Psychotherapie
J 5
68159 Mannheim
Florian.lederbogen@zi-mannheim.de

Paust, Rainer, Dr.
Institut für Psychosoziale Medizin
Schwerpunkt Psychoonkologie und
Psychodiabetologie
Elisabeth-Krankehaus Essen GmbH
Klara-Kopp-Weg 1
45138 Essen
r.paust@contilia.de

Petrak, Frank, Prof. Dr.
Klinik für Psychosomatische Medizin und
Psychotherapie
LWL-Universitätsklinikum der Ruhr-Universität
Bochum
c/o Sonnenberger Str. 20
65193 Wiesbaden
mail@dr-frank-petrak.de

Reinehr, Thomas, Prof. Dr.
Abteilung für Pädiatrische Endokrinologie,
Diabetes und Ernährungsmedizin
Vestische Kinder- und Jugendklinik
Universität Witten/Herdecke
Dr.-Friedrich-Steiner-Str. 5
45711 Datteln
T.Reinehr@kinderklinik-datteln.de

Risse, Alexander, Dr.
Klinikzentrum Dortmund gGmbH
Münsterstraße 240
44145 Dortmund
Alexander.risse@klinikumdo.de

Rölver, Klaus-Martin, Dipl.-Psych.
Diabetes-Zentrum
Christliches Krankenhaus Quakenbrück
Danziger Str. 10
49610 Quakenbrück
k.m.roelver@ckq-gmbh.de

Sänger, Sylvia
Universitätsklinikum Hamburg-Eppendorf
Institut für Medizinische Psychologie
Martinistr. 52, Gebäude West 26
20246 Hamburg
s.saenger@uke.de

Saßmann, Heike, Dr.
Medizinische Hochschule Hannover
Medizinische Psychologie OE 5430
Carl-Neuberg-Str. 1
30659 Hannover
Sassmann.heike@mh-hannover.de

Schatz, Helmut, Univ.-Prof. Dr. Dr.
Medizinische Universitätsklinik Bergmannsheil der
Ruhr-Universität Bochum
Bürkle-de-la-Camp-Platz 1
44789 Bochum
Helmut.schatz@rub.de

Schwarz, Peter E.H., Prof. Dr.
Abteilung Prävention und Versorgung des
Diabetes
Medizinische Klinik III
Universitätsklinikum Carl-Gustav-Carus
Technische Universität Dresden
Fetscherstr. 74
01307 Dresden
Peter.schwarz@uniklinikum-dresden.de

Waldeyer, Regina
Funktionsbereich Public Health
Heinrich-Heine-Universität Düsseldorf
Auf'm Hennekamp 65
40225 Düsseldorf

Weymann, Nina, Dipl.-Psych.
Institut und Poliklinik für Medizinische Psychologie
Zentrum für Psychosoziale Medizin
Universitätsklinikum Hamburg-Eppendorf
Martinistraße 52 (Haus W26)
20246 Hamburg
n.weymann@uke.uni-hamburg.de

Zeyfang, Andrej, Dr. Dr.
Agaplesion Bethesda Krankenhaus Stuttgart
Hohenheimer Str. 21
70184 Stuttgart
Andrej.zeyfang@bethesda-stuttgart.de

Diabetes mellitus: Grundlagen, Epidemiologie und Prävention

Ätiologie, Pathogenese, Diagnostik und Therapie des Diabetes mellitus Typ 1

T. Reinehr

F. Petrak, S. Herpertz (Hrsg.), *Psychodiabetologie,*
DOI 10.1007/978-3-642-29908-7_1, © Springer-Verlag Berlin Heidelberg 2013

Kurzinfo

Ursache des Diabetes mellitus Typ 1 ist ein absoluter Insulinmangel. Dieser ist durch eine Zerstörung der Langerhanszellen des Pankreas – meist auf Grundlage eines Autoimmunprozesses – bedingt. Therapie der Wahl stellt die intensivierte Insulintherapie oder die Insulinpumpentherapie dar. Diese Therapieformen passen sich den Ernährungsgewohnheiten der Betroffenen an, so dass keine Ernährungsumstellungen notwendig sind. Die Schulung des Patienten bzw. bei Kindern auch die Schulung seiner Familie zur Stärkung des Empowerments stellt eine wesentliche Therapiesäule dar, um Komplikationen des Diabetes zu verhindern. Diese sind durch eine mangelnde Stoffwechseleinstellung bedingt und können potenziell akut letal sein (Hypoglykämie, diabetische Ketoazidose), aber auch wie die diabetischen Spätfolgen Retinopathie, Nephropathie, Neuropathie und Makroangiopathie die Lebensqualität und Lebenserwartung deutlich einschränken.

1.1 Ätiologie und Pathogenese

Die Stoffwechselerkrankung Diabetes mellitus Typ 1 ist charakterisiert durch eine chronische Hyperglykämie als Folge einer fehlenden Insulinsekretion (Hiort et al. 2010; Berger 2000). Der Diabetes mellitus Typ 1 wird auch als insulinabhängiger Diabetes mellitus bezeichnet – im Gegensatz zum Diabetes mellitus Typ 2, beim dem ein relativer Insulinmangel vorliegt, d. h. die Insulinproduktion reicht nicht aus, um die vorhandene Insulinresistenz zu überwinden.

Der Diabetes mellitus Typ 1 entsteht durch eine Zerstörung der insulinproduzierenden β-Zellen des Pankreas (Langerhanszellen). Der Diabetes mellitus kann in allen Altersgruppen auftreten, findet sich jedoch häufiger bei Kindern, Jugendlichen und jungen Erwachsenen.

Die Inzidenz des Diabetes mellitus Typ 1 nahm in den letzten Jahren vor allem bei Kindern und Jugendlichen zu, wobei die Ursache noch ungeklärt ist (Hiort et al. 2010; Hürter u. Danne 2005). In Deutschland sind etwa 15.000 Kinder und etwa 550.000 Erwachsene an einem Typ-1-Diabetes erkrankt.

Die Prävalenz des Typ-1-Diabetes ist im Norden Europas dreimal so häufig wie im Süden. Dies deutet auf Umweltfaktoren hin, kann aber auch Hinweis auf eine genetische Veranlagung sein (Hiort et al. 2010; Hürter u. Danne 2005). Als genetische Risikofaktoren des Typ-1-Diabetes sind bisher unter anderem die humanen Leukozytenantigene der Klasse 1 und 2 (HLA-Gene), das Insulingen, und das Protein Tyrosinphosphatase identifiziert worden (Berger). Als Umweltfaktoren werden virale Infekte (z. B. Cosackie-, Röteln-, Influenzaviren), sowie Ernährungsfaktoren wie kurze Stilldauer, Kuhmilchexposition in den ersten Lebensmonaten oder niedrige Vitamin-D-Konzentrationen diskutiert (Hiort et al. 2010; Berger 2000; Hürter u. Danne 2005).

Die Zerstörung der Langerhanszellen der Bauchspeicheldrüse ist meist durch eine chronische Entzündung im Rahmen eines Autoimmunprozesses bedingt (Hiort et al. 2010; Berger 2000; Hürter u. Danne 2005). Der Typ-1-Diabetes wird unterteilt in den immunvermittelten Typ 1 A und den viel selteneren idiopathischen Typ 1 B. Beim Typ 1 A wird die β-Zellschädigung durch spezifische Autoantikörper angezeigt. Diese Antikörper richten sich gegen das eigene Insulin (Insulin-Autoantikörper, IAA), die Glutamatdekarboxylase (GAD), gegen Tyrosinphosphatasen (I A-2 und I A-2b) oder gegen die Inselzellen im Pankreas (Inselzell-AK, ICA). Die überwiegende Mehrheit der Patienten mit Typ-1-Diabetes weist mindestens einen dieser spezifischen Antikörper bei klinischer Manifestation auf. Eine Sondergruppe stellt der latente Autoimmundiabetes des Erwachsenen dar (Late-onset of autoimmune diabetes, LADA), bei dem die Patienten Autoantikörper gegen GAD aufweisen und bei Manifestation meist noch kein Insulin benötigen.

Die Pathophysiologie und Ätiologie des idiopathischen Typ-1 B-Diabetes ist unklar (Berger 2000). Meist handelt es sich um Patienten mit afrikanischer oder asiatischer Herkunft mit einem permanenten Insulinmangel und einer deutlichen Ketoseneigung, bei denen jedoch jegliche Zeichen einer Autoimmunität fehlen.

Der (Autoimmun-)Prozess, der der Entstehung des Typ-1-Diabetes zugrunde liegt, läuft über einen langen Zeitraum vor der klinischen Manifestation der Erkrankung ab. Erst wenn die Insulinproduktion 15 % unter der Norm liegt, kommt es zur klinischen Manifestation des Diabetes mellitus. Die Geschwindigkeit der Abnahme der β-Zellmasse ist sehr unterschiedlich. Bei Kleinkindern ist der Ablauf

□ Tab. 1.1 Klinische Symptome bei Manifestation des Typ-1-Diabetes (modifiziert nach Berger 2000)

Stoffwechselbereich	Folge des Insulinmangels	Symptomatik
Kohlenhydratstoffwechsel	Hyperglykämie	
	Glukosurie	Polyurie und Polydipsie durch Wasserverlust über die Niere aufgrund erhöhter Glukosekonzentration im Urin
	Steigerung der Serumosmolarität durch Wasserverlust	Visusstörung
	Osmotische Diurese	Dehydratation, Gewichtsverlust
	Elektrolytstörung	Muskelkrämpfe
Fettstoffwechsel	Ketonämie	Anorexie, Übelkeit, Erbrechen
	Ketoazidose	
	Hyperlipidämie	
Proteinstoffwechsel	Proteolyse	Muskelschwäche
	Katabolismus	Leistungsknick
		Abgeschlagenheit
		Immunschwäche
		Pruritus

meist schnell, bei Erwachsenen eher langsamer. Bei Kleinkindern kann daher bei Manifestation bereits eine Ketoazidose vorliegen (s. ▶ Abschn. 1.3.2), welche durch einen absoluten Insulinmangel bedingt ist (Hiort et al. 2010; Hürter u. Danne 2005). Bei Erwachsenen kann eine residuale β-Zellfunktion über mehrere Jahre vorliegen, so dass die Manifestation meist ohne Ketoazidose einhergeht.

Da es sich beim Typ-1-Diabetes meist um eine Autoimmunerkrankung handelt, wundert es nicht, dass dieser mit weiteren Autoimmunerkrankungen assoziiert ist. Zu nennen ist hier vor allem die Autoimmunthyreoiditis vom Typ Hashimoto. Selten können auch einmal eine Autoimmunpolyendokrinopathie oder eine Nebennierenrindeninsuffizienz auftreten. Weitere assoziierte Autoimmunerkrankungen sind die Vitiligo sowie die Zöliakie (Hiort et al. 2010; Hürter u. Danne 2005).

1.2 Diagnostik

Die Diagnose eines Diabetes mellitus basiert auf der Bestimmung von Glukosekonzentrationen im

Blut und dem Auftreten der klinischen Leitsymptome Polyurie, Polydipsie und Gewichtsverlust (□ Tab. 1.1).

- **Kriterien für die Diagnose eines Diabetes mellitus (DDG 2010):**
  - Typische Symptome und eine zufällige Plasmaglukosekonzentration von > 200 mg/dl (11,1 mmol/l):
    - dies entspricht 180 mg/dl (10 mmol/l) für venöses Vollblut oder 200 mg/dl (11,1 mmol/l) für kapilläres Blut unabhängig vom Zeitpunkt der Nahrungsaufnahme
  - Nüchtern-Plasma-Glukose > 126 mg/dl (7 mmol/l):
    - dies entspricht 113 mg/dl (6,3 mmol/l) für venöses Vollblut und kapilläres Blut. Als nüchtern ist eine Phase ohne jegliche Kalorienzufuhr für mindestens 8 Stunden definiert.
  - Ein 2-Stunden-Plasma-Glukosewert von > 200 mg/dl (11,1 mmol/l) im oralen Glukosetoleranztest (OGTT) durchgeführt nach den Vorschriften der Weltgesundheitsorganisation

(WHO). Dem Belastungstest sollte in jedem Fall eine mindestens dreitägige Phase isokalorischer normal kohlenhydrathaltiger Ernährung vorausgehen. Die Glukosebelastung erfolgt mit 1,75 g/kg einer Oligosaccharidlösung (max. 75 g), die innerhalb von 3–5 min getrunken werden muss.

Jedes der oben genannten Kriterien muss am folgenden Tag durch eine weitere Untersuchung bestätigt werden, wenn nicht eine deutliche Hyperglykämie oder typische klinische Symptome vorliegen.

Seit 2011 ist die Diagnose eines Diabetes auch durch Bestimmung des HbA_{1c} (siehe unten) möglich. Ein Diabetes mellitus ist durch einen $HbA_{1c} > 6,5 \%$ definiert. Ein Graubereich liegt zwischen 5,7–6,4 % (DDG 2010).

Die Bestimmung von Autoantikörpern wie IAA, GAD, ICA, IA-2 oder IA-2b, und der Nüchternkonzentration von Insulin und C-Peptid kann für die Abgrenzung eines Typ-2-Diabetes hilfreich sein. Die Konzentrationen von Nüchterninsulin und C-Peptid sind bei Typ-1-Diabetes im Gegensatz zum Typ-2-Diabetes erniedrigt und Autoantikörper sind typischerweise beim Typ-1-Diabetes nachweisbar.

■ **Methoden der Stoffwechselkontrolle**

Die Kontrolle der Qualität der Stoffwechseleinstellung beim Typ-1-Diabetes erfolgt anhand der Blutglukosemessung und des sog. Blutzuckergedächtniswerts, des HbA_{1c} (DDG 2010). Die (Selbst-) Messung der Blutglukosekonzentration spiegelt die aktuelle Stoffwechselsituation wieder. Sie erfolgt typischerweise als Kapillarblutentnahme mehrmals am Tag in Form eines sog. Blutglukosetagesprofils. Die Blutzuckerselbstmessung sollte in enger zeitlicher Beziehung zur Insulininjektion und zur Nahrungsaufnahme stehen. Die Kenntnis des Blutglukosewerts vor jeder der 3 Hauptmahlzeiten ist für die Berechnung der notwendigen Insulindosis erforderlich (▶ Abschn. 1.3).

Die wichtigste Maßnahme zur Beurteilung der Effektivität der Diabetestherapie über einen längeren Zeitraum ist die Messung des HbA_{1c}-Werts. Dieser spiegelt die Blutglukosewerte der letzten 3 Monate wieder. Eine gute Stoffwechseleinstellung entspricht einem $HbA_{1c} \leq 7,5 \%$, eine mäßige ei-

nem HbA_{1c} von 7,5–9,0 %und eine schlechte einem $HbA_{1c} > 9 \%$ (Hürter u. Danne 2005; DDG 2010). In Zukunft wird der HbA_{1c} nicht mehr in Prozent, sondern in mmol/l angegeben. Ein HbA_{1c}-Wert von 5 % entspricht 33 mmol/l.

1.3   Therapie

Die Behandlung des Typ-1-Diabetes erfolgt idealerweise in enger Kooperation zwischen Hausarzt, Diabetologen und Spezialisten wie Nephrologen, Kardiologen, Augenärzten zur Erfassung von Folgeerkrankungen (DDG 2010). Unterstützung können auch Selbsthilfegruppen gewähren (DDG 2010). Entscheidend für das Outcome ist eine die Schulung des Patienten und ggf. – insbesondere bei Kindern – die Schulung der Familie (Hiort et al. 2010; Hürter u. Danne 2005). Der Erwerb von Wissen und Fertigkeiten durch den Patienten führt zu einem verbesserten Selbstmanagement und damit zu einer verbesserten Blutzuckereinstellung, einer verminderten Komplikationsrate, einer geringeren Notwendigkeit von Krankenhausaufenthalten und damit letztendlich zu einer verbesserten Lebensqualität.

> **Merke** |
>
> Das Therapieziel ist eine normoglykäme Stoffwechseleinstellung (präprandiale Glucose 80–120 mg/dl, sowie abends vor Zubettgehen von 110–135 mg/dl) unter Vermeidung von Komplikationen des Diabetes.

Hierzu ist beim Typ-1-Diabetes eine lebenslange Insulintherapie erforderlich. Therapiestandard ist heutzutage die **intensivierte Insulintherapie** (IIT) oder eine **Insulinpumpentherapie** (continuous subcutaneous insulin infusion, CSII). Beide Therapieformen imitieren das physiologische Insulinsekretionsmuster eines Stoffwechselgesunden. Hierbei wird der nahrungsabhängige Insulinbedarf durch die Injektion von Normalinsulin oder einem rasch wirkenden Insulinanalogon vor der Mahlzeit gedeckt. Zur Deckung des nahrungsunabhängigen

☐ **Tab. 1.2** Charakteristika von Insulinpräparaten (modifiziert nach Hiort 2010)				
Typ	**Art**	**Wirkbeginn (min)**	**Wirkdauer (h)**	**Präparatebeispiel**
Sehr kurz wirksames Insulin	Insulinanalogon	10	4	Novorapid, Humalog
Normalinsulin	Humaninsulin	20	8	Actrapid, Huminsulin Normal
Verzögerungsinsulin	Humaninsulin	45	20	Protaphane, Huminsulin Basal
Sehr lang wirksames Insulin	Insulinanalogon	60	24	Lantus
		90	20	Levemir

Basalinsulinbedarfs (Regulation der hepatischen Glukoseproduktion) erfolgt die Injektion eines langwirksamen Insulinanalogons ein- oder mehrmals am Tag bzw. die kontinuierliche Insulingabe über eine Pumpe.

Der normale Insulinbedarf liegt bei etwa 1 Einheit/kg/Tag (Hiort et al. 2010; Hürter u. Danne 2005). Typischerweise sinkt der Insulinbedarf nach Einleitung der Insulintherapie durch eine kurzfristige β-Zellerholung. In dieser passageren Remissionsphase sinkt der Insulintagesbedarf auf < 0,5 IE/kg ab, nimmt jedoch nach Wochen bis Monaten deutlich zu und zeigt damit das Absterben der β-Zellen an.

Bei den Insulinpräparaten unterscheidet man zwischen kurzwirksamen Insulinanaloga, Normalinsulin, Verzögerungsinsulinen, sowie langwirksamen Insulinanaloga (☐ Tab. 1.2). Daneben existieren noch Mischinsuline mit einem fixen Verhältnis von Normal- und Verzögerungsinsulin. Diese finden jedoch in der Therapie des Typ-1-Diabetes kaum noch Verwendung.

Intensivierte Insulintherapie Bei der intensivierten Insulintherapie wird zweimal täglich – morgens zum Frühstück und abends vor dem Zubettgehen – ein Verzögerungsinsulin (Basalinsulin) injiziert. Der Tagesbedarf des Basalinsulins liegt bei Erwachsenen bei ca. 0,3 IE/kg KG/d und bei Kleinkindern bei ca. 0,2 IE/kg KG/d. Zu den Mahlzeiten wird entsprechend der geplanten Kohlenhydratzufuhr ein Normalinsulin injiziert.

Insulinpumpentherapie Bei einer Insulinpumpentherapie wird kontinuierlich Insulin über die Pumpe

abgegeben und zu den Mahlzeiten ein Insulinbolus entsprechend der Kohlenhydratzufuhr gespritzt. Dazu wird ein Katheter unter der Haut fixiert, über den mittels der Pumpe Insulin abgegeben wird.

Die Insulinpumpentherapie ist aufwändiger (z. B. rezidivierende Katheterwechsel) und teurer als die intensivierte Insulintherapie. Zum Baden und Schwimmen muss die Pumpe abgelegt werden. Die Insulinpumpentherapie kann das physiologische Insulinsekretionsmuster am besten imitieren. Ein weiterer Vorteil ist, dass auch erst nach der Mahlzeit Insulin gespritzt werden kann. Dies ist insbesondere bei Säuglingen und Kleinkindern mit nicht abschätzbarer Kohlenhydratzufuhr wichtig. Bei folgenden Indikationen sollte eine Insulinpumpentherapie erwogen werden (Hiort et al. 2010; Hürter u. Danne 2005):

- kleine Kinder, besonders Neugeborene, Säuglinge und Vorschulkinder,
- Patienten mit ausgeprägtem Glukoseanstieg in den frühen Morgenstunden (Dawn-Phänomen),
- schwere Hypoglykämien,
- rezidivierende nächtliche Hypoglykämien,
- HbA_{1c}-Wert außerhalb des Zielbereichs,
- Einschränkung der Lebensqualität durch bisherige Insulinbehandlung,
- Leistungssportler,
- große Fluktuation der Blutglukose unabhängig vom HbA_{1c}-Wert.

Bei der ICT und der IIT wird entsprechend der Kohlenhydratzufuhr Insulin gespritzt wird und nicht wie bei der vor Jahren durchgeführten konventionellen Insulintherapie aufgrund von festgelegten Insulininjektionen gegessen. Diese Umstellung auf die Bedürfnisse des Patienten hat die Lebensqualität der Patienten eindeutig erhöht. Die Behandlungsstrategie ging früher auch davon aus, dass der Stoffwechseleffekt des absoluten Insulinmangels beim Diabetes lebenslang einen völligen Verzicht auf Süßigkeiten erforderlich macht.

> **Merke**
>
> Moderne Therapievorstellungen erlauben eine Ernährung wie bei Gesunden.

Allerdings muss der Patient bzw. müssen die Eltern vor jeder Mahlzeit den Kohlenhydratgehalt und die Blutglukosewirkung der Nahrungsmittel abschätzen können, um die Insulindosis sachgerecht der geplanten Nahrungszufuhr anzupassen. Daher unterscheiden sich die Ernährungsempfehlungen für Kinder, Jugendliche und Erwachsene mit Typ-1-Diabetes nicht von denen für gleichaltrige stoffwechselgesunde Menschen (Hiort et al. 2010; Hürter u. Danne 2005, DDG 2010). Es gibt somit keine spezielle Diabetesdiät. Zuckeraustauschstoffe und Spezialprodukte für Patienten mit Diabetes mellitus sind nicht notwendig.

Insulin wird subkutan injiziert. Da eine unterschiedliche Kapillardichte Einfluss auf die Absorptionsgeschwindigkeit hat, sollten Injektionsstellen im Hinblick auf die gewünschte Insulinwirkung ausgewählt werden (z. B. Verzögerungsinsulin spät abends in den Oberschenkel, Normalinsulin vor einer Mahlzeit in die Bauchhaut).

Die Insulindosis, die jeweils vor einer Mahlzeit injiziert werden muss, hängt nicht nur von der geplanten Nahrungszufuhr ab, sondern auch vom aktuellen präprandialen Glukosewert. Bei hohen Präprandialglukosewerten muss das Insulin erhöht werden. Der Blutglukosespiegel wird bei Kleinkindern durchschnittlich um 90 mg/dl pro Einheit Normalinsulin gesenkt, bei Kindern und Jugendlichen um durchschnittlich 40 mg/dl und bei Erwachsenen um durchschnittlich 30 mg/dl. Dies sind jedoch nur Richtwerte. Korrekturfaktoren wie auch die Mahlzeiteneinheiten von Insulin entsprechend der Kohlehydratzufuhr hängen unter anderem vom Alter des Patienten, von der Diabetesdauer, der körperlichen Aktivität und der Tageszeit ab und müssen immer individuell ermittelt werden.

1.3.1 Besondere Situationen

■ **Gewichtszunahme**

Bei Manifestation des Diabetes haben viele Patienten durch den Katabolismus und den Flüssigkeitsverlust Gewicht verloren, meist mehrere Kilo innerhalb weniger Wochen. Durch Initiierung der Insulintherapie und Normalisierung des Stoffwechsels kommt es meist zu einem raschen Wiedererreichen des ursprünglichen Gewichts.

Allerdings ist zu berücksichtigen, dass durch die starke Glukosurie beim entgleisten Diabetes ca. 400 kcal/d bei Erwachsenen verloren gehen (Berger 2000). Bei gleichbleibender Kalorienzufuhr nach erfolgter Stoffwechselkompensation kommt es unweigerlich zu einer unerwünschten weiteren Gewichtszunahme. Dies gilt im geringeren Ausmaß natürlich auch für Patienten mit langer Diabetesdauer, die eine bisher sehr schlechte Glukoseeinstellung langfristig verbessern. Die Patienten sollten über diesen Sachverhalt informiert werden, verbunden mit präventiven Maßnahmen gegenüber einer zu erwartenden Gewichtssteigerung.

Patienten mit Typ-1-Diabetes, die Gewicht abnehmen ohne weniger zu essen, haben meist sehr schlecht eingestellte Glukosewerte. Manche Patienten spritzen auch bewusst wenig oder manchmal gar kein Insulin, um abzunehmen. Charakteristisch für diese Patienten ist der sehr hohe HbA_{1c}-Wert.

Will ein Typ-1-Diabetiker sein Gewicht reduzieren und daher weniger als bisher essen, so kann er das jederzeit tun, jedoch muss auch die Insulindosis reduziert werden. Bereits am ersten Tag mit geringerer Nahrungszufuhr wird auch weniger Insulin benötigt. Bei einer erfolgreichen Gewichtsreduktion kann auch der basale Insulinbedarf reduziert werden.

■ **Krankheit**

Vor allem bei fieberhaften Erkrankungen, insbesondere bei zusätzlicher Bettlägerigkeit verdoppelt sich z. T. der Insulinbedarf. Gerade bei fieberhaften Gastroenteritiden mit Nahrungsverweigerung ist die fehlende Insulindosisanpassung eine häufige Ursache diabetischer Ketoazidosen ▶ Abschn. 1.3.2 (Hiort et al. 2010; Hürter u. Danne 2005).

- **Sport**

Muskelarbeit kann den Blutglukosespiegel bei Patienten mit Typ-1-Diabetes in Abhängigkeit von der jeweiligen Insulinämie entweder steigern oder senken. Im Extremfall kann dies zu Stoffwechselentgleisungen in beiderlei Richtungen führen, also zu Ketoazidose wie auch zu Hyppoglykämie. Bei einer erhöhten Ausgangsglukose ist die blutzuckersenkende Wirkung der Muskelarbeit wünschenswert. Bei einer guten Stoffwechsellage muss allerdings der durch die Muskelarbeit bedingten Hypoglykämie vorgebeugt werden. Bei frühzeitiger Planung der sportlichen Aktivität kann die exogene Insulinzufuhr vor dem Sport reduziert werden. Erfolgt die Entscheidung zum Sport spontan, d. h. nach bereits erfolgter Insulininjektion, besteht eine nicht mehr beeinflussbare relative Hyperinsulinämie und damit das Risiko einer Unterzuckerung. In diesem Fall sollte eine Hypoglykämie durch die Zufuhr von zusätzlichen Kohlenhydraten vermieden werden.

Vor Muskelarbeit von mittlerer bis hoher Intensität für eine Dauer von > 30 min sollte die Dosis des normalen Insulins im Vergleich zur Dosis der vorherigen Mahlzeit um 30–50 % reduziert werden (Berger), Voraussetzung hierfür ist allerdings, dass der Beginn der Muskelarbeit in den Zeitraum der stärksten Insulinwirkung fällt. Auch nach Beendigung einer längeren körperlichen Aktivität ist die Insulinwirkung verstärkt. In diesen Fällen sollte die abendliche Basalinsulindosis um etwa 20–30 % reduziert werden.

- **Alkohol**

Bei ausreichenden hepatischen Glykogenspeichern führt mäßiger Alkoholgenuss alleine nicht zu einer Hypoglykämie. Hingegen wird bei stärkerem Alkoholeinfluss durch die Hemmung der Glukoneogenese in der Leber das Auftreten von Hypoglykämien begünstigt (Berger 2000). Je größer die Alkoholmenge, umso länger ist die Hemmung der Glukoneogenese Daher können Hypoglykämien auch noch Stunden nach dem Konsum größerer Alkoholmengen auftreten. Alkohol vermindert zudem die Wahrnehmung von Hypoglykämiesymptomen.

- **Morgendliche Hyperglykämien**

Morgendliche Hypergykämien können durch nächtliche Hypoglykämien ausgelöst werden (Berger 2000). Durch die Stimulation der gegenregulatorischen Hormone Adrenalin und Glucagon kommt es zu einer gewissen Insulinresistenz nach einer Hypoglykämie. Adrenalin und Glucagon sind für eine verminderte Insulinwirkung während der ersten 2–4 Stunden, Wachstumshormon und Cortisol für eine verminderte Insulinwirkung nach 4–6 Stunden verantwortlich. Der Glukoseanstieg, der durch die Gegenregulation (Somogyi-Effekt) verursacht wird, ist jedoch gering und nur bei Patienten nachweisbar, die eine gute Blutglukoseeinstellung haben.

Die weitaus häufigste Ursache einer morgendlichen Hyperglykämie ist das sog. **Dawn-Phänomen** (Hiort et al. 2010; Hürter u. Danne 2005). Die Ursache des Blutzuckeranstiegs ist ein relativer Insulinmangel, der durch die nächtliche Ausschüttung von Gegenspielern des Insulins bedingt ist. Die Serumspiegel dieser Insulinantagonisten sind in der Pubertät am höchsten. Das Dawn-Phänomen tritt typischerweise zwischen 3 und 6 Uhr morgens auf, da in diesem Zeitraum die Produktion von Wachstumshormon, Cortisol, Adrenalin und Glucagon erhöht ist. Therapeutisch kommt neben der Gabe des Verzögerungsinsulins zu später Abendstunde eine Insulinpumpentherapie in Frage.

1.3.2 Komplikationen

Trotz optimaler Therapie lassen sich bei Patienten mit Diabetes Hypoglykämien und Hyperglykämien nicht vermeiden. Diese führen zu typischen Komplikationen des Diabetes (Berger 2000). Man unterscheidet zwischen **chronischen Komplikationen**, welche durch die fortdauernden Hypo- oder Hyperglykämien bedingt sind und **akuten Komplikationen**, die sich entweder durch einen absoluten Insulinmangel ergeben (Ketoazidose) oder durch die Insulintherapie selbst verursacht werden (Hypoglykämie).

- **Hypoglykämie**

Wird relativ zu der körperlichen Bewegung und der Kohlenhydratzufuhr zu viel Insulin gespritzt, entstehen Unterzuckerungen. Unterzuckerungen werden eingeteilt in leichte Hypoglykämien, die vom Patienten selbst bemerkt und unverzüglich behandelt werden, sowie seltene schwere Hypoglykämien, die einer Fremdhilfe bedürfen. Ein Teil dieser Patienten ist in dieser Situation bewusstlos oder krampft. Hypoglykämien mit Krampfanfall oder Koma treten etwa 3–8mal pro 100 Patientenjahre auf (Hiort et al. 2010; Hürter u. Danne 2005).

Unter einem Blutzuckerwert von 70 mg/dl wird die hormonelle Gegenregulation in Gang gesetzt. Ab Blutzuckerwerten unter ca. 60 mg/dl treten typische Symptome wie Schwitzen, Tachykardie, Zittern und Blässe auf. Neuroglykopenische Symptome wie Verlangsamung, Müdigkeit bis hin zum Koma oder Krampfanfall werden bei Blutzuckerwerten unter 50 mg/dl beobachtet. Die Grenzen für diese Symptome sind jedoch individuell verschieden.

Folgende Patienten haben ein erhöhtes Risiko für Hypoglykämien (Hiort et al. 2010; Hürter u. Danne 2005):

- junge Patienten,
- normaler HbA_{1c}-Wert mit hoher Insulindosis,
- lange Diabetesdauer,
- niedriger Sozialstatus,
- Abweichung vom alltäglichen Therapieregime (z. B. außergewöhnliche sportliche Aktivität) oder Alkoholkonsum (führt zu wiederholten Unterzuckerungen während des Schlafs),
- Begleiterkrankungen wie Zöliakie, Hypothyreose oder Morbus Addison.

Rezidivierende Hypoglykämien reduzieren die hormonelle Gegenregulation sowie deren Wahrnehmung. Beide Effekte wiederum steigern die Wahrscheinlichkeit weiterer Unterzuckerungen. Nächtliche Unterzuckerungen treten in 25–58 % der untersuchten Nächte auf, meist prolongiert mit einer Dauer von 2–4 Stunden. Die Mehrzahl der nächtlichen Hypoglykämien wird nicht bemerkt. Sie treten in der ersten Nachthälfte auf. Ab 4 Uhr morgens wirkt das physiologische Dawn-Phänomen (vermehrte Insulinresistenz) einer Unterzuckerung entgegen.

Menschen mit Typ-1-Diabetes sollen immer schnell wirkende Kohlenhydrate in Form von Traubenzucker oder Ähnlichem bei sich tragen, um bei leichten Unterzuckerungen sofort handeln zu können. Da Unterzuckerungen nicht an einer bestimmten Blutzuckergrenze festgemacht werden können,

haben Schulungen zur Unterzuckerung z. B. im Hinblick auf spezifische Symptome, Ursachen und sofortige Maßnahmen eine besondere Bedeutung zur Vermeidung von Hypoglykämien.

Bei rezidivierenden Hypoglykämien bieten sich folgende Therapiemöglichkeiten an (Hiort et al. 2010; Hürter u. Danne 2005):

- Anheben des Blutzuckerzielbereichs, insbesondere wenn eine Wahrnehmungsstörung für Hypoglykämien vorliegt,
- Umstellung der Insulindosierung und Verminderung der Insulindosis nach Sport,
- häufige Blutzuckertestungen,
- kontinuierliche Glukosemesssysteme,
- Verwendung von langwirkenden Insulinanaloga,
- Verwendung einer Insulinpumpe,
- Vermeidung nächtlicher Hypoglykämien durch spätes Spritzen von Basalinsulin,
- Blutzuckerwerte vor dem Schlaf > 130 mg/dl,
- Blutzuckerwerte am nächsten Morgen nicht < 150 mg/dl,
- langsam resorbierbare Kohlenhydrate zur Nacht.

▪ Diabetische Ketoazidose

Die diabetische Ketoazidose ist immer noch die häufigste Todesursache bei Kindern mit Diabetes mellitus (Hiort et al. 2010; Hürter u. Danne 2005). Sie tritt im Rahmen von Infekten oder bei schlechter Stoffwechseleinstellung mit mangelnder Insulinsubstitution auf und ist durch einen absoluten Insulinmangel gekennzeichnet.

Bei mangelndem Glukoseangebot an die Zellen aufgrund unzureichender Insulinsubstitution oder nicht ausreichendem Nahrungsangebot werden vermehrt Triglyzeride gespalten. Dabei entstehen freie Fettsäuren, die in der Leber zu Ketonkörpern umgewandelt werden. Ketonkörper im Urin sind daher ein wichtiger Hinweis auf eine schlechte Stoffwechseleinstellung und auf die Gefahr einer diabetischen Ketoazidose.

Drei Merkmale charakterisieren die diabetische Ketoazidose (Hürter u. Danne 2005):

- Hyperglykämie mit BZ > 200 mg/dl,
- venöser ph < 7,3 oder Bikarbonat < 15 mmol/l,
- Nachweis von Ketonkörpern in Blut (Ketonämie) oder Urin (Ketonurie).

Zu den Zeichen einer Ketoazidose zählen Dehydratation (durch Wasserverlust über die Niere aufgrund der Glukosurie), Müdigkeit, Durst, Enuresis und Gewichtsabnahme. Bei schwerem Verlauf kommen Kopfschmerzen, Bauchschmerzen, Erbrechen und Bewusstseinsstörungen hinzu. Als spezifisches Azidosezeichen zählt die Kussmaulatmung, welche sich durch tiefe, rasch aufeinanderfolgende Atemzüge bemerkbar macht.

Die Therapie der diabetischen Ketoazidose richtet sich primär auf die Dehydratation als Folge der Glukosurie. Der Insulinmangel wird sukzessive behoben. Beide Maßnahmen führen zu einer Senkung des Kaliumspiegels im Serum, was eine Kaliumsubstitution erforderlich macht.

Die Gefahr in der initialen Therapie besteht in der zu schnellen Flüssigkeitsgabe mit der Folge eines zu raschen Absinkens der Serumosmolarität. Dies führt zu einem Hirnödem mit der Folge von Krampfanfällen und einer Bewusstseinsstörung bis hin zum Koma. Diese Gefahr besteht insbesondere bei ausgeprägter Hyperosmolarität. Deswegen sollte bei Absenkung des BZ darauf geachtet werden, dass gleichzeitig der Serumnatriumspiegel ansteigt (ein gleichzeitig mit dem BZ abfallender Serumnatriumspiegel gilt als Warnsignal für eine zu rasche Senkung der Serumosmolarität und die Gefahr eines Hirnödems). In jedem Fall sind engmaschige Kontrollen der Serumelektrolytspiegel (initial stündlich, später alle 2–3 Stunden) für die Steuerung der Kalium-Substitution notwendig.

Entgegen früherer Vorgehensweisen wird eine zusätzliche Bikarbonatgabe zum Azidoseausgleich nicht mehr empfohlen. Sie birgt die Gefahr einer Verstärkung der Hypokaliämie mit der Folge einer paradoxen ZNS-Azidose.

▪ ▪ Therapeutisches Vorgehen bei Ketoazidose (DDG 2010)

Behandlungsziel Rehydratation

▬ Initiale Kreislaufstabilisierung mit NaCl 0,9 %: 10–20 ml/kg i v sofort über 1–2 h gefolgt von einem Flüssigkeitsausgleich durch isotone Kochsalzlösung über 36–48 h (1,5–2facher Erhaltungsbedarf in Bezug auf Alter, Gewicht und Körperoberfläche).

Behandlungsziel Blutzuckersenkung

▬ Normalinsulin 0,1 IE/kg/h i v (bei jüngeren Kindern 0,05 IE/kg/h): Beginn der Insulingabe 1–2 h nach Beginn der Volumenzufuhr, keine Unterbrechung der Insulinzufuhr bis pH > 7,3, Senkung des Blutzuckers um < 100 mg/dl/h.

Kaliumausgleich

▬ Kaliumchlorid 40 mmol/l Volumen, 5 mmol/kg/d i v: bei Hypokaliämie sofortiger Beginn, sonst mit Beginn der Insulingabe, bei Hyperkaliämie erst nach Einsetzen der Urinproduktion.

Vermeidung von Hypoglykämien

▬ Zufuhr von Glucose 5 % ab Blutzuckerwerten < 270 mg/dl oder bei Senkung des Blutzuckerspiegels > 100 mg/dl/h

▪ Chronische Folgeerkrankungen

Hierbei sind mikro- und makroangiopathische Folgeerscheinungen zu unterscheiden (Berger 2000). Bei der Mikroangiopathie treten charakteristische morphologische Gefäßveränderungen typischerweise an der Netzhaut, am Glomerulum der Niere und am Nervengewebe auf, so dass Retinopathie, Nephropathie und Neuropathie die typischen Folgeerscheinungen darstellen. Die Pathogenese der Mikroangiopathie ist durch toxisch-metabolische Effekte der Glukose begründet. Infolge einer biochemisch metabolisch verursachten Endothelläsion mit sekundärer Permeabilitätserhöhung kommt es zu einer Verdickung der Basalmembran der Gefäße.

Die Diagnose einer **Retinopathie** erfolgt durch die Ophthalmoskopie, Fundusphotographie und ggf. eine Fluoreszenzangiographie (DDG 2010). Die diabetische Retinopathie ist in Deutschland immer noch eine der häufigsten Ursachen für eine Erblindung.

Hinweis auf eine beginnende **Nephropathie** ist eine erhöhte Albuminausscheidung im Urin (DDG 2010). Bei Nachweis einer Mikroalbuminurie sind differenzialdiagnostisch Infektionen, Menstruationsstörungen und körperliche Anstrengung abzugrenzen. Die Therapie der Wahl besteht in der Gabe eines ACE-Hemmers. Bei Fortschreiten der Nierenerkrankung besteht die Gefahr einer Niereninsuffizienz bis hin zur Dialysepflichtigkeit.

Die subklinische **Neuropathie** kann anhand einer reduzierten Nervenleitgeschwindigkeit objektiviert werden (DDG 2010). Sie führt im Verlauf zur Polyneuropathie und typischen Ulzera der unteren Extremität (diabetisches Fußsyndrom), welche durch eine häufig gleichzeitig auftretende arterielle Verschlusskrankheit (AVK) unterstützt wird.

Die AVK gehört zu den makroangiopathischen Folgerkrankungen. Im arteriellen Gefäßsystem kommt es aufgrund atheromischer Plaques zu Stenosen (Berger 2000). Typische Folgen dieser Stenosen sind neben der peripheren AVK der Herzinfarkt und der Schlaganfall. Makroangiopathische Folgeerkrankungen hängen nicht nur von der Stoffwechseleinstellung und der Dauer des Diabetes ab, sondern auch von mit dem Diabetes assoziierten Risikofaktoren wie Bluthochdruck und Dyslipidämie.

Bei allen Patienten mit Diabetes sollte der Blutdruck regelmäßig gemessen werden. Bei einer arteriellen Hypertonie (Blutdruck oberhalb der 95. Perzentile oder > 130/80 mm Hg) sollte eine 24-Stunden-Blutdruckmessung erfolgen und bei Bestätigung der Hypertonie eine antihypertensive Therapie eingeleitet werden (Hiort et al. 2010; Berger 2000; Hürter u. Danne 2005; DDG 2010). Therapie der Wahl stellen ACE-Hemmer dar. Als Blutdruckzielwert gilt ein Wert < 90. Perzentile in Bezug auf Alter, Geschlecht und Größe.

Bei einer Dyslipidämie sollte eine Statintherapie erfolgen. Als Behandlungsziel gilt ein LDL-Zielwert < 100 mg/dl.

Fazit
Der Diabetes mellitus Typ 1 hat bei optimaler Therapie und guter Mitarbeit des Patienten eine gute Prognose quoad vitam. Auch die Lebensqualität kann durch Therapiestrategien, die die Ernährungsgewohnheiten des betroffenen Patienten berücksichtigen, deutlich verbessert werden. Entscheidend ist eine Schulung des Patienten und ggf. seiner Familie bei Kindern als Voraussetzung eines effizienten Selbstmanagements.

Literatur

Hiort O, Danne T, Wabitsch M (2010) Pädiatrische Endokrinologie und Diabetologie. Springer, Heidelberg

Berger M (2000) Diabetes mellitus. Urban, München

Hürter P, Danne T (2005) Diabetes bei Kindern und Jugendlichen. Springer, Heidelberg

DDG (2010) Leitlinien. www.deutsche-diabetes-gesellschaft.de/leitlinien.html

Ätiologie, Pathogenese, Diagnostik und Therapie des Diabetes mellitus Typ 2

H. Schatz

F. Petrak, S. Herpertz (Hrsg.), *Psychodiabetologie,*
DOI 10.1007/978-3-642-29908-7_2, © Springer-Verlag Berlin Heidelberg 2013

Kurzinfo

Ursache des Typ-2-Diabetes ist ein relativer Insulinmangel. Es liegen sowohl eine erblich bedingte Störung der Insulinsekretion als auch eine Insulinresistenz vor, d. h. ein ungenügendes Ansprechen der Körperzellen auf Insulin. Anfangs kann zwar der Stoffwechsel durch eine insgesamt gesteigerte, wenn auch nicht mehr zeitgerechte, d. h. frühe Insulinabgabe im Gleichgewicht gehalten werden, später nimmt die sezernierte Insulinmenge dann ab und die Insulinresistenz kann nicht mehr überwunden werden. Da durch Übergewicht die Insulinunterempfindlichkeit der Körperzellen weiter verschlechtert wird, soll der übergewichtige Typ-2-Diabetespatient an Körpergewicht abnehmen. Umgekehrt erhöht körperliche Aktivität die Insulinempfindlichkeit. An der Spitze und auch als Basis der Therapie bei Gabe von Medikamenten wie oralen Antidiabetika bis hin zum Insulin, stehen somit Lebensstilmaßnahmen:„diet and exercise": das Gewicht herunter und Steigerung der körperlichen Aktivität.

2.1 Ätiologie und Pathogenese des Typ-2-Diabetes

Der Typ-2-Diabetes weist eine starke **Erblichkeit** auf, wesentlich ausgeprägter als der Typ-1-Diabetes (Schatz 2006). Forschungen an eineiigen Zwillingen haben gezeigt, dass, grob vereinfacht, ein Typ-1-Diabetes beim zweiten Zwilling nur in etwa der Hälfte der Fälle auftritt, der Typ-2-Diabetes aber in etwa ¾ der Fälle. Ursache des Typ-2-Diabetes sind der ererbte Insulinsekretionsdefekt der β-Zellen (Schatz 1976) und die ererbte Insulinresistenz. Diese wird durch Übergewicht und Bewegungsarmut verstärkt. Der Stoffwechsel bleibt so lange im Gleichgewicht, wie die Insulinsekretion der β-Zelle gesteigert werden kann, um die Resistenz zu überwinden. Ist die erbgeschädigte β-Zelle dazu nicht mehr in der Lage, tritt der Typ-2-Diabetes auf. Dieser Diabetestyp findet sich auch heute noch hauptsächlich bei Erwachsenen, insbesondere ab dem 60. Lebensjahr. Deswegen wurde er früher auch „Alters- oder Erwachsenendiabetes" genannt. Mit der in den letzten Jahren geradezu erschreckenden Zunahme des Übergewichts zusammen mit dem Bewegungsmangel in den zivilisierten Ländern rückte seine Manifestation aber immer weiter ins jüngere Alter und heute finden sich in den USA, aber auch schon in Deutschland in den Schulklassen zahlreiche übergewichtige Kinder und Jugendliche mit einem Typ-2-Diabetes.

> **Tipp**
>
> Schulkinder haben nicht immer einen Typ-1-Diabetes, der Typ-2-Diabetes wird auch im jugendlichen Alter häufiger!

2.2 Diagnostik

Für die Diagnosestellung gelten die gleichen Laborgrenzwerte (s. ▶ Abschn. 1.2) wie für den Typ-1-Diabetes (Kerner u. Brückel 2011). Die klinischen Symptome sind meist geringer ausgeprägt und die Diagnose ergibt sich oft zufällig bei einer Routineuntersuchung. Nicht selten lassen auch Infekte an den Genitalorganen wie eine Balanitis, Blasenentzündung, Vulvitis und Vaginitis, oder Furunkel an der Haut einen Diabetes vermuten. Häufig führt eine Harnflut, infolge der Glukoseausscheidung osmotisch bedingt, zur Polyurie mit gesteigertem Durst und vermehrtem Trinken, zu einer Polydipsie. Diese Symptome sind aber nicht immer so ausgeprägt wie meist beim Typ-1-Diabetes. Zur Stoffwechselkontrolle dient beim Typ-2-Diabetes in gleicher Weise wie beim Typ-1-Diabetes die Bestimmung des glykosylierten Hämoglobins, des HbA_{1c}. Das HbA_{1c} ist aber heute auch von vielen Diabetesgesellschaften als **Diagnosekriterium** anerkannt:

- HbA_{1c} bis ca. 6,0 %: normaler HbA_{1c}-Wert,
- HbA_{1c} 6–6,5 %: entspricht einer gestörten Glukosetoleranz oder gestörten Nüchternglukose (IFG, „impaired fasting glucose"),
- HbA_{1c} > 6,5 %: Diabetes mellitus.

> **Tipp**
>
> Immer bei Routineuntersuchungen den Blutzucker bestimmen. Ein Nüchternblutzucker > 100 mg/dl bzw. > 5,6 mmol/l ist schon verdächtig auf eine gestörte Glukosetoleranz. Der HbA_{1c}-Wert kann heute auch zur Diagnostik und nicht nur zur Stoffwechselkontrolle herangezogen werden

2.3   Therapie

Grundlage der Therapie des Typ 2-Diabetes sind Lebensstilveränderungen bei der Ernährung und der körperlichen Aktivität (Schatz 2006; Matthaei 2011). Vor kurzer Zeit empfahlen noch die Amerikanische Diabetesgesellschaft (ADA), die Europäische Diabetesgesellschaft (EASD) und auch die Deutsche Diabetes Gesellschaft (DDG) (Matthaei 2011), sofort mit der Diagnosestellung eines Diabetes das Medikament Metformin einzusetzen, zusätzlich zu den Lebensstilmaßnahmen. Heute wird von der ADA/EASD wieder das alte Vorgehen empfohlen (ADA/EASD 2012), also mit **alleinigen Lebensstilmaßnahmen** zu beginnen, wenn der Glukosestoffwechsel nicht allzu sehr entgleist ist. Erst wenn nach 3–6 Monaten eine gute Blutzuckereinstellung durch alleinige Lebensstilmaßnahmen nicht oder nicht mehr möglich ist, also ein HbA_{1c}-Wert von etwa 7–7,5 % überschritten wird, wobei der Zielwert heute individuell festzusetzen ist, sind zusätzlich Tabletten zu geben. Dies soll Metformin (ADA/EASD 2012) sein, wenn keine Kontraindikation wie eine Niereninsuffizienz oder eine gastrointestinale Unverträglichkeit wie Durchfälle vorliegen. Metformin wirkt vor allem über eine Senkung der Insulinresistenz. Weitere orale Antidiabetika oder zu injizierende blutzuckersenkende Substanzen wie die Analoga des glukagonähnlichen Peptids (GLP-1) oder Insulin sind bei ungenügendem Erfolg hinzuzufügen. Diese Kombinationstherapie erfolgt nach dem Positionspapier der ADA und EASD von 2012 nicht mehr nach strikten Algorithmen, sondern ist **individuell gemeinsam mit dem Patienten festzulegen**. Dabei ist zu berücksichtigen, wieweit der Patient zur Mitarbeit bereit ist, welches die Risiken und Nebenwirkungen der einzelnen Medikamente sind, wie lange der Diabetes schon besteht, wie hoch die Lebenserwartung ist, welche wichtigen Komorbiditäten bestehen und auch, ob schon Gefäßkomplikationen vorliegen. Schließlich ist auch ein Entscheidungskriterium, ob die Medikamente von den Versicherungsträgern finanziert werden oder nicht. Der Weg führt also nach Beginn mit Lebensstilmaßnahmen von einer medikamentösen Monotherapie über eine Zweier- oder Dreierkombination zu schließlich komplexeren Insulintherapieformen mit mehrfach täglicher Insulininjektion, in ähnlicher Weise wie beim Typ-1-Diabetes (s. ▶ Abschn. 1.3).

Das neue Positionspapier der Amerikanischen und Europäischen Diabetesgesellschaft 2012 (ADA/EASD 2012) führt als Kombinationspartner zu Metformin für eine Zweierkombination die unten aufgelisteten Substanzen an. Dieses „Position Statement" ist eine „Leitlinie", aber nicht evidenzbasiert, da es hier keine Evidenzen gibt.

- **Sulfonylharnstoffe** (Gibenclamid, Glimepirid, Gliclazid u. a.) schütten Insulin aus, können aber zu Unterzuckerungen und Gewichtszunahme führen.
- **Thiazolidindione** (Proglitazon) erhöhen die Insulinempfindlichkeit, führen zu einer besonders starken Gewichtszunahme, können aber auch ernste Nebenwirkungen haben. In Deutschland ist wegen kardiovaskulärer Risiken Rosiglitazon nicht mehr auf dem Markt und Pioglitazon, bei dem eine leichte Häufung von Blasenkrebs beobachtet wurde, wird von den Krankenkassen nicht mehr bezahlt.
- **Dipeptidylpeptidase-4-Hemmer, DPP-4-Inhibitoren** (Sitagliptin, Vildagliptin u. a.) hemmen das Enzym für den Abbau des körpereigenen glukagonähnlichen Peptids (GLP-1). GLP-1 bewirkt eine Insulinausschüttung und Unterdrückung des Glucagons. DPP-4-Hemmer sind gewichtsneutral und führen allein nicht zu Unterzuckerungen.
- **Glucagon-Like Peptide-1 (GLP-1)-Agonisten** (Exenatid, Liraglutid) bewirken glukoseabhängig eine Insulinsekretion und eine Glucagonunterdrückung. Das Besondere ist die Glukoseabhängigkeit, d. h. wenn der Blutzucker zu tief herunter geht, stellen sie ihre Wirkung ein und es können keine Hypoglykämien auftreten. Überdies senken sie das Gewicht sowohl durch eine Motilitätsbeeinträchtigung des Magens, die aber zu Übelkeit führen kann, als auch durch einen Angriffspunkt am Sättigungszentrum im Gehirn. GLP-1-Analoga sind Eiweißkörper und müssen ebenso wie Insulin subkutan injiziert werden.
- **Insulin** kann auch mit blutzuckersenkenden Tabletten kombiniert werden, vornehmlich durch abendliche Injektion eines lang wirkenden Insulins. Man nennt dies vielfach eine **B**asalunterstützte **O**rale **T**herapie: „B.O.T."
- **α-Glukosidasehemmer** (Acarbose, Miglitol und Voglibose) sind nicht in dem ADA/EASD-

Positionspapier angeführt. Diese werden in unterschiedlichen Ländern in unterschiedlicher Frequenz eingesetzt. Da sie wegen gastrointestinaler Nebenwirkungen wie Übelkeit, Meteorismus und Durchfälle von vielen nicht vertragen werden, ist ihre Verwendung in Deutschland recht beschränkt, im Unterschied etwa zu asiatischen Ländern.

In einer Dreierkombination von Antidiabetika können nach der zitierten Leitlinie der ADA und EASD alle diese Substanzen individuell je nach Patientenbesonderheiten kombiniert werden. Schließlich kann Insulin beim Typ-2-Diabetes in verschiedenen Varianten gegeben werden, vom abendlichen einmaligen Basalinsulin bis zu einer intensivierten Insulintherapie wie beim Typ-1-Diabetes.

> **Tipp**
>
> Zuerst Lebensstilmaßnahmen, dann zusätzlich Metformin (falls keine Kontraindikation oder Unverträglichkeit), weiteres Vorgehen individuell gemeinsam mit dem Patienten festlegen.

Multifaktoriell behandeln, nicht nur blutzuckersenkend Der Typ-2-Diabetes tritt häufig im Rahmen eines „Metabolischen Syndroms" auf, also zusammen mit Übergewicht, erhöhtem Blutdruck und Dyslipidämie. Man hat vom „Tödlichen Quartett" gesprochen. Essenziell bei der Therapie mit Typ-2-Diabetes ist es, gegebenenfalls auch Blutdruck und Fettwerte zu normalisieren. Selbstverständlich muss das Rauchen eingestellt werden. Eine Gewichtsreduktion, am besten und einfachsten durch eine verminderte Aufnahme an Gesamtkalorien und erhöhte körperliche Aktivität, führt in der Regel auch zu einer Besserung des Blutdrucks und der Fettwerte.

> **Tipp**
>
> Nicht nur Blutzucker und Übergewicht, sondern auch Bluthochdruck und Fettstoffwechselstörung behandeln. Rauchen muss ggf. eingestellt werden. Raucherentwöhnungsprogramme anbieten!

2.4 Diabetische Folgeerkrankungen

Beim Typ-1-Diabetes ist ein Hauptziel der Therapie die Vermeidung von Stoffwechselentgleisungen nach oben und unten, also die Verhinderung einer Hyperglykämie mit oder auch ohne Ketoazidose (diabetisches Koma) oder einer Hypoglykämie, die mit Bewusstseinsverlust verbunden sein kann, vielfach als „Zuckerschock" bezeichnet.

Beim Typ-2-Diabetes hingegen ist das Hauptziel die Vermeidung oder zumindest das Hinausschieben der diabetischen Folgeerkrankungen (s. ▶ Abschn. 1.3.2) an den großen und kleinen Gefäßen sowie am Nervensystem (Kellerer u. Matthaei 2011). **Mikroangiopathische Komplikationen** treten an Auge und Niere auf. Es sind dies die diabetische Retinopathie, oft vergesellschaftet mit einer Makulopathie und die Nephropathie. Die **Makroangiopathie** bei Diabetes äußert sich in einer oft frühzeitig einsetzenden Arteriosklerose, die zu Herzinfarkt und Schlaganfall führen kann. Die **Neuropathie** ist, auch zusammen mit einer Arteriosklerose der Beingefäße am Unterschenkel und Fuß, die Hauptursache der Fußkomplikationen bei Diabetes, bis hin zur Gangrän mit der Notwendigkeit einer Amputation des „diabetischen Fußes". Schließlich bedingt die Neuropathie bei Männern häufig eine erektile Dysfunktion, also eine Impotenz.

In letzter Zeit wurden mehrere Jahre bzw. über 1 Jahrzehnt dauernde, große Studien an vielen Tausenden von Typ 2-Diabetespatienten durchgeführt, die klären sollten, welche Therapieform mit welchem Therapieziel und welcher Medikamentenkombination die Folgeerkrankungen am besten verhindern kann. Es waren dies die Studien UKPDS, ACCORD, ADVANCE und VADT (Schatz 2009). Als härtestes Kriterium des Erfolges einer Therapie diente das Überleben. Diese Studien haben einige der vielen Fragen zwar beantwortet, andere aber leider nur partiell oder nicht eindeutig. Dies ist auch der Grund, dass die Leitlinien zur Therapie des Typ-2-Diabetes heute wieder die individuelle Entscheidung des Arztes zusammen mit seinem Patienten in den Vordergrund rücken: Für viele der Medikamentenkombinationen oder Insulinschemata gibt es keine Evidenzen.

Fazit

Der Typ-2-Diabetes befällt immer größere und jüngere Schichten der Bevölkerung der Industrienationen und Schwellenländer. Hauptgrund dafür sind Überernährung und Bewegungsmangel. Oft ist der Typ-2-Diabetes kombiniert mit einer Erhöhung des Blutdrucks und der Blutfette, welche zusammen mit dem Übergewicht als „Metabolisches Syndrom" zusammengefasst werden. Die Diagnosestellung erfolgt oft erst im Rahmen einer Routineuntersuchung. Ab dem 40. Lebensjahr soll regelmäßig der Zuckerstoffwechsel überprüft werden. Die Grundlage der Therapie sind Lebensstilveränderungen, d. h. knappere Ernährung bei Übergewicht und vermehrte Bewegung. Zusätzlich sind bei ungenügendem Erfolg zuerst möglichst Metformin und dann weitere blutzuckersenkende Tabletten einzusetzen oder auch zu injizierende Eiweißkörper wie die Analoga des glukagonähnlichen Peptids (GLP-1) und Insulin. In welcher Reihenfolge und welcher Kombination sie verwendet werden sollen, wenn Metformin allein nicht mehr ausreicht, ist individuell mit dem Patienten nach den Kenngrößen des erkrankten Menschen festzulegen. Hauptziel ist die Vermeidung der Folgeerkrankungen an Auge, Niere und an den großen Gefäßen, d. h. die Verhinderung des Herzinfarkts und Schlaganfalls. Auch Nervenschädigungen, welche zum Beinverlust und zur Impotenz führen können, sind durch eine gute Diabeteseinstellung zu verhindern oder hinaus zu schieben. Eine gute Stoffwechseleinstellung soll, wie die großen Studien der letzten Jahre belegt haben, so früh wie möglich im Krankheitsverlauf erfolgen und dauerhaft beibehalten werden. Liegt beim Typ-2-Diabetes auch ein Metabolisches Syndrom vor, was sehr häufig ist, so ist die Normalisierung von Blutdruck und Blutfetten essenziell. Raucher müssen den Nikotinkonsum einstellen.

Literatur

ADA/EASD Issue New Hyperglycemia Management Guidelines (2012) Diabetes Care, published online April 19, 2012. Diabetologia, published online April 19, 2012

Kellerer M, Matthaei S (2011) Praxisempfehlungen der Deutschen Diabetes-Gesellschaft. Diabetologie und Stoffwechsel 6:105–204 (Aktualisierte Version Hrsg. Kellerer M, Matthaei S im Auftrag der DDG)

Kerner W, Brückel J (2011) Definition, Klassifikation und Diagnostik des Diabetes mellitus. Diabetologie und Stoffwechsel 6:107–110

Matthaei S et al (2011) Behandlung des Diabetes mellitus Typ 2. Praxisleitlinie. Diabetologie und Stoffwechsel 6:131–136

Schatz H (1976) Insulin: Biosynthese und Sekretion. Thieme, Stuttgart

Schatz H (Hrsg) (2006) Diabetologie kompakt. Thieme, Stuttgart New York

Schatz H (2009) Die großen Diabetesstudien – Facit für die Praxis: Blutzucker so früh wie möglich und dauerhaft gut einstellen. Münch Med Wschr/Fortschr Med 151:3–4

Epidemiologie und Gesundheitsökonomie des Diabetes mellitus

A. Icks, R. Waldeyer

F. Petrak, S. Herpertz (Hrsg.), *Psychodiabetologie,*
DOI 10.1007/978-3-642-29908-7_3, © Springer-Verlag Berlin Heidelberg 2013

Kurzinfo

- 7–9 % der erwachsenen Bevölkerung in Deutschland haben einen diagnostizierten Diabetes.
- Möglicherweise ist noch einmal die gleiche Zahl von Personen an Diabetes erkrankt, die bisher nicht entdeckt wurde.
- Die Erkrankungshäufigkeit steigt mit dem Alter stark an.
- Die Prävalenz des diagnostizierten Diabetes nimmt weltweit auch unabhängig vom Alterungseffekt der Bevölkerung zu. Erklärungen sind u. a. erhöhte Entdeckungsraten sowie Änderungen des Lebensstils.
- Die Neuerkrankungsrate des Typ-1-Diabetes im Kindes- und Jugendalter steigt international an.
- Menschen mit diagnostiziertem Diabetes verursachen etwa doppelt so hohe Gesundheitskosten wie vergleichbare Menschen ohne Diabetes.
- In Deutschland kostet die Behandlung des Diabetes 21 Mrd. Euro, das entspricht 11 % der Krankenversicherungsausgaben.
- Die Behandlung diabetischer Folgeschäden verursacht zwei Drittel der Kosten.
- Die Gesundheitsausgaben des Diabetes variieren international stark.

3.1 Epidemiologie des Diabetes mellitus

3.1.1 Epidemiologische Maße

Bevor wir beginnen, möchten wir zum besseren Verständnis einige Begriffe erläutern: Die Prävalenz einer Erkrankung ist der „Bestand" zu einem definierten Zeitpunkt oder in einem definierten Zeitintervall. Sie errechnet sich aus der Zahl der Personen in einer definierten Population und der Zahl der in dieser Population Erkrankten. Beispiel: Wenn in einer Bevölkerung von 100.000 Personen in einem Jahr 10.000 Personen erkrankt sind, beträgt die Ein-Jahres-Prävalenz 10 %. Dabei ist es unerheblich, ob ein Teil der Erkrankten die Erkrankung erst im Laufe des Jahres entwickelt.

Die Inzidenz einer Erkrankung beschreibt die Neuerkrankungen in einem bestimmten Zeitraum. Sie berechnet sich vereinfacht aus der Zahl der Population „unter Risiko", das sind die Personen die noch nicht erkrankt sind, aber erkranken können,

und der Zahl der Neuerkrankten. Die häufigsten Maße sind die Inzidenzrate und die kumulative Inzidenz. Erkranken von 100.000 gesunden Personen im Lauf eines Jahres 1000 Personen, so beträgt die kumulative Inzidenz 1000 von 100.000 oder 1 %. Sowohl für die Prävalenz als auch für die Inzidenz ist es wichtig, die Beobachtungszeit zu nennen. Das ist gut nachvollziehbar: Fragt man Personen nach Rückenschmerzen „heute" oder „jemals in Ihrem Leben", so wird die erstere (sog. Eintagesprävalenz oder Punktprävalenz) von Rückenschmerzen niedriger sein als die letztere („Lebenszeitprävalenz"). Verfolgt man eine Population über ein Jahr im Hinblick auf Neuerkrankungen, so wird die kumulative Inzidenz niedriger sein, als wenn man die Population 10 Jahre lang beobachtet.

3.1.2 Prävalenz des Diabetes mellitus

Unsere Kenntnisse über die Prävalenz des Diabetes mellitus in Deutschland beruhen hauptsächlich auf zwei Datenquellen: zum einen auf Surveys, zum anderen auf Krankenkassendaten. In Surveys werden repräsentative Stichproben der Bevölkerung ausgewählt und zu Erkrankungen befragt oder untersucht. Neben einem bundesweiten Survey des Robert-Koch-Instituts (RKI) gibt es mehrere regionale Surveys (in Essen, Dortmund, Augsburg, Halle, Greifswald). In Krankenkassendaten wird nach Versicherten gesucht, die eine Diabetesdiagnose haben. Die bekanntesten Auswertungen beruhen auf Daten der AOK in Hessen.

Aufgrund der unterschiedlichen Methodik und der unterschiedlichen untersuchten Personengruppen ist die exakte Prävalenz des Diabetes unklar. Auf Basis des aktuellen RKI-Surveys beträgt die Prävalenz des Diabetes (Selbstangabe einer ärztlichen Diagnose) in der Altersgruppe der 18–79-jährigen 7,2 % (Heidemann et al. 2012). Auf Basis der AOK-Daten lag der Anteil der Versicherten aller Altersgruppen mit einer Diabetesdiagnose 2009 bei 9,7 % (Köster et al. 2012). Zur Erklärung des Unterschieds lassen sich verschiedene Gründe überlegen: in den Surveys sind keine Personen über 79 Jahren einbezogen, bei denen die Prävalenz des Diabetes höher sein wird. Zum anderen handelt es sich bei beiden

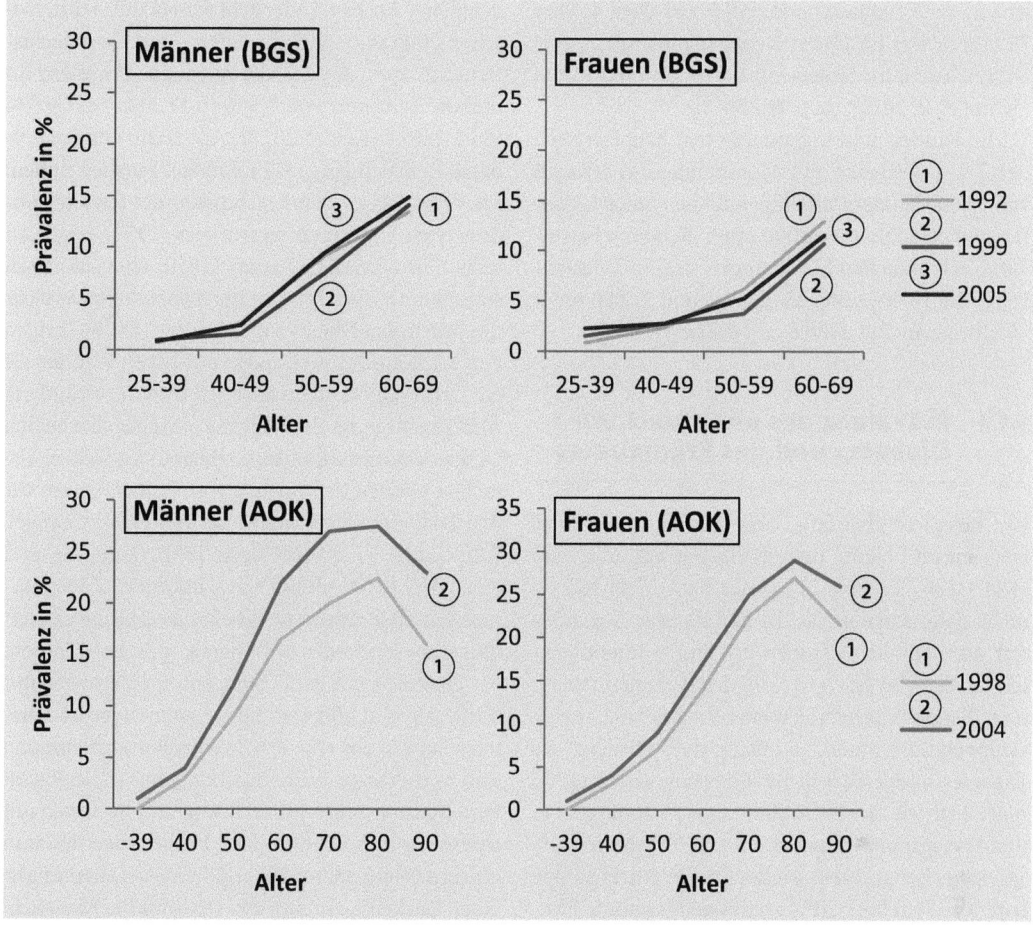

◘ Abb. 3.1 Trends in der Prävalenz des bekannten Diabetes nach Alter und Geschlecht (*oben*: RKI, *unten*: AOK)

Populationen um eine Selektion der Bevölkerung: Zwar wird für die Surveys eine repräsentative Bevölkerungsstichprobe gezogen, es nehmen jedoch nicht alle ausgewählten Personen teil. Nichtteilnehmer sind häufig eher krank, älter oder sozial benachteiligt, d. h. sie haben eine höhere Wahrscheinlichkeit, an Diabetes zu leiden. Demgegenüber ist die Prävalenz des Diabetes bei AOK-Versicherten deutlich höher als bei Versicherten anderer Krankenkassen, vermutlich vor allem bedingt durch Unterschiede in der Versichertenstruktur (Hoffmann u. Icks 2011, Hoffmann u. Icks 2012). Das bedeutet, dass in den Surveys die Prävalenz vermutlich eher unterschätzt und in den AOK-Daten eher überschätzt wird.

3.1.3 Prävalenz des Diabetes mellitus in verschiedenen Bevölkerungsgruppen

Gut belegt ist, dass die Diabetesprävalenz sich in verschiedenen Bevölkerungsgruppen unterscheidet: Die Erkrankungshäufigkeit steigt mit dem Alter deutlich bis zu einem Peak bei etwa 80 Jahren an, aber sinkt bei den Hochbetagten. In jüngeren Altersgruppen ist der Diabetes bei Männern, im hohen Lebensalter bei Frauen häufiger (◘ Abb. 3.1). Personen mit niedrigerem sozialem Status haben eine höhere Prävalenz als sozial privilegierte Personen, wobei der soziale Unterschied bei Frauen stärker ausgeprägt ist als bei Männern. Zudem fanden sich in den Surveys deutliche regionale Unterschiede: die Diabetesprävalenz in der Bevölkerung im Alter zwischen 45 und 75 Jahren war im Osten Deutschlands mit 12,6 % am höchsten, im Süden mit 6,0 % am niedrigsten (Schipf et al. 2012), siehe ◻ Abb. 3.2.

Im Kindes- und Jugendalter tritt hauptsächlich der Typ-1-Diabetes auf. Momentan sind etwa 16 von 10.000 Kindern und Jugendlichen unter 15 Jahren und etwa 21 von 10.000 unter 20 Jahren betroffen. Nach aktuellen Schätzungen sind in Deutschland etwa 18.000 unter 15-jährige und 31.000 unter 20-jährige an Typ-1-Diabetes erkrankt.

3.1.4 Prävalenz des unentdeckten Diabetes und des Prädiabetes

Gut belegt ist ebenfalls, dass der Typ-2-Diabetes langsam und häufig unauffällig beginnt, und dass viele Menschen einen Diabetes haben, der jedoch nicht diagnostiziert ist. In der Region Augsburg war die Zahl der Personen mit einem unentdeckten Diabetes so hoch wie die der Personen mit einem diagnostizierten Diabetes. Rechnet man beide Gruppen zusammen, so betrug die Prävalenz des Diabetes in der älteren Bevölkerung zwischen 55 und 74 Jahren 16,9 % (Rathmann et al. 2003) und in der Altersgruppe zwischen 35 und 59 Jahren 4,2 % (Meisinger et al. 2010). In der älteren Altersgruppe hatten zudem über 20 % grenzwertig erhöhte Blutzuckerwerte, in der jüngeren Altersgruppe 8 %. Die Prävalenz des unerkannten Diabetes liegt in dem aktuellen bundesweit repräsentativen Survey des Robert-Koch-Instituts wesentlich niedriger bei 2,1 % der 18–79-Jährigen (7,2 % bekannter Diabetes), allerdings wurde hier ein anderes Testverfahren angewandt (Heidemann 2012). Der Anteil an unentdecktem Diabetes ist bei Frauen geringer als bei Männern.

3.1.5 Trend der Diabetesprävalenz

Die Diabetesprävalenz in Deutschland hat in den letzten Jahren aufgrund des Anstiegs der Lebenserwartung zugenommen. Aber auch unabhängig von diesem Alterseffekt scheint die Prävalenz zuzunehmen. Die Daten zum Ausmaß des Trends sind nicht einheitlich. Auf Basis der AOK-Daten fand sich ein

deutlicher Anstieg. Unterstellt man für alle Jahre zwischen 2000 und 2009 die Alters- und Geschlechtsstruktur zum 31.12.2009, stieg die Prävalenz in diesem Zeitraum von 7,5 % (6,11 Mio.) auf 9,8 % (8,05 Mio.) (Köster 2012). Auf Basis der Surveydaten ließ sich lange kein Prävalenzanstieg finden. Im Vergleich zu den Ergebnissen des letzten bundesweiten Untersuchungssurveys (1997) zeigt sich jedoch im aktuellen Survey (2010) eine statistisch signifikante Zunahme in der Lebenszeitprävalenz des bekannten Diabetes mellitus der 18–79-Jährigen von 5,2 % auf 7,2 % (Heidemann 2012). Weniger als ein Drittel des Anstiegs lässt sich über die veränderte Altersstruktur der Bevölkerung zwischen den beiden Untersuchungszeitpunkten erklären. Als weitere Ursachen werden der Anstieg von Risikofaktoren für den Diabetes (Fehlernährung, Bewegungsmangel, Adipositas), eine verbesserte Früherkennung und eine erhöhte Sensibilisierung diskutiert. Zugenommen hat die Prävalenz des bekannten Diabetes mellitus insbesondere in der Altersgruppe ab 60 Jahren, bei Personen mit Adipositas und bei Personen mit mittlerem und höherem Bildungshintergrund. Letzteres könnte auf eine erhöhte Risikowahrnehmung und verbesserte Früherkennung in Abhängigkeit vom Bildungshintergrund hinweisen: Personen mit einem vormals unentdeckten Diabetes werden nun erkannt (Heidemann 2012). Die AOK-Daten zeigen einen stärkeren Anstieg des Diabetes bei Männern, während der bundesweite Survey auf einen leicht höheren Anstieg bei Frauen hinweist.

3.1.6 Inzidenz des Diabetes mellitus in der erwachsenen Bevölkerung

Aus dem Survey in Augsburg liegen Daten zur Neuerkrankungsrate (Inzidenz) des Diabetes im Alter zwischen 55 und 74 Jahren vor (Rathmann et al. 2009). Im Lauf von 7 Jahren erkrankten 10,5 % der Probanden der Basisstudie neu an einem Typ-2-Diabetes entsprechend einer auf die Bundesrepublik standardisierten Inzidenzrate von 15,5 pro 1000 Personenjahre (bei Männern 20,2; bei Frauen 11,3). Dies bedeutet, dass schätzungsweise etwa 270.000 Neuerkrankungen pro Jahr in der älteren deutschen Bevölkerung auftreten.

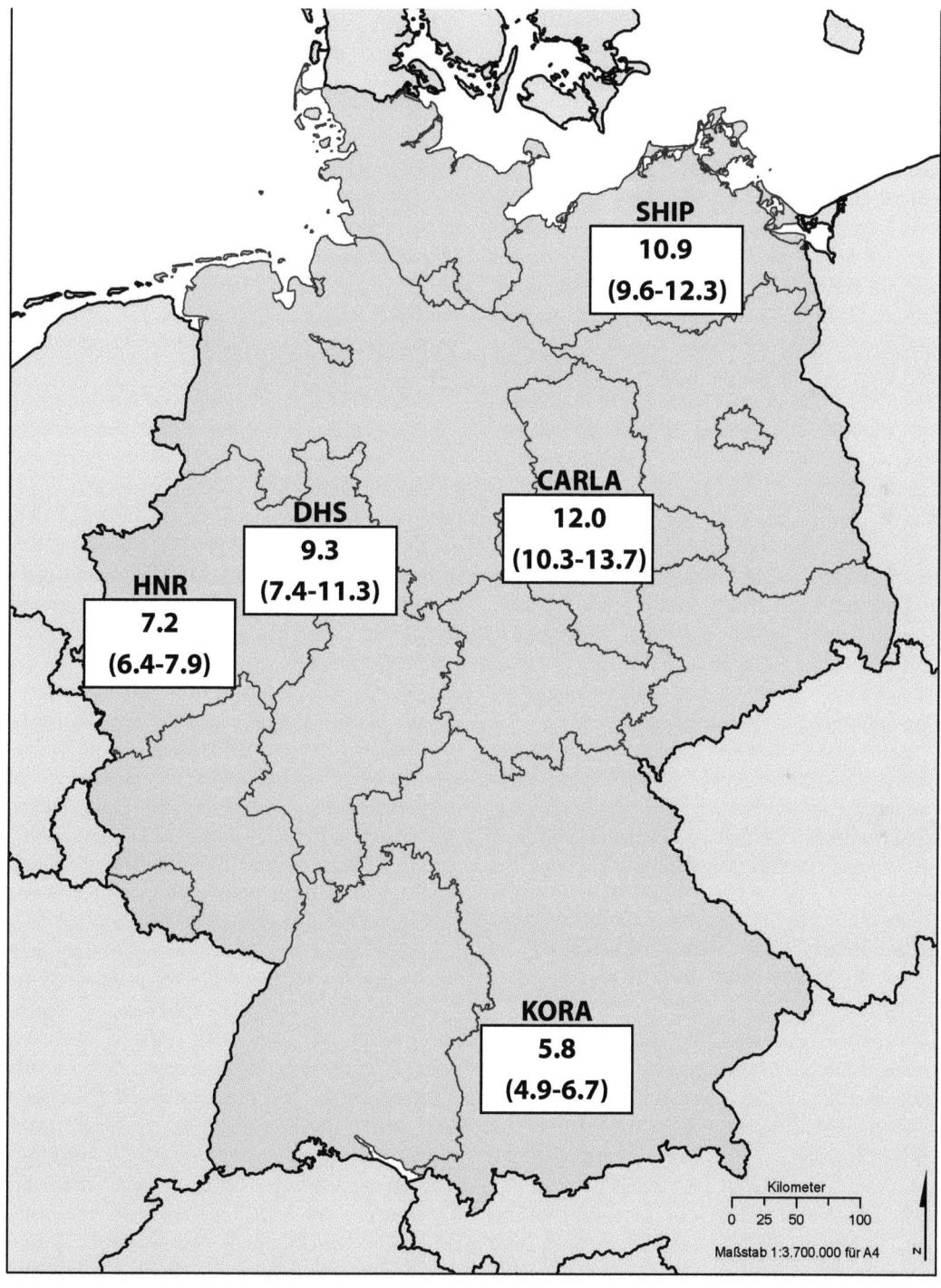

Datenquellen: VG250 (GK3), Bundesamt für Kartographie und Geodäsie und
NUTS 0, Eurostat, © EuroGeographics for the administrative boundaries
Kartographie: Werner Maier, Helmholtz Zentrum München, 2013

■ **Abb. 3.2** Diabetesprävalenz regional, standardisiert auf die deutsche Bevölkerung 2007 (nach Schipf 2012)

3.1.7 Inzidenz des Diabetes mellitus im Kindes- und Jugendalter

Zur Inzidenz des Typ-1-Diabetes im Kindes- und Jugendalter liegen aus einem nahezu vollständigen Inzidenzregister in Deutschland gute Kenntnisse vor. Die Inzidenz des Typ-1-Diabetes im Alter von 0–14 Jahren lag in Nordrhein-Westfalen im Zeitraum 1996–2009 bei 21–22 pro 100.000 Personenjahre, in Baden-Württemberg (2002–2006) und in Bremen (1999–2007) bei 19 (Rosenbauer u. Stahl 2010). In Sachsen (1999–2006) und Berlin (1996–2000) lagen die Inzidenzraten etwas niedriger. Kein Unterschied zwischen alten und neuen Bundesländern wurde bei Kindern unter 5 Jahren beobachtet. Jungen sind etwas häufiger betroffen als Mädchen (relatives Risiko 1,03) und ältere Kinder häufiger als jüngere. Hochgerechnet für Deutschland erkranken rund 3000 Kinder und Jugendliche unter 15 Jahren an Typ-1-Diabetes. Die Neuerkrankungsrate stieg im Zeitraum 1996–2009 um etwa 3 % pro Jahr an, der stärkste Anstieg war bei den unter 5-jährigen zu beobachten. Der Anstieg war deutlich niedriger als im Zeitraum 1989–1998, was möglicherweise auf eine Abflachung des Trends hindeutet.

Der Typ-2-Diabetes im Kindes- und Jugendalter ist in Deutschland sehr selten. Die Neuerkrankungsrate des Typ-2-Diabetes im Alter von 5–19 Jahren lag in Nordrhein-Westfalen im Zeitraum 2002–2009 bei 1,2 pro 100.000 Personenjahre.

3.1.8 Internationaler Vergleich der Diabeteshäufigkeit

Weltweit wird ein steigender Trend in der altersstandardisierten **Diabetesprävalenz** beobachtet (Danaei et al. 2011). In Ozeanien, Südasien, Lateinamerika, der Karibik, Zentralasien, Nordafrika und im Nahen Osten ist der Anstieg am stärksten. Die geschätzte Anzahl der an Diabetes erkrankten Personen (unentdeckt und diagnostiziert) stieg weltweit von 153 Mio. in 1980 auf 247 Mio. in 2008. Auch die International Diabetes Federation (IDF) gibt in regelmäßigen Abständen länderspezifische Daten zur Diabetesprävalenz heraus. Nach dem letzten Bericht (IDF 2009) sind 12 % der 20–79-jährigen in Deutschland an Diabetes mellitus erkrankt. Der Anteil der Bevölkerung mit einer Diabeteserkrankung war in anderen Ländern deutlich niedriger, so in Frankreich (9,4 %), Großbritannien (4,9 %), Italien (8,8 %), Russland (9 %) oder Spanien (8,4 %). Derzeit wird diskutiert, ob Deutschland tatsächlich die höchste Diabetesprävalenz in Europa hat, oder ob methodische Gründe zu berücksichtigen sind (Schulze et al. 2010). Der direkte Vergleich zeigt, dass die Diabetesprävalenz im europäischen Ausland in Bezug auf das Muster der Altersverteilung, den Geschlechterunterschied und die Trends vergleichbar zu Deutschland ist (Ubrink-Velmaat 2003; Carstensen et al. 2007).

Die **Inzidenz** des Diabetes variiert innerhalb von Europa. Die in der Augsburger Survey beobachtete Neuerkrankungsrate ist im Vergleich sehr hoch (Rathmann 2009). In Norditalien lag die Inzidenz des Typ-2-Diabetes zwischen 1990 und 2000 bei 40–79-jährigen bei 7,6 pro 1000 Personenjahre. Im gleichen Zeitraum wurde in Großbritannien eine ähnliche Inzidenz bei den 40–69-jährigen gemessen. In Nordspanien lag die Neuerkrankungsrate 1998–2005 bei 10,8 pro 1000 Personenjahre in der Altersgruppe 30–75 Jahre. In Südspanien wurde allerdings bei 18–65-jährigen in 2003/2004 eine Inzidenz von 19,1 pro 1000 Personenjahre gemessen. Bei beiden spanischen Studien wurde wie in Deutschland eine höhere Inzidenz bei Männern beobachtet. In der italienischen Studie war die Inzidenz bei Frauen höher. Die Studiendesigns und die Follow-Up-Raten der genannten Studien waren ähnlich. Alle Studien basierten allerdings auf einer kleinen Fallzahl, was ihre Präzision einschränkt. Bei Kindern und Jugendlichen ist die Inzidenz des Typ-2-Diabetes in den USA am höchsten (Rosenbauer 2010). Dort variiert sie stark zwischen den verschiedenen ethnischen Gruppen. Die höchste Inzidenz wurde bei amerikanischen Ureinwohnern (25–30/100.000) gemessen, die niedrigste bei Kindern und Jugendlichen mit europäischer Abstammung (3–4/100.000). In Kanada beträgt die Inzidenz des Typ-2-Diabetes bei Kindern und Jugendlichen 1,5 pro 100.000 Personenjahre.

Die Neuerkrankungsrate des Typ-1-Diabetes im Kindesalter wird durch internationale Projekte auf Basis von populationsbasierten Registern gut erfasst (Rosenbauer 2010). Die höchsten Inzidenzen werden in Nordamerika und Europa beobachtet (11–14 pro 100.000 Personenjahre). In anderen Ländern liegt sie zwischen 1 und 4,5 pro 100.000 Personenjahre. Global erkranken jährlich etwa 75.800 Kinder unter 15 Jahren an Typ-1-Diabetes: ein Viertel davon in Südostasien, ein weiteres Viertel in Europa. Die niedrigste Inzidenz wird für China (0,1 pro 100.000 Personenjahre), die höchste für Finnland (40,9 pro 100.000 Personenjahre) berichtet. In Sardinien, den anderen skandinavischen Ländern, Großbritannien, den USA, Kanada, Neuseeland und Australien sind die Inzidenzen ebenfalls sehr hoch. In den 90er Jahren stieg die Inzidenz des Typ-1-Diabetes weltweit um jährlich ca. 3 %. Außer in Zentralamerika und der Karibik wurde in allen Regionen ein Anstieg berichtet. Er variiert in den einzelnen Ländern zwischen 0,6 % in Spanien und 9,3 % in Polen. In den Ländern mit geringer Inzidenz wird ein höherer Anstieg der Neuerkrankungsrate beobachtet. Es ist ein besonders starker Anstieg bei jüngeren Kindern zu sehen. Als Gründe für den Anstieg werden Umweltfaktoren und Lebensstile, z. B. fetale und neonatale Faktoren, Kuhmilchexposition und Virusinfektionen diskutiert.

3.2 Kosten des Diabetes mellitus

3.2.1 Ansätze und Begriffe in Krankheitskostenstudien

Auch hier möchten wir zunächst wieder einige Begriffe einführen. Man kann zwei Arten von Krankheitskostenstudien (cost of illness studies) unterscheiden: inzidenzbasierte und prävalenzbasierte Studien. Erstere untersuchen, welche Kosten bei Auftreten der Erkrankung im Zeitverlauf anfallen. Sie sind selten, da die Daten schwer zu finden sind (erkrankte Menschen müssten ab Beginn ihrer Erkrankung beobachtet werden).

Meist werden prävalenzbasierte Kostenstudien durchgeführt. Hier werden in einem definierten Zeitraum alle Kosten erfasst, die bei Menschen auftreten, die in diesem Zeitraum an dieser Erkrankung leiden. Wichtig ist zu unterscheiden, ob man alle Kosten erfasst, die bei erkrankten Menschen anfallen (also auch solche, die mit dieser Erkrankung nichts zu tun haben) oder ob man nur krankheitsspezifische Kosten erfasst, die der beobach-

teten Erkrankung zugeschrieben werden können. Für die krankheitsspezifischen Kosten kann man entweder Personen mit der Erkrankung und ähnliche Personen ohne diese Erkrankung vergleichen und die Mehrkosten der Erkrankung zuschreiben (sog. Exzesskosten oder Inkrementalkosten) oder die Kosten einer genannten Diagnose zuordnen. Das letztere Vorgehen unterschätzt die Kosten von Komorbiditäten, während der Inkrementalansatz alle Mehrkosten der Erkrankten enthält.

Relevant ist noch zu unterscheiden, aus welcher Perspektive und welche Kostenarten man betrachtet. Hier unterscheidet man direkte medizinische Kosten, direkte nichtmedizinische Kosten und indirekte Kosten. Direkte medizinische Kosten sind Kosten, die in der medizinischen Versorgung durch die Behandlung der Erkrankung entstehen, also z. B. Kosten für stationäre Aufenthalte, ambulante Behandlung, Medikamente. Direkte nichtmedizinische Kosten sind durch die Erkrankung verursachte Kosten für nichtmedizinischen Bedarf, z. B. Kosten für bestimmte diätetische Lebensmittel. Indirekte Kosten sind vor allem Produktivitätsausfälle, die entstehen, wenn Menschen erkrankungsbedingt arbeitsunfähig sind oder frühzeitig versterben. Aus Perspektive der Krankenversicherung interessieren direkte medizinische Kosten, die durch die Krankenkasse erstattet werden – andere Kosten gehen nicht zu ihren Lasten. Aus Sicht der Patienten spielen Kosten eine Rolle, die sie selbst tragen müssen. Aus Sicht der Gesellschaft sind alle Kosten relevant.

3.2.2 Direkte Kosten des Diabetes mellitus

Für die Schätzung der direkten medizinischen Kosten des Diabetes liegen für Deutschland verschiedene Datenquellen vor. Zum einen können aus Abrechnungsstatistiken diejenigen Posten identifiziert werden, die die Diagnose „Diabetes" tragen. Zum anderen können Patienten mit Diabetes identifiziert werden, deren Kosten dann erfasst werden. Anschließend kann auf alle Menschen mit Diabetes in Deutschland hochgerechnet werden. Die detailliertesten Kostendaten zum Diabetes beruhen auf Auswertungen der Abrechnungsdaten der AOK Hessen, die auch Grundlage für die Prävalenzschätzungen

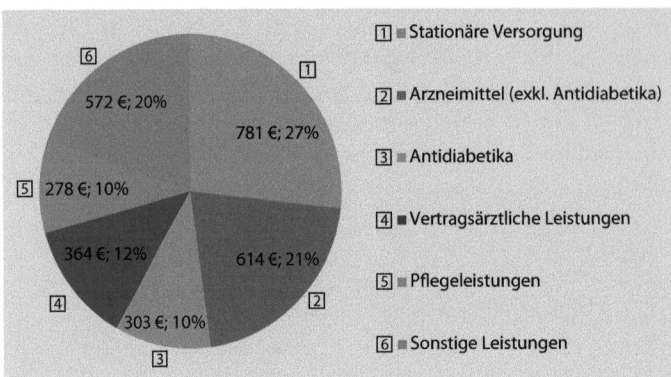

◘ Abb. 3.3 Exzesskosten eines Diabetikers nach Versorgungsbereich (Copyright: Köster 2012)

sind. Hier wurde der oben beschriebene Exzesskostenansatz gewählt. Demnach hatten Versicherte mit Diabetes im Jahr 2009 1,8-fach höhere Kosten als vergleichbare Versicherte ohne Diabetes (Köster 2012). Die dem Diabetes zuschreibbaren Kosten pro Versicherten betrugen 2608 Euro. Unterstellt man, dass man die AOK-Auswertungen auf alle Menschen in Deutschland übertragen kann, würden insgesamt 21 Mrd. Euro an diabetesbezogenen Kosten anfallen, das entspricht 11 % der Krankenversicherungsausgaben. Der Anteil liegt deutlich höher als derjenige, den man durch die diagnosebezogene Krankheitskostenrechnung des Statistischen Bundesamts ermittelt (im Jahr 2008 rund 2,5 % der Gesamtausgaben). Die Krankheitskostenrechnung unterschätzt die diabetesbezogenen Kosten vermutlich, da diabetesassoziierte Folgeerkrankungen oft nicht einbezogen sind. Die AOK-Daten überschätzen die Kosten vermutlich, da die Prävalenz des Diabetes bei AOK-Versicherten höher ist als bei Versicherten anderer Krankenkassen (► Abschn. 3.1.2).

3.2.3 Direkte medizinische Kosten nach Alter, Sektoren und Behandlungsanlass

Insbesondere die jungen Diabetes-Patienten unter 40 Jahren verursachen viel höhere Kosten als die Kontrollgruppe (3946 Euro), vermutlich da es sich überwiegend um Patienten mit Typ-1-Diabetes handelt, die Insulin und Selbstkontrollmaterialien benötigen. Bei Patienten über 80 Jahren verursacht der Diabetes Exzesskosten in Höhe von 2917 Euro,

bei 60–79-Jährigen 2511 Euro und bei 40–59-Jährigen 2419 Euro (Köster 2012).

Betrachtet man die jährlichen Pro-Kopf-Exzesskosten nach Leistungsbereichen, so hatte 2009 die stationäre Versorgung mit 781 Euro einen Anteil von 29,9 % an dem Gesamtbetrag von 2608 Euro. Auf Arzneimittel und die darin enthaltenen Antidiabetika entfielen 614 Euro (23,5 %), davon 303 Euro für Antidiabetika (11,6 %), auf die sonstigen Leistungen 572 Euro (21,9 %), die vertragsärztlichen Leistungen 364 Euro (14,0 %) und die Pflegeleistungen 278 Euro (10,7 %), siehe ◘ Abb. 3.3.

Exzesskosten des Diabetes differenziert nach Behandlungsanlass stehen aus dem Jahr 2000 zur Verfügung (von Ferber et al. 2007). Deutlich wird, dass der größte Teil der Kosten auf die Behandlung diabetischer Folgeerkrankungen entfallen (◘ Abb. 3.4). Sie machen rund zwei Drittel der Kosten aus. Ein Viertel der Exzesskosten fallen für das Management von Hyperglykämie an. Die jährlichen Kosten pro Diabetiker ohne Komplikationen lagen lediglich um 469 Euro höher als bei entsprechenden Personen ohne Diabetes (1,2-fache Kosten). Hatte ein Patient Folgeschäden aus drei Krankheitsbereichen, betrugen die Exzesskosten mit 9483 Euro das 3,7-fache der Pro-Kopf-Kosten der Kontrollpersonen. Die höchsten Zusatzkosten des Diabetes zeigten sich bei schwerwiegenden Komplikationen, wie Dialyse / Transplantation (47.068 Euro), Amputation (16.585 Euro), zerebralem Insult (9371 Euro), Gangrän / Ulkus (8169 Euro) und Glaskörperblutung (8481 Euro). Diese Patienten hatten aber häufig weitere Komplikationen, so dass in den Exzesskosten auch die Kosten dieser Komorbiditäten enthalten sind.

◻ Abb. 3.4 Exzesskosten eines Diabetikers nach Behandlungsanlass (Copyright: von Ferber 2007)

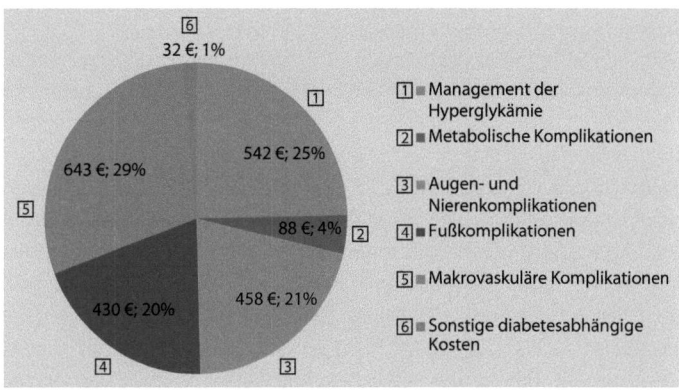

3.2.4 Indirekte Kosten des Diabetes mellitus

Die indirekten Kosten des Diabetes durch Arbeitsunfähigkeit und Frührente wurden durch einen Exzesskostenansatz auf Basis der Abrechnungsdaten der AOK-Hessen für das Jahr 2001 geschätzt (Köster et al. 2006). Sie betrugen bei Erkrankten 5019 Euro, was dem 1,4-fachen Betrag von nicht erkrankten Personen entspricht. Der Großteil wurde durch einen frühzeitigen Renteneintritt verursacht. Eine andere Studie auf Basis von Krankenkassendaten schloss zusätzlich den Produktivitätsverlust durch frühzeitigen Tod von Diabetikern ein (Stock et al. 2006). Die indirekten Kosten des Diabetes in Deutschland im Jahr 1999 wurden auf 2,4 Mrd. Euro geschätzt, wovon die Ausgaben für Krankengeld nur 4,4 Mio. Euro ausmachten.

3.2.5 Trends

Die Pro-Kopf-Exzesskosten des Diabetes stiegen von 2000 bis 2009 um 8,7 % an (Köster 2012). Dieser Anstieg entstand durch die Veränderung der Altersstruktur und der Preise. Werden beide Effekte berücksichtigt, fielen die Exzesskosten sogar um 6 %. Bei den Frauen war der Rückgang wesentlich deutlicher zu sehen als bei den Männern. Bei den unter 40-Jährigen stiegen die Pro-Kopf-Exzesskosten um 25 %.

Im ambulanten Bereich, bei den Arzneimitteln und den darin enthaltenden Antidiabetika stiegen die bereinigten Exzesskosten von 2000–2009. Die

Kosten für Pflegeleistungen und stationäre Aufenthalte sanken.

Auf Deutschland hochgerechnet sind die Exzesskosten des Diabetes von 13 Mrd. Euro im Jahr 2000–2009 um 60,5 % gestiegen. Rechnet man den Effekt der Alterung der Bevölkerung heraus, beträgt der Anstieg 42,9 %. Wird zusätzlich der Inflationseffekt berücksichtigt, so liegt die Steigerung bei 23,5 %. Sie ergibt sich vor allem aus dem Anstieg der Prävalenz.

3.2.6 Kosten bei Kindern und Jugendlichen mit Typ-1-Diabetes mellitus

Bei Kindern und Jugendlichen mit Typ-1-Diabetes lagen die mittleren direkt dem Diabetes zuzuschreibenden Pro-Kopf-Kosten im Jahr 2007 bei 3524 Euro (Bächle et al. 2012). Ein Drittel entstand durch Krankenhausaufenthalte, ein weiteres Drittel durch die Selbstkontrolle des Blutzuckerwertes. Die Behandlung mit Insulinpumpen verursachte 18 % und das Insulin 15 % der Kosten. Auf dieser Basis schätzt man die Kosten der diabetesbezogenen Behandlung von Kindern und Jugendlichen in Deutschland auf etwa 110 Mio. Euro.

3.2.7 Internationaler Vergleich der Diabeteskosten

Internationale Vergleiche bestätigen, dass die Kosten eines diagnostizierten Diabetikers in etwa doppelt

3

so hoch sind wie die einer nicht erkrankten Person. Die internationalen Schätzungen der diabetesbezogenen Kosten der IDF liegen deutlich über den oben beschriebenen Ergebnissen der AOK Hessen, unter anderem weil auch die Kosten unentdeckter Fälle einbezogen wurden (IDF 2011). Die Berechnungsmethodik der IDF ist stark vereinfacht, da die Ergebnisse umfassend für alle Länder weltweit angegeben werden. Die Ergebnisse sind daher nur als grobe Anhaltspunkte zu sehen. Die IDF schätzt die diabetesbezogenen Kosten auf etwa 11 % der gesamten Gesundheitsausgaben weltweit. Etwa 80 % der Länder geben 5–18 % der Gesundheitsausgaben für Diabetes aus. Weltweit betragen die Kosten zur Behandlung von Diabetes und zur Prävention von Spätfolgen laut Schätzungen der IDF mindestens 379 Mrd. Euro. Durchschnittlich werden jährlich 1038 Euro pro erkrankte Person ausgegeben. Mehr als drei Viertel der Ausgaben verursachen Erkrankte zwischen 50 und 79 Jahren.

Die diabetesbezogenen Kosten sind international sehr unterschiedlich. Nur 20 % der Kosten fallen in Ländern mit niedrigem und mittlerem Einkommen an, obwohl dort 80 % der erkrankten Menschen leben. In den USA fallen 43 % der gesamten weltweiten Diabetesausgaben an (164 Mrd. Dollar). In China leben die meisten Menschen mit Diabetes, aber dort werden nur 10 Mrd. Euro (entspricht 4 % der weltweiten Kosten) ausgegeben. In Nordkorea oder Myanmar liegen die Ausgaben bei weniger als 16 Euro pro Jahr pro Erkranktem.

Die Pro-Kopf-Kosten des Typ-1-Diabetes in Deutschland ähneln denen in den USA und Schweden (Bächle 2012). In Mexiko sind die Ausgaben wesentlich niedriger. Die Verteilung der einzelnen Kostenkomponenten ist in Schweden ähnlich wie in Deutschland (Krankenhausaufenthalte, Blutzuckerselbstkontrolle, Insulin). In den USA hingegen waren die Insulinpumpen und Medikamente die größten Kostentreiber. Ursache dieses Unterschieds sind die verschiedenen Behandlungsstrukturen des Diabetes in verschiedenen Gesundheitssystemen. In Deutschland sind beispielsweise Schulungsprogramme der Anlass für einen Großteil der Krankenhausaufenthalte.

Fazit

Die Prävalenz des Diabetes ist in Deutschland hoch. Bei etwa 8 % der erwachsenen Bevölkerung wurde ein Diabetes diagnostiziert. Studien weisen darauf hin, dass genauso viele Menschen einen bisher nicht entdeckten Diabetes haben. Die Häufigkeit der Erkrankung steigt mit dem Alter stark an. Bei etwa einem Viertel der 80-jährigen wurde laut Krankenkassendaten ein Diabetes diagnostiziert. Weltweit ist ein Anstieg in der Häufigkeit des diagnostizierten Diabetes zu beobachten, der sich nicht nur durch die Alterung der Bevölkerung erklären lässt. Erklärungen sind u. a. eine verbesserte Entdeckungsrate sowie Änderungen des Lebensstils. Beim Typ-1-Diabetes im Kindes- und Jugendalter werden international steigende Inzidenzen beobachtet.

Die Gesundheitskosten einer Person mit diagnostiziertem Diabetes sind etwa doppelt so hoch wie die ähnlicher Personen ohne diese Erkrankung. Die medizinische Behandlung des Diabetes verursacht in Deutschland Kosten in Höhe von 21 Mrd. Euro, was 11 % der gesamten Ausgaben der Krankenversicherungen entspricht. Etwa zwei Drittel davon werden für die Behandlung von Folgeerkrankungen des Diabetes ausgegeben. Im weltweiten Vergleich variieren die Pro-Kopf-Ausgaben für an Diabetes erkrankte Personen stark.

Literatur

Bächle CC, Holl RW, Straßburger K, Molz E, Chernyak N, Beyer P, Schimmel U, Rütschle H, Seidel J, Lepler R, Holder M, Rosenbauer J, Icks A (2012) Costs of paediatric diabetes care in Germany: current situation and comparison with the year 2000. Diabet Med. (Epub ahead of print)

Carstensen B, Kristensen JK, Ottosen P, Borch-Johnsen K (2008) The Danish National Diabetes Register: trends in incidence, prevalence and mortality. Diabetologia 51(12):2187–2196 (Epub 2008 Sep 25)

Danaei G, Finucane MM, Lu Y, Paciorek CJ, Cowan MJ, Singh GM et al (2011) National, regional, and global trends in fasting plasma glucose and diabetes prevalence since 1980: systematic analysis of health examination surveys and epidemiological studies with 370 country-years and 2.7 million participants. Lancet 378:31–40

von Ferber L, Köster I, Hauner H (2007) Medical costs of diabetic complications total costs and excess costs by age and type of treatment results of the German CoDiM Study. Exp Clin Endocrinol Diabetes 115(2):97–104

Heidemann C, Du Y, Scheidt-Nave C (2012) Diabetes mellitus: Wie hoch ist die Zahl der Erwachsenen mit Diabetes in

Deutschland? Bundesgesundheitsblatt Gesundheitsfor-schung Gesundheitsschutz August; 55(8) (im Druck)

Hoffmann F, Icks A (2012) Diabetes „epidemic" in Germany? A critical look at health insurance data sources. Exp Clin Endocrinol Diabetes (Epub ahead of print)

Hoffmann, F, Icks, A (2011) Unterschiede in der Versichertenstruktur von Krankenkassen und deren Auswirkungen für die Versorgungsforschung: Ergebnisse des Bertelsmann-Gesundheitsmonitors. Gesundheitswesen, Doi:10.1055/s-0031-1275711

IDF (2011) Diabetes Atlas, 5. Aufl. International Diabetes Federation, Brussels

Köster I, Schubert I, Huppertz E (2012) Fortschreibung der KoDiM-Studie: Kosten des Diabetes mellitus. Dtsch Med Wochenschr 137:1013–1016

Köster I, von Ferber L, Ihle P, Schubert I, Hauner H (2006) The cost burden of diabetes mellitus: the evidence from Germany – the CoDiM Study. Diabetologia 49:1498–1504

Meisinger C, Strassburger K, Heier M, Thorand B, Baumeister SE, Giani G, Rathmann W (2010) Prevalence of undiagnosed diabetes and impaired glucose regulation in 35–59-year-old individuals in Southern Germany: the KORA F4 Study. Diabet Med 27:360–362

Rathmann W, Hasstert B, Icks A, Löwel H, Meisinger C, Holle R, Giani G (2003) High prevalence of undiagnosed diabetes mellitus in Southern Germany: target populations for efficient screening. The KORA survey 2000. Diabetologia 46:182–189

Rathmann W, Strassburger K, Heier M, Holle R, Thorand B, Giani G, Meisinger C (2009) Incidence of type 2 diabetes in the elderly German population and the effect of clinical and lifestyle risk factors: KORA S4/F4 cohort study. Diabet Med 26:1212–1219

Rosenbauer J, Stahl A (2010) Häufigkeit des Diabetes mellitus im Kindes- und Jugendalter in Deutschland. Diabetologe 6:177–189

Schipf S, Werner A, Tamayo T, Holle R, Schunk M, Maier W, Meisinger C, Thorand B, Berger K, Mueller G, Moebus S, Bokhof B, Kluttig A, Greiser KH, Neuhauser H, Ellert U, Icks A, Rathmann W, Völzke H (2012) Regional differences in the prevalence of known type 2 diabetes mellitus in 45–74 years old individuals: Results from six population-based studies in Germany (DIAB-CORE Consortium). Diabet Med. [Epub ahead of print]

Schulze MB, Rathmann W, Giani G, Joost HG (2010) Diabetes prevalence. Valid estimates are not available yet (in German). Dtsch Arztebl 107(36):A1694–A1696

Stock SAK, Redaelli M, Wendland G, Civello D, Lauterbach KW (2006) Diabetes-prevalence and cost of illness in Germany: a study evaluating data from the statutory health insurance in Germany. Diabet Med 23:299–305

Ubink-Veltmaat LJ, Bilo HJ, Groenier KH, Houweling ST, Rischen RO, Meyboom-de Jong B (2003) Prevalence, incidence and mortality of type 2 diabetes mellitus revisited: a prospective population-based study in The Netherlands (ZODIAC-1). European Journal of Epidemiology 18: 793–800

Prävention des Typ-2-Diabetes

F. Petrak, S. Herpertz (Hrsg.), *Psychodiabetologie*,
DOI 10.1007/978-3-642-29908-7_4, © Springer-Verlag Berlin Heidelberg 2013

Kurzinfo

Die praktische Umsetzung einer wirksamen Prävention des Diabetes mellitus Typ 2 stellt für das Gesundheitswesen der Bundesrepublik Deutschland eine zentrale Herausforderung dar. Die Evidenz für die Effektivität und Effizienz der Diabetesprävention ist sehr hoch und stammt vorwiegend aus klinisch kontrollierten Studien. Die Herausforderung besteht im Transfer der in den Studien erlangten Erkenntnisse des Aufwands in den konkreten klinischen Alltag und in der adäquaten strukturellen und inhaltlichen Umsetzung mit guten Ergebnissen. Dazu ist das Verständnis der pathophysiologischen Prozesse der Diabetesentstehung, aber auch der pathophysiologischen Grundlagen präventiver Prozesse entscheidend.

Eine weitere Herausforderung ist die Ermittlung des individuellen Diabetesrisikos aus diagnostischer und/oder Public Health Perspektive. Dem folgt die Frage, welche Intervention für die einzelne Risikoperson oder die Bevölkerung die Richtige ist. Gleichzeitig sind regionale und nationale strukturelle Aspekte in der Gesundheitsversorgung und gesundheitsökonomische Rahmenbedingungen für die Implementation eines neuartigen Präventionsprogramms entscheidend. Das schließt auch Überlegungen und Konzepte zum Qualitätsmanagement in der Diabetesprävention mit ein. In dieser Situation stellen die Praxisergebnisse aus dem IMAGE-Projekt eine große Hilfe dar. So wurden eine Praxisleitlinie zur Diabetesprävention und strukturierte Empfehlungen zu Interventionen zur nachhaltigen Verhaltensänderung erarbeitet. Weiterhin wurde die Ausbildung zum Präventionsmanager mit Unterstützung des Europäischen Sozialfonds in Deutschland institutionalisiert.

Eine effiziente und effektive Prävention des Typ-2-Diabetes ist realisierbar. Das fachliche Know-how und die Basis für eine Vernetzung der unterschiedlichen Akteure zur Prävention des Typ-2-Diabetes und des Metabolischen Syndroms sind in Deutschland vorhanden. Eine flächendeckende und im Ergebnis erfolgreiche Prävention stellt ein realistisches Ziel dar.

4.1   Vorbemerkungen

- **Prävention als Ausweg aus einem Dilemma**

Wir können davon ausgehen, dass – verglichen mit heute – 2020 fast doppelt so viele Menschen in Deutschland an Diabetes erkranken, die sich mit einem sich wandelnden Spektrum an Komorbiditäten präsentieren werden (IDF 2009).

Wenn wir diesem Dilemma begegnen wollen, dann müssen wir uns überlegen, welche der Ursachen für dieses Dilemma beeinflussbar sind. Auf administrativer Seite sind es sicherlich die Versorgungsstrukturen, mit denen wir in Deutschland zu kämpfen haben. Auf physiologischer Ebene ist es aber die Adipositas und hier insbesondere die viszerale Adipositas (Hauner 2010), die das Dilemma als beeinflussbarer Risikofaktor mitbedingt (Thamer et al. 2007). Auf konzeptueller Ebene stellt sich die Frage, in welchem Stadium des Erkrankungsprozesses oder an welchem Punkt in den Versorgungsstrukturen angesetzt werden soll, um dem Dilemma zu begegnen (Schwarz et al. 2007).

Um sich diesen Herausforderungen adäquat zu stellen, bleibt nur die Option der Umsetzung von praxistauglichen Programmen zur Prävention des Diabetes mellitus oder der Adipositas. Maßnahmen zur Prävention bieten die Chance auf bewährte Versorgungsstrukturen zurückzugreifen, aber auch Interventionskonzepte zu etablieren, was nicht durch medizinische Regularien oder auch Disease Management Programme starr reguliert ist. Im Hinblick auf die Versorgungsstrukturen liegt unsere Antwort in der Person des Präventionsmanagers, der als Schlüsselperson in dem Interventionsprozess eine koordinierende Funktion inklusive Intervention und Qualitätsmanagement für Maßnahmen zur Prävention des Diabetes hat. Das Hauptziel des Präventionsmanagers ist die Gewichtsreduktion, insbesondere bei der viszeralen Adipositas. Maßnahmen zur primären Prävention des Diabetes mit speziellem Fokus auf die Reduktion der viszeralen Adipositas, durchgeführt durch den Präventionsmanager und eingebettet in die tägliche klinische oder ambulante Praxis, stellen eine Antwort dar, um dem oben beschriebenen Dilemma zu begegnen. Dazu müssen Konzepte, die tatsächlich praxistauglich sind, entwickelt und umgesetzt werden.

Dieser Frage widmete sich über die letzten Jahre das IMAGE-Projekt (Schwarz, Gruhl et al. 2007) als eine europäische Initiative von Experten unterschiedlicher Professionen. Sie verfolgten das Ziel, die evidenzbasierten Ergebnisse in der Prävention der Adipositas und des Diabetes zusammenzutragen und sowohl in Praxisempfehlungen als auch in Ausbildungscurricula für Präventionsmanager zu übersetzen. Der folgende Artikel wird sich mit Grundlagen, Screening und Früherkennung, Ergebnissen zur Diabetesprävention auf europäischer Ebene und den Implikationen für die Praxis beschäftigen.

■ **Was passiert bei Diabetes mellitus Typ 2 und seinen Vorstufen?**

Die wesentlichen pathophysiologischen Ursachen des Typ-2-Diabetes sind eine **verminderte Wirkung des Insulins (Insulinresistenz)** und ein **Insulinsekretionsdefekt** in Wechselwirkung mit Umweltfaktoren wie Bewegungsmangel und Adipositas (Haffner u. Taegtmeyer 2003), basierend auf einer genetischen Grundlage (Horikawa et al. 2000; Hoffmann et al. 2007) mit ausgeprägten ethnischen Unterschieden (Reimann et al. 2007; Schutte et al. 2007).

Die komplexen Mechanismen des Glukosestoffwechsels lassen sich vereinfacht als geschlossener Regelkreis mit negativer Rückkopplung beschreiben (Schwarz 2008). Dabei wird der Plasmaglukosespiegel durch die enterale Glukoseaufnahme, hepatische und renale Gluconeogenese sowie aerobe und anaerobe Glykolyse ständigen Veränderungen unterworfen (Stumvoll et al. 2005). Als Glukosesensor und Ort der Insulinsekretion stehen die β-Zellen des Pankreas im Zentrum dieser Steuerung. Hier erfolgt die integrative Anpassung der Insulinsekretion an den in Abhängigkeit von Nahrungsaufnahme, Aktivität und weiteren metabolischen Einflussfaktoren sehr unterschiedlichen Insulinbedarf des Körpers. Insulin erhöht den Glukoseimport in den Zielzellen und reguliert damit die intrazelluläre oxidative Verstoffwechslung der Kohlenhydrate. Für die Effektivität der Glukoseregulation sind neben Glukosewahrnehmung und Insulinsekretionskapazität auch die periphere Insulinrezeptordichte, Insulinsensitivität sowie der Einfluss kontrainsulinärer Hormone wichtig. Alle genannten Prozesse sind durch Lebensstil- und Umweltfaktoren beeinflussbar (Schwarz et al. 2006). Störungen in diesem fein abgestimmten System können durch inadäquate Insulinsekretion zu hypo- bzw. meist zu hyperglykämischen Entgleisungen führen (Laaksonen et al. 2002).

4.2 Studien und Methodik

■ **Evidenz in der Prävention des Typ-2-Diabetes**

Der Typ-2-Diabetes ist für eine wirksame Primarprävention prädestiniert, da ein Großteil der Erkrankung durch Lebensstilfaktoren bedingt ist und diese durch entsprechende Interventionen beeinflussbar sind. Allerdings besteht die Herausforderung darin, Personen, die ein erhöhtes Erkrankungsrisiko haben, im diagnosefreien Intervall – oder früher – zu identifizieren. Es ist zu bestimmen, welche Lebensstil- oder Pharmakointerventionen den Diabetes am effektivsten verhindern oder verzögern (Gillies et al. 2007). Die Ergebnisse der hier genannten Studien geben dazu erste Antworten und belegen mit hoher Evidenz, dass die Prävention des Diabetes mellitus mit einer Lebensstilintervention oder frühzeitiger Medikamentenanwendung bei Risikopersonen möglich und effektiv ist (s. ◘ Tab. 4.1). In den betreffenden Studien wurde gezeigt, dass durch Lebensstilintervention in einem Frühstadium der Erkrankung bei bis zu 75 % der Betroffenen der Ausbruch des Diabetes sowie durch frühe medikamentöse Intervention für etwa ein Viertel der Risikopersonen der Diabetes erfolgreich verhindert bzw. hinausgezögert werden konnte (Tuomilehto et al. 2011).

In der chinesischen Da Qing Diabetes Prevention Study (Pan et al. 1997) wurde der Effekt einer „Lebensstilmodifikation" auf die Konversion vom Stadium der gestörten Glukosetoleranz (IGT) zum Typ-2-Diabetes untersucht. Die Studie umfasste 577 Personen mit einer gestörten Glukosetoleranz, welche randomisiert in Kontroll- und Interventionsgruppe eingeschlossen wurden. Die kumulative Inzidenz des Diabetes war nach sechs Jahren in der Kontrollgruppe 67,7 %, verglichen mit der „Lebensstilgruppe" mit 41,1 %. So konnte durch intensivierte Diätschulung und Bewegungsprogramme bei chinesischen Patienten mit gestörter Glukosetoleranz eine Risikoreduktion für Diabetes um 47 % erreicht werden (Eriksson et al. 1999; Tuomilehto et al. 2001). Dieser Effekt ist ähnlich auch noch nach bis zu 20 Jahren erhalten geblieben (Tuomilehto et al. 2011).

In der finnischen Diabetes Prevention Study, DPS (Tuomilehto et al. 2001; Lindstrom et al. 2006),

□ Tab. 4.1 Zusammenfassung bisher bekannter Diabetespräventionsstudien

Studie *	Intervention						Absolut	NNT
	Lebensstil	Met	Lebensstil/Met	Acarbose	TZD	Orlistat		
Da Qing	47 %							
DPS	58 %						22 %	8
DPP	58 %	31 %					17 % / 8 %**	6,9
TRIPOD					58 %		31 %	
STOP-NIDDM							7 %	
XENDOS						45 %	9 %	
Chinese Study	43 %	77 %		88 %				
Japanische Studie	75 %							
DREAM					60		14,4	7,1
IDPP	31 %	29 %	28 %					
ACT NOW					83 %			

Met = Metformin; TZD = Thiazolidindione (Rosiglitazone); NNT = number needed to treat
* Tuomilehto et al. 2011
** Metforminarm

in der ebenfalls Probanden mit einer gestörten Glukosetoleranz untersucht wurden (n = 522), konnte die Erkrankungsrate durch „Lebensstilmodifikation" in einem dreijährigen Follow Up von 22,9 % auf 10,2 % gesenkt werden, was einer Diabetesrisikoreduktion um 58 % entspricht. Die Lebensstilmodifikation umfasste individuelle Ernährungsberatungstermine und eine individuelle Beratung zur Steigerung der körperlichen Bewegung. Patienten mit Lebensstilmodifikation nahmen im Vergleich zur unbehandelten Kontrollgruppe 4,2 ± 5,1 kg Gewicht ab, steigerten ihr Bewegungsverhalten, senkten den Blutdruck und verbesserten den Fettstoffwechsel. Acht Personen mussten „behandelt" werden, um einen Diabetesfall zu verhindern. Probanden, die mehr als 5 % ihres Körpergewichts reduzierten, wiesen eine Verringerung des Diabetesrisikos um 70 % im Vergleich zu Personen ohne eine entsprechende Gewichtsreduktion auf. Eine Gewichtsreduktion erwies sich somit neben einer vermehrten körperlichen Bewegung als eine entscheidende Wirkvariable. Follow Up Untersuchungen belegen zudem, dass die Studienteilnehmer

3–5 Jahre nach Beendigung der Intervention immer noch ein 43 % niedrigeres Diabetesrisiko haben, was durch eine kontinuierliche Lebensstiländerung nach Abschluss der Intervention erreicht wurde (Lindstrom et al. 2006; Tuomilehto et al. 2011).

Das Ziel des amerikanischen Diabetes Primary Prevention Trial, DPP (Knowler et al. 2002) bestand darin, den Effekt einer „Lebensstilmodifikation" sowie einer frühen Metforminbehandlung im Vergleich zu einer Plazebogruppe bei Probanden mit einer IGT auf die Konversion zum manifesten Typ-2-Diabetes zu untersuchen. Die Studienteilnehmer erhielten mit 16 Schulungen in den ersten 24 Wochen ein sehr aufwendiges Interventionsprogramm. Die Ergebnisse zeigen, dass bei einer mittleren Beobachtungsdauer von 2,8 Jahren das Risiko durch eine frühe Metforminbehandlung um 31 %, durch Lebensstilmodifikation aber um 58 % im Vergleich zu Plazebo gesenkt werden konnte. Die Probanden in der Lebensstilgruppe konnten ihr Körpergewicht im Beobachtungszeitraum um 5,6 kg reduzieren. Probanden mit Metforminbehandlung wiesen eine Gewichtsreduktion um 2,1 kg und die Kontrollgruppe eine um 0,1 kg auf. Die Diabetesinzidenz betrug 4,8 Personen pro 100 Patientenjahre in der Lebensstilgruppe im Vergleich zu 7,8 in der Gruppe mit Metforminbehandlung und 11,0 Personen in der unbehandelten Kontrollgruppe. Auch in dieser Studie erwies sich die Lebensstilmodifikation mit einer „number needed to treat" von 6,9 Personen als eine sehr effektive Behandlungsmaßnahme. Vierzehn Probanden mussten hingegen mit Metformin behandelt werden, um einen Diabetesfall zu verhindern.

Als Ergebnis dieser Studien wurden insbesondere Zielwerte zur Lebensstilintervention formuliert, deren Umsetzung entscheidend für eine Verhinderung bzw. Verzögerung des Diabetes ist (Tuomilehto et al. 2001). Diese umfassen:

- Gewichtsreduktion um 5–7 %,
- 150 min körperliche Aktivität pro Woche,
- 15 g faserhaltige Ballaststoffe pro 1000 kcal Nahrungsaufnahme,
- maximal 30 % Fettanteil in der täglichen Nahrung sowie
- maximal 10 % gesättigter Fettsäuren-Anteil in der täglichen Nahrung.

> **Tipp**
>
> Das kontinuierliche Umsetzen der 5 Präventionsziele verhindert Diabetes mellitus.

Interessant hierbei ist, dass retrospektiv betrachtet die Umsetzung eines der Zielwerte fast keinen präventiven Effekt hatte, allerdings mit der kontinuierlichen Umsetzung jedes weiteren Zielwertes der Effekt in der Prävention des Diabetes stieg und bei kontinuierlicher Umsetzung von vier oder allen fünf Zielwerten über die Studiendauer eine fast 100 %ige Prävention des Diabetes erreicht wurde (Schwarz u. Peltonen 2007).

Die Studien belegen die prinzipielle Möglichkeit der primären Diabetesprävention durch eine erfolgreiche Veränderung des Lebensstils, insbesondere des Ernährungs- und Bewegungsverhaltens (Pfeiffer 2004). Diese Daten sind für die Praxis der Diabetesprävention von erheblicher Bedeutung, da sie nicht nur die lange vermutete Wirksamkeit einer Gewichtsreduktion belegen, sondern auch quanti-

tative Aussagen zum Vergleich der Interventionen erlauben. Danach ist eine Gewichtsreduktion verbunden mit körperlicher Aktivität die wirksamste Intervention (Warburton et al. 2006; Schwarz, Gruhl et al. 2007), um einen Diabetes mellitus zu verhindern(Schwarz et al. 2012).

- **Früherkennung eines Diabetesrisikos**

Ein Screening macht nur Sinn, wenn man danach auch Behandlungs- oder Interventionsmaßnahmen anbieten kann, die für den Patienten praktikabel sind und von denen er profitieren kann (Schwarz et al. 2009). Denn durch die Diagnose eines erhöhten Krankheitsrisikos wird bei der untersuchten Person der Bedarf für ein aktives Gegensteuern geweckt (Schwarz 2011). Bei der Erkennung eines Diabetesrisikos helfen allerdings medikamentöse Interventionen nur selten oder sind bisher nicht zugelassen. Das bedeutet, dass adäquate Lebensstilinterventionsmaßnahmen oder -programme, die im Einzelfall auch sehr niedrigschwellig sein müssen, anzubieten sind. Sollten diese Maßnahmen nicht zur Verfügung stehen, ist das ein entscheidendes Argument gegen ein Screening (Tuomilehto et al. 2011).

Bei der Früherkennung eines Diabetesrisikos kann argumentiert werden, dass dies noch keine Erkrankung ist und die Betroffenen in ihrem Umfeld meist viele Optionen haben, mit denen sie selbst etwas für einen gesünderen Lebensstil tun können. Allerdings müssen diese Angebote tatsächlich vorliegen oder etabliert werden und auch bekannt und praktikabel sein. Niedrigschwellige Interventionsoptionen sind z. B. Internetprogramme, die auf der Basis von Newslettern oder Telefonkontakten ablaufen. Dies eignet sich besonders nach populationsbasierten Screenings, die ohne direkte persönliche Ansprache arbeiten (in Zeitschriften, im Internet, auf Arztwebseiten oder über Krankenkassen). In so einem Fall sollte immer eine gut verständliche Selbstauswertung oder Fremdauswertung des Risikos vorliegen und bei erkanntem Risiko ein Ansprechpartner genannt werden (◘ Tab. 4.2).

Zur Ermittlung des individuellen Diabetesrisikos wurden Risikoscores und -fragebögen entwickelt. In Deutschland existieren derzeit zwei evaluierte Fragebögen, der FINDRISK und der German Diabetes Risk Score (Schwarz et al. 2009), welche

4

◨ **Tab. 4.2** Zielsetzung und Beispielmaßnahmen zur Risikoerkennung (Schritt 1) *

	Zielsetzung	Maßnahmen
Risikoer- kennung	Ansprache / Kontakt- aufnahme	Zugangs- bzw. Verbreitungsmöglichkeiten für den Risikofragebogen schaffen: auffälliges Design, auffällige Platzierung in den Massenmedien (Zeitungen, Internet, Flyer etc.), Nutzung weiterer Verbreitungskanäle (z. B. Milch- oder Müsliverpackungen, Stadtfeste, Messen, Betriebsärzte)
		Interesse und Teilnahmebereitschaft fördern: Konfrontation mit steigenden Erkrankungszahlen bei Typ-2-Diabetes, Kontaktadresse auf Fragebogen angeben
	Risikobewertung (FINDRISK)	< 10 Punkte: sehr geringes Risiko, an einem Diabetes zu erkranken → allge- meine Information
		10–20 Punkte: erhöhtes Risiko für eine Diabeteserkrankung → Prävention notwendig
		> 20 Punkte: stark erhöhtes Risiko, an Diabetes zu erkranken → Labordiagnos- tik zum Ausschluss eines bereits manifestierten Diabetes notwendig
	Weiterbetreuung	Personen mit diagnostiziertem Diabetes erhalten Informationen über Diabe- tes und die notwendige medizinische Weiterbehandlung
		Personen mit erhöhtem Risiko erhalten weitere Informationen und Termine für ein Interventionsprogramm

* aus Schwarz u. Hauner 2006

beide in der Lage sind prospektiv ein erhöhtes Diabetesrisiko zu erkennen. Weiterhin gibt es mittlerweile mehr als 20 verschiedene Risikofragebögen, die die jeweils verschiedenen anthropometrischen, klinischen und laborchemischen Risikofaktoren erfassen und ihnen eine unterschiedliche Gewichtung zuordnen (Bluher et al. 2012). In der kürzlich erschienenen Praxisleitlinie zur Prävention des Typ-2-Diabetes aus dem IMAGE-Projekt sind diese verschiedenen Screeninginstrumente zusammengefasst (Lindstrom et al. 2010). Die Akkumulation dieser gewichteten Risikofaktoren lässt eine Abstufung eines Diabetesrisikos erkennen. Ähnliche Scores existieren für das Metabolisch Vaskuläre Syndrom (MVS) und kardiovaskuläre Erkrankungen (Schwarz et al. 2009). Der Vorteil dieser Scores ist, dass sie, sofern sie nicht auf laborchemische Parameter zurückgreifen, auf Bevölkerungsebene breit eingesetzt werden können und aus der Public-Health-Perspektive ein ideales Screening-Instrument zur Erfassung metabolischer Risiken darstellen, die dann mit Hilfe eines spezifischen diagnostischen Tests verifiziert werden können (Schwarz et al. 2012).

■ **Risikofragebogen FINDRISK**

Der Fragebogen FINDRISC (FINnish Diabetes RIsk SCore), eingedeutscht FINDRISK – „Finde das Risiko", wurde am Public Health Institute in Helsinki mit multivariablen Regressionsanalysen entwickelt. Zugrunde liegen den Analysen prospektive und retrospektive Studien an voneinander unabhängigen Zufallsstichproben der Bevölkerung zwischen 35 und 64 Jahren (Schwarz et al. 2009). Abgefragt wurden Alter, Diabetes in der Verwandtschaft, Taillenumfang, körperliche Aktivität, Ernährungsgewohnheiten, Blutdruckanamnese, erhöhte Blutzuckerwerte in der Anamnese und der Body-Mass-Index. Prüfkriterium war ein medikamentös behandelter Diabetes, erfassbar über Meldungen an die nationale Krankenversicherung. Die acht Fragen des Fragebogens werden mit unterschiedlicher Wichtung bewertet. Die Punkteskala reicht von 0 bis 26 Punkten (höchstes Risiko). Zur Prädiktion eines Diabetes zeigte sich eine starke Assoziation zwischen dem FINDRISK-Score und der Entwicklung eines Typ-2-Diabetes (Bergmann et al. 2007). Außerdem ergab sich ein deutlicher Zusammenhang zwischen der Erkrankungsprogression und dem FINDRISK-

Score. Personen mit einem höheren Score hatten ein größeres Risiko für eine Verschlechterung der Glukosetoleranz (Schwarz 2007) und ein deutlich höheres Risiko einer Insulinresistenz (Schwarz et al. 2009).

■ **Mögliche Zukunft zum Risikoscreening**

In den vergangenen 20 Jahren gab es immer wieder Versuche, eine nicht invasive Methode zur Bestimmung von Glukose oder Insulinresistenz zu entwickeln. Mit der Methode des **EZScan** scheint das jetzt zumindest für die Frage der Insulinresistenz und zur Erkennung eines Diabetesrisikos gelungen zu sein (Ramachandran et al. 2010). Der Test erfordert keine spezielle Vorbereitung des Patienten, kann unabhängig von der Nahrungsaufnahme überall zu jeder Zeit durchgeführt werden und liefert in zwei bis drei Minuten ein aussagekräftiges Ergebnis (Schwarz 2010). Das Prinzip beruht auf der reversen Iontophorese (Brunswick et al. 2007).

■■ **Durchführung und Grundlagen des EZScan**

Bei dem EZScan-Messverfahren werden sechs Elektroden am Körper appliziert. Es gibt zwei Fußelektroden, zwei Handelektroden und zwei kleine Elektroden an der Stirn. Über die Elektroden wird eine geringe Gleichstromspannung appliziert, die in kleinen mV-Schritten gesteigert wird. In Abhängigkeit von der Na^+ und Cl^--Ionenkonzentration im Schweiß gibt es einen Spannungsschwellenwert, von dem an ein Strom fließt. Dieser Schwellenwert ist charakteristisch für die Funktionsfähigkeit der autonomen Nervenfasern, die die Schweißdrüsen innervieren. Dieses als **reverse Iontophorese** bezeichnete Verfahren wird mehrfach innerhalb von drei Minuten Messzeit angewandt, um die Validität und Robustheit der Aussage zu gewährleisten. Ein mathematischer Algorithmus kalkuliert, basierend auf klinischen Daten, den Grad der Funktionseinschränkung bei den autonomen Nervenfasern, der direkt mit einer Insulinresistenz korreliert.

Die Wahrscheinlichkeit für eine metabolische Störung bei der untersuchten Person wird farbkodiert in vier Risikogruppen angegeben (Sheng et al. 2011):
- Grün: kein Risiko,
- Gelb: mittelfristiges metabolisches Risiko,
- Orange: hohes metabolisches Risiko,
- Rot: hohe Wahrscheinlichkeit eines Diabetes mellitus.

Positiv und überraschend ist, dass die Ergebnisse der klinischen Studien in Deutschland, Indien und den USA nahezu identisch sind (Ramachandran et al.).

Was liegt dem Verfahren zugrunde? Metabolische Störungen alterieren die Funktion kleiner autonomer Nervenfasern. Diese Veränderungen stehen in direktem Zusammenhang mit einer Insulinresistenz und mit dem Risiko, einen Typ-2-Diabetes zu entwickeln (Ramachandran et al.). Es ist allgemein bekannt, dass eine periphere Neuropathie bei Diabetes oft nur oder deutlich früher an den unteren Extremitäten und Füßen festzustellen ist. Betrachtet man die Veränderung der Funktion peripherer Nervenfasern an Fuß und Hand parallel zur Entwicklung eines Diabetes in einem Zeitintervall von 20 Jahren vor der Diabetesdiagnose, so erkennt man abhängig vom Verlauf der Insulinresistenz unterschiedlich starke Funktionsverluste (Low et al. 2006; Brunswick et al. 2007). Das macht sich EZScan zunutze.

■ **EU-Projekt IMAGE**

Das Projekt mit dem Akronym IMAGE (Development and Implementation of a European Guideline and Training Standard for Diabetes Prevention) ist die erste Initiative, die europäische Standards für eine konsequente Steuerung der Primärprävention von Typ-2-Diabetes entwickelt hat (Schwarz, Gruhl et al. 2007). Wesentliche Ziele des Projektes waren die Erstellung einer europäischen Leitlinie zur Diabetesprävention, die Entwicklung eines Curriculums für Präventionsmanager und die Entwicklung einer europäisch einheitlichen Strategie für Qualitätsmanagement von präventiven Interventionsmaßnahmen. In vielen Arbeitsgruppen und Plenarsitzungen haben sich über 100 Experten aus der europäischen Union und den angrenzenden Ländern zu den eben genannten Bausteinen Gedanken gemacht. Im April 2010 wurden die Ergebnisse auf dem „Weltkongress zur Prävention des Diabetes und seiner Komplikationen" (WCPD 2010) vorgestellt. Wichtige Bausteine waren die Publikation der evidenzbasierten Leitlinie zur Prävention des Diabetes (Paulweber et al. 2010) parallel mit der Praxisleitlinie „Practical Toolkit for the Prevention of Type 2 Diabetes" (Lindström et al. 2010). Beide sind ein Handwerkszeug für diejenigen, die ein Präventionsprogramm etablieren und kontrollieren wollen.

- **Ein Toolkit für die Prävention von Typ 2 Diabetes in Europa**

Das IMAGE Toolkit zur Diabetesprävention (Lindström et al. 2010) basiert auf den IMAGE evidenzbasierten Leitlinien (Paulweber et al. 2010) und dem IMAGE Training Curriculum (► www.active-indiabetesprevention.com). Das IMAGE Toolkit zur Diabetesprävention (s. ◘ Abb. 4.1) stellt praktische Informationen für alle, die im Gesundheitswesen oder in Präventionsaktivitäten für Erwachsene aktiv sind, zur Verfügung.

Dies umschließt alle, die in der Gesundheitspflege arbeiten, Ärzte, Bewegungsexperten, Diätassistenten, Krankenschwestern und auch andere, die planen, Diabetespräventionsinitiativen durchzuführen oder bereits durchführen, z. B. Lehrer oder die Privatwirtschaft. Das IMAGE Toolkit beinhaltet auch nützliche Informationen für lokale, nationale und europäische Politiker und Entscheidungsträger in der Gesundheitspolitik. Dies ermöglicht uns, eine Umwelt zu schaffen, die ein gesundes Altern erlaubt und die WHO-Empfehlung umsetzt: „Wir müssen eine gesunde Wahl zu einer einfachen Wahl machen." Im Einzelnen beinhaltet das Toolkit folgende Schwerpunkte:

- **Budgetaufstellung und Finanzierung eines Präventionsprogramms:** Das Toolkit zeigt verschiedene Kostenpunkte auf, die es bei einer Umsetzung eines Präventionsprogramms zu beachten gilt, z. B. Gehälter, Administration, Material und Reisekosten und mögliche Finanzierungsquellen. Die Finanzierung von Projekten hängt jedoch stark von den örtlichen Gegebenheiten ab. Diesem Kapitel ist eine Checkliste „Wie beginne ich" beigefügt. Diese Checkliste umfasst die Vorbereitungsphase, die Projektbeschreibung und -planung, die Einstellung von Projektmitgliedern, das Anwerben von Teilnehmern und die praktische Projektumsetzung. Des Weiteren umfasst dieses Kapitel ein Arbeitsblatt für Budgetkalkulation der Programmkosten.

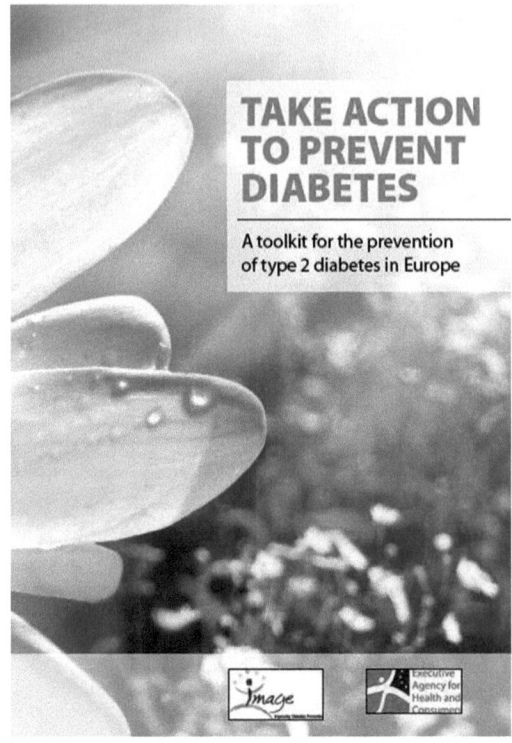

◘ **Abb. 4.1** Diabetes Prevention Toolkit

- **Erkennung von Risikopersonen:** Die aufgelisteten Diabetesrisikofaktoren werden aufgeteilt in veränderbare Risikofaktoren, z. B. Bewegungsmangel und ungesunde Ernährung, in nicht veränderbare Risikofaktoren, z. B. Alter und familiärer Hintergrund und in Umweltrisikofaktoren, z. B. Umwelt, die geringe körperliche Betätigung und ungesunde Ernährung unterstützt. Als praktisches Element dieses Kapitels dient eine Übersicht von geeigneten „Werkzeugen" sowie ein Beispiel eines Diabetesrisikofragebogens, dem finnischen FINDRISK. Auch wird in diesem Kapitel kurz beschrieben, was Sie bei ethnischen Minderheiten/Immigranten und Personen mit einem geringen Einkommen besonders beachten sollten. Diese beiden Gruppen haben häufig ein erhöhtes Diabetesrisiko.

- **Änderung des Lebensstils (Verhalten – Bewegung – Ernährung):** Dieses Kapitel beschreibt Elemente eines effektiven Lebensstilinterventionsprogramms und bildet das Kernstück des

Toolkits. Ein Prozessmodell, um Verhaltensänderungen zu bewirken, wird in seinen Phasen (Motivation, Umsetzung und Beibehaltung) vorgestellt und beschrieben. Die Verantwortung für eine Verhaltensänderung liegt bei jedem selbst, schließt aber die Unterstützung des Betreuers ein. Der Fokus eines Schulungsprogramms liegt darauf, den Einzelnen in seiner/ihrer Kompetenz und Motivation zu bestärken. Es sollte stets die Entscheidung des Einzelnen sein, sein/ihr Verhalten zu ändern. Inwieweit der Teilnehmer unterstützt werden muss, hängt sehr stark vom Teilnehmer selbst ab. Das Toolkit beschreibt weiterhin, wie eine effektive Kommunikation gewährleistet werden kann.

- **Bewegung** ist ein Schlüsselfaktor in der Diabetesprävention. Das Toolkit beschreibt, warum Bewegung so wichtig ist und wie man den Teilnehmer ermutigen kann, sein/ihr Bewegungslevel zu erhöhen. Das F.I.T.T. Prinzip (Häufigkeit, Intensität, Zeit, Art der Bewegung) zeigt auf, wie Trainingserfolge durch eine Kombination von Ausdauer und Krafttraining erreicht werden können.
- Eine ausgewogene, nahrhafte und schmackhafte **Ernährung** ist der Grundstein zu einer guten Gesundheit. Dieser Teil beschreibt die Ziele der Nahrungsaufnahme, z. B. viel Obst, Gemüse und Hülsenfrüchte, Vollkornprodukte, wenig Zucker, und Ziele langfristiger Nahrungsaufnahme, z. B. Ballaststoffe: 25–35 g/d, Salz: < 6 g/d, gesamter Fettanteil an der Gesamtnahrungsaufnahme: 25–30 %. Das Tellermodell visualisiert die Aufteilung von Obst und Gemüse versus Reis, Nudeln und Kartoffeln versus Fisch, Fleisch, Eier, Hülsenfrüchte und Nüsse. Dieses Modell verdeutlicht, dass ca. 50 % der Ernährung auf Obst und Gemüse basieren sollte. Das EAT CLEVER Prinzip gibt praktische Tipps für die Berater, was bei einer Ernährungsberatung beachtet werden sollte.
- Weitere **Verhaltensweisen**, die Sie in der Diabetesprävention beachten sollten, sind u. a. Rauchen, Stress/Depression und das Schlafverhalten. Als praktisches Beispiel wird ein Verhaltensänderungsplan im Detail erklärt. Weiterhin sind dem Toolkit ein Aktionsplan (wie erreiche und halte ich meine Ziele), ein Bewegungstagebuch (wann tue ich was, wie lange), und ein Ernährungstagebuch (was habe ich wann gegessen und getrunken) vorgestellt.
- **Evaluation:** Das Toolkit schließt mit einer Übersicht, wie das Interventionsprogramm evaluiert und die Qualität sichergestellt werden kann, ab. Es wird gegenübergestellt, welche Werte Sie messen sollten, damit die Qualität des Programms kontrolliert werden kann.

4.3   Präventionsmanagement

- **Entwicklung eines „Behaviour Change Models" zur Diabetesprävention**

Ein weiterer Meilenstein im IMAGE-Projekt war die Entwicklung eines neuartigen integrierten Verhaltensänderungsmodells – „Behaviour Change Model" – zur Prävention des Diabetes mellitus (Greaves et al. 2011). Bei der Umsetzung von **Präventionsmaßnahmen** stellt die **nachhaltige Verhaltensänderung** einen entscheidenden Erfolgsindikator dar, aber gleichzeitig auch eine entscheidende Herausforderung bei der Gestaltung von Interventionen. Ziel ist es, die Risikopersonen zu motivieren langfristig einen gesünderen Lebensstil umzusetzen. Die klinische Praxis zeigt allerdings häufig, dass im medizinischen Setting dieser Effekt nicht oder nicht nachhaltig genug erreicht werden kann. Deshalb stellte sich eine Untergruppe im IMAGE Projekt der Aufgabe, Prozesse in der Verhaltensänderung zu untersuchen und mit einer systematischen Herangehensweise in einem ersten Schritt ein theoretisches Modell, basierend auf verhaltenstherapeutischer Grundlage, für eine nachhaltige Lebensstiländerung zu etablieren. In einem zweiten Schritt wurde dieses Modell in seinen einzelnen Schritten jeweils mit praktischen Interventionstechniken unterlegt, die aufeinander aufbauend eine nachhaltige Lebensstiländerung zur Prävention des Diabetes unterstützen. Dieses „Behaviour Change Modell" kann als das wissenschaftlichste Produkt des IMAGE Projekts angesehen werden, da dazu fast 4000 wissenschaftliche Artikel untersucht wurden, von denen etwa 400 Artikel in die nähere Auswertung kamen.

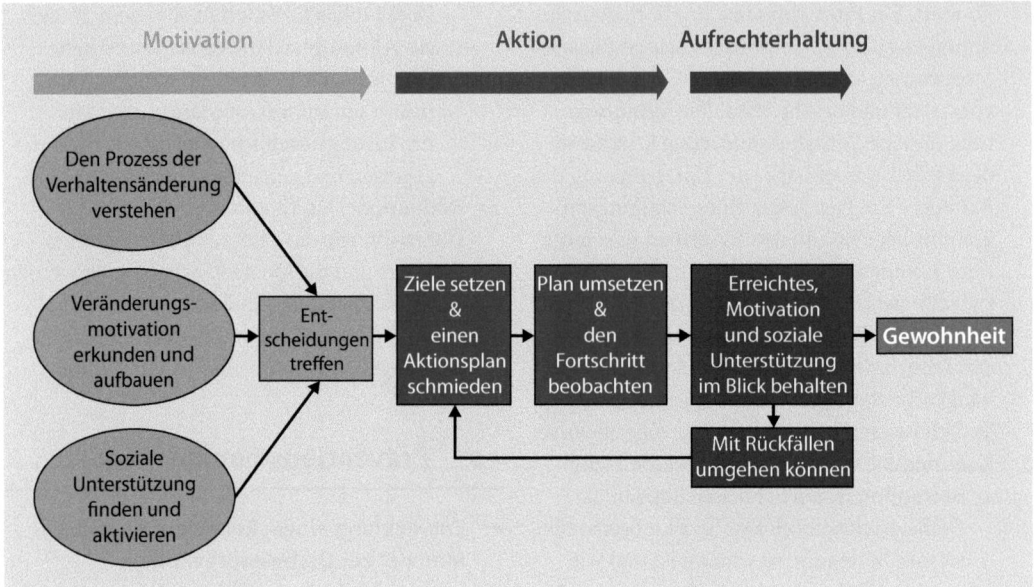

Abb. 4.2 Behaviour Change Model, Copyright IMAGE Toolkit

Davon lieferten dann etwa 40 Artikel den direkten Input, um das Modell zu entwickeln. In Form eines systematischen Reviews wurden die Informationen zusammengetragen und als strukturierte Metaanalyse kürzlich publiziert (Greaves et al. 2011).

Das „Behaviour Change Model" gliedert sich in drei Stufen (■ Abb. 4.2), die in einem ersten Schritt die Grundlagen und Interventionstechniken beschreiben, um die Risikoperson beim Aufbau einer Veränderungsmotivation zu unterstützen. In einem zweiten Schritt geht es um Vorgehensweisen und verhaltenstherapeutische Grundlagen, um eine Lebensstiländerungsaktion zu planen und durchzuführen. Im dritten Schritt geht es darum, eine langfristig stabile Aufrechterhaltung der neuen gesünderen Gewohnheiten zu unterstützen.

Dieses Modell kann nun die Grundlage für eine strukturierte Entwicklung von neuen Interventionskonzepten darstellen (s. ■ Abb. 4.3). Bis zum heutigen Tag sind basierend auf diesem Konzept verschiedene Interventionsprogramme in Griechenland, Portugal, England und Deutschland entwickelt worden. Weiterhin bietet das Praxismodell dem Präventionsmanager oder Arzt die Möglichkeit, die einzusetzenden Techniken direkt abzulesen und, basierend auf seinen eigenen Fähigkeiten

und Vorlieben, einzusetzen, um die Risikoperson „an die Hand zu nehmen" und durch die Phasen der Verhaltensänderung zu begleiten (Greaves et al. 2011). Die Entwicklung dieses „Behaviour Change Modells" zeigt damit auf sehr anschauliche Weise, wie im IMAGE Projekt wissenschaftliche Kompetenz und praktische Fähigkeiten miteinander verbunden werden und so aufbereitet werden, dass sie für den letztendlich auch unerfahrenen Nutzer Anhaltspunkte und praktische Empfehlungen bieten, um erfolgreich Maßnahmen zur Prävention des Diabetes in der Praxis umzusetzen.

> **Tipp**
>
> Die Anwendung praktischer verhaltenstherapeutischer Interventionstechniken ist der Schlüssel zum Erfolg einer nachhaltigen Lebensstiländerung.

■ **Europäisches Curriculum für die Ausbildung zum Präventionsmanager**

Eines der Ergebnisse des IMAGE-Projekts mit weitreichender praktisch struktureller Relevanz war die Erstellung eines europäischen Curriculums für die

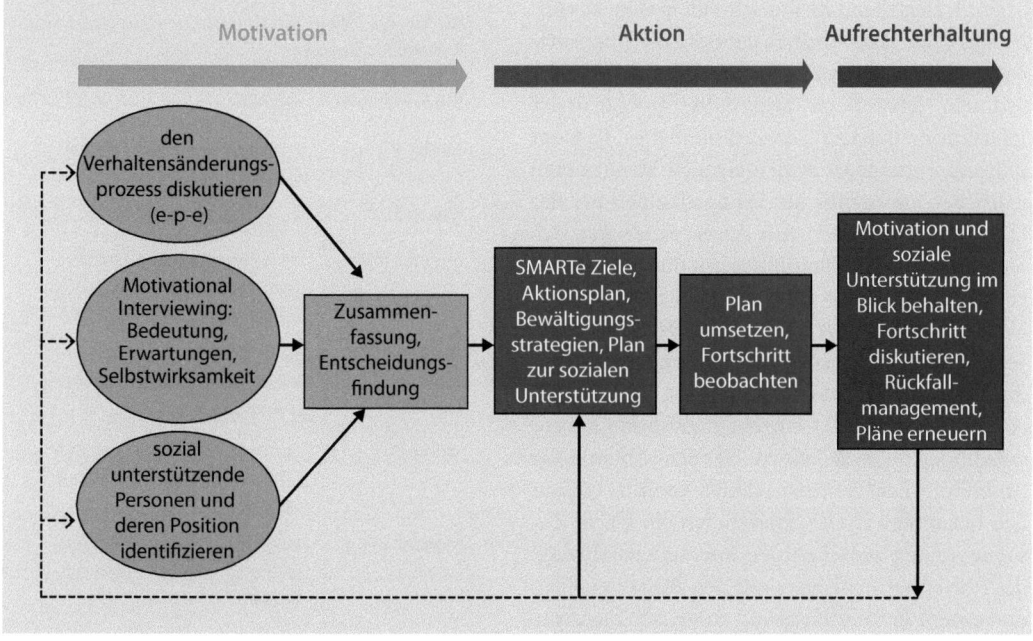

Abb. 4.3 Praktische Interventionstechniken basierend auf dem Behaviour Change Model, modifiziert nach IMAGE Toolkit

Ausbildung zum Präventionsmanager (Kronsbein et al. 2011). In Deutschland wurde in den letzten Jahren sehr viel über Zulassungsvoraussetzungen, Ausbildungsstrategien und -inhalte für den Präventionsmanager diskutiert. Allerdings krankte die Umsetzung immer daran, dass der Präventionsmanager bisher nicht als zertifizierte Qualifikation anerkannt werden konnte, was verbesserte Abrechnungsmöglichkeiten über die Krankenkassen mit sich bringen würde. Mit dem IMAGE-Projekt wurde es nun möglich, die Ausbildung zum Präventionsmanager europaweit einheitlich zu gestalten. Weiterhin soll die Ausbildung mit einer E-Learning-Plattform kombiniert werden, so dass größere Teile der Weiter- und Ausbildung online realisiert werden können.

In erster Linie ist der Präventionsmanager die Person, die ein Interventionsprogramm in Gruppen mit den zu betreuenden Risikopersonen durchführt. Darüber hinaus liegt es in der Verantwortung des Präventionsmanagers, die Kommunikation mit anderen Partnern in Netzwerkstrukturen aufzubauen und aufrechtzuerhalten. Bis zu einem gewissen Grad gehört auch das Screening zu seinen Aufgaben. Ein entscheidender Teil besteht in der Organisation der Durchführung von Interventionsprogrammen und deren Evaluation. Im Rahmen der Intervention liegt der Schwerpunkt im Hinblick auf das Können des Präventionsmanagers in den Bereichen Verhaltensänderung und Motivation und – darin einfließend – Lebensstilaspekte mit Ernährungs- und Bewegungsschwerpunkt.

Die generelle Struktur des Curriculums für die Ausbildung eines Präventionsmanagers besteht aus einer Vorkursphase, die von einer E-Learning-Plattform unterstützt wird. Bereits einige Wochen vor Beginn eines Ausbildungskurses soll sich der angehende Präventionsmanager anhand von vorbereiteten Materialien im Selbststudium mit dem Fachschwerpunkt auseinandersetzen. An diese Phase schließt sich eine direkte Schulung von sieben Tagen an. In dieser Zeit werden in entsprechenden Schulungsstunden die notwendigen Anforderungen vermittelt. Dieser Prozess wird durch Gruppenarbeit unterstützt, wobei eine Präsentation der Ergebnisse durch die jeweiligen Gruppen oder Einzelpersonen vor den anderen Kursteilnehmer vorgesehen ist. Im Anschluss an den Präsenzkurs folgt eine dritte Phase, während derer der Präventionsmanager schon mit seinem Interventionsprogramm beginnt. Begleitend hierzu schreibt er eine zusammenfassende Hausarbeit, in der der Präventionsmanager seine Interventionsstruktur, sein Arbeitsumfeld, sein Netzwerk und seine Schwerpunkte in der Intervention darstellt. Das Ziel hierbei ist, dass der Präventionsmanager seinen eigenen Businessplan erarbeitet, um damit die Erfolgschancen bei der Umsetzung zu erhöhen. Alle Kursschritte sollen sich nicht länger als 6 Monate hinziehen und werden von einem lokalen oder auch europäischen Alumni-Netzwerk unterstützt. Das Schulungs-Curriculum besteht aus 8 Modulen (7 Module Schulung, 1 Modul Projektarbeit und Präsentation). Die inhaltliche Untersetzung der einzelnen Ausbildungsmodule finden Sie in ◘ Tab. 4.3. Der Schwerpunkt der Ausbildung liegt auf einem „Skills-Training", da aus den bekannten Evaluationsstudien ein klarer Zusammenhang zwischen der Interaktionsfähigkeit des Präventionsmanagers mit den Risikopersonen und einem Präventionserfolg zu verzeichnen war. Das Augenmerk in der Ausbildung liegt dabei auf einer erfolgreichen Lebensstiländerung und nicht auf dem Aspekt der Wissensvermittlung.

■ **Individuelle Intervention stimuliert Erfolg**
Es wird immer wieder diskutiert, ob es wichtiger ist, sich mehr zu bewegen oder die Ernährung umzustellen. Die wissenschaftliche Evidenz zeigt heute ganz klar, dass das Entscheidende eine nachhaltige Lebensstiländerung ist, die individuell umgesetzt werden muss (Schwarz et al. 2012). Dabei ist es zweitrangig, ob eine Risikoperson ihre Ernährung umstellt oder sich mehr bewegt. Es ist wichtiger, dass die Risikoperson nachhaltig ihren Lebensstil in kleinen Schritten ändert und dabei auf den Aspekt der Lebensstiländerung setzt, der ihr leichter fällt. Um eine nachhaltige Lebensstiländerung zu erreichen, werden strukturierte Interventionsprogramme empfohlen. Die Evidenz zeigt hierbei, dass die Regelmäßigkeit eines Interventionskontakts stärker mit einem Präventionserfolg assoziiert ist als die Intensität. Das ermöglicht eine gute Chance, um Interventionsprogramme verstärkt mit Krankenkassen umzusetzen, die Internet, Telefonanrufe und andere Medien für einen kontinuierlichen Kontakt einsetzen. Im Hinblick auf die Ernährung wird die Evidenz immer besser, dass eine Reduktion des Fettanteils in der Ernährung wie auch eine Erhö-

◘ **Tab. 4.3** Inhalte des Europäischen Curriculums für Präventionsmanager

Modulnummer	Inhalt
Modul 1	Probleme, wissenschaftliche Evidenz und Aufgaben
Modul 2	Kursorganisation
Modul 3 und 5	Verhaltensänderung I (Motivation) und Verhaltensänderung II (Aktionen und Nachhaltigkeit)
Modul 4	Spezielle Aspekte der körperlichen Aktivität in der Diabetesprävention
Modul 6	Spezielle Aspekte der gesunden Ernährung in der Diabetesprävention
Modul 7 und 8	Erstellung der Hausarbeit (Projektbericht), Präsentation des Berichts

hung des Anteils von Ballaststoffen entscheidend ist (Schwarz et al. 2012). Das sind Empfehlungen, die nicht so einfach in die Praxis umzusetzen sind und häufig eine Schulung der Risikopersonen erfordern. Gerade eine fettarme Ernährung ist heutzutage immer schwieriger umzusetzen, da in vielen haltbar gemachten Nahrungsmitteln Fette versteckt sind, die unerkannt in unserem Magen verschwinden. Interessanterweise zeigt sich aber über eine Vielzahl von internationalen Studien, dass auch unabhängig vom Fettkonsum die Menge Ballaststoffe, die eine Risikoperson zu sich nimmt, direkt mit einem Erfolg in der Diabetesprävention assoziiert ist (Schwarz et al. 2012). Sicherlich gibt es dabei den Sekundäreffekt, dass diejenigen, die mehr Ballaststoffe zu sich nehmen häufig auch weniger Fett essen. Diese Ergebnisse ermöglichen aber in der Schulung von Risikopersonen bei einem Mangel an Zeit den Fokus verstärkt auf Ballaststoffe zu setzen.

■ **Dem Diabetes davonlaufen**
Einiges haben wir in den letzten 2 Jahren im Hinblick auf Bewegung und Diabetesprävention gelernt. Eine lange Zeit hat die Bewegung ein Schattendasein hinter der Ernährung geführt. Wir lernen aber im Moment, dass die Bewegung einen bedeutsameren Anteil hat. Pathophysiologisch macht das Sinn

(Schwarz et al. 2012). Durch mehr Bewegung baut man mehr Muskelmasse auf und diese Muskelmasse ist direktes Zielgewebe der Insulinwirkung. Sie verbessert eine bestehende Insulinresistenz und nimmt vermehrt Glukose auf, was sich beides direkt positiv auf eine Verhinderung eines Diabetes auswirkt. Von Thomas Yates in England wurde im Rahmen der PREPARE-Studie untersucht, wie viele Schritte notwendig sind, um effektiv Diabetes zu verhindern. Im Rahmen des Programms „Walking away from Diabetes" wurde eine größere Gruppe von Probanden über 2 Jahre verfolgt (Yates et al. 2011). Es zeigte sich, dass **1000 Schritte zusätzlich am Tag** über 1 Jahr den postprandialen Glukosespiegel um 1,8 mmol/l (35 mg/dl) und über 2 Jahre um 1,5 mmol/l (29 mg/dl) senken können. Das sind sehr gute Ergebnisse, wissen wir doch, dass das regelmäßige Tragen eines Schrittzählers über einen Zeitraum von 3 Monaten dazu führen kann, dass Probanden 1500–2000 Schritte pro Tag mehr laufen. Das direkte Feedback durch den Schrittzähler führt dazu, dass die Probanden intrinsisch motiviert sind und häufig, ohne es bewusst wahrzunehmen, mehr Schritte machen als ohne den Schrittzähler. Allerdings liegt die durchschnittliche Schrittzahl bei Deutschen unterhalb von 3000 Schritten pro Tag.

> **Tipp** |
>
> Empfohlen für einen aktiven Lebensstil sind 10.000 Schritte täglich.

Auch wenn unser inaktiver Alltag von diesem Ziel weit entfernt ist, kann das Tragen eines Schrittzählers ein niedrigschwelliges effektives Interventionsinstrument sein, um Menschen zu mehr Bewegung anzuhalten und die diskrete Steigerung des Bewegungsalltags kann sich effektiv auf eine Verhinderung eines Diabetes auswirken. Damit eröffnet sich eine neue Chance für die Entwicklung von Interventionsprogrammen, die einen Schrittzähler einsetzen und Menschen somit stimulieren, „ihrem Diabetes davonzulaufen". Eine nachhaltige Lebensstiländerung, die dazu führt, dass ich täglich 1000 mehr Schritte laufe und mehr Ballaststoffe zu mir nehme, hilft nachweislich mein Risiko für einen Typ-2-Diabetes zu senken (Schwarz et al. 2012).

■ **Praxisbeispiel zur Diabetesprävention**
Es wird immer wieder darüber diskutiert, ob Diabetesprävention eine ärztliche Aufgabe ist oder in einem ärztlichen Setting stattfinden muss. Wir denken, dass der Bereich erfolgreicher Diabetesprävention außerhalb des ärztlichen Settings sehr groß sein kann, allerdings im ärztlichen Setting der Arzt eine Schlüsselposition in der Motivation der Risikopersonen hat, um sie initial zur Teilnahme an Präventionsmaßnahmen zu bewegen. Wie kann aber ein Praxisbeispiel nichtärztlichen Settings aussehen? Stellen Sie sich vor, Sie identifizieren eine Risikoperson mit viszeraler Adipositas (Taillenumfang 103 cm) im Alter von 40 Jahren mit einer positiven Familienanamnese und einem FINDRISK Score von 15. Diese Person hat ein deutlich erhöhtes Diabetesrisiko, fühlt sich aber gesund.

Macht Diabetesprävention bei dieser Person Sinn? Unbedingt! Statistisch gesehen kann diese Person in den nächsten 5 bis 8 Jahren einen Diabetes mellitus entwickeln und hat jetzt schon eine bestehende Insulinresistenz. Dem kann man am allerbesten mit körperlicher Bewegung und einer gesünderen Ernährung vorbeugen. Was können wir dieser Person empfehlen?

Mit 10.000 Schritten, die diese Risikoperson täglich läuft, kann der Taillenumfang um 8–12 cm reduziert werden (damit ist die Person im gesunden Bereich) und die Insulinresistenz kann durch eine Reduktion des viszeralen Fetts und Aufbau von etwas Muskelmasse signifikant erhöht werden. Also empfehlen Sie dieser Person einen Schrittzähler und begleiten Sie sie mit einem Interventionsprogramm, einer Schulung, regelmäßigen Newslettern per E-Mail oder auch Telefonanrufen, um sie bei der Stange zu halten, damit sie täglich ihre 10.000 Schritte erreicht. Vielleicht hilft dieser Person auch die Teilnahme an einem Schrittwettbewerb in der Arztpraxis, in der Firma oder im privaten Umfeld. Vielleicht kann diese Person sogar gegen Sie selbst mit ihrem Schrittpensum antreten und so nachhaltig erfolgreich 10.000 Schritte pro Tag umsetzen und ihren Diabetes verhindern.

■ **Was kostet Prävention und was bringt sie?**
Zusätzlich stellt sich die Frage der Kosteneffizienz von Maßnahmen zur Gesundheitsvorsorge und Prävention chronischer Erkrankungen. Es wird sehr

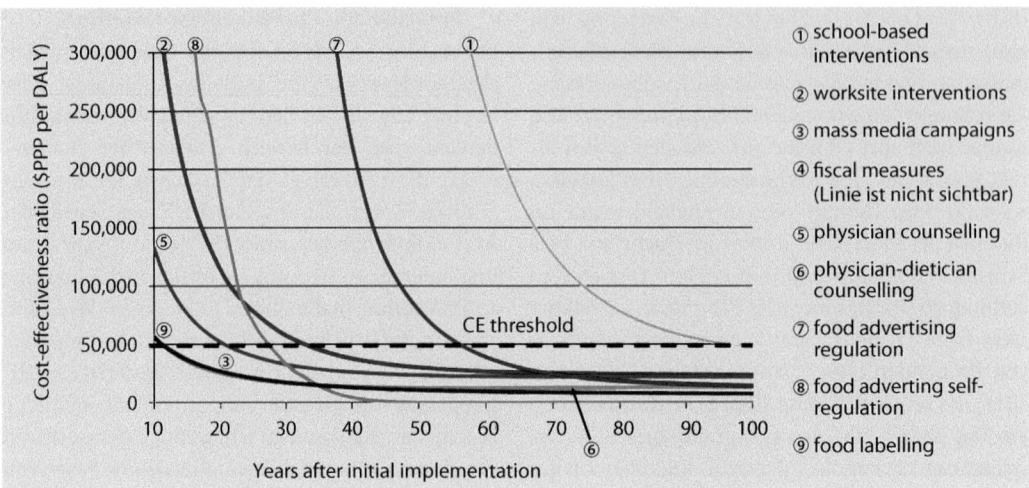

● **Abb. 4.4** Prävention ist eine gute und langfristige Investition, adaptiert nach Greaves et al. 2011

häufig argumentiert, dass Maßnahmen in Schulen bei Kindern entscheidend sind, um Diabetes zu verhindern. Das ist grundsätzlich richtig, jedoch kommt der „Return of Investment" bei diesen Maßnahmen erst sehr spät. Wir müssen daher akzeptieren, dass solche Maßnahmen zwar hoch effizient sind, aber ein Effekt auf Bevölkerungsebene unter Umständen erst nach 50–60 Jahren eintritt (Sassi et al. 2009), siehe ● Abb. 4.4. Demgegenüber stehen Maßnahmen, die das ärztliche oder beratende „Setting" wählen. Diese sind zwar sehr teuer, aber hoch effizient und erlauben ein „Return" schon nach wenigen Monaten. Diese Hintergründe müssen bedacht werden und sind abhängig davon, mit welchem Partner man ein entsprechendes Interventionskonzept zur Prävention chronischer Erkrankungen umsetzen will. Krankenkassen wünschen sich einen sehr schnellen „Return" und sind daher für Maßnahmen mit Public Health Relevanz eher nicht der richtige Partner. Politische Player wünschen sich ebenfalls einen schnellen „Return", der aber unterschiedlichste Facetten haben kann, welche mitunter mit der Bereitschaft kombiniert sind auch langfristige Projekte anzuschieben. Eine weitere interessante Maßnahme ist zum Beispiel eine Steuer auf „gesättigte Fette" (Sassi et al. 2009). Eine solche Maßnahme kann nur durch politische Player etabliert werden und kann mitunter schon einen relativ kurzfristigen Effekt auf Bevölkerungsebene haben. Dänemark hat 2011 eine solche Steuer eingeführt

und schon nach wenigen Monaten sank der Konsum von Nahrungsmitteln, die reich an gesättigten Fettsäuren waren, landesweit um 4 %. In der Diskussion hinsichtlich der Umsetzung von Maßnahmen zur Prävention des Diabetes mellitus und chronischer Erkrankungen ist es daher wichtig, Zielstellungen zu definieren und realistisch zu überlegen, mit welchem Partner bei welcher Interessenslage welches Ziel erfolgreich erreicht werden kann. Beachtet man diese Zusammenhänge und schafft es, Netzwerkstrukturen dieser Partner zu etablieren, dann bestehen für die Umsetzung eines solchen Programms gute Chancen (Schwarz u. Albright 2011).

Entscheidend für den einzelnen Gesundheitsberufler ist es jedoch, in seinem Kontext der Umsetzung von regionalen oder nationalen Maßnahmen seine Risikoperson adäquat zu identifizieren. Bei dieser Risikoperson sollte dann alleine oder in der Gruppe mit dem bestmöglichen Interventionskonzept interveniert werden. Der Effekt der Intervention soll immer im Fokus stehen und kontrolliert werden. Das kann einerseits die Reduktion des Taillenumfangs oder des Blutdrucks sein, andererseits aber auch eine messbare nachhaltige Lebensstiländerung (Bluher et al. 2012). Der Einzelne kann damit einen enorm hohen Beitrag in der qualitativ hochwertigen Umsetzung von Maßnahmen zur Diabetesprävention leisten und es sollte unser aller Ziel sein, diese Maßnahmen flächendeckend in Deutschland zu etablieren.

Fazit

Schon vor 40 Jahren erklärte die WHO, dass mindestens 50 % der Diabetesfälle weltweit zu verhindern seien und forderte Aktionen zur Prävention dieser Erkrankung. Der Aufruf fand damals wenig Beachtung. Heute erlebt er durch die Zunahme der Zahl von Patienten mit Typ-2-Diabetes und dem damit verbundenen medizinischen, sozialen und ökonomischen Problem eine Renaissance, die sich auch in der UN-Resolution Nr. 61/225 vom Dezember 2006 („Unite for Diabetes") niedergeschlagen hat.

Der beste Weg, Typ-2-Diabetes zu heilen, ist ihn zu verhindern. Die Evidenzbasis bilden mehrere große internationale Studien, die belegen, dass die Prävention des Diabetes mellitus durchführbar und kosteneffektiv ist – entscheidend ist aber die praktische Umsetzung in Programmen zur Diabetesprävention bereits im prädiabetischen Stadium. Eine Vielzahl von politischen Akteuren, auch in Deutschland, hat die Notwendigkeit einer konsequenten Primärprävention des Typ-2-Diabetes erkannt und fordert Maßnahmen auf der Versorgungsebene. Der Aufbau entsprechender Programme erfordert ein langfristig angelegtes und zielorientiertes Zusammenwirken von Institutionen innerhalb und außerhalb des Gesundheitswesens. Das IMAGE-Projekt hat Pionierarbeit geleistet, um die Grundlage zur Umsetzung von Präventionsprogrammen in der Praxis zu schaffen. Die Implementierung von strukturierten Präventionsmanagementprogrammen ermöglicht eine flächendeckende Realisierung der Diabetesprävention, ohne das Gesundheitsbudget stark zu belasten. Die Herausforderung bedarf der aktiven zielorientierten Zusammenarbeit vieler am Prozess beteiligter Akteure, ist damit eine gesamtgesellschaftliche Aufgabe und nur langfristig erfolgreich umzusetzen.

Literatur

Bergmann A, Li J et al (2007) A simplified Finnish diabetes risk score to predict type 2 diabetes risk and disease evolution in a German population. Horm Metab Res 39(9):677–682

Bluher S, Markert J et al (2012) Who should we target for diabetes prevention and diabetes risk reduction? Curr Diab Rep 12(2):147–156

Brunswick P., Mayaudon H et al. (2007) Use of Ni electrodes chronoamperometry for improved diagnostics of diabetes and cardiac diseases. Conf Proc IEEE Eng Med Biol Soc 2007: 4544–4547.

Eriksson J, Lindstrom J et al (1999) Prevention of Type II diabetes in subjects with impaired glucose tolerance: the Diabetes Prevention Study (DPS) in Finland. Study design and 1-year interim report on the feasibility of the lifestyle intervention programme. Diabetologia 42(7):793–801

Gillies CL, Abrams KR et al (2007) Pharmacological and lifestyle interventions to prevent or delay type 2 diabetes in people with impaired glucose tolerance: systematic review and meta-analysis. BMJ 334(7588):299

Greaves CJ, Sheppard KE et al (2011) Systematic review of reviews of intervention components associated with increased effectiveness in dietary and physical activity interventions. BMC Public Health 11:119

Haffner S, Taegtmeyer H (2003) Epidemic obesity and the metabolic syndrome. Circulation 108(13):1541–1545

Hauner H (2010) Adipose tissue inflammation: are small or large fat cells to blame? Diabetologia 53(2):223–225

Hoffmann K, Mattheisen M et al (2007) A German genome-wide linkage scan for type 2 diabetes supports the existence of a metabolic syndrome locus on chromosome 1p36.13 and a type 2 diabetes locus on chromosome 16p12.2. Diabetologia 50(7):1418–1422

Horikawa Y, Oda N et al (2000) „Genetic variation in the gene encoding calpain-10 is associated with type 2 diabetes mellitus.". Nat Genet 26(2):163–175

IDF (2009). Diabetes Atlas Fourth Edition. International Diabetes Federation, Brussels

Knowler WC, Barrett-Connor E et al (2002) „Reduction in the incidence of type 2 diabetes with lifestyle intervention or metformin.". N Engl J Med 346(6):393–403

Kronsbein P, Fischer MR et al (2011) IMAGE – Development of a European curriculum for the training of prevention managers. Br J Diabetes Vasc Dis 11(4):163–167

Laaksonen DE, Lakka HM et al (2002) Metabolic syndrome and development of diabetes mellitus: application and validation of recently suggested definitions of the metabolic syndrome in a prospective cohort study. Am J Epidemiol 156(11):1070–1077

Lindstrom J, Ilanne-Parikka P et al (2006) „Sustained reduction in the incidence of type 2 diabetes by lifestyle intervention: follow-up of the Finnish Diabetes Prevention Study.". Lancet 368(9548):1673–1679

Lindström J, Neumann A et al (2010) „Take Action to Prevent Diabetes – The IMAGE Toolkit for the Prevention of Type 2 Diabetes in Europe.". Horm Metab Res 42(1):37–55

Low VA, Sandroni P et al (2006) Detection of small-fiber neuropathy by sudomotor testing. Muscle Nerve 34(1):57–61

Pan XR, Li GW et al (1997) Effects of diet and exercise in preventing NIDDM in people with impaired glucose tolerance. The Da Qing IGT and Diabetes Study. Diabetes Care 20(4):537–544

Paulweber B, Valensi P et al (2010) „A European evidence-based guideline for the prevention of type 2 diabetes.". Horm Metab Res 42(1):S3–S36

Pfeiffer AFH (2004) „Primärprävention des Typ-2-Diabetes mellitus – Was lässt sich durch Nahrungsfaktoren erreichen?". Ernährungs-Umschau 51(9):3–5

Ramachandran A, Moses A et al. (2010). „A new non-invasive technology to screen for dysglycaemia including diabetes." Diabetes Res Clin Pract 88:302–306

Reimann M, Schutte AE et al (2007) Insulin resistance – the role of ethnicity: evidence from caucasian and african cohorts. Horm Metab Res 39(12):853–857

Sassi F, Cecchini et al. (2009). Improving Lifestyles, Tackling Obesity: The Health and Economic Impact of Prevention Strategies. OECD, OECD Publishing. 48: 108.

Schutte AE, Huisman HW et al (2007) Differences and similarities regarding adiponectin investigated in African and Caucasian women. Eur J Endocrinol 157(2):181–188

Schwarz PE (2011). „Prävention des Diabetes – was ist neu?" Kompendium Diabetes 1(6).

Schwarz PE, Albright AL (2011) „Prevention of type 2 diabetes: the strategic approach for implementation.". Horm Metab Res 43(13):907–910

Schwarz PE, Bornstein SR (2006) Pre-diabetes and metabolic syndrome in Germans. Horm Metab Res 38(5):359

Schwarz PE, Greaves CJ et al (2012) „Nonpharmacological interventions for the prevention of type 2 diabetes mellitus.". Nat Rev Endocrinol 8(6):363–373

Schwarz PE, Gruhl U et al (2007) The European perspective on diabetes prevention: development and Implementation of A European Guideline and training standards for diabetes prevention (IMAGE). Diab Vasc Dis Res 4(4):353–357

Schwarz PE, Li J et al (2009) „Screening for type 2 diabetes in primary care.". BMJ 338:b973

Schwarz PE, Li J et al (2009) „Tools for predicting the risk of type 2 diabetes in daily practice.". Horm Metab Res 41(2):86–97

Schwarz PE, Li J et al (2009) The Finnish Diabetes Risk Score Is Associated with Insulin Resistance and Progression towards Type 2 Diabetes. J Clin Endocrinol Metab 94(3):920–926

Schwarz PE, Peltonen M (2007) Prevention of type 2 diabetes – lessons we have learnt for implementation. Horm Metab Res 39(9):636–641

Schwarz PE, Schwarz J et al (2007) Development of a diabetes prevention management program for clinical practice. Public Health Rep 122(2):258–263

Schwarz PEH (2007) Abschlussbericht zur Evaluation des FINDRISK Risiko-Fragebogens in Deutschland Abteilung Prävention und Versorgung. Technische Universität Dresden, Dresden

Schwarz PEH (2008). Habilitationsschrift: Prävention des Typ 2 Diabetes in Deutschland – Pathophysiologische und genetische Grundlagen, Evidenz aus Interventionsstudien, Evaluation von Modellprojekten sowie konzeptuelle Entwicklung von Managementprogrammen für eine flächendeckende Umsetzung. Habilitation, Technical University of Dresden, Medical Faculty Carl Gustav Carus.

Schwarz PEH (2010) EZSCAN – eine neue, einfache, validierte Methode zur Diagnostik eines Diabetesrisikos. Diabetes Aktuell 8(5):208–212

Schwarz PEH, Hauner H (Hrsg) (2006) Leitfaden Prävention Diabetes mellitus Typ 2. Nationales Aktionsforum Diabetes mellitus, München

Sheng CS, Zeng WF et al (2011) Accuracy of a Novel Non-Invasive technology based EZSCAN system for the diagnosis of diabetes mellitus in Chinese. Diabetol Metab Syndr 3(1):36

Stumvoll M, Goldstein BJ et al (2005) Type 2 diabetes: principles of pathogenesis and therapy. Lancet 365(9467):1333–1346

Thamer C, Machann J et al (2007) High visceral fat mass and high liver fat are associated with resistance to lifestyle intervention. Obesity (Silver Spring) 15(2):531–538

Tuomilehto J, Lindstrom J et al (2001) Prevention of type 2 diabetes mellitus by changes in lifestyle among subjects with impaired glucose tolerance. N Engl J Med 344(18):1343–1350

Tuomilehto J, Schwarz P et al (2011) Long-term benefits from lifestyle interventions for type 2 diabetes prevention: time to expand the efforts. Diabetes Care 34(2):210–214

Warburton DENCW et al (2006) Health benefits of physical activity: the evidence. CMAJ 174(6):801–809

Yates T, Davies MJ et al (2011) The Pre-diabetes Risk Education and Physical Activity Recommendation and Encouragement (PREPARE) programme study: are improvements in glucose regulation sustained at 2 years? Diabet Med 28(10):1268–1271

Psychosoziale Aspekte des Diabetes: Eine Erkrankung – viele Bedeutungen

Lebenssituation von Kindern und Jugendlichen mit Diabetes

Therapiekonzepte, spezifische Herausforderungen und integrierte Versorgungsmodelle

K. Lange, H. Saßmann

F. Petrak, S. Herpertz (Hrsg.), *Psychodiabetologie*,
DOI 10.1007/978-3-642-29908-7_5, © Springer-Verlag Berlin Heidelberg 2013

Kurzinfo

Durch intensivierte Formen der Insulintherapie, moderne Technologien, etablierte qualifizierte Schulungskonzepte und Versorgungsstrukturen hat sich die Lebenssituation von Kindern mit Diabetes und ihren Eltern in den letzten zwei Dekaden eindrucksvoll verbessert. Eine flexible Gestaltung der Ernährung ist ebenso möglich wie die Teilnahme an sozialen Aktivitäten mit Gleichaltrigen, Sport, Kindergarten- und Schulbesuch. Eine gegenüber früheren Zeiten verbesserte Stoffwechseleinstellung mit relativ wenigen schwerwiegenden akuten Komplikationen lässt die langfristige Prognose der Kinder insgesamt positiver erscheinen als noch vor wenigen Jahrzehnten. Diese Erfolge werden durch anspruchsvolle Therapien erkauft, die von Kindern und Eltern ein hohes Maß an Wissen, strukturierter Gestaltung des familiären Alltags und die Fähigkeit und Bereitschaft zum Selbstmanagement erfordern. Dies kann jedoch nicht von allen Familien hinreichend geleistet werden. Der allgemeine gesellschaftliche Wandel mit einer steigenden Zahl von alleinerziehenden Eltern, konfliktbehafteten Trennungen, hohen sozioökonomischen Belastungen junger Eltern und einem wachsenden Anteil von Kindern, die ganztags in Institutionen betreut werden, beeinträchtigt die Behandlung eines chronisch kranken Kindes. Hinzu kommen individuelle psychische Risiken wie ADHS oder kognitive Beeinträchtigungen des Kindes oder interindividuelle Risiken durch psychische Erkrankungen eines Elternteils, bildungsferne oder prekäre ökonomische Verhältnisse. Psychologische Beratungen für besonders belastete Familien und soziale Hilfsangebote stellen daher heute einen unverzichtbaren Bestandteil einer qualifizierten integrierten Versorgung in der pädiatrischen Diabetologie dar.

5.1 Prävalenz verschiedener Diabetestypen im Kindes- und Jugendalter

Diabetes mellitus ist die häufigste Stoffwechselerkrankung im Kindesalter. Jedoch ist sie mit einer Prävalenz von ca. 18.000 Patienten bis zum Alter von 15 Jahren und ca. 32.000 bis zum Alter von 20 Jahren in Deutschland absolut gesehen eher selten (Rosenbauer et al. 2012a). Verglichen mit der geschätzten Zahl von über 7 Mio. Menschen mit

Typ-2-Diabetes stellen Kinder und Jugendliche mit Diabetes damit bundesweit nur eine Minorität dar. Über 90 % der Diabetespatienten im Alter unter 25 Jahren sind von der Autoimmunerkrankung Typ-1-Diabetes betroffen. Andere Formen sind nichtimmunologisch bedingte, molekulargenetisch fixierte Diabetestypen (MODY) oder Folgen von Pankreaserkrankungen oder auch einer zystischen Fibrose. Der bei Erwachsenen vorherrschende Typ-2-Diabetes wird im Jugendalter zwar zunehmend häufiger bei stark Übergewichtigen beobachtet, jedoch sind derzeit nur ca. 600 junge Leute mit Typ-2-Diabetes in den Registern DPV (Diabetes-Patienten-Verlaufsdokumentation) oder APV (Adipositas-Patienten-Verlaufsdokumentation) erfasst. Demgegenüber weisen erste Studien unter stark übergewichtigen Jugendlichen auf eine hohe Dunkelziffer insbesondere unter jungen Migranten hin (Hauner 2012). Im folgenden Kapitel richtet sich der Fokus auf die Lebenssituation von Kindern und Jugendlichen mit Typ-1-Diabetes und anderen mit Insulin behandelten Formen dieser Stoffwechselstörung. Der Typ-2-Diabetes sowie dessen Prävention und Therapie sind Thema der ▶ Kap. 2, 4, 7 und 13.

Die relativ kleine Zahl betroffener Kinder und Jugendlicher hat zur Folge, dass eine qualifizierte wohnortnahe Versorgung durch ein multiprofessionelles pädiatrisches Diabetesteam in vielen ländlichen Regionen mit geringer Bevölkerungsdichte nicht realisierbar ist (Gocz et al. 2010). Familien müssen oft längere Wege auf sich nehmen, um diese Einrichtungen aufzusuchen. Eine ständig erreichbare qualifizierte Telefon-Hotline zählt daher zu den geforderten Qualitätskriterien für diese Einrichtungen (ISPAD 2009; de Beaufort et al. 2012). Pädiatrische Diabeteszentren, die von der Deutschen Diabetesgesellschaft zertifiziert worden sind, sind auf der Website www.deutsche-diabetes-gesellschaft.de zusammengestellt.

5.2 Spezifika der Therapie des Typ-1-Diabetes im Kindes- und Jugendalter

Die Therapie des Typ-1-Diabetes zielt auf die Imitation der fehlenden körpereigenen Insulinsekretion durch eine intensivierte Insulintherapie ab. Sie wird entweder mit mehrfachen (4–6) täglichen Insulininjektionen (MDI) oder einer kontinuierlichen subkutanen Insulininfusionstherapie (CSII) durchgeführt (Danne et al. 2007; Hürter et al. 2007; Holterhus et al. 2009). In der letzten Dekade hat die CSII bei Kindern und Jugendlichen zunehmend an Bedeutung gewonnen (Rosenbauer et al. 2012b). Die Majorität der Kinder mit Diabetes unter 6 Jahren in Deutschland ist bereits mit einer Insulinpumpe ausgestattet (Kapellen et al. 2010). Demgegenüber findet die kontinuierliche Glukosebestimmung (CGMS) derzeit bei Kindern wegen noch ungeklärter Kostenübernahme nur in Einzelfällen und bei besonderen Indikationen Anwendung, obwohl sie von Eltern und Kindern als hilfreich und akzeptabel bewertet wird (JDRF 2009; Kordonouri et al. 2010). Bei jeder Form der intensivierten Insulintherapie werden der Bedarf an basalem und an prandialem Insulin differenziert betrachtet und vor jeder Insulingabe passend zu den aktuellen und geplanten Aktivitäten und dem Ergebnis der jeweiligen Blutglukoseselbstmessung berechnet. Wie bei Erwachsenen mit Typ-1-Diabetes gelten auch in der Pädiatrie die folgenden Therapieziele:

- Vermeidung akuter Komplikationen, vor allem schwerer Hypoglykämien und Ketoazidosen (DKA),
- Reduktion der Häufigkeit diabetesbedingter mikro- und makrovaskulärer Folgeerkrankungen durch eine normnahe Stoffwechseleinstellung mit HbA_{1c}-Werten unter 7,5 % (58 mmol/l).
- Darüber hinaus wird in der Pädiatrie die normale körperliche, kognitive, emotionale und soziale Entwicklung der Kinder und Jugendlichen möglichst ohne diabetesbedingte Einschränkungen angestrebt.

Schließlich ist die Förderung einer stabilen Identität, der Fähigkeit zu Eigenverantwortlichkeit und selbstbewusstem Handeln von zentraler Bedeutung für die langfristige Prognose (zur Vertiefung: Holterhus et al. 2009; ISPAD 2009; de Beaufort et al. 2012). Die gesamte Familie muss dazu in den lebenslangen Behandlungsprozess einbezogen und durch ein qualifiziertes interdisziplinäres Diabetesteam behandelt werden (Silverstein et al. 2005; Swift 2009; Delamater 2009; Martin et al. 2012). Dabei sind

kontinuierlich vielfältige psychosoziale Faktoren, der körperliche und psychische Entwicklungsstand des betroffenen Kindes oder Jugendlichen und die Diabetesphase zu berücksichtigen und in das Therapiekonzept zu integrieren (s. ◘ Abb. 5.1).

Aus somatischer Sicht stellt der wechselnde und schwer vorhersehbare Insulinbedarf bei Kindern und Jugendlichen eine besondere Herausforderung dar. Dies gilt zunächst in der auslaufenden Remissionsphase des Typ-1-Diabetes, in der die Insulindosis kontinuierlich gesteigert werden muss. Bei Klein- und Vorschulkindern lassen sich weder die körperliche Aktivität noch psychischer Stress, z. B. durch Trotz, und deren Auswirkungen auf den Blutglukosespiegel verlässlich vorhersagen. Bei Jugendlichen in der Pubertät kommt es durch die erhebliche, jedoch unregelmäßige Ausschüttung von Wachstumshormon in den frühen Nachtstunden zu einer Insulinresistenz, die oft schwierig zu kompensieren ist und zu Schwankungen des Blutglukosespiegels führt. Zusätzlich führen die bei Kindern häufigen Infektionen zu Beeinträchtigungen der Insulinwirkung mit deutlich erhöhten Blutglukosespiegeln und dem Risiko einer Ketoazidose (Hürter et al. 2007). Aus psychologischer Perspektive stellt die wiederholte Erfahrung von „Misserfolgen und Hilflosigkeit" in der Therapie durch nicht zu beeinflussende Faktoren eine hohe Belastung insbesondere für sehr engagierte Eltern und Kinder dar. Im Rahmen der verschiedenen Diabetesschulungen sollte darauf eingegangen, unberechtigte Selbstvorwürfe abgebaut und Schuldgefühlen vorgebeugt werden (Hürter et al. 2012; Lange 2011).

Die schwere Hypoglykämie mit Bewusstlosigkeit und/oder Krampfanfall wird vor allem von Eltern sehr junger Kinder mit Diabetes, die sich noch nicht zuverlässig über ihr Befinden äußern können, gefürchtet (Patton et al. 2011). Dies gilt besonders für Situationen außerhalb elterlicher Kontrolle, z. B. im Kindergarten und nachts. Obwohl aktuelle Daten zur Mortalität durch schwere Hypoglykämien zeigen, dass dieses Risiko im Kindesalter absolut zu vernachlässigen ist (Holterhus et al. 2009), leiden viele Eltern unter unrealistischen großen und quälenden Ängsten. Demgegenüber unterschätzen manche Jugendliche das Risiko einer schweren Hypoglykämie oder einer Ketoazidose in Kombination mit Alkohol- und Drogenkonsum und riskanten

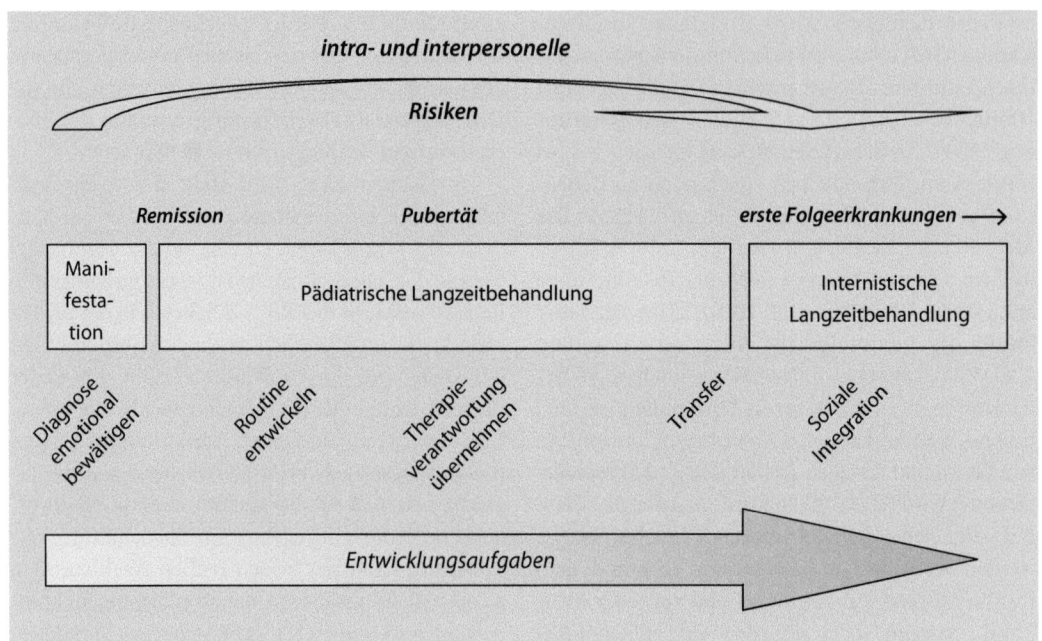

□ **Abb. 5.1** Phasen der Diabetestherapie in Kindheit und Jugend, deren Determinanten und altersspezifische Herausforderungen. (Aus Lange u. Saßmann 2013)

körperlich anstrengenden Aktivitäten (Feltbower et al. 2008; Lee et al. 2009). Weitere akute Risiken betreffen Phasen, in denen sich z. B. Jugendliche mit der Akzeptanz der Krankheit schwer tun und die lebensnotwendige Therapie vernachlässigen oder manipulativ zur Bewältigung anderer Konflikte einsetzen.

5.3 Diabetesmanifestation im Kindes- und Jugendalter: Belastungen und Versorgungsangebote

Die Diagnose eines Typ-1-Diabetes trifft Kinder, Jugendliche und ihre Familien in der Regel völlig unvorbereitet. Als kritisches Lebensereignis erfordert es von allen Familienmitgliedern große Anpassungsleistungen. Die ersten Reaktionen der Eltern – vor allem der Mütter – reichen von tiefer Verstörtheit, Leugnung der Realität, Depression, Angst und Schuldvorwürfen bis hin zu Gefühlen absoluter Hilflosigkeit (Horsch et al. 2007). Viele Kinder weisen bedingt durch Klinikaufenthalt und emotionale

Anspannung der Familie eine Anpassungsstörung auf. Entsprechend besteht in der Initialphase bei der Mehrzahl der Eltern der Wunsch nach psychologischer Beratung. Zentrale Themen betreffen dabei die zukünftige Erziehung des Kindes, die Organisation des Familienlebens und der Verantwortlichkeiten, den Umgang mit irrationalen Schuldgefühlen und Ängsten (zur Vertiefung: Hürter et al. 2012). Außerdem müssen sich Eltern und Jugendliche emotional mit der Perspektive einer chronischen Erkrankung, lebenslanger Therapie und dem Risiko schwerwiegender Folgeerkrankungen auseinandersetzen. Die notwendige Insulintherapie an jedem der 365 Tage eines Jahres verlangt oft eine Neuorganisation des Familienlebens, unter Umständen der beruflichen Tätigkeit der Eltern (Lange et al. 2004) und die aufmerksame eigenständige Reflexion des gesamten Alltags. Verglichen mit den wenigen Stunden, in denen ein Diabetesteam im Verlauf eines Jahres die Familie betreut, sind Familien die meiste Zeit selbst für die Behandlung des Kindes verantwortlich. □ Abb. 5.2 illustriert dies und die Bedeutung einer selbstmanagementorientierten Schulung (Funnell et al. 2012).

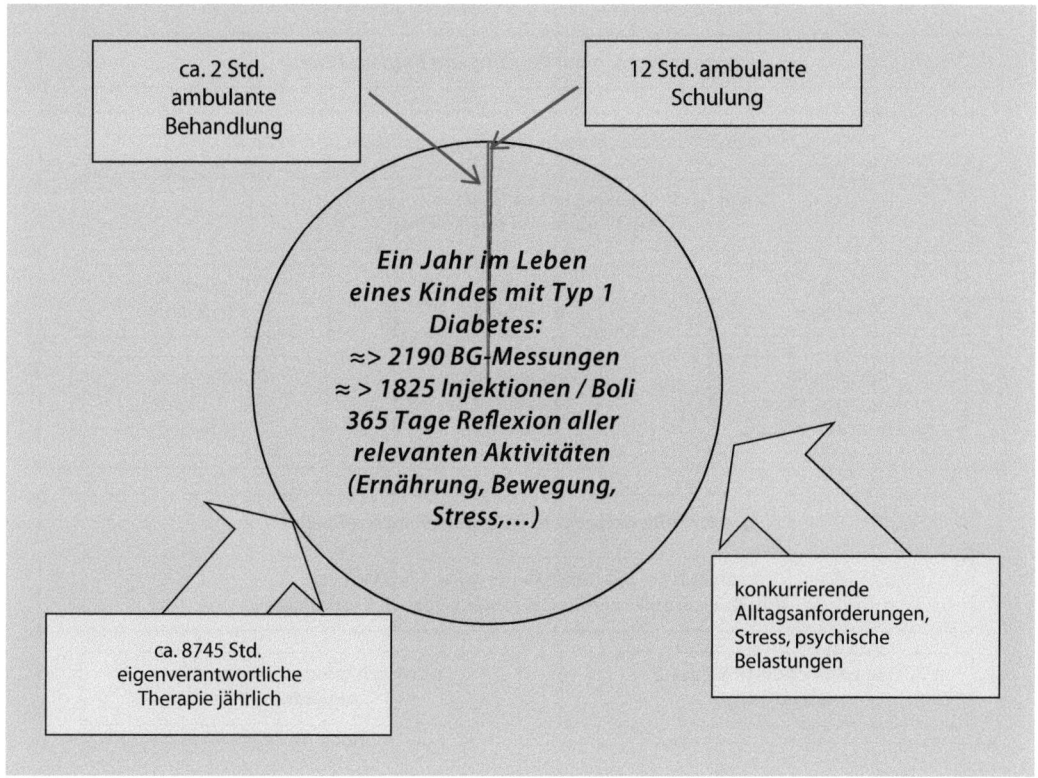

Abb. 5.2 Zeitlicher Umfang des Diabetes-Selbstmanagements einer Familie verglichen mit der Zeit in professioneller Diabetesbetreuung pro Jahr

Kinder und jüngere Jugendliche sind mit der Verantwortung für ihre Therapie überfordert und damit auf die verlässliche kontinuierliche Unterstützung ihrer Eltern angewiesen. Müttern und Vätern kommt folglich die Doppelrolle als Therapeut und Erzieher ihres Kindes zu. Nicht alle Familien verfügen über die psychischen und sozioökonomischen Ressourcen, um diesen zusätzlichen Anforderungen gerecht zu werden (Lindström et al. 2011). Die Publikationen zur Kindergesundheit in Deutschland allgemein (KiGGS-Studie, z. B. Hölling et al. 2007; Erhart et al. 2007) haben dazu wiederholt auf die besonderen gesundheitlichen Risiken von Kindern aus bildungsfernen und prekären Verhältnissen, mit Migrationshintergrund oder konfliktbelasteten Elternhäusern hingewiesen. Die Überlastung der Eltern kann sich einerseits direkt über neuroendokrine Mechanismen negativ auf die Qualität der Stoffwechseleinstellung des Kindes auswirken (im Überblick: Bradley 1994), andererseits auch indirekt durch eine unzureichende Therapie (Delamater 2009). Um Eltern und Kinder von Manifestation an zu unterstützen und frühzeitig auf Risiken zu reagieren, wird heute unisono in nationalen und internationalen Leitlinien eine multiprofessionelle Diabetesbetreuung mit pädiatrischer Qualifikation gefordert, zu der unter anderem auch ein Psychologe und ein Sozialarbeiter gehören (Silverstein et al. 2005; Martin et al. 2012; Holterhus et al. 2009; ISPAD 2009). Psychologische Angebote zur Unterstützung von Familien direkt nach der Manifestation eines Diabetes werden in ▶ Kap. 15 vorgestellt.

5.4 Diabetesschulung als integraler Bestandteil der Langzeittherapie

Eine strukturierte Schulung für Kinder, Jugendliche und deren Eltern ist seit über zwei Dekaden integ-

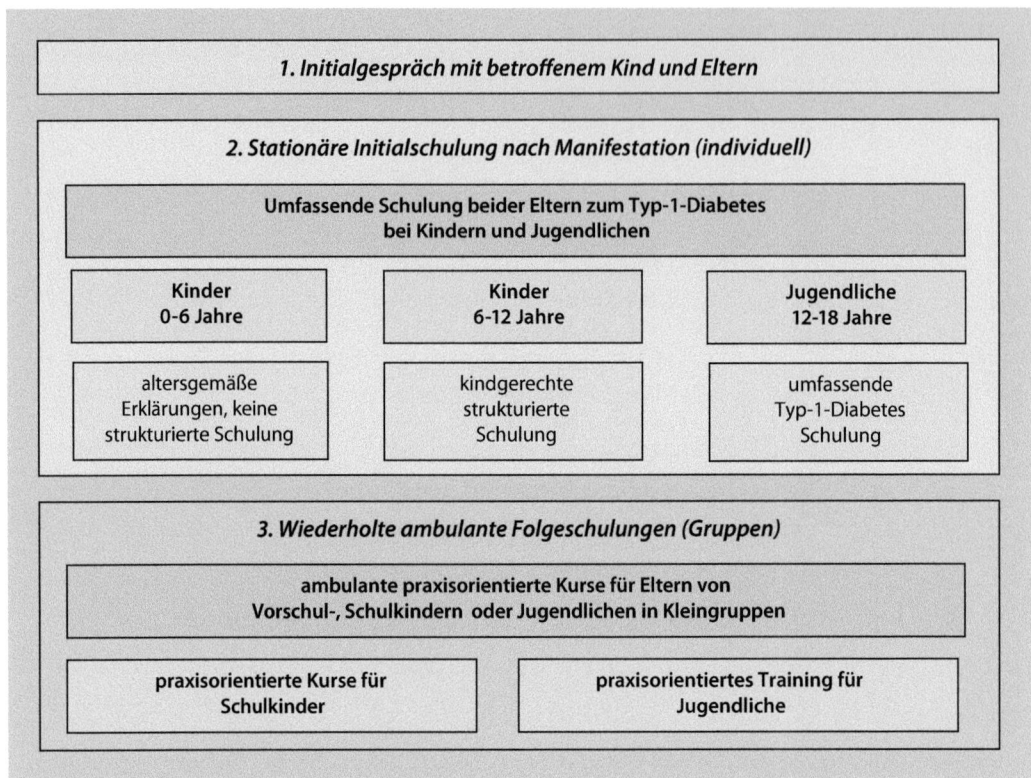

■ Abb. 5.3 Gliederung der Diabetesschulung in der Pädiatrie abhängig vom Alter der Patienten und der Diabetesdauer. (Aus Lange u. Saßmann 2013)

raler Bestandteil der Diabetesbehandlung (Holterhus et al. 2009; Lange et al. 2007; Swift 2009). Sie hat als Teil der multimodalen Komplexbehandlung entsprechend der DRG (K 60 A) während der stationären Behandlung nach der Diagnose nicht nur die Vermittlung von Wissen und Fertigkeiten zur sachgerechten Diabetestherapie zum Ziel. Sie schließt auch Hilfen zur emotionalen Bewältigung der chronischen Krankheit und zur Integration der Therapie in den Alltag der Familien ein. Im Verlauf der ambulanten Langzeitbehandlung sind dem Bedarf und dem Entwicklungsstand der Kinder und Jugendlichen angepasste Folgeschulungen im Disease Management Programm (DMP) Typ-1-Diabetes vorgesehen (Koordinierungsausschuss DMP 2004). ■ Abb. 5.3 skizziert die Struktur der Diabetesschulungsangebote, orientiert an den Diabetesphasen und dem jeweiligen Lebensabschnitt der Kinder und Jugendlichen. Um dem unterschiedlichen Entwicklungsstand gerecht zu werden, sind spezielle

Curricula für Vorschulkinder, Grundschulkinder, Jugendliche in der Pubertät und für junge Heranwachsende vor dem Übergang in die Erwachsenenmedizin erforderlich (Swift 2009; Lange et al. 2012).

Zur strukturierten Schulung liegen medizinisch und psychologisch fundierte und evaluierte deutschsprachige Schulungskonzepte und -materialien für Kinder, Jugendliche und deren Eltern vor (■ Abb. 5.4). Die Schulung durch qualifizierte Teams und die Unterrichtsmaterialien werden von den Kostenträgern ambulant im Rahmen des Disease Management Programms Typ-1-Diabetes Pädiatrie (DMP) vergütet.

An der Schulung sollten das Kind und beide Elternteile sowie ggf. weitere zentrale Betreuungspersonen teilnehmen. Zur initialen Schulung von Eltern sind durchschnittlich 30 Stunden individuell zugeschnittenen Unterrichts einzuplanen, in denen Mütter und Väter die intensivierte Insulintherapie erlernen und unter Supervision des Diabetesteams

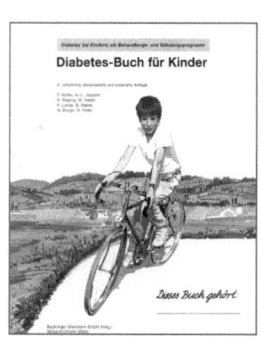
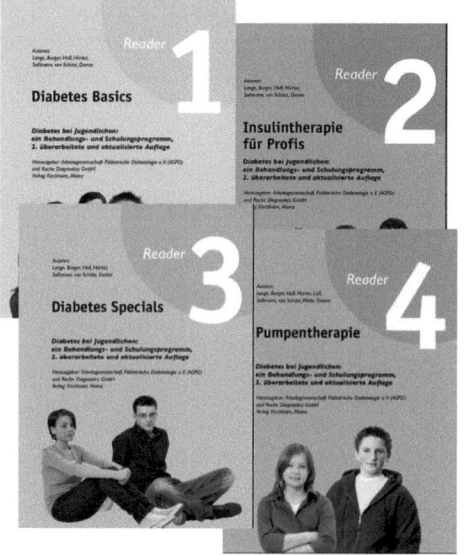
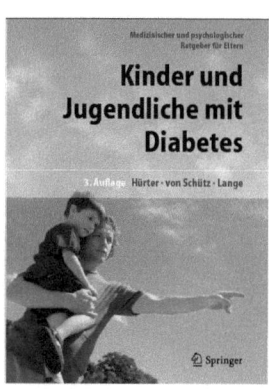

Abb. 5.4 Materialien zu evaluierten Diabetes-Schulungsprogrammen für Kinder (*links*), Jugendliche (*Mitte*) und deren Eltern (*rechts*), mit freundlicher Genehmigung durch Boehringer Mannheim und die Arbeitsgemeinschaft Pädiatrische Diabetologie. (Aus Lange u. Saßmann 2013)

üben. Außerdem werden Erziehungsfragen, Wege zur praktischen und psychischen Bewältigung der Diabetesmanifestation und die soziale Integration der Kinder mit psychologisch oder sozialmedizinisch ausgebildeten Teammitgliedern besprochen (▶ Kap. 15; zur Vertiefung: Hürter et al. 2012; Lange et al. 2009b).

Dabei sollten allgemeine sozialrechtliche Informationen zum Schwerbehindertenrecht bei Diabetes nach SGB IX, zur Pflegeversicherung nach SGB IX, zur Eingliederungshilfe nach SGB XII § 53–56 und zur Integration in Kindergarten und Schule vermittelt werden. Schriftliche Informationen für Betreuer in Schulen und Kindergärten sowie eine DVD mit Informationsfilmen zum Diabetes wurden von der Arbeitsgemeinschaft für Pädiatrische Diabetologie (AGPD) (Neu et al. 2011) herausgegeben und sind auf der Website www.diabetes-kinder.de einzusehen.

Zeichnet sich bereits bei der Manifestation ab, dass Familien mit der Diabetestherapie überfordert sein könnten, sollte die Möglichkeit einer zeitweiligen ambulanten Kinderkrankenpflege, einer individuellen Unterstützung im Rahmen des § 43 SGB V als Einzelfallhilfe (Sozialmedizinische Nachsorge) (Podeswik et al. 2005) oder von Familienhilfen nach dem SGB VIII (KJHG www.bmfsfj.de) abgewogen werden.

Die Initiative „Bunter Kreis", an der sich bundesweit viele Kinderkliniken beteiligen, hat hier ein differenziertes Hilfekonzept für Familien mit besonderen Belastungen entwickelt (www.bunter-kreis.de).

5.4.1 Psychologische Themen in der Elternberatung

Praktisch ausgerichtete Diabetesschulungen für Familien nach dem Prinzip des „learning by doing" haben sich während des stationären Aufenthalts bei Diabetesmanifestation als effektiv erwiesen (Hampson et al. 2001; Gage et al. 2004; Lange et al. 2011). Die Curricula der verschiedenen Elternschulungen sprechen die folgenden grundlegenden Themen an: Physiologie / Pathophysiologie; Grundlagen der Insulintherapie und Insulindosierung; Ernährungslehre; Stoffwechselselbstkontrollen; Hypoglykämie und Hyperglykämie; körperliche Aktivität und Sport; Insulintherapie bei akuten Krankheiten; Therapieziele; Folgekomplikationen; psychologische, pädagogische und sozialmedizinische Fragestellungen (im Detail: Hürter et al. 2012). Viele der psychologischen Themen sind dabei in die Schulung zu alltagspraktischen Aspekten der Therapie eingebettet. Die folgende Übersicht stellt dazu spezifische Themen für Eltern von Klein- und Vorschulkindern zusammen (nach Hürter et al. 2012).

- **Pädagogische und psychologische Themen für Eltern von Klein- und Vorschulkindern während der Schulung und individuellen Diabetesberatung**
- Hypoglykämiesymptome bei Kindern, die sich selbst noch nicht zuverlässig über ihr Befinden äußern können,
- Verhalten und Erleben von Kindern während einer Hypoglykämie,
- Risiken durch Hypoglykämien und Hyperglykämien für die kognitive Entwicklung des Kindes,
- Folgen elterlicher Angst für die emotionale Entwicklung des Kindes,
- Bewältigung der traumatisch erlebten Manifestation und Diagnose,
- ausgewogene Ernährung für Kleinkinder und Steuerung des Essverhaltens,
- Insulintherapie im Alltag – Umgang mit Trotz und Widerstand des Kleinkindes (Injektion, Kathetersetzen),
- elterliches Verhalten und Erleben (Schuldgefühle), wenn sich Kleinkinder der Behandlung widersetzen,
- soziale Integration der Kinder in Spielkreisen oder Kindergärten,
- Unterstützung der psychisch erheblich geforderten Mütter innerhalb und außerhalb der Familie,
- gemeinsame Versorgung des Kindes bei getrennt lebenden Eltern,
- die Situation von Geschwisterkindern und Umgang mit Geschwisterrivalität,
- selbstbewusster Umgang mit dem Diabetes in der Öffentlichkeit,
- Schuldgefühle von Eltern, die selbst an Diabetes erkrankt sind und „nun die Krankheit an das Kind weitergegeben haben".

Kinder im Grundschulalter können schon viele praktische Elemente der Diabetestherapie, z. B. die Blutzuckermessung, Bedienung einer Insulinpumpe oder auch Injektionen, sicher und verlässlich bewältigen (Bläsig et al. 2011). Sie sind trotz allem immer

darauf angewiesen, von ihren Eltern angemessen unterstützt, gefördert und supervidiert zu werden. Die nächste Übersicht fasst wichtige psychologische und pädagogische Beratungsthemen zu diesem Lebensabschnitt zusammen.

- **Pädagogische und psychologische Themen für Eltern von Schulkindern mit Typ-1-Diabetes**
- Essverhalten, Angebot und Konsum von Süßigkeiten,
- Erarbeitung und Einfordern von Regeln („Nein sagen"),
- Förderung der sozialen Integration in Schule und Freizeit (Sportverein, Kindergruppen, Klassenfahrten, Kindergeburtstage),
- Sicherheit für Kinder außerhalb elterlicher Kontrolle,
- Selbstständigkeit von Kindern fördern, ohne sie zu überfordern,
- Diabetes als Machtinstrument bei der Bewältigung anderer familiärer Konflikte,
- Bedeutung und emotionale Bewertung von Stoffwechselkontrollen im Familienalltag,
- das HbA_{1c} „als Maßstab für elterliche Sorge und Kompetenz?",
- kindgemäße Erklärungen der Krankheit und Risikokommunikation,
- Einbeziehung von Großeltern und anderen Betreuern.

Wird der Diabetes im Jugendalter diagnostiziert, steht selbstverständlich der junge Patient im Mittelpunkt der Beratungen. Jedoch darf nicht übersehen werden, dass Jugendliche durch pubertätsbedingte Veränderungen im Denken und Erleben besonders sensibel auf belastende Ereignisse reagieren. Auch sie sind auf eine angemessene und verlässliche Unterstützung ihrer Eltern angewiesen. Die folgende Zusammenstellung fasst die wichtigsten psychologischen Beratungsthemen für Eltern und Jugendliche zusammen (zur Vertiefung: Lange et al. 2011).

- **Pädagogische und psychologische Themen für Eltern von Jugendlichen mit Typ-1-Diabetes**
- Allgemeine Informationen zu psychischen Veränderungen und Belastungen in der Puber-

tät, z. B. affektive Labilität, kognitive Leistungen, „risk taking behaviour", Orientierung an Gleichaltrigen,
- Entwicklungsaufgaben des Jugendalters und Konflikte mit der Diabetestherapie,
- Identitätsentwicklung und Diabetes,
- Förderung altersgemäßer Selbstständigkeit Jugendlicher in der Therapie ohne Überforderung der jungen Leute,
- Teilnahme an Klassenfahrten und Auslandsaufenthalten,
- Formen vertrauensvoller Kooperation im Sinne eines Coachings,
- Vermittlung einer realistisch optimistischen Haltung zu Folgekomplikationen (Wysocki et al. 2011),
- Risiken von Alkohol- und Drogenkonsum bei Diabetes,
- Unterstützung beim Übergang in die Erwachsenenmedizin.

5.4.2 Psychologische Themen in der Betreuung von 6–12-jährigen Kindern

Da Schulkinder mit Diabetes im Alltag nicht mehr ständig von ihren Eltern überwacht werden können und sollen, werden ihnen im Rahmen einer strukturierten Erstschulung kindgerechte Informationen über die Krankheit, die Behandlung und das richtige Verhalten in besonderen Situationen, z. B. bei einer Hypoglykämie, vermittelt (Hürter et al. 2005). Die Schulungseinheiten sollten lebendig gestaltet sein und die Kinder aktiv einbeziehen. Zentrale psychologische Themen, z. B. selbstbewusstes Umgehen mit dem Diabetes im Alltag, Verhalten in der Schule, Teilnahme an sportlichen Aktivitäten, Kooperation mit den Eltern, Schuldgefühle und Ängste vor akuten Komplikationen sind darin integriert. Injektionsängste können in dieser Altersgruppe in qualifizierten Schulungen durch erfahrene Diabetesberaterinnen in der Regel schnell abgebaut werden. Sie spielen ebenso wie Ängste vor Blutglukosemessungen eine marginale Rolle (Lange et al. 2001). Typische Anlässe für psychologische oder soziale Beratungen ergeben sich für Kinder dieses Alters und deren Eltern vor allem nach akuten Kompli-kationen, z. B. einer schweren Hypoglykämie, oder nach kritischen Lebensereignissen, z. B. Trennung der Eltern oder eine schwere Erkrankung in der Familie. In ► Kap. 15 wird näher auf die Versorgung von Kindern eingegangen, die neben dem Diabetes zusätzlich von einer psychischen Störung oder einer kognitiven Beeinträchtigung betroffen sind.

5.4.3 Psychologische Themen in der Schulung von Jugendlichen mit Diabetes

Jugendliche mit Diabetes werden nach der Diagnose umfassend über ihre Krankheit informiert. Für diese Patientengruppe existiert ein zertifiziertes Programm, das individuell auf die Voraussetzungen einzelner Patienten zugeschnitten werden kann (Lange et al. 2011). Dieses Programm setzt sich aus 4 Readern für Jugendliche und einem didaktischen Leitfaden für Schulende zusammen. Darin sind psychologische Beratungsthemen integriert. Vor allem im Reader 3 werden die Themen Sport, Freizeit und Reisen, Körpergewicht und Identität, Kontrazeption und Kinderwunsch, Zukunftsaussichten und Folgeerkrankungen, Motivation zur Therapie und Bewältigung von Rückschlägen, Kooperation mit Eltern, Schule, Berufswahl und Rechtsfragen bearbeitet. Über das Grundlagenwissen hinaus wird darin die besondere Lebenssituation von Jugendlichen angesprochen, z. B. die Selbstständigkeit und Lösung vom Elternhaus, Körperbild, Ernährung und Essverhalten, Umgang mit typischen Jugendkonflikten, Gespräche mit Gleichaltrigen über den Diabetes, Entwicklung eigener Lebensperspektiven und der Übergang in Diabeteseinrichtungen für Erwachsene. Vorschläge für interaktive Schulungssequenzen sind im Leitfaden und auf einer CD mit diversen Arbeitsmaterialien für Schulungsteams zusammengestellt (Lange et al. 2011).

Häufige Probleme von Jugendlichen mit Typ-1-Diabetes betreffen die Akzeptanz der Krankheit, deren Chronizität und Tragweite sie erst in diesem Alter ansatzweise verstehen können. Zusammen mit der alterstypischen emotionalen Instabilität und Suche nach der eigenen Identität kann es zu depressiven Phasen, Ängsten, Resignation, Vernachlässigung der Therapie und zu erheblichen Konflikten mit besorgten Eltern kommen. In ▶ Kap. 15 werden Beratungsangebote für betroffene Jugendliche und deren Eltern dargestellt.

5.5 Psychisches Wohlbefinden und kognitive Leistungsfähigkeit von Kindern und Jugendlichen mit Typ-1-Diabetes

Die Studienlage zur Lebensqualität und zum Wohlbefinden von Kindern und Jugendlichen mit Typ-1-Diabetes ist nicht eindeutig. Viele ältere Untersuchungen aus Zeiten mit einer unzureichenden konventionellen Insulintherapie weisen auf eine eingeschränkte Lebensqualität, mangelnde soziale Integration und Beeinträchtigungen in den schulischen Leistungen hin (zusammenfassend in: Hürter et al. 2007). Außerdem beeinflussen die Qualität des Versorgungssystems und die Finanzierung moderner Therapiekonzepte die Lebenssituation junger Patienten mit Diabetes weltweit (Hoey et al. 2001; de Beaufort et al. 2012; Delamater 2009). Aktuelle Daten zur Lebensqualität von Kindern mit Diabetes in Deutschland können keine Beeinträchtigungen gegenüber gesunden Gleichaltrigen allgemein belegen (z. B. Stahl et al. 2012; Bläsig et al. 2011; Kordonouri et al. 2010). Zu vergleichbaren Ergebnissen kommt eine internationale Metaanalyse zur psychischen Gesundheit betroffener Kinder und Jugendlicher mit Diabetes (Reynolds u. Helgeson 2011).

Ebenso heterogen ist die Datenlage zur kognitiven Entwicklung von Kindern mit Diabetes. Bedingt durch relativ kleine und ausgewählte Stichproben, überholte und unzureichende Diabetestherapien und methodische Probleme lassen sich aus den vorliegenden Studien nur begrenzt Aussagen zur kognitiven Leistungsfähigkeit ableiten. Diese konzentrieren sich auf Kinder, die in den ersten sechs Lebensjahren an Diabetes erkrankten und/oder wiederholt schwere Hypoglykämien erlebt haben. Bei ihnen wurde gegenüber Kindern mit späterer Manifestation ein erhöhtes Risiko für Entwicklungsverzögerungen (Northam et al. 1998), klinisch bedeutsame kognitive Beeinträchtigungen, Wiederholung von Schulklassen und Anomalien im EEG festgestellt. Bei älteren Kindern und Jugendli-

chen lässt sich kein entsprechend konsistentes Bild ableiten.

Schoenle et al. (2002) belegen dagegen in ihrer Züricher Längsschnittstudie, dass nicht die Zahl schwerer Hypoglykämien, sondern vielmehr eine andauernde Hyperglykämie in systematischer Beziehung zu einem Verlust an intellektueller Leistungsfähigkeit steht. Dies gilt vor allem für Jungen, die vor dem 6. Lebensjahr an Diabetes erkrankt sind. Die allgemeinen Schulleistungen ebenso wie die Lesefähigkeit sind bei Kindern mit andauernd schlechter Stoffwechseleinstellung auch in einer US-amerikanischen Untersuchung geringer als bei besser eingestellten Kindern (McCarthy et al. 2003). Dieser Zusammenhang ist jedoch gegenüber den Einflüssen durch den sozioökonomischen Status der Familien und ggf. Verhaltensauffälligkeiten des Kindes relativ gering.

Abgesehen von spezifischen Risikokonstellationen unterscheidet sich nach heutigem Kenntnisstand die Gruppe der Kinder und Jugendlichen mit Diabetes allgemein in ihren konkreten schulischen Leistungen und den Schulabschlüssen nicht systematisch von stoffwechselgesunden Gleichaltrigen (Delamater 2009; Holterhus et al. 2009). Kinder und Jugendliche mit Typ-1-Diabetes sind intellektuell ebenso leistungsfähig wie stoffwechselgesunde Gleichaltrige. Die wechselseitige Beeinflussung von unzureichender Stoffwechseleinstellung, psychosozialen Risiken und kognitiven Defiziten stellt jedoch eine bedeutsame Risikokonstellation dar.

Fazit

- Typ-1-Diabetes stellt für betroffene Kinder und Eltern eine anspruchsvolle zusätzliche Lebensaufgabe dar.
- Sie sollten darauf durch ein multiprofessionelles Team vorbereitet werden, das sowohl erfahren ist in der Anwendung moderner Formen der Insulintherapie als auch in deren Umsetzung im Alltag.
- Insgesamt zeichnet sich ab, dass sich Kinder und Jugendliche mit Diabetes psychisch und physisch ebenso gut entwickeln können wie gesunde Gleichaltrige. Sie erreichen eine vergleichbar gute Lebensqualität und schulische Qualifikation.
- Entwicklungsrisiken bestehen vor allem für Kinder mit unzureichender elterlicher Unterstützung, psy-

chischer Komorbidität oder weiteren sozioökonomischen Belastungen.

- Ein diabeteserfahrener Psychologe und ein Sozialarbeiter sollten integrale Bestandteile jedes pädiatrischen Diabetesteams sein (Holterhus et al. 2009), um Kinder mit psychosozialen Risiken frühzeitig zu unterstützen und zu fördern.
- Psychologische Beratungen für betroffene Kinder und Eltern erfordern umfassende diabetologische Kenntnisse und praktische Erfahrungen mit dieser besonderen Lebensaufgabe. Diese können u. a. im Rahmen der Ausbildung zum „Fachpsychologen Diabetes DDG" erworben werden.

Literatur

Bläsig S, Remus K, Danne T, Lange K (2011) ‚Fit for school': evaluation of a training course for 5–6 year old children with type 1 diabetes. Pediatr Diabetes 12(15):72

Bradley C (1994) Contributions of psychology to diabetes management. B. J Clin Psychol 33:11–21

Danne T, Lange K, Kordonouri O (2007) New developments in the treatment of type 1 diabetes in children. Arch Dis Child 92:1015–1019

de Beaufort C, Lange K, Swift P, Aman J, Cameron F, Castano L, Dorchy H, Fisher LK, Hoey H, Kaprio E, Kocova M, Neu A, Njolstad P, Phillip M, Schoenle E, Robert JJ, Urukami T, Vanelli M, Danne T, Barrett T, Chiarelli F, Aarnstoot H, Mortensen HB on behalf of the Hvidoere Study Group (2012) Metabolic outcomes in young children with type 1 diabetes differ between treatment centres; the Hvidoere study in young children 2009. Pediatr Diabetes 13: in press

de Beaufort C, Vazeou A, Sumnik Z et al (2012) Harmonize care to optimize outcome in children and adolescents with diabetes mellitus: treatment recommendations in Europe. Pediatr Diabetes 13(16):15–19

Delamater AM (2009) Psychological care of children and adolescents with diabetes. ISPAD Clinical Practice Consensus Guidelines 2009 Compendium. Pediatr Diabetes 10(12):175–184

Erhart M, Hölling H, Bettge S, Ravens-Sieberer U, Schlack R (2007) Der Kinder- und Jugendgesundheitssurvey (KiGGS): Risiken und Ressourcen für die psychische Entwicklung von Kindern und Jugendlichen. Bundesgesundheitsblatt 50:800–809

Feltbower RG, Bodansky HJ, Patterson CC, Parslow RC, Stephenson CR, Reynolds C, McKinney PA (2008) Acute complications and drug misuse are important causes of death for children and young adults with type 1 diabetes. Diabetes Care 31:922–926

Funnell MM, Brown TL, Childs BP et al (2012) National standards for diabetes self-management education. Diabetes Care 35(1):S101–S108

Gage H, Hampson S, Skinner TC et al (2004) Educational and psychosocial programmes for adolescents with diabetes: approaches, outcomes and cost-effectiveness. Patient Educ Couns 53:333–346

Gocz A, Neu A, Lange K (2010) Struktur und Qualität der pädiatrischen Diabetesversorgung 1998–2008 in Deutschland: Zentralisierung und steigende Qualifizierung bei unzureichender Finanzierung. Diabetologie & Stoffwechsel 5:S47

Hampson SE, Skinner TC, Hart J et al (2001) Effects of educational and psychosocial interventions for adolescents with diabetes mellitus: a systematic review. Health Technol Assess 5:1–79

Hauner H (2012) Diabetesepidemie und Dunkelziffer. In: diabetesDE (Hrsg) Deutscher Gesundheitsbericht Diabetes 2012. Kirchheim, Mainz, S 8–13

Hoey H, Aanstroot H, Chiarelli for the Hvidøre Study Group on Childhood Diabetes et al (2001) Good metabolic control is associated with better quality of life in 2101 adolescents with type 1 diabetes. Diabetes Care 24:1923–1928

Hölling H, Erhart M, Ravens-Sieberer U, Schlack R (2007) Verhaltensauffälligkeiten bei Kindern und Jugendlichen. Erste Ergebnisse aus dem Kinder- und Jugendgesundheitssurvey (KiGGS). Bundesgesundheitsblatt 50:784–793

Holterhus PM, Beyer P, Bürger-Büsing J et al (2009) Therapie und Verlaufskontrolle des Diabetes mellitus im Kindes- und Jugendalter. Evidenzbasierte S3-Leitlinie zum Typ 1 Diabetes bei Kindern und Jugendlichen der DDG. Kirchheim, Mainz

Horsch A, McManus F, Kennedy P, Edge J (2007) Anxiety, depressive, and posttraumatic stress symptoms in mothers of children with type 1 diabetes. J Trauma Stress 20:881–891

Hürter P, Jastram H-U, Regling B, Toeller M, Lange K, Weber B, Burger W, Haller R (2005) Diabetes bei Kindern: ein Behandlungs- und Schulungsprogramm, 3. Aufl. Kirchheim, Mainz (vollständig überarbeitete und erweiterte Auflage)

Hürter P, Kordonouri O, Lange K, Danne T (2007) Kompendium pädiatrische Diabetologie. Springer, Heidelberg

Hürter P, von Schütz W, Lange K (2012) Kinder und Jugendliche mit Diabetes, 3. Aufl. Springer, Heidelberg

ISPAD (2009) Clinical practice consensus guidelines. Pediatr Diabetes 9(12):1–210

JDRF The Juvenile Diabetes Research Foundation Continuous Glucose Monitoring Study Group (2009) Factors predictive of use and of benefit from continuous glucose monitoring in type 1 diabetes. Diabetes Care 32:1947–1953

Kapellen T, Klinkert C, Heidtmann B et al (2010) Insulin pump treatment in children and adolescents. Experiences of the German working group for pediatric pump treatment. Postgraduate Medicine 122:98–105

Koordinierungsausschuss DMP (2004) Empfehlungen des Koordinierungsausschusses gemäß § 137 f Abs. 2 Satz 2 SGB V „Anforderungen" an die Ausgestaltung von strukturierten Behandlungsprogrammen für Patienten mit Diabetes mellitus Typ 1. www.gesundheitspolitik.net/01_gesundheitssystem/disease-management/diabetes-mellitus-typ1/DM-Typ1-Beschluss.pdf

Kordonouri O, Pankowska E, Rami B, Kapellen T, Coutant R, Hartmann R, Lange K, Knip M, Danne T (2010) Sensor-augmented pump therapy from diagnosis of childhood type 1 diabetes: results of the pediatric Onset study (ONSET) after 12 month of treatment. Diabetologia 53:2487–2495

Lange K (2011) Schulung und psychosoziale Betreuung von Kindern und Jugendlichen mit Diabetes. Kinderärztliche Praxis 82:29–34

Lange K, Saßmann H (2013) Diabetesschulung in der Pädiatrie: Strukturen und praktische Umsetzung. Diabetologe 9:140–146

Lange K, Burger W, Holl R, Hürter P, Saßmann H, von Schütz W, Danne T (2009a) Diabetes bei Jugendlichen: ein Schulungsprogramm, 2. Aufl. Kirchheim, Mainz

Lange K, Danne T, Kordonouri O, Berndt V, Müller B, Schwarz H-P, Hesse V, Busse-Widmann P (2004) Diabetesmanifestation im Kindesalter: Alltagsbelastungen und berufliche Entwicklung der Eltern. DMW 129:1130–1134

Lange K, Kinderling S, Hürter P (2001) Eine multizentrische Studie zur Prozess- und Ergebnisqualität eines strukturierten Schulungsprogramms. Diab Stoffw 10:59–65

Lange K, Klotmann S, Saßmann H, Aschemeier B, Wintergerst E, Gerhardsson P, Kordonouri O, Szypowska A, Danne T, SWEET group (2012) A paediatric diabetes toolbox for creating centres of reference. Pediatr Diabetes 13(16):49–61

Lange K, Sassmann H, von Schütz W, Kordonouri O, Danne T (2007) Prerequisites for age-appropriate education in type 1 diabetes: a model programme for paediatric diabetes education in Germany. Pediatr Diabetes 8(6):1–9

Lange K, Walte K, von Schütz W, Saßmann H (2009b) Didaktischer Leitfaden mit Curriculum zum Programm: Diabetes bei Jugendlichen: ein Behandlungs- und Schulungsprogamm, 2. Aufl. Kirchheim, Mainz

Lee P, Greenfield JR, Campbell LV (2009) Managing young people with type 1 diabetes in a ‚rave' new world: metabolic complications of substance abuse in type 1 diabetes. Diabetic Medicine 26:328–333

Lindström C, Amaan J, Norberg AL (2011) Parental burnout in relation to sociodemographic, psychosocial and personality factors as well as disease duration and glycaemic control in children with Type 1 diabetes mellitus. Acta Paediatrica 100:1011–1017

Martin D, Lange K, Sima A, Kownatka D, Skovlund S, Danne T (2012) Recommendations for age-appropriate education of children and adolescents with diabetes and their parents in the European Union. Pediatr Diabetes 13(16):20–28

McCarthy AM, Lindgren S, Mengeling MA, Tsalikian E, Engvall J (2003) Factors associated with academic achievement in children with type 1 diabetes. Diabetes Care 26:112–117

Neu A, Lange K, Lösch-Binder M, Ziegler R (2011) Diabetes – na und? DVD mit drei Informationsfilmen für Lehrer/innen von Kindern mit Diabetes zum Einsatz im Unterricht. Herausgeber: Arbeitsgemeinschaft pädiatrische Diabetologie (AGPD) www.diabetes-kinder.de

Northam EA, Anderson PJ, Werther GA, Warne GL, Adler RG, Andrews D (1998) Neuropsychological complications of IDDM in children 2 years after disease onset. Diabetes Care 21:3793–3784

Patton SR, Dolan LM, Smith LB, Thomas IH, Powers SW (2011) Pediatric parenting stress and its relation to depressive symptoms and fear of hypoglycemia in parents of young children with type 1 diabetes mellitus. J Clin Psychol Med Settings 18:345–352

Podeswik A, Dräger S, Mayer J, Nagel E (2005) Case Management als Versorgungskonzept für Kinder und Jugendliche mit Diabetes. Case Management 1(2):77–82

Reynolds K, Helgeson V (2011) Children with diabetes compared to Peers: Depressed? Distressed?: a meta-analytic review. Ann Behav Med 42:29–41

Rosenbauer J, DPV Initiative for the German BMB Competence Network Diabetes Mellitus et al (2012) Improved metabolic control in children and adolescents with type 1 diabetes: a trend analysis using prospective multicenter data from Germany and Austria. Diabetes Care 35:80–86

Rosenbauer J, Bächle C, Stahl-Pehe, Castillo K, Meissner T, Holl RW, Giani G (2012) Prevalence of type 1 diabetes mellitus in children and adolescents in Germany. Diabetologia 55(1):369

Schoenle EJ, Schoenle D, Molinari L, Largo RH (2002) Impaired intellectual development in children with Type 1 diabetes: association with HbA1c, age at diagnosis and sex. Diabetologia 45:108–114

Silverstein J, Klingensmith G, Copeland K et al (2005) Care of children and adolescents with type 1 diabetes: a statement of the American Diabetes Association. Diabetes Care 28:186–212

Stahl A, Straßburger K, Lange K, Bächle C, Holl RW, Giani G, Rosenbauer J (2012) Health-related quality of life among German youths with early-onset and long-duration type 1 diabetes. Diabetes Care 35:1736–1742

Swift PGF (2009) Diabetes education in children and adolescents. ISPAD clinical practice consensus guidelines 2009 compendium. Pediatr Diabetes 10(12):51–57

Wysocki T, Lochrie A, Antal H, Buckloh LM (2011) Youth and parent knowledge and communication about major complications of type 1 diabetes: associations with diabetes outcomes. Diabetes Care 34:1701–1705

5

Diabetes mellitus im Alter – Lebenszeit muss lebenswert sein

A. Zeyfang, I. Feucht

F. Petrak, S. Herpertz (Hrsg.), *Psychodiabetologie,*
DOI 10.1007/978-3-642-29908-7_6, © Springer-Verlag Berlin Heidelberg 2013

Kurzinfo

Im Jahr 2008 waren ca. 20 % der Bevölkerung älter als 65 Jahre, Hochrechnungen prognostizieren für das Jahr 2060 einen Anteil von ca. 35 %. Damit wird auch der Anteil älterer Patienten mit Diabetes und der Anteil geriatrischer Patienten mit Diabetes und funktionellen Einschränkungen deutlich ansteigen. Der Erhalt von Autonomie und möglichst hoher physischer und psychischer Leistungsfähigkeit bedeuten letztendlich Lebensqualität bei älteren Menschen mit Diabetes. Diabetes kann Einfluss auf die Lebensqualität nehmen und muss deshalb auch im Alter behandelt werden durch die bekannten Säulen der Diabetestherapie (Schulung, Ernährung, Bewegung und medikamentöse Behandlung), wobei Angehörige oder das Pflegepersonal intensiver in die Behandlungsplanung einzubeziehen sind. Dies gilt insbesondere bei Vorliegen geriatrietypischer Multimorbidität inkl. geriatrischer Syndrome und Vulnerabilität.

6.1 Lebensalter, Diabetes und geriatrischer Patient

Es gibt immer mehr ältere Menschen und mehr als 50 % der heute neu Geborenen werden über 100 Jahre alt werden (Vaupel 2004). Die Bevölkerungspyramide in Deutschland verändert sich dramatisch, der Anteil der Personen älter als 65 Jahre nimmt zu, der Anteil der Personen jünger als 65 Jahre ab.

In Deutschland waren 1990 rund 15 % der Bevölkerung 65 Jahre oder älter. 2011 waren es bereits rund 21 %. Damit lag der Anteil so hoch wie in keinem anderen EU-Land. Damit wird auch der Anteil älterer Patienten mit Diabetes deutlich ansteigen (Statistisches Bundesamt 2012).

Zwischen 75 und 80 Jahren findet sich fast bei jeder 3. Frau und jedem 4. Mann ein Diabetes mellitus, schätzungsweise handelt es sich bei 3 Mio. Menschen um „geriatrische Patienten mit Diabetes mellitus". Auch sind mehr als 25 % der Patienten in Pflegeheimen bzw. der von ambulanten Pflegediensten betreuten Pflegebedürftigen aller Altersgruppen an Diabetes mellitus erkrankt. (Coll-Planas et al. 2007)

In Deutschland leben heute mehr als 3 Mio. Menschen, die älter als 80 Jahre sind. Auch diese Menschen sind heute teilweise noch sehr fit, die

Mehrheit ist jedoch auf Grund von Funktionseinschränkungen oder Behinderungen mehr oder weniger stark beeinträchtigt. Dabei ist die Auswirkung der funktionellen Schädigung ein wichtiges Element beim Erhalt von Autonomie und möglichst hoher physischer und psychischer Leistungsfähigkeit – wichtiger Parameter der Lebensqualität im Alter.

Der geriatrische Patient ist ein biologisch älterer Mensch, der durch altersbedingte Funktionseinschränkungen bei auftretenden Erkrankungen akut gefährdet ist und der zur Multimorbidität neigt. Es besteht bei einem geriatrischen Patienten immer ein besonderer Handlungsbedarf, sei es rehabilitativer, somatopsychischer oder psychosozialer Art (BFSF 1993)

▪ Definition geriatrische Patienten

Nach der gemeinsamen Definition der Deutschen Gesellschaft für Geriatrie (DGG), der Deutschen Gesellschaft für Gerontologie und Geriatrie (DGGG) und der Bundesarbeitsgemeinschaft geriatrischer Einrichtungen (BAG) sind geriatrische Patienten folgendermaßen definiert (BVG 2012):

━ Höheres Lebensalter (≥ 70 Jahre) in Verbindung mit geriatrietypischer Multimorbidität (inklusive geriatrischer Syndrome)
  ━ geriatrietypische Multimorbidität beinhaltet auch funktionelle Störungen wie Sturzgefahr, kognitives Defizit oder Inkontinenz und ist höher zu werten als das kalendarische Alter
━ Alter ≥ 80 Jahre, da eine alterstypische erhöhte Vulnerabilität (Frailty) besteht mit der Gefahr des Auftretens von Komplikationen und Folgeerkrankungen, der Gefahr der Chronifizierung sowie einem erhöhten Risiko von Autonomieverlust und Verschlechterung des Selbsthilfestatus.

Behandlungsvorgehensweisen und Behandlungsziele müssen sich im Alter stark an den vorhandenen Ressourcen bzw. den Limitationen (z. B. Demenz) orientieren. Deshalb ist eine Kategorisierung auf Grund der Ressourcen und Defizite hilfreich. Eine zwar plakative, aber leicht verständliche und eingängige Kategorisierung ist folgende:

━ **Go-Go**: Ältere Menschen mit Diabetes und gutem funktionellen Status,

- **Slow-Go**: Ältere Menschen mit Diabetes und eingeschränktem funktionellem Status,
- **No-Go**: Ältere Menschen mit Diabetes und extrem eingeschränktem funktionellem Status.

Funktionelle Einschränkungen betreffen viele Bereiche. Ebenfalls vereinfacht, aber didaktisch sinnvoll ist das Memorieren der Geriatrischen I's:

- Immobilität,
- Inkontinenz,
- Instabilität,
- intellektueller Abbau,
- iatrogener Schaden.

Zusätzlich ist den originären 5 I's die **Interaktion** (zwischen geriatrischen Syndromen und Diabetes) anzufügen. Darüber hinaus sind bei älteren Menschen mit Diabetes häufig weitere Erkrankungen und Syndrome anzutreffen, wie Seh- und Hörbeeinträchtigung, Mangelernährung, Untergewicht, Dekubitalgeschwüre, Gebrechlichkeit, Schmerzen, Depression und Isolation.

6.2 Diagnose Diabetes mellitus im Alter

Wird im höheren Lebensalter erstmalig ein Diabetes diagnostiziert, kommentieren dies Ältere oft folgendermaßen:

- „Das ist doch nur Alterszucker, das hatten meine Eltern auch."
- „Mein Hausarzt hat das doch immer kontrolliert, ich hatte noch nie Zucker."
- „Wieso denn das jetzt auch noch? Ich habe doch nie gesündigt."
- „Wenn ich jetzt nicht mehr das essen darf, was ich will, dann kann ich auch gleich sterben."

Diesen Aussagen entnimmt man neben einer gewissen **Gleichgültigkeit** auch eine große **Angstbesetzung** bezüglich Verboten, Minderung von Genuss und Lebensqualität oder Schuldgefühlen. Es ist daher sehr wichtig, dem Patienten gleich bei Diagnosestellung entsprechende kurze Hinweise über die Schwerpunkte in den Therapiezielen und die Vorgehensweise bei Älteren zu geben.

Dabei handelt es sich meist um Menschen mit Typ-2-Diabetes, in der Beratung und Priorisierung sollte deshalb die antihyperglykämische Therapie nicht überbewertet werden.

Bei einer Erstdiagnose im höheren Lebensalter mit stark schwankenden Blutzuckerwerten, hohem HbA_{1c}, Gewichtsabnahme und eher schlanken Personen sollte die Diagnose LADA („late autoimmune diabetes in the adult") in Erwägung gezogen werden, weshalb dann ab Diagnosestellung eine Insulinbehandlung zwingend erforderlich sein wird. Hier kommen auf den älteren Menschen völlig neue Herausforderungen und Lernsituationen zu.

Bei älteren Menschen mit einem lange bestehenden Typ-1-Diabetes (also alt gewordenen Menschen mit Typ-1-Diabetes) gibt es weitere Probleme: Hier kann es durch diabetesunabhängig aufgetretene Funktionsstörungen (wie Demenz) zur Notwendigkeit von Therapievereinfachungen kommen. Langjährig antrainierte Verhaltensweisen (BE-Berechnung, Spritz-Ess-Abstand) können nun für den Betroffenen nicht mehr sinnvoll oder sogar gefährlich sein. Diese Patienten sind häufig auch nicht mehr in der Lage, das erforderliche Insulin selbstständig korrekt und sicher zu injizieren und sind auf Unterstützung durch Angehörige oder eine Sozialstation angewiesen. Notwendige Vereinfachungen von Therapievorgaben müssen empathisch und verständlich kommuniziert werden.

6.3 Therapieziele

Diabetes mellitus im Alter umfasst eine heterogene Patientengruppe („Go-Go, Slow-Go und No-Go") und erfordert deshalb jeweils individuelle Therapiemaßnahmen (s. Leitlinie der DDG; Zeyfang et al. 2011)

Sowohl das biologische Alter und die damit verbundene Multimorbidität, vor allem aber die funktionellen Ressourcen und Defizite erfordern eine **individuelle Therapieplanung**.

Die Zielwerte des Blutglukosewertes (bzw. des HbA_{1c} Wertes) sollten zusammen mit dem Patienten definiert werden und sich nach dem Alter, dem Wohlbefinden, dem Funktionsstatus, der Lebenserwartung und den primären Therapiezielen des Patienten richten. Eine Darstellung des derzeit

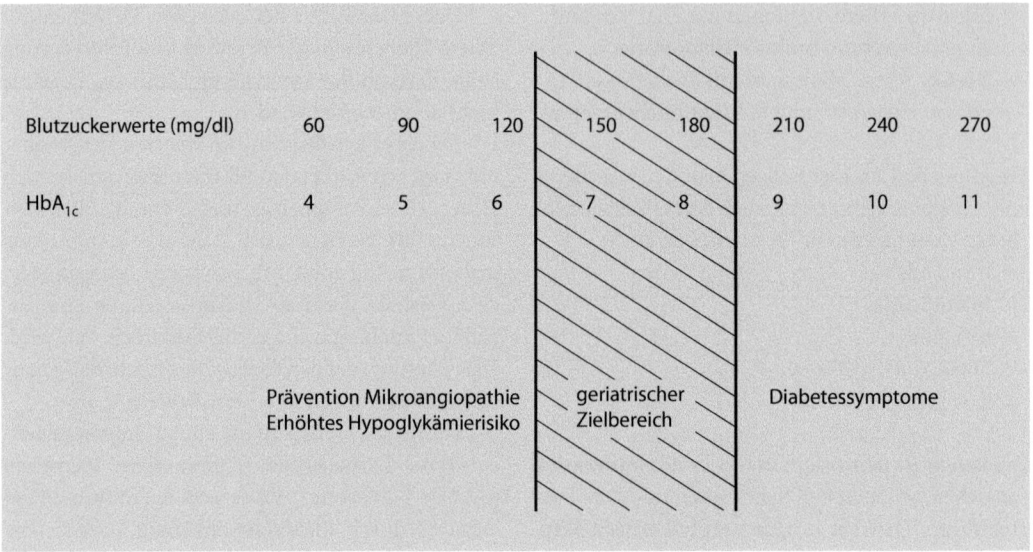

□ Abb. 6.1 Therapieziele des Diabetes mellitus im höheren Lebensalter

für ältere Menschen mit Diabetes vorgeschlagenen Blutzuckerzielbereichs findet sich in □ Abb. 6.1 (Zeyfang et al. 2011).

Dieser Zielbereich unterscheidet sich deutlich von dem für jüngere Patienten. In verschiedenen Großstudien (ACCORD, ADVANCVE, VADT) konnte in den letzten Jahren gezeigt werden, dass eine zu stringente Blutzuckereinstellung für Menschen mit langer Diabetesdauer schädlich ist. Möglicherweise ist für Ältere ein Zielwert des HbA_{1c} von 7,5 % ideal (Currie et al. 2010). Neuere Vorgaben der European Association for the Study of Diabetes (EASD) berücksichtigen die individuelle Varianz bei der Zielvorgabe (Inzucchi et al. 2012). Ein Zugewinn an Lebenszeit allein ist für die meisten Älteren kein Gewinn – und gar nicht erwünscht. Der Zugewinn an „behinderungsfreier Lebenszeit" bzw. an Lebensqualität für die Zeit, die noch bleibt, spielt für die meisten Älteren die Hauptrolle (Mathers 1999).

Lebensqualität in der Geriatrie bedeutet:

- Erlangung und Erhalt größtmöglicher Selbstständigkeit und Unabhängigkeit,
- Erhalt der sozialen Bindungen und der größtmöglichen körperlichen und geistigen Leistungsfähigkeit sowie der Alltagskompetenz.

Lebensqualität im Alter allgemein zeichnet sich u. a. aus durch Selbstständigkeit bei der Körperhygiene

(inklusive Darm- und Blasenentleerung), möglichst geringen Hilfebedarf bei den hauswirtschaftlichen Verrichtungen (Einkaufen, Kochen, Putzen und Waschen) und dem Vermögen, möglichst spontan (aus-)gehen, (auf-)stehen, sich an- und ausziehen sowie z. B. die Essenszeit selbst definieren zu können.

Die Säulen der Diabetestherapie – auch bei Diabetes im Alter – sind Schulung, Ernährung, Bewegung und Behandlung mit oralen Antidiabetika (OAD) bzw. Insulin. Zusätzlich spielt das „Können und Wollen" des Betroffenen eine fundamentale Rolle.

Die Zielwerte des Blutglukosewerts (bzw. des HbA_{1c} Werts) sollen auch deshalb zusammen mit dem Patienten definiert werden und sich nach dem Alter, dem Wohlbefinden, dem Funktionsstatus, der Lebenserwartung und den primären Therapiezielen des Patienten richten. In der Regel liegen die angestrebten HbA_{1c}-Werte unter 8 % (Zeyfang et al. 2011).

Bei schweren Akuterkrankungen, diabetesassoziierten Beschwerden oder beeinflussbaren geriatrischen Syndromen kann eine strengere Blutglukoseeinstellung notwendig und sinnvoll sein. Eine unangemessen straffe und (bei längerer Diabetesdauer und bestehenden kardiovaskulären Folgeerkrankungen) sogar gefährliche Blutzuckerzielvorgabe in Richtung eines HbA_{1c} von 6,5 % ist bei geriatrischen Patienten mit Diabetes unangemessen (Currie et al. 2010).

◻ Tab. 6.1 Säulen der Diabetesbehandlung und Besonderheiten im Alter

Bereich	Besonderheiten	Testverfahren
Schulung	Testung der Kognition	Visus, Gehör, MMSE (nach Folstein), AKT, DemTect, GDS
	Spezielles Kurrikulum (SGS) erforderlich	
	Schulung von Angehörigen bzw. Pflegekräften (FoDiAl, DPFK)	
Bewegung	Bewegungstherapie erschwert	Tinetti, Timed Up & Go, 5-chair-rise, Semi-Tandem / Tandem-Stand
	Realistische Empfehlungen (z. B. Spazierengehen) sinnvoll	
	Effekte auf Knochen	
	Sturz / Frakturen	
	Kognition	
Ernährung	Häufig Malnutrition im Alter	Gebisszustand, Mini-Nutritional-Assessment, Nutritional Risk Score
	Übliche Ernährungsempfehlungen (Vollkorn, Abnehmen) nicht sinnvoll	
	Alltagsrealistische Empfehlungen nötig	
Pharmako-therapie	Multimedikation und Anfälligkeit für iatrogene Schädigung beachten	Überprüfung der Fähigkeit zur Medikamenteneinnahme, Insulin-Handling, Geldzähltest
	Kognition und Depression als Determinanten der Compliance	
	Einsatz von Insulin wenn erforderlich	

6.4 Geriatrisches Assessment

Das Assessment umfasst organmedizinische, kognitiv/mentale, psychische, soziale, umgebungsbezogene und funktionelle Dimensionen. Funktionseinschränkungen, die für eine unzureichende Selbstversorgungsfähigkeit alter Menschen verantwortlich sind, entziehen sich sehr häufig der an Diagnosen orientierten Medizin und erfordern den Einsatz besonderer Abklärungsmethoden (Bach et al. 1997).

Das geriatrische Assessment bezeichnet einen diagnostischen Prozess in der Altersmedizin und wird zur Identifizierung von geriatrischen Patienten mit zu erwartenden Funktionseinschränkungen durchgeführt.

Inhalte des geriatrischen Assessments sind:
- quantifizierende Funktionsdiagnostik bezüglich Organ- und Alltagsfunktionen,
- pflegerische Diagnostik über Kompetenz und Hilfsbedürftigkeit bei der Selbst- und Fremdpflege,
- überprüfbare Prognose von Reha-Möglichkeiten,
- Erfassung ethischer Wertvorstellung persönlicher Lebensplanung,
- gemeinsame Erarbeitung medizinischer Aktivitäten und Alltagserfordernissen.

Eine Zusammenfassung der Empfehlungen zur Basistherapie Älterer sowie sinnvoller Assessmentuntersuchungen gibt die ◻ Tab. 6.1.

Ergebnisse des Assessments sind auch für die Behandlungsplanung sinnvoll. So wurde in der DIAMAN-Studie nachgewiesen, dass bei älteren Menschen mit Diabetes durch einen einfachen, schnellen Test die Eignung zur sicheren Selbstinsulininjektion mit dem „**Geldzähltest**" (Nikolaus et al. 1995) nachgewiesen werden kann. Werden weniger als 45 s für dessen Durchführung benötigt, besteht eine hohe Wahrscheinlichkeit zur selbstständigen, sicheren Insulininjektion (Zeyfang et al. 2012).

6.5 Besonderheiten in der Ernährung bei Diabetes mellitus im Alter

„Essen hält Leib und Leben zusammen", so sagt der Volksmund; Essen bedeutet Lebensqualität. Älter gewordene Menschen mit (ggf. viele Jahre bestehendem) Diabetes möchten ihre Ernährungsgewohnheiten beibehalten, können dies oft jedoch nicht. Die Gründe sind vielfältig: Gebisszustand mit Kauproblemen, Schluckstörungen, Vereinsamung, Immobilität mit hauswirtschaftlicher Inkompetenz usw.

Übliche Ernährungsempfehlungen (Vollkorn, Ballaststoffe etc.) sind oft nicht umsetzbar oder auch nicht sinnvoll. Die für jüngere Menschen mit Typ-2-Diabetes notwendige Gewichtsreduktion ist ab 75 Jahren eher gefährlich. In dieser Altersgruppe gilt ein BMI von 27 kg/m² als optimal (Breeze et al. 2006). Denn Fehl- und Mangelernährung kommt in der Altersgruppe > 65 Jahre relativ häufig vor. Mit Hilfe eines Screenings mit Assessmentuntersuchungen wie Mini Nutritional Assessment (MNA), Nutritional Risk Screening (NRS 2002) oder Subjective Global Assessment (SGA) oder auch Ess- und Trinkprotokollen kann eine Mangelernährung schnell und sicher diagnostiziert werden. Bei Untergewicht bzw. Mangelernährung sind die Ursachen zu erforschen. Abhilfe kann geschaffen werden durch regelmäßige kleine, appetitliche und mit Kräutern und Gewürzen gut gewürzte (Wunsch-)Mahlzeiten am Tag in der Gemeinschaft oder Gruppe, eventuell aufgewertet durch die Zugabe von Sahne, Butter, Ei oder auch von Eiweiß- oder Energiekonzentraten. Hierbei ist auch auf eine ausreichende Flüssigkeitszufuhr zu achten. Gezielt ausgewählte energie- und nährstoffreiche Supplemente können ebenfalls zur Verbesserung der Ernährungssituation beitragen.

Im Alter ist der Kohlenhydratstoffwechsel verlangsamt, die postprandialen Blutzuckerwerte steigen stärker an und bleiben länger erhöht. Auch bleibt im Alter die Geschmacksempfindung „süß" relativ gut erhalten, dies könnte eine Erklärung dafür sein, dass im Alter Süßspeisen bevorzugt gegessen werden, was wiederum zu postprandial erhöhten Blutzuckerwerten führen kann. Die erhöhten postprandialen Blutzuckerwerte und auch die Essenswünsche müssen in der Therapie berücksichtigt werden.

- **Ernährungsempfehlungen**

Braun et al. (2009) haben 10 therapieunterstützende Ernährungsempfehlungen für ältere Menschen mit Diabetes formuliert:

— Täglich regelmäßige Mahlzeiten, d. h. Frühstück, Mittagessen und Abendessen als sogenannte Hauptmahlzeiten mit stärkehaltigen Beilagen wie Brot, Kartoffeln, Teigwaren, Hülsenfrüchten oder Haferflocken in normaler Portionsgröße. Bei entsprechendem Zahnstatus bzw. Verträglichkeit sind Lebensmittel aus gut ausgemahlenen Vollkornprodukten zu bevorzugen.

— Möglichst in zwei von den drei genannten Tageshauptmahlzeiten sollen als weitere Beilagen Gemüse und Protein- oder Eiweißlieferanten enthalten sein. Bei Kau- und Schluckproblemen kann das Gemüse auch gekocht und evtl. püriert oder als Saft getrunken werden. Proteinlieferanten können Fleisch, Eier, Quark oder Tofu sein, mindestens ein bis zwei Mal pro Woche sollte es auch (See-)Fisch, d. h. Hering, Makrele oder Lachs sein.

— Für die Zubereitung der Mahlzeiten ist ein hochwertiges Öl wie Raps-, Oliven- oder Walnussöl zu verwenden, als Brotaufstrich kommt Butter oder Margarine zum Einsatz.

— Täglich 1 Handvoll Obst (frisch, als Kompott oder püriert) und täglich Milchprodukte (Joghurt oder Quark) eignen sich als Dessert oder Zwischenmahlzeit. Bei einer bereits bestehenden Mangelernährung verbessern Zwischenmahlzeiten die Ernährungssituation.

— Täglich mindestens 1–1,5 l Flüssigkeit in Form von Mineralwasser, Kräutertee oder Saftschorle im Verhältnis 1 Teil ungesüßter Saft und 4 Teile Wasser.

— Zum Süßen von Kaffee oder Tee kalorienfreie Süßungsmittel, z. B. Süßstoff verwenden.

— Zucker ist in kleineren Mengen unproblematisch, am besten in verpackter Form beispielsweise in Fruchtquark, Kuchen oder in einem Stückchen Schokolade.

— Diabetiker-Lebensmittel werden nicht mehr empfohlen und werden vermutlich ab 2013 nicht mehr im Handel erhältlich sein. Ebenso werden Fruktose und Zuckeraustauschstoffe nicht mehr empfohlen.

- Täglich moderate Bewegung – am besten im Freien – fördert die Gesundheit und den Appetit und hat positive Auswirkungen auf die Stoffwechsellage.
- Daneben gibt es noch die „Einer-Regel" (modifiziert nach Volkert 1997). Diese empfiehlt als tägliche Mindestmenge für ältere Menschen mit Diabetes (auch zur Vermeidung einer Mangelernährung).
  - mindestens 1 Scheibe Brot zum Frühstück (Beilagen beliebig),
  - mindestens 1 Scheibe Brot zum Abendessen (Beilagen beliebig),
  - 1 Handvoll Obst,
  - 1 Portion Gemüse,
  - 1 Portion Milch (auch Joghurt oder Quark),
  - 1 warme Mahlzeit zum Mittagessen mit jeweils
    - 1 Portion Kartoffeln, Nudeln oder Reis und
    - 1 Portion Fleisch oder Fisch und
    - 1 Portion Gemüse,
  - 1 l Flüssigkeit (Mineralwasser, Tee oder Kaffee).

> **Tipp**
>
> Freude und Genuss beim Essen sind ebenfalls Bestandteile einer Ernährungsempfehlung auch für ältere Menschen mit Diabetes.

6.6 Bewegungstherapie bei Diabetes im Alter

Eine Bewegungstherapie ist für geriatrische Patienten mit Diabetes schwieriger durchzuführen. Die Möglichkeiten zur Bewegung sind im Alter teilweise deutlich eingeschränkt. Arthrose, vorangegangene Frakturen oder Folgen eines Schlaganfalls können Gang- und Bewegungssicherheit verschlechtern. Jeder 3. Mensch über 65 Jahre stürzt einmal jährlich, viele sogar wiederholt. Aus Angst vor neuen Stürzen wird die Mobilität eingeschränkt, wodurch die Instabilität zunimmt und die Sturzgefahr weiter steigt (Mendes da Costa 2012).

Dennoch: Bewegung ist nicht nur bezüglich Stoffwechselwirkung, sondern auch in Hinblick auf Herz-Kreislauferkrankungen, Sarkopenie, Knochendichte aber auch Sturzneigung und Wohlbefinden von Nutzen (Zeyfang u. Lindner 2008) Regelmäßige Bewegung im Alter verbessert die Insulinsensitivität, senkt den Blutzuckerspiegel, verbessert die Beweglichkeit der Gelenke, vermindert Gelenkschmerzen und wirkt positiv auf die Kognition.

Gemäß dem Motto „lieber länger langsam" sollten sich auch ältere Menschen mit Diabetes möglichst viel bewegen. Jede aktive Bewegung ist besser als keine – auch im Alter.

Bereits 25 Watt (zügiges Spazierengehen) ist stoffwechselrelevant und erhöht kognitive Fähigkeiten (Buchman et al. 2012). Ein moderates, langsames Gehen über 25–30 min hat bereits nachgewiesenermaßen blutzuckersenkende Wirkung und bietet mit einem Partner oder in der Gruppe auch soziale Anregungen. Stärkere körperliche Betätigung (Trainingstherapie) zeigt auch Wirkung bezüglich der Sturzprävention. Entsprechende Trainingsangebote werden von Älteren sogar besser angenommen als von jüngeren Menschen.

> **Tipp**
>
> Bewegung fängt im Alltag an, bedeutet Leben und letztendlich Lebensqualität, deshalb täglich einfache Übungen auch für geriatrische Patienten mit Diabetes (sofern möglich):
> - regelmäßig einen Spaziergang machen oder
> - Treppensteigen statt Aufzug fahren oder
> - einfach die Füße in Schwung bringen durch z. B. Fußkreisen oder
> - sich dehnen (Strecken der Arme in alle Richtungen – z. B. zur Decke) oder
> - oder Zehenspitzen heben und senken und
> - die Füße pflegen, denn ohne Füße ist alles schwerer.

6.7 Besonderheiten bei der Schulung von Menschen mit Diabetes im Alter

Schon seit Beginn des 20. Jahrhunderts ist Schulung ein wichtiger Bestandteil in der Behandlung des Diabetes mellitus gleichberechtigt neben Ernährung und Bewegung.

Die „Go-Go"s unter den älteren Menschen mit Diabetes und gutem funktionellem Status können an den üblichen Schulungsprogrammen für Menschen mit Diabetes teilnehmen. Demgegenüber ist die Gruppe der „Slow-Go"s unter den älteren Menschen mit Diabetes und eingeschränktem funktionellem Status mit den üblichen Schulungsprogrammen für Menschen mit Diabetes überfordert. Unter Beachtung der vorliegenden geriatrischen Syndrome (z. B. eingeschränkter Visus, kognitive Einschränkungen etc.) sind altersgerechte Materialien (z. B. mit großem Schriftbild, kontrastreicher Darstellung, Verzicht auf Fremdwörter, klarem logischen Aufbau) erforderlich. „Learning by doing" steht im Vordergrund; die Schulungsinhalte müssen an vorhandenes Wissen anknüpfen und inhaltlich auf die Besonderheiten Älterer (z. B. Ernährung, siehe ▶ Abschn. 6.5) abgestimmt sein. Die Schulungsdauer ist zeitlich auf 45 min pro Schulungstermin zu begrenzen. Bestandteile einer effektiven Schulung sind Förderung des Selbstmanagements, Erhalt der Lebensqualität und Prävention von Folgeerkrankungen (Braun et al. 2009). Personen mit kognitiver Einschränkung profitieren von diesem besonderen Schulungskonzept, wobei für Personen mit Verdacht auf Depression bzw. Demenz die Gruppenschulung weniger geeignet ist. Hier ist eine Einzelberatung bzw. die Beratung und Schulung der Angehörigen oder des Pflegepersonals erforderlich. Das **strukturierte Schulungsprogramm SGS** („Fit bleiben und älter werden mit Diabetes") wurde speziell für Menschen mit Diabetes im höheren Lebensalter entwickelt und evaluiert.

Menschen mit Diabetes im höheren Alter und extrem eingeschränktem funktionellen Status, die sogenannten „No-Go"s, die nicht mehr an einer Schulung teilnehmen können, sind in der Regel auf Unterstützung und Fremdhilfe angewiesen. Für das betreuende Pflegepersonal gibt es Fortbildungsprogramme wie „FoDiAl" (Fortbildung Diabetes in der Altenpflege) oder das Fortbildungsprogramm „DPFK" (Ausbildung zur Diabetes-Pflegefachkraft) (www.pflegewissen.de; Zeyfang et al. 2010; www.fodial.de).

6.8   Besonderheiten der Pharmakotherapie bei Diabetes im Alter

Der Beginn einer medikamentösen Therapie bzw. einer Insulintherapie erfolgt häufig erst sehr spät, obwohl klar ist, dass eine bessere Blutzucker- und auch Blutdruckeinstellung sich auch für den älteren Menschen mit Diabetes positiv auswirkt (Sinclair et al. 2012). Die Sorge um die Anzahl der Medikamente (Multimorbidität = Polypharmakotherapie) bremst häufig den Beginn einer ausreichenden antihypertensiven, antiglykämischen und antilipidämischen Therapie aus. Wichtig ist es, die Therapieadhärenz der Älteren zu verbessern. Dies kann u. a. durch (schriftliche) Erklärungen erfolgen, wie und warum welche Medikamente genommen werden sollten.

Bei der medikamentösen Therapie ist zu bedenken, dass viele ältere Menschen bereits Schwierigkeiten beim Öffnen der Medikamentenverpackungen wie Dosette oder Blister haben (Nikolaus et al. 1996). Auch das Teilen von Tabletten ist aufgrund der eingeschränkten Feinmotorik oftmals erschwert.

Auch können in kleiner Schrift geschriebene Verordnungen oft wegen des eingeschränkten Visus ohne Lupe nicht lesbar sein.

Es ist nicht unüblich, dass Menschen mit Diabetes auch noch Medikamente für weitere Erkrankungen benötigen und deshalb täglich 5–10 Tabletten über den Tag verteilt teilweise vor bzw. nach den Mahlzeiten benötigen. Neben- und Wechselwirkungen sind deshalb häufig und führen oft zum selbstständigen Absetzen einer Medikation.

> **Tipp**
>
> Bei einer dauerhaften Erhöhung der Blutglukosewerte oder des HbA$_{1c}$ ist in erster Linie nicht an eine Medikamentenänderung oder Zugabe eines weiteren Pharmakons zu denken, die Patienten müssen befragt werden, wie sie die Medikamente einnehmen, und müssen entsprechend beraten werden, wie sie die Einnahme verbessern können.

Eine Insulintherapie (s. ◻ Abb. 6.2) ist indiziert, wenn durch modifizierte Ernährungstherapie und/

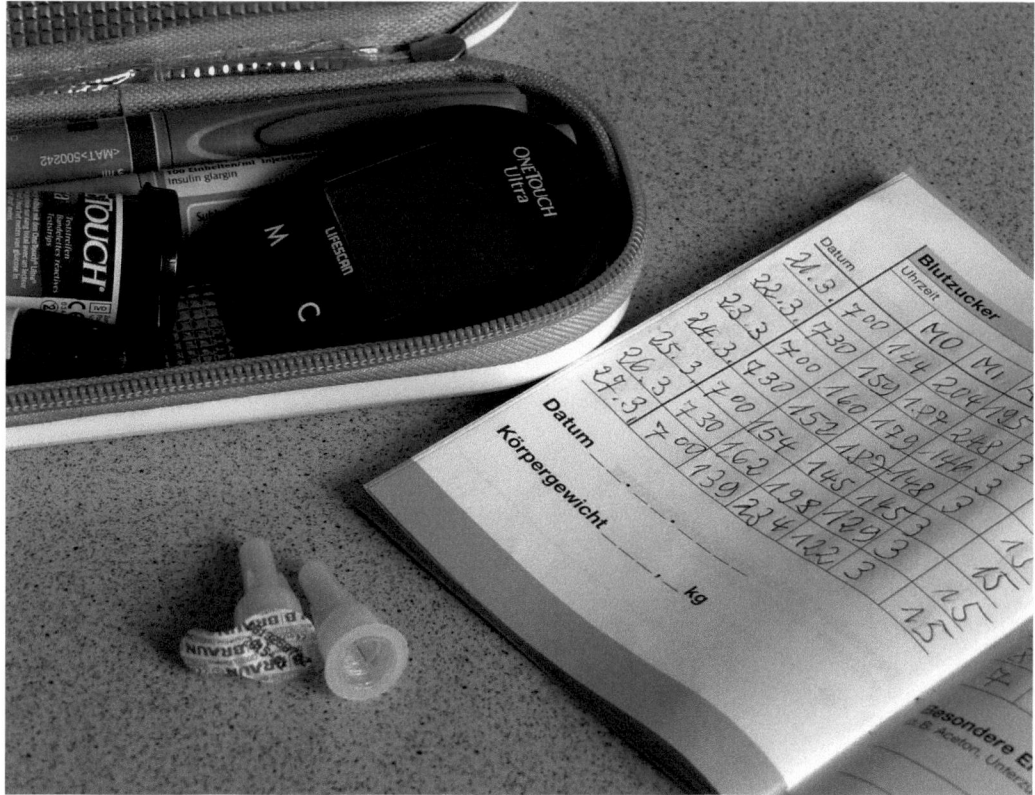

❑ Abb. 6.2 Die täglichen Begleiter bei Diabetes mellitus

oder orale Antidiabetika das individuelle Therapieziel nicht erreicht werden kann (in der Regel immer bei einem HbA$_{1c}$ > 8 %) (Zeyfang et al. 2011; Hader et al. 2004).

Der Beginn der Insulintherapie bedeutet oft auch eine merkliche Verbesserung der Lebenssituation und letztendlich der Lebensqualität.

Je nach Erkrankungsdauer, aber auch bei akuten Erkrankungen, z. B. Apoplex oder bei Erstdiagnose eines LADA ist eine Insulintherapie erforderlich, ebenso bei Schluckstörung / Sondenernährung, Niereninsuffizienz und zunehmender Malnutrition als Alarmzeichen.

Insulin muss subkutan gespritzt werden, und es gibt eine Vielzahl von Fehlermöglichkeiten bei der Durchführung der Insulininjektion, weshalb der Beginn einer Insulintherapie im Alter immer eine große Herausforderung für Behandler und Patienten darstellt.

In Abhängigkeit von den Fähigkeiten und Defiziten sollte eine adäquate, ggf. einfache Form der medikamentösen Therapie mit OAD oder der Insulintherapie gewählt werden, wobei Unterzuckerungen möglichst zu vermeiden sind. Eine intensivierte konventionelle Insulintherapie (ICT) ist nur nach entsprechender Schulung für „high functioning persons" sinnvoll und möglich.

- **Mögliche Probleme bei der Insulininjektion bzw. Insulintherapie:**
  - Vergessen der Insulininjektion (Gefahr einer Hyperglykämie),
  - doppelte Gabe (Gefahr einer Hypoglykämie),
  - kein ausreichendes Mischen des Insulins (unberechenbare Insulinwirkung),
  - kein Nadelwechsel (schmerzhafte Injektion),
  - Spritz-Ess-Abstand zu lang (Gefahr einer Hypoglykämie),

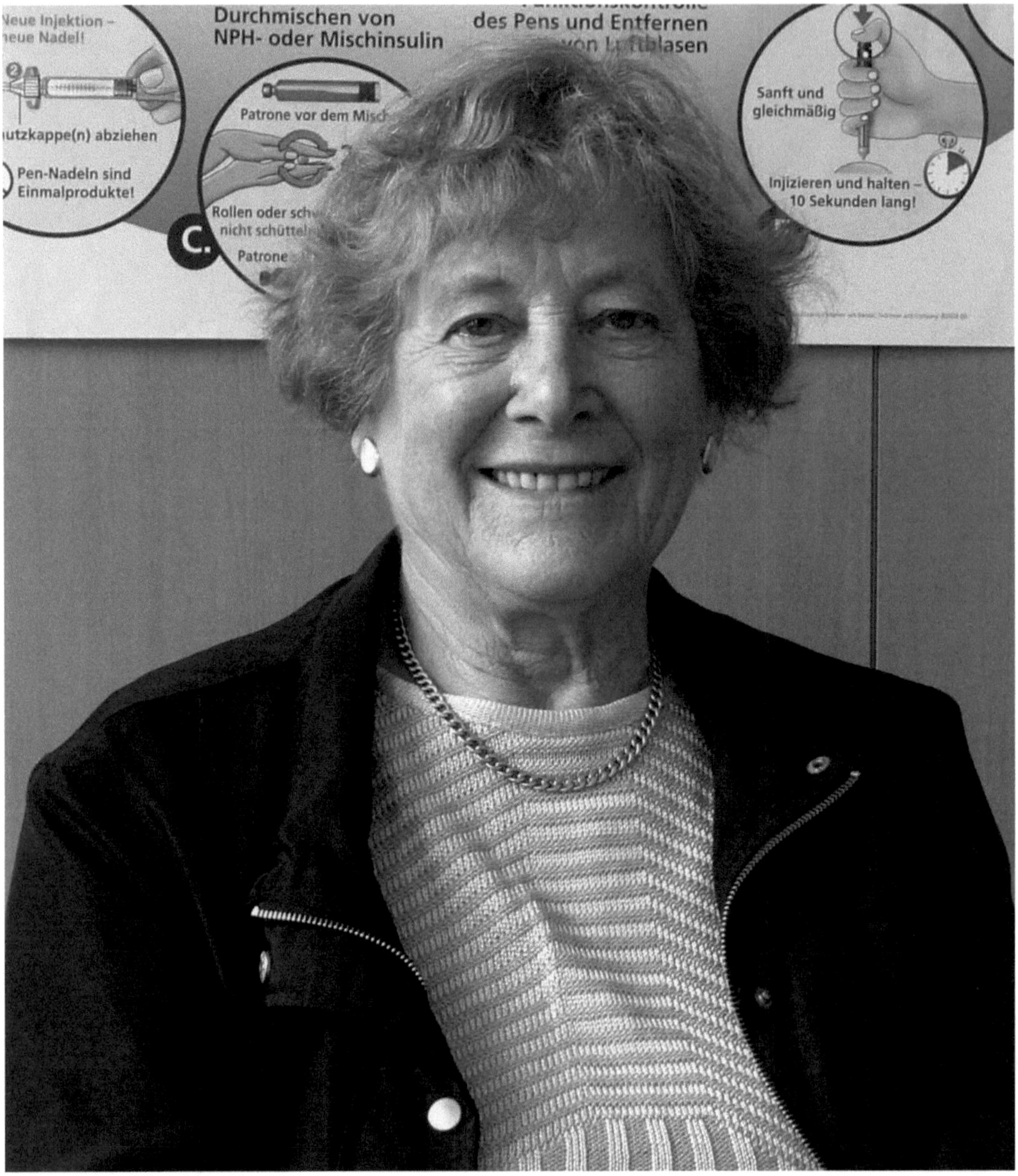

□ **Abb. 6.3** Diabetikerin, die stolz ist, sich täglich selbst zu spritzen

- Auslassen der Mahlzeiten nach erfolgter Insulininjektion (Gefahr einer Hypoglykämie),
- eingeschränkte Fingermotorik (Probleme, den Insulinpen zu benutzen),
- eingeschränkter Visus (Fehler bei der korrekten Einstellung der Insulindosis möglich),
- Nadelphobie / Angst bei der Selbstinjektion,
- bei Insulininjektion durch Angehörige oder Sozialstation: Verlust der Autonomie und Einschränkung der Lebensqualität bedingt durch die Abhängigkeit,
- u.v. a. mehr.

Fazit

In der Behandlung des Typ-2-Diabetes steht auch bei Menschen mit Diabetes im höheren Lebensalter – soweit dies möglich ist – die Schulung im Vordergrund. Durch akzeptable Blutzuckerwerte kann die Lebensqualität direkt positiv beeinflusst werden, damit sind Motivation und Adhärenz vermittelbar (s.◘ Abb. 6.3). In erster Linie kann durch eine ausgewogene, abwechslungsreiche Ernährung mit möglichst viel Bewegung, sowie durch Pharmaka (auch Insulin) das individuelle Ziel akzeptabler Blutzuckerwerte erreicht werden. So lange wie möglich Autonomie und Selbstversorgung zu erhalten ist ein wichtiges Ziel des gemeinsamen Bemühens von Diabetesteam und älterem Menschen mit Diabetes.

Es lässt sich keine allgemein gültige Empfehlung zur Steigerung der Lebensqualität bei älteren Diabetikern geben, da die Einschränkungen und Bedürfnisse individuell sind. Das Vorhandensein von Schmerzen und geriatrischen Syndromen sollte durch gezieltes Befragen und Assessment überprüft werden, da die Lebensqualität hierdurch besonders stark beeinträchtigt wird. Individuelle Ziele sollten festgelegt werden, dabei sollte der Beginn einer notwendigen Insulintherapie nicht wegen einer vermeintlichen Beeinträchtigung der Lebensqualität verzögert werden.

Literatur

Bach et al (1997) Geriatrisches Basisassessment: Handlungsanleitung für die Praxis. MMV Medizin Verlag, München, S 9

Braun A, Zeyfang A (2009) Training program for elderly people suffering from type 2 diabetes. MMW Fortschr Med 151(20):38–40

Braun AK, Kubiak T, Kuntsche J, Meier-Höfig M, Müller UA, Feucht I, Zeyfang A (2009) SGS: a structured treatment and teaching programme for older patients with diabetes mellitus – a prospective randomised controlled multi-centre trial. Age Ageing 38(4):390–396 (Epub 2009 May 18)

Breeze E, Clarke R, Shipley MJ et al (2006) Cause-specific mortality in old age in relation to body mass index in middle age and in old age: follow-up of the Whitehall cohort of male civil servants. Int J Epidemiol 35(1):169–178 (Epub 2005 Nov 12)

Buchman AS, Boyle PA, Yu L, Shah RC, Wilson RS, Bennett DA (2012) Total daily physical activity and the risk of AD and cognitive decline in older adults. Neurology 78(17):1323–1329 (Epub 2012 Apr 18)

BFSF (1993) Erster Altenbericht der Bundesregierung über die Lebenssituation älterer Menschen in Deutschland. Bonn. http://dipbt.bundestag.de/dip21/btd/12/058/1205897.pdf

BVG (2012) D.D.G.f.G.D.u. Definition geriatrischer Patienten. http://www.ekweende.de/wb/media/downloads/info_geriatr_patient.pdf

Coll-Planas L, Bergmann A, Schwarz P, Guillén-Grima F, Schulze J (2007) Vergleich der Versorgungsqualität älterer Diabetiker durch ambulante Pflegedienste im häuslichen Bereich mit der im stationären Bereich in Pflegeheimen in Dresden. Z ärztli Fortbildung und Qualität im Gesundheitswesen 101(9):623–629

Currie CJ et al (2010) Survival as a function of HbA1c in people with type 2 diabetes: a retrospective cohort study. Lancet 375(9713):481–489

Hader C et al (2004) Diagnostik, Therapie und Verlaufskontrolle des Diabetes mellitus im Alter. Evidenzbasierte Diabetes-Leitlinie der Deutschen Diabetesgesellschaft. Diabetes und Stoffwechsel 13(2):31–56

Hauner H, Köster I, Schubert I (2007) Trends in der Prävalenz und ambulanten Versorgung von Menschen mit Diabetes mellitus: Eine Analyse der Versichertenstichprobe AOK Hessen/KV Hessen im Zeitraum von 1998 bis 2004. Dtsch Arztebl 104(41):A-2799/B-2469/C-2397

Inzucchi SE, Bergenstal RM, Buse JB et al (2012) Management of hyperglycaemia in type 2 diabetes: a patient-centered approach. Position statement of the American Diabetes Association (ADA) and the European Association for the Study of Diabetes (EASD). Diabetologia 55(6):1577–1596

Mathers CD (1999) Gains in health expectancy from the elimination of diseases among older people. Disabil Rehabil 21(5–6):211–221

Mendes da Costa E, Pepersack T, Godin I, Bantuelle M, Petit B, Levêque A (2012) Fear of falling and associated activity restriction in older people. results of a cross-sectional study conducted in a Belgian town. Arch Public Health 3(70):1–1

Meyer AK (2009) Diabetes im Alter. Diabetologie 4:238–246

Nikolaus T, Bach M, Specht-Leible N, Oster P, Schlierf G (1995) The Timed Test of Money Counting: a short physical performance test for manual dexterity and cognitive capacity. Age Ageing 24:257–258

Nikolaus T, Kruse W, Bach M et al (1996) Elderly patients' problems with medication. European Journal of Clinical Pharmacology 49(4):255–259. doi:10.1007/BF00226324

Sinclair A, Morley JE, Rodriguez-Mañas L, Paolisso G, Bayer T, Zeyfang A, Bourdel-Marchasson I et al (2012) Diabetes mellitus in older people: position statement on behalf of the International Association of Gerontology and Geriatrics (IAGG), the European Diabetes Working Party for Older People (EDWPOP), and the International Task Force of Experts in Diabetes. J Am Med Dir Assoc 13(6):497–502

Statistisches Bundesamt (2012) Alter im Wandel

Vaupel J (2004) Internistenkongress Wiesbaden. Bericht zur Lage der älteren Generation BFSFJ 1/2002

Volkert D (1997) Ernährung im Alter. UTB, Quelle, Wiesbaden, S 139

www.fodial.de

www.pflegewissen.de/

Zeyfang A (2005) Neue Diabetes-Leitlinie für geriatrische Patienten: Die Besonderheiten bei Senioren auf einen Blick. MMW Fortschritte der Medizin 147(7):37–40

Zeyfang A, Berndt S, Aurnhammer G et al (2012) A short easy test can detect ability for autonomous insulin injection by the elderly with diabetes mellitus. J Am Med Dir Assoc 13(1):81.e15-8 (Epub 2010 Dec 16)

Zeyfang A, Lindner J (2008) Der ältere Mensch mit Diabetes.
    Diabetes aktuell 6(4):153–156
Zeyfang A et al (2010) Technologie im Dienste des Älteren. Di-
    abetologe 6:570–576
Zeyfang A et al (2011) Diabetes mellitus im Alter. Diabetologie
    6:170–175

6

Behandlung von Migrantinnen und Migranten mit Diabetes

B. Kalvelage, C. Kofahl

F. Petrak, S. Herpertz (Hrsg.), *Psychodiabetologie*,
DOI 10.1007/978-3-642-29908-7_7, © Springer-Verlag Berlin Heidelberg 2013

7

Kurzinfo

Etwa jede fünfte in Deutschland lebende Person hat einen so genannten Migrationshintergrund. Bezüglich ihrer sozialen und gesundheitlichen Lage sind diese knapp 16 Mio. Menschen in ihrer Gesamtheit allerdings eine extrem heterogene Gruppe. Gut gebildete und sozial integrierte Migranten stellen wie Einheimische in vergleichbaren sozialen Lagen im Prinzip keine außergewöhnliche Herausforderung im Behandlungsalltag einer diabetologischen Praxis dar. Grundsätzlich komplizierter ist jedoch die Versorgung von bildungsfernen Patienten mit niedrigem Sozialstatus. Haben diese zusätzlich noch Schwierigkeiten mit der deutschen Sprache, einen anderen kulturellen Hintergrund und ein unterschiedliches Gesundheitsverständnis, gestalten sich Behandlung, Beratung und Schulung als eine anspruchsvolle Aufgabe, die individuelle und kreative Lösungen erfordert.

Die Behandlung von Migrantinnen und Migranten mit Diabetes benötigt eine sprach- und kulturübergreifende Arzt-Patient-Beziehung. Letztere setzt auf Seiten der Behandelnden und Schulenden eine hohe soziale und interkulturelle Kompetenz voraus. Ziel der Behandlung und Beratung ist auf der Basis eines kulturübergreifenden Verständnisses die Steigerung der Selbstwirksamkeit der Betroffenen im Rahmen einer individualisierten Schulung einschließlich der Messung des Schulungserfolgs. Die gelingt bei fehlender gemeinsamer Sprache nur durch Einbeziehung von Dolmetschern oder von deutschkundigen Angehörigen als „familiäre Kotherapeuten".

» „Hat nicht ein jeder Augen? Hat nicht ein jeder Hände, Organe, Leib und Glieder, Sinne, Neigungen, Leidenschaften? Genährt mit derselben Nahrung, verwundet mit denselben Waffen, anfällig für dieselben Krankheiten, geheilt mit denselben Mitteln, gewärmt und gekühlt von demselben Winter und Sommer ... Wenn ihr uns stecht, müssen wir nicht bluten? Wenn ihr uns kitzelt, müssen wir nicht lachen? Wenn ihr uns vergiftet, müssen wir nicht sterben?"

» Shylock in Shakespeare's „Der Kaufmann von Venedig" (Fried 1989)

Es gibt türkischen Honig, Kochbananen aus Ghana und leckere afghanische Curries, aber es gibt weder türkischen noch ghanaischen, afghanischen Diabetes oder „Migrantendiabetes". Diabetes ist wie alle chronischen Erkrankungen ein „global player". Auch seine Begleit- und Folgekrankheiten sind vaterlandslose Gesellen, die ohne Ansehen der ethnischen Herkunft zuschlagen. Zwar mögen sich Ursachen und Risiken und somit Inzidenz und Prävalenz ungleich verteilen (IDF 2011), ihre individuellen Wirkungen sind letztlich aber weitgehend dieselben, ob in den USA, Brasilien, Südafrika, China, Indien, Neuseeland oder in Deutschland. Die Betroffenen sind medizinisch mit den gleichen Problemen konfrontiert und reagieren im Prinzip auch gleich: Sie reagieren menschlich – mit allen Stärken und Schwächen, die wir als Menschen haben. So ist der Kampf gegen Diabetes ein internationaler Kampf, die Entwicklung von Diagnostik, Therapie und Behandlungsleitlinien eine länderübergreifende gemeinschaftliche Aufgabe.

Trotz aller verbindenden Gemeinsamkeiten der Menschen aus verschiedenen Regionen und Kulturen ist das Thema „Migranten und Diabetes" in vielen Ländern dieser Erde bedeutsam und relevant. „Migration ist die menschliche Seite der Globalisierung" (Parmarkerli-Czemmel et al. 2007). Migration ist Folge wie Ursache sozialer und gesundheitlicher Ungleichheit, im Positiven wie im Negativen. Die Faktoren Zuwanderung, also die reale Migrationserfahrung, sowie die Zugehörigkeit zu einer von der Kultur der Mehrheitsbevölkerung sich unterscheidenden Kultur werden als eine besondere Herausforderung für Diagnostik und Therapie in der gesundheitlichen Versorgung verstanden. Besonders deutlich wird dies in den Bereichen der Frauenheilkunde und Geburtshilfe, der psychischen Störungen und des Diabetes mellitus (Razum et al. 2004; Borde u. David 2003; Lindert et al. 2008; Kofahl et al. 2011).

Wir wollen uns in diesem Beitrag damit auseinandersetzen, ob und was es in der Behandlung von Migranten mit Diabetes für Besonderheiten gibt, welche Migranten dies überhaupt betrifft und schließlich was eine kultursensible Diabetesversorgung beinhalten kann.

7.1 Zur Gesundheit von Migrantinnen und Migranten in Deutschland – Skizzierung eines komplexen und heterogenen Feldes

„Deutschland braucht Zuwanderinnen und Zuwanderer" – so lautet der erste Satz des Berichts der Unabhängigen Kommission „Zuwanderung" (die sogenannte Süssmuth-Kommission) vom 4. Juli 2001, S. 11; und in der Zusammenfassung des Berichtes befindet sich die berühmt gewordene Aussage: „Faktisch ist Deutschland seit langem ein Einwanderungsland." (Unabhängige Kommission „Zuwanderung" 2001, S. 1).

Nachdem das Sozioökonomische Panel (SOEP) wie auch das Robert-Koch-Institut vor etwa zehn Jahren erstmals migrationssensible Datenerhebungen in ihre Surveys implementiert hatten, folgte 2005 der Mikrozensus – die regelmäßige Haushaltsbefragung in Fortführung der Volkszählung – mit seinen Indikatoren zur Bestimmung des Migrationshintergrundes (MZG 2005). Die Zahl von 15,3 Mio. Bürgerinnen und Bürgern mit Migrationshintergrund (Statistisches Bundesamt 2007), immerhin ein Fünftel der Bevölkerung, ging durch alle Schlagzeilen.

Im Zusammenhang mit den Bevölkerungsanalysen trat in den letzten Jahren auch das Thema „Gesundheit von Migranten" (Zeeb u. Razum 2006; Razum et al. 2008) und insbesondere in der Versorgungsforschung das Thema „gesundheitliche Versorgung von Migranten" in den Vordergrund (Bundesgesundheitsblatt 2006; Deutscher Ethikrat 2010). Es stellt sich die Frage: Sind Migrantinnen und Migranten eine besondere Zielgruppe in der gesundheitlichen Versorgung?

Nach bisherigem Erkenntnisstand lässt sich diese Frage in dieser Form weder mit „ja" noch mit „nein" beantworten, denn dies hängt entscheidend von der jeweiligen Zuwanderergruppe ab. Allerdings ist die Datenlage für eine zuverlässige Einschätzung der Gesundheit und der gesundheitlichen Bedürfnisse der verschiedenen Zuwanderergruppen in Deutschland aus mehreren Gründen schlecht. So wurde in der Vergangenheit nur zwischen „deutscher" und „nichtdeutscher Staatsbürgerschaft" unterschieden (also zwischen Deutschen und Ausländern). Diese Operationalisierung ist für Bevölkerungsgruppen

analysen ungeeignet (Schenk et al. 2006). Auch wurden in die meisten sozial- und gesundheitswissenschaftlichen Untersuchungen nur Personen mit ausreichenden Deutschkenntnissen eingeschlossen, was ausgerechnet diejenigen ausschließt, die den vermutlich geringsten Integrationsgrad und damit eine besonders prekäre Lebenssituation aufweisen.

Die Bevölkerung mit Migrationshintergrund ist nicht nur in ihren sozialen, sondern auch in ihren gesundheitlichen Lagen extrem heterogen. So existieren Zuwanderergruppen mit überdurchschnittlich guter Gesundheit und gleichzeitig Zuwanderergruppen, denen es gesundheitlich außerordentlich schlecht geht. Bei ersteren denke man hier (zumindest klischeehaft) an die hochgebildeten und einkommensstarken EU-Binnenmigranten. Ihnen stehen auf der anderen Seite des sozioökonomischen Spektrums die Flüchtlinge und Asylsuchenden gegenüber, viele von ihnen Opfer von Verfolgung, Folter und Vertreibung, mittellos, traumatisiert, psychisch und körperlich geschädigt, sowie die Menschen ohne Aufenthaltsgenehmigung („sans papier", Papierlose, „Illegale", „Illegalisierte") in prekären Versorgungssituationen (Cerda-Hegerl 2008; Castañeda 2012; Schlöpker et al. 2009).

Die Ausgangslagen sind dementsprechend vielfältig. Manche Migrantinnen und Migranten kamen aus Ländern mit niedrigeren Gesundheitsrisiken, z. B. bei bestimmten Krebserkrankungen, andere wiederum haben gesundheitliche Belastungen bereits in ihren Heimatländern erfahren. Hier wäre also im Sinne der Risikofaktorenuntersuchung zu unterscheiden zwischen „mitgebrachten" und den hier „erworbenen" Gesundheitsproblemen.

Aus der Ethno-Medizin stammt das Konzept der „healthy migrants" (Razum 2006; Lechner u. Mielck 1998) analog zu den „healthy workers" der Sozialmedizin und Medizinsoziologie. Bei diesem Selektionsmodell wird davon ausgegangen, dass sich insbesondere die „Mutigen und Gesunden" auf den Weg in die Fremde machen, um in einem anderen Land einer Arbeit nachzugehen oder das Glück zu suchen. Dies trifft vor allem für die Generation der Gastarbeiter zu, insbesondere weil in manchen Ländern wie der Türkei Eignungsprüfungen und Gesundheitschecks darüber entschieden, ob ein Bewerber von den anwerbenden Firmen als Gastarbeiter genommen wurde oder nicht (Eryilmaz 1998).

◘ Tab. 7.1 Nichtmedizinische Determinanten von Gesundheitsproblemen (nach Kofahl 2007)

Soziale Determinanten	Migrationsdeterminanten
Niedriges Einkommen	Aufenthalts- und arbeitsrechtliche Belastungen
Niedrige Bildung	Unklare oder mangelnde Zukunftsperspektiven
Harte, gesundheitlich fordernde Arbeitsbedingungen	Lebens- und gesundheitsbedrohende Erfahrungen im Herkunftsland; Gesundheitsschädigungen, Verwundungen, Folter, Gefangenschaft
Erhöhte Unfallgefahr	Entwurzelung, Ohnmachtsgefühle
Arbeitslosigkeit	Auflösung der Familienverbände, Familien- und/oder Autoritätskonflikte, Normen- und Wertekonflikte
Schlechte Wohnbedingungen	Vereinsamung, Isolation, Rollenverlust
Ungesunde Ernährung	Keine bedarfsgerechte gesundheitliche Versorgung
Tabak- und Alkoholkonsum/-missbrauch	Geringe Anteilnahme an gesellschaftlichen Ereignissen der Mehrheitsbevölkerung
Mangelnde Bewegung	Kommunikationsschwierigkeiten
Mangelnde Gesundheitsvorsorge	
Fehlender sozialer Rückhalt	

7

Dieser „gesundheitliche Vorteil" war jedoch bald dahin, da die meisten Gastarbeiter überdurchschnittlich hohen körperlichen Belastungen und Umweltbelastungen ausgesetzt waren. Untersuchungen von Arbeitern in der Eisen- und Stahlindustrie in den 70er und 80er Jahren zeigten eine um ein Drittel höhere Krankheitsrate bei den ausländischen Arbeitern gegenüber den deutschen. Die Ausländer hatten nicht nur ein um 50 % erhöhtes Unfallrisiko, sondern auch beinahe doppelt so häufig Infektionen und Wirbelsäulenerkrankungen sowie 2,5-fach häufiger Magen-Darm-Erkrankungen (Oppen 1985). Es ist davon auszugehen, dass die ausländischen Arbeiter in der Arbeitshierarchie in der Regel unter den deutschen Kollegen standen und die schlechteren Arbeitsbedingungen sowie die höheren Risiken in Kauf nehmen mussten (vgl. Oppen 1985). Infolgedessen beträgt z. B. der Anteil der Bezüge gesundheitsbezogener Erwerbsminderungsrente bei den Türkinnen und Türken 39 % der Leistungsbezüge der Deutschen Rentenversicherung und ist damit doppelt so hoch wie bei den deutschen Rentnerinnen und Rentnern mit 17,9 (Höhne u. Schubert 2008).

Die meisten Gastarbeiter blieben in der sozialen Unterschicht („Unterschicht" wird hier verein-

fachend und wertfrei zu Charakterisierung des sozioökonomischen Status verwendet) (Myrdal 1963), so dass die migrationsspezifischen Krankheitsrisiken um die sozialbedingten Krankheitsrisiken verstärkt wurden (s. ◘ Tab. 7.1). Letztere gelten im Prinzip für alle Einwohner, die erstgenannten aber nur für die Migrantinnen und Migranten.

In diesem multifaktoriellem Zusammenspiel bleibt zu klären, wie hoch der zusätzliche migrationsspezifische Belastungsanteil sich über die genannten sozialen Determinanten hinaus auf die Gesundheit auswirkt, und zweitens, wie stark die sozialen Netzwerke der Einwandererfamilien diese Belastungen kompensieren und ob sie gesundheitlich schützend wirken können.

Tipp

Erweitern Sie die Sozialanamnese um migrationsspezifische Aspekte, z. B. wo die Angehörigen leben, ob Ihr Patient des öfteren in sein Heimatland reist, welche medizinische Behandlung und Versorgung er im Herkunftsland erfahren hat, was dort anders ist als hier etc.

Im Folgenden wollen wir die skizzierten Probleme am Beispiel der Behandlung von Migranten mit Diabetes veranschaulichen.

7.2 Die sprach- und kulturübergreifende Arzt-Patient-Beziehung

Das Kapitel Arzt-Patient-Beziehung muss für Migranten nicht neu geschrieben werden. Es bedarf vielmehr einer Übersetzung oder kreativen „Passung" (von Uexküll 1996), damit die „Droge Arzt" wirksam werden kann, denn deren wünschenswerte Mixtur aus Verständnis, Wertschätzung und Echtheit ist kein Rezept einer bestimmten Kultur, sondern universell. Seitens des Arztes ergeben sich jedoch aus der Begegnung mit Patienten aus anderen Kulturräumen und der damit verbundenen Auseinandersetzung mit anderen Wertorientierungen und wenig vertrauten Rollen hohe interkulturelle Anforderungen im Behandlungskontext (Wohlfart u. Kluge 2007; Zaumseil 2006).

Der erste Anpassungsschritt ist personeller Natur. Die in Deutschland geltenden Standards der Diabetesbehandlung erweitern die primäre Beziehung Arzt-Patient um einen wichtigen dritten Partner: die Diabetesberaterin (männliche und weibliche Personenbegriffe sind oft austauschbar). Bei Migranten ohne ausreichende sprachliche Verständigung kommt als vierte Person eine Dolmetscherin ins Spiel. Aus der Zweierbeziehung kann also rasch eine Kleingruppe werden. Diese sollte im Interesse der besseren Kommunikation auch angestrebt werden, wofür wir in diesem Beitrag ausdrücklich plädieren. Die guten Erfahrungen mit Gruppenberatungen in der Diabetologie sind hier nützlich.

Es wird in diesem Kapitel also nicht darum gehen, neue Behandlungstechniken für Migranten mit Diabetes zu erfinden, sondern darum, kreativ Methoden aus dem vorhandenen Spektrum von Psychologie, psychosomatischer Medizin, Verhaltenstherapie und Erwachsenenpädagogik sowie Materialien aus den vorhandenen und evaluierten Schulungsprogrammen auszuwählen (Hermanns u. Kulzer 2008), die zur spezifischen Lebenssituation von Migranten mit Diabetes passen, zum Aufbau einer therapeutischen Beziehung beitragen und das Selbstmanagement des Diabetes durch Empowerment ermöglichen und erleichtern können.

7.3 Psychosoziale und interkulturelle Kompetenz

Von Ärzten und Beratern wird oft schon vorab eine interkulturelle Kompetenz (Bolten 2003) verlangt (Beck 2012; Domenig 2012). Dies zu Recht, denn das Wissen über kulturelle Diversität und die Fähigkeit, mit „Fremdem und Unbekanntem" konstruktiv umzugehen, kann die Arzt-Patient-Beziehung und Adhärenz fördern und somit den Behandlungserfolg steigern. Die Probleme in der Sprechstunde oder die Diabetesschulung werden aber nicht allein durch eine spezifische interkulturelle Kompetenz, sondern vor allem durch eine generische psychosoziale Kompetenz handhabbar.

Interkulturelle Kompetenz

„Interkulturelle Kompetenz ist eine auf Kenntnissen über kulturell geprägte Regeln, Normen, Werterhaltungen und Symbole beruhende Form der fachlichen und sozialen Kompetenz." (GVBl 2010)

In diesem Zusammenhang erscheint es uns nicht obsolet zu betonen, dass eine interkulturelle Kompetenz ohne psychosoziale Kompetenz gar nicht vorstellbar ist und somit eine besondere Unterform der psychosozialen Kompetenz darstellt. Durch Zuhören, Empathie, eine kontrolliert gedolmetschte Unterhaltung (s. ▶ Abschn. 7.6), didaktische Reduktion, Nutzung plastischer Alltagsbilder, strukturiertes Interview, Einbeziehung von kompetenten Familienangehörigen, Hören auf die Körpersprache und entkrampfendes gemeinsames Lachen wird Kulturelles hin und her geschoben, erfolgt ein Austausch, der im besten Fall den Patienten gesundheitskompetent und den Arzt interkulturell kompetent macht. Interkulturelle Kompetenz ist also sowohl Folge als auch Voraussetzung bei der Behandlung von Migranten.

Interkulturelle Kompetenz bedeutet nicht „Besserwissen", sondern „Besserverstehen". Ein kleines, aber in dieser Form durchaus sehr typisches Beispiel:

- Eine pakistanische Muslima hört von ihrem Arzt: „Im Qur'an steht doch ganz eindeutig, dass Sie nicht fasten müssen, wenn Sie krank sind! Sie schaden sich doch damit, und Ihr Körper ist schließlich ein Geschenk Gottes, mit dem Sie gut umgehen müssen – steht auch im Qur'an. Also dürfen Sie doch gar nicht fasten."

Als ob die Frau dies nicht wüsste! Der Arzt jedoch hat vermutlich nicht sehr viel von seiner Patientin verstanden, z. B. von den mit dem Fasten verbundenen Gefühlen des Eingebundenseins in die Gemeinschaft, von dem Gefühl der Unvollkommenheit, von den unangenehmen Situationen des Nachfragens anderer, eine Krankheit erklären zu müssen, die man nicht sieht, die nicht weh tut, die man nicht spürt, die man vielleicht auch nicht so richtig erklären kann (?) usw.

Der Fairness halber muss man an dieser Stelle wohl zugestehen, dass sich auch ein pakistanischer Arzt so verhalten könnte, diesem würde es dann in der Logik unseres Beispiels nicht an interkultureller, sondern an psychosozialer Kompetenz mangeln. Neugieriges Besser-Verstehen-Wollen würde hier den Respekt fördern und die Chancen für Lösungen erhöhen, auch wenn solche Lösungen Kompromisse darstellen:

- „Wie halten sie es mit dem Fasten, welche Bedeutung hat das Fasten für Sie? Schließt es bei Ihnen auch die Tabletten ein? Könnten Sie sich darauf einlassen, die Tabletten mit einem ganzen Glas Wasser einzunehmen?" usw. (auch ▶ Abschn. 7.7).

| **Tipp** | |

Bleiben Sie neugierig und interessiert! Haben Sie keine Hemmungen, Ihre Patienten nach deren Einstellungen und Sichtweisen zu fragen, loten Sie aus, welche Vorschläge und Maßnahmen akzeptabel sind und wo die Grenzen liegen.

Sachlich nüchtern formuliert ist die Behandlung von Migranten ein dauerhafter iterativer Prozess in einem change management (Buono u. Kerber 2010). Im Alltag ist es ein spannendes „Abenteuer", das neben aller Bereicherung aber auch scheitern oder Frust und Unmut auf beiden Seiten erzeugen kann. Auch damit gilt es im oben dargelegten Sinne psychosozial kompetent umzugehen, um eine vertrauensvolle therapeutische und Arzt-Patient-Beziehung nicht zu beschädigen, die Tür für einen späteren neuen Anlauf offen zu halten, und – besonders wichtig als Selbstschutz für die Berater – um nicht auszubrennen.

7.4 Behandlungsbarrieren

Beim Diabetes mellitus besteht wie bei kaum einer anderen chronischen Erkrankung eine hochgradige Inkongruenz zwischen den allgemein akzeptierten wissenschaftlichen Leitlinien auf der Behandlerseite und der Lebenswirklichkeit auf der Patientenseite. Eine Ignorierung dieses banal erscheinenden Sachverhalts hat Konsequenzen.

Alle an Leitlinien orientierten Behandlungsstrategien des Typ-2-Diabetes laufen auf eine Lebensstilveränderung hinaus, die wir als Diabetesexperten dann als erfolgreich ansehen, wenn unser Patient zwei Paradoxien in sein Leben integriert hat:

- Erstens dem um ihn herum praktizierten Lebensstil mit hochkalorischer Ernährung und Bewegungsmangel, der mit raffinierten Verführungen beworben und mit sozialen Prestige verknüpft wird, weitgehend zu trotzen: „Das was mir so gut tut, schadet mir!" und
- zweitens in der asketischen Verneinung zu leben: Ich tue heute etwas **nicht** (z. B. Cola trinken), damit morgen etwas **nicht** passiert (z. B. Nierenschaden), dessen Folgen ich mir heute **nicht** vorstellen kann und will (z. B. Dialyse). „Nicht-Tun ist aktives Handeln!"

Die geforderte dreifache Negation zu verstehen, umzusetzen und lebenslang beizubehalten verlangt von jedem Menschen ein Höchstmaß an Information, Erfahrungen mit aufschiebender Belohnung und erfolgreicher Selbstwirksamkeit, oder schlicht gesagt die Disziplin, immer wieder „NEIN" sagen zu können.

Es wird gerne beklagt, die Ziele der Diabetologen in der St. Vincent Deklaration von 1989 würden trotz der Disease Management Programme (DMPs) und trotz des Ausbaus der ambulanten Diabetesbehandlung und -schulung nicht erreicht (Lederle 2012; IGES-Report 2012; Linder et al. 2011). Sind die Ziele damit falsch?

Ein Grund für das Nichterreichen dieser Ziele mag sein, dass diese bezüglich der Zielgruppe zu ambitioniert und zu hoch gesteckt sind. Dies sollte aber kein Grund sein, von dieser wegweisenden und handlungsleitenden Zielvorgabe abzuweichen. Jeder Diabetespatient hat zumindest zeitweise eigene Ideen und Vorstellungen, die mit den Zielen und Verboten der Experten konkurrieren. Er möchte in der Regel sein Leben nicht verändern und nicht immer verzichten, er möchte sich nicht ständig kontrollieren und nicht ständig kontrolliert werden, nicht vor jedem Essen Algebraaufgaben lösen, er möchte nicht dieses tun und nicht jenes nicht tun.

Die Verneinungen aus Patientensicht stehen den geforderten Negativgeboten diametral gegenüber, auch wenn diese ihm mit der freundlichen Einladung „Gut leben mit Diabetes" oder „freie Kost ist möglich" präsentiert werden.

Auf dem Weg zum Behandlungsziel müssen diese und andere Behandlungsbarrieren benannt werden, die nicht nur Migranten als Patienten überwinden müssen. Dabei kommt den Ressourcen des Patienten und dem didaktischen Geschick des Arztes und/oder der Diabetesberaterin eine wichtige Bedeutung zu. Es wird deutlich werden: Entscheidender als die ethnische Herkunft ist die soziale Schichtzugehörigkeit (Kalvelage 2003). Viele Migranten gehören der „Unterschicht" an (Myrdal 1963) und haben mit ihren deutschen Nachbarn vergleichbarer sozialer Herkunft und Bildung viele Besonderheiten gemeinsam.

Sozialmedizinische und epidemiologische Studien belegen international eine enge Korrelation von sozialer Schichtzugehörigkeit und Gesundheit bzw. Krankheit. Die Morbidität und Mortalität von Typ-2-Diabetes, Adipositas und koronarer Herzkrankheit sind in den unteren Sozialstatusgruppen deutlich erhöht (Mielck 2005; Lampert u. Ziese 2005).

Es kann nach Mielck (2005) deshalb nicht mehr darum gehen, in immer neuen Studien diesen Zusammenhang nachzuweisen, sondern das „immense Wissen über die Möglichkeiten zur Vermeidung und Heilung von Krankheiten" einzusetzen, damit der Gesundheitszustand in den unteren Statusgruppen verbessert wird. Auf welchem Wege dies geschehen soll, ist derzeit Inhalt einer kontrovers geführten Diskussion:

» „Das individuelle Gesundheitshandeln gilt mittlerweile als wichtigster Bedingungsfaktor für die eigene Gesundheit, obwohl empirische Studien hinlänglich belegen, dass weniger das persönliche Verhalten, sondern die strukturellen Verhältnisse von maßgeblicher Bedeutung für den Gesundheitszustand sind. [...] Eine auf das eigenverantwortliche Verhalten setzende Gesundheitsförderung wird zum Instrument der Gesundheitsüberforderung mit dem besonders jene Menschen zur Übernahme von persönlicher Gesundheitsverantwortung aufgefordert werden, die über die geringste Gestaltungsmacht für die eigene Gesundheit verfügen." (Schmidt 2008).

7.5 Eigenverantwortung und Erfahrung der Selbstwirksamkeit

Die sozialen Barrieren auf dem Weg zum Therapieziel lassen sich pyramidenförmig aufgetürmt darstellen (s. ◨ Abb. 7.1) und auf der Spitze steht die andersartige Kultur der Migranten, die keinesfalls das Haupthindernis darstellt. Die Bedeutung der „Armut" ist dagegen eher unterschätzt, sie geht weit über das Materielle hinaus. Die Pulitzerpreisträgerin Katherine Boo (Ethnografin und Armutsforscherin, Boo 2005) hat es treffend so formuliert: „One kind of poverty is that of the imagination – the inability to envision a future truly different from the present."

Migranten sind eine sehr inhomogene Gruppe. Die türkische Gymnasiastin mit Typ-1-Diabetes, der japanische Geschäftsmann, der fließend Englisch spricht, der Vorarbeiter und Betriebsrat aus dem Kosovo, der seit 42 Jahren auf der Werft arbeitet: Hinsichtlich ihres Diabetes-Managements, Insulinhandlings, Ernährungsverhaltens etc. haben sie alle ähnliche Probleme und Lösungspo-

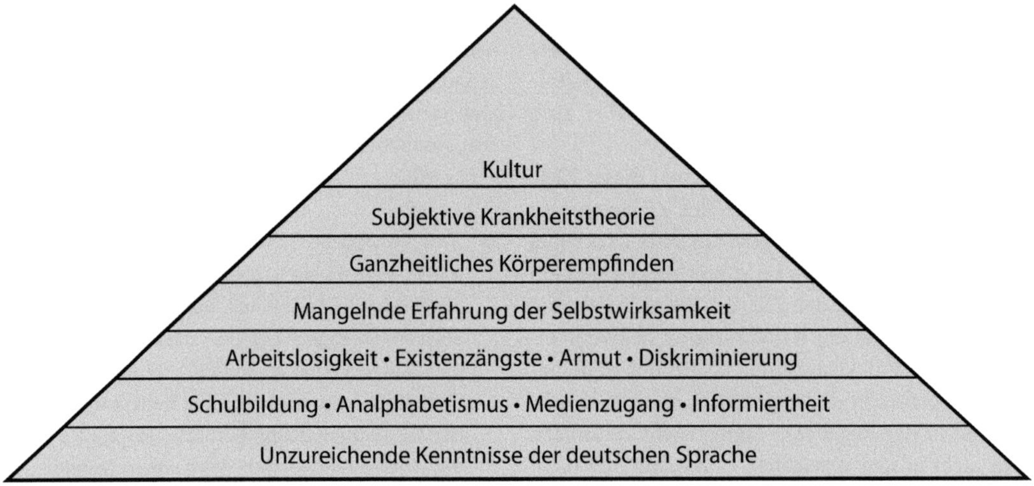

Abb. 7.1 Psychosoziale Barrieren der Diabetesbehandlung

tenziale wie die nichtmigrantischen Mitpatienten. Im Gegensatz zu ihnen stellen das ältere Ehepaar aus Russland, kaum der deutschen Sprache mächtig, die junge Frau mit Gestationsdiabetes aus Afghanistan, seit einem Monat in Deutschland, die 65jährige Hausfrau aus Anatolien, Analphabetin mit mäßig guten Deutschkenntnissen und einer chronischen depressiven Verstimmung, der 75jährige rumänische Hilfsarbeiter, der trotz seiner dolmetschenden Tochter so gut wie nichts versteht, im Praxisalltag eine deutlich höhere Herausforderung an das Behandlungsteam in Klinik oder Praxis dar.

Diese letzten Fallbeispiele zeigen aber auch, dass das Selbstmanagement des Diabetes umgekehrt in intellektueller, organisatorischer und struktureller Hinsicht hohe Anforderungen an den Patienten stellt. Wer sich bisher in seinem Leben – ob als Migrant oder Einheimischer und ob zu Recht oder zu Unrecht bleibe dahingestellt – als fremd und ausgegrenzt, isoliert, getrieben und als Opfer der Verhältnisse erlebt hat, wird im Krankheitsfall nicht über Nacht plötzlich zum kompetenten Manager seiner Erkrankung. Dazu bedarf er eines abgestuften Empowerments (Kofahl et al. 2011), dessen erstes Ziel es ist, die eigene Selbstwirksamkeit positiv zu erfahren, dafür bestätigt zu werden, die Barrieren Stück für Stück abzubauen und ein Leben mit Diabetes als machbar zu erleben.

> **Tipp**
>
> Vereinbaren Sie gemeinsam mit Ihren Patienten realistische und überprüfbare Ziele. Stecken Sie die Ziele lieber etwas niedriger als zu hoch. Dokumentieren Sie die Ziele und sprechen Sie später mit Ihren Patienten darüber, was funktioniert bzw. nicht funktioniert hat.

Nach Bandura (1995) wird das Gefühl der eigenen Selbstwirksamkeit (self efficacy) aus vier Erfahrungsquellen gespeist, die in ▪ Tab. 7.2 mit ihren die Selbstwirksamkeit positiv-verstärkenden und negativ-schwächenden Folgen dargestellt werden.

Auf den modifizierenden Einfluss kultureller Wertevorstellungen auf die Selbstwirksamkeitserfahrung weist Öttingen hin (1995). Kultur ist für sie die kollektive geistige Programmierung, die eine Gruppe von Menschen von anderen unterscheidet (Hofstede 1980). Sie identifiziert verschiedene Dimensionen kultureller Unterschiede. Demnach unterscheiden sich Kulturen unter anderem in vier Gegensatzpaaren, deren eine oder andere Variante mehr oder weniger vorherrschend ist. In ▪ Abb. 7.2 ist der Versuch wiedergegeben, die Relevanz dieser Unterschiede für die Diabetesbehandlung auszuleuchten. Bei Migranten gibt es vielleicht vorherrschende und von nordwesteuropäischen Vorstellungen abweichende kulturelle Einflüsse, oft ist aber

◻ **Tab. 7.2** Quellen der Verstärkung oder Schwächung der Selbstwirksamkeitserfahrung (modifiziert nach Bandura 1995)		
	Selbstwirksamkeitsverstärkung	**Selbstwirksamkeitsschwächung**
Eigene Leistungserfahrung (performance experiences)	Erfolge angesichts überwundener Schwierigkeiten (Schulabschluss, Diabetes-Schulung, Gewichtsabnahme …)	Früheres Versagen, das nicht auf Faulheit oder widrige Umstände zurückgeführt werden kann (keine Lehrstelle, Arbeitsplatzverlust
Mittelbare Erfahrungen (vicarious experience)	Erfolgreiche Personen (Vorbilder) im Umfeld, Nachahmung von Strategien (erfolgreich studierende Kinder, angesehene Nachbarn, engagierte Eltern)	Erfolglosigkeit/Versagen von Bezugspersonen im Umfeld, Perspektivlosigkeit (Alle sind arbeitslos und übergewichtig.)
Verbale Bestärkung (verbal persuasion)	Bestätigung, Lob durch Personen mit Vertrauenswürdigkeit, Sachkenntnis, Ansehen (Arzt oder Diabetes-Beraterin, auch bei kleinen Fortschritten)	Unechtes Lob, unrealistische Bewertung, Überforderung, Abschiebung („Sie schaffen das schon!")
Körperliche und seelische Reaktionen (physical and emotional reactions)	Geringer Stresslevel bei der Lösung neuer Aufgaben, gutes Coping, Stolz (BZ-Selbstmessung, Handhabung der Insulininjektion)	Große Aufregung und Unkonzentriertheit bei kleinen Veränderungen, behandlungsbedürftige Depression, Erfahrung des Scheiterns in der Vergangenheit (Diäten)

eine klare Unterscheidung und Zuordnung nicht möglich und auch nicht hilfreich oder beabsichtigt. Kulturelle Einflüsse sollen vielmehr als ein Spektrum von Möglichkeiten dargestellt werden, um daraus nützliche Schlüsse für die Behandlung und didaktische Strategien für die Diabetesschulung abzuleiten.

7.6   Soziale Taubstummheit

Verständnis kann nur entstehen, wenn die Verständigung gewährleistet ist. Unter „sozialer Taubstummheit" (Kalvelage 2003) werden die Folgen der gestörten Verständigung bei fehlender gemeinsamer Sprache zusammengefasst, die verschiedene Bereiche betreffen:

- Anamnese, gegenseitiges Kennenlernen, Beziehung herstellen,
- Auftragsklärung, ggf. „Entängstigung" oder Aufklärung über bisher unbekannte Risiken,
- Empathie aufbauen und spüren können,
- Therapieanpassungen und eine erfolgreiche Terminplanung.

Ohne Dolmetscher sind diese Aufgaben schlicht unlösbar. In der Klinik mag ein professioneller Dolmetscherdienst gerade noch machbar sein und somit eine gute Lösung für Information, Aufklärung und Beratung darstellen, im ambulanten Bereich jedoch, in der Praxis, ist nicht nur die Kostenfrage häufig ungeklärt, es gibt auch weitere, vor allem strukturelle und organisatorische Probleme: die begrenzte zeitliche Verfügbarkeit von Dolmetschern, die Mannigfaltigkeit der Ethnien, die meist fehlende medizinische Erfahrung der Dolmetscher, die nicht auf gesundheitliche Belange spezialisiert sind, das fehlende Vertrauen des Patienten vor allem bei beständig wechselnden Personen und die fehlende Präsenz für die häufig notwendigen kurzen Nachfragen und Kontrollen und vor allem in Notfällen. Folgende Alternativen haben sich in der Praxis gut bewährt:
- Einstellung und Ausbildung (!) von **zweisprachigen Mitarbeiterinnen** (Medizinische Fachangestellte oder Diabetesberater), diese können eine hervorragende Rolle spielen.
- **Erwachsene Angehörige** als Dolmetscher und Kotherapeuten gewinnen. Dies erleichtert auch die häusliche Fortführung des ambulant vereinbarten Therapieplans.
  - **Cave:** Diese Lösung ist nicht für alle gesundheitlichen, psychosozialen und psychischen Probleme geeignet, hier ist

Kultureller Faktor	Auswirkung	Relevanz für die Diabetesbehandlung
Individualismus	Realisierung des individuellen Potentials, Emanzipation, „to learn how to learn"	Diabetesschulung strebt individuelle Lösung an, die u. U. Konflikte mit kulturellem Umfeld provoziert (Esskultur, Fasten)
Kollektivismus	Fremdbestimmte Orientierung, Gemeinsinn	Familie als Ressource, Kompensation eigener Handicaps, „familiärer Kotherapeut", systemische Betrachtung des Diabetes
Macht-Unterschiede (Hierarchie) gering	Originale Persönlichkeit, Finden des eigenen Wegs, Diskussionsfreudigkeit, Kritik am Lehrer	Empowerment wird als „Selbstermächtigung" positiv aufgenommen
Macht-Unterschiede (Hierarchie) hoch	Mensch als „Schachfigur", fremdbestimmt, Lehrer weiß alles, Gehorchen, allenfalls Ausweichen möglich	„Compliance-Falle" (Parmarkerli-Czemmel et al. 2007), Patient fragt, was er tun soll, wird instruiert, tut es nicht, Berater enttäuscht, Patient hat versagt.
Unsicherheit ertragen können	Tendenziell Neugier, Lust am Ausprobieren, Herausforderungen werden angepackt, Uneindeutigkeiten verunsichern nicht	Der ideale oder auch der anstrengende, viel diskutierende, alles in Frage stellende Patient, der Internet-Nutzer.
Unsicherheit unbedingt vermeiden müssen	Alles Voraussehbare beruhigt, Veränderungen sind bedrohlich, Tendenz zur Selbstgerechtigkeit, Lehrer muss alles wissen	Starre Gewohnheiten, Dosisanpassung nach langen Diskussionen, Überzeugungsarbeit, viele Ängste
Dominierende Maskulinität	Konkurrenz, Wettbewerb, Erfolg	Rationalisierung als Bewältigungshilfe oder Schutzpanzer, große Enttäuschung und ggf. Therapieabbruch bei Misserfolg, Machismo **Cave:** Zuschreibung sozial erworbener Eigenschaften!
Dominierende Femininität	Kompromissfreudigkeit, Anpassungsfähigkeit, Nachgeben, Misserfolg hinnehmen, Gefühle zulassen	Gute Patientenführung aber u. U. Lähmung durch Ambivalenzen, Passivität **Cave:** Zuschreibung sozial erworbener Eigenschaften!

◻ **Abb. 7.2** Einfluss kultureller Faktoren auf die Selbstwirksamkeitserfahrung (modifiziert nach Öttingen 1995)

trotz bestehender Verständigungsprobleme Fingerspitzengefühl erforderlich.

━ Verwendung von Broschüren in Fremdsprachen, diese können jedoch nur dann optimal eingesetzt werden, wenn sie streng zweisprachig (Wort für Wort) sind und mit eindeutigen Symbolen (z. B. Nahrungsmittelabbildungen, Insulin-Pen, Blutzuckermessgerät) arbeiten. Optimal ist die Gestaltung mit Fremdsprache auf der linken Seite und wörtlicher deutscher

Übersetzung auf der rechten Seite. Leider sind solche Hilfsmittel selten (Die Broschüre „İnsüline Bağımlı Olmıyan Tip-II-Diabetliler için" der Firma Lilly war bis auf die damit verbundene Produktwerbung (Lilly-Insulin-Pen) ein sehr gutes Beispiel, das bis heute leider nicht neu umgesetzt wurde (Lilly Deutschland GmbH).

- **Cave:** In manchen Zuwanderergruppen besteht eine hohe Illiteralität, herkunftsländerübergreifend sind hiervon überwiegend Frauen betroffen, insbesondere aus der Türkei, Afghanistan, der Russischen Föderation, der Ukraine und Kasachstan. Die Angaben basieren auf Schätzungen, empirisch-repräsentative Daten existieren nicht (Feldmeier 2008).

Tipp	

Wenn die familiäre Situation es zulässt, gewinnen Sie gerne erwachsene Angehörige als „familiäre Kotherapeuten".

Das Prinzip des „familiären Kotherapeuten" (Kalvelage u. Kofahl 2011) funktioniert erstaunlich gut, wenn folgendes gewährleistet ist: gute deutsche Sprachkenntnisse, Verständnis für die anzusprechenden komplexen Probleme, zeitliche Verfügbarkeit und eine reife Persönlichkeit. Kinder unter 15 Jahren sind mit dieser Aufgabe in der Regel überfordert. Ein gut gedolmetschtes Gespräch erfüllt folgende Items:

- Es wird 1:1, Satz für Satz übersetzt.
- Augenkontakt des Behandlers mit dem Patienten, nicht mit dem Dolmetscher.
- Es wird in kurzen Hauptsätzen geredet, diese werden umgehend übersetzt.
- Es erfolgen Rückfragen, die richtig beantwortet werden müssen.
- Keine abschweifenden Diskussionen zwischen Dolmetscher und Patient.
- Beobachtung und Nutzung der internationalen Körpersprache und der Patienten-Reaktion (Lachen, Sorge, Angst, Abwehr, Wut, Ungläubigkeit etc.).

- Prüfung, ob technische Verrichtungen korrekt verstanden und richtig durchgeführt werden (Blutzuckerselbstkontrolle).
- Alle Beteiligten signalisieren am Ende ihre Zufriedenheit.

7.7 Subjektive Krankheitstheorien des Patienten

„Säge nicht den Ast ab, auf dem die Klienten sitzen, bevor du ihnen geholfen hast, eine Leiter zu bauen!" (Kanfer et al. 1996). Dieser verhaltenstherapeutische Leitsatz hebt auf das „health belief model", die subjektiven Annahmen des Patienten über seinen Diabetes ab und auf die durchaus sinnvollen Funktionen, die sein „problematisches Verhalten" (z. B. Übergewicht und körperlich machtvolle Erscheinung) im gesamten Lebenskontext hat.

Zur Vermeidung von Fehldiagnosen, Frustration und Therapieabbrüchen ist es daher hilfreich, die subjektive Krankheitstheorie zu erfassen (Berg 1998). Der Psychiater und Kulturanthropologe Kleinman (1981; 1988) entwickelte für ein kulturübergreifendes Verständnis der unterschiedlichen Erklärungsmodelle von Krankheit und dem Umgang mit Krankheit die folgenden Leitfragen, die sicherlich nicht nur im Rahmen der Versorgung von Migranten sinnvoll sind:

- Wie nennen Sie das Problem? Welchen Namen hat es?
- Was denken Sie hat das Problem, die Erkrankung verursacht?
- Warum denken Sie, ist dieses Problem, diese Erkrankung aufgetreten?
- Was macht die Erkrankung mit Ihnen?
- Wovor haben Sie Angst, was fürchten Sie am meisten?
- Wie sollte Ihrer Meinung nach das Problem, die Erkrankung behandelt werden?
- Wer sollte in Entscheidungsprozesse mit einbezogen werden?

Auch David und Borde (2001) haben mit ihren Untersuchungen von Migrantinnen in der Gynäkologie wichtige Erkenntnisse über die subjektiven Theorien der Patientinnen zusammengestellt. Leider existieren bei Diabetespatienten keine der-

7

artigen Studien, daher können die Ergebnisse nur mutmaßlich auch auf diese Gruppe übertragen werden. Hervorgehoben wird die Inkonsistenz solcher Patiententheorien. Sie sind veränderbar über die Zeit, Gefühle und Abwehrmechanismen und ggf. auch kulturelle oder mythische Vorstellungen können einfließen und die Theorien haben einen „prozessualen Charakter", können also modifiziert werden. Die Autoren betonen, „Diskrepanzen zwischen der Krankheitstheorie des Arztes und der Patienten werden für eine der Hauptursachen des Nichtbefolgens ärztlicher Anweisungen gehalten" (Berg 1998). Die nicht sehr umfangreiche Literatur tendiert dahin, dass bei türkischen Patienten laienmedizinisch alle Krankheiten eher als exogen verursacht, als von außen her in den Körper eindringend angesehen werden.

> **Tipp**
>
> Auch wenn es wegen Sprachbarrieren mühsam ist – lassen Sie sich von Ihren Patienten den Diabetes und den Umgang mit dem Diabetes in deren eigenen Worten und Bildern erklären. Dies erleichtert das Verständnis über Chancen und Barrieren in Therapie und diabetesbezogenem Selbstmanagement.

Diese beiden Erkenntnisse könnten sehr gut die alltägliche Beobachtung auch bei Migranten anderer Herkunft erklären, dass ärztliche Anweisungen oft nicht oder halbherzig befolgt werden, weil die eigene, nicht angesprochene Krankheitstheorie noch wirksam ist, und die therapeutischen Empfehlungen, sich mehr zu bewegen und das Essen bewusster auszuwählen, schlicht nicht „geglaubt" werden, weil sie nicht zu der eigenen Vorstellung passen. Zu einem solchen Krankheitsverständnis passen Pillen (prototypisch das Antibiotikum) besser als Diäten oder sportliche Tätigkeiten und der Patient ist für sein Selbst-wirksam-Werden schwerer zu motivieren. Er hofft vielmehr auf Wundermittel (Essen von Zitronen, Zimt oder Vitaminen) und ist da zu jedem Ausprobieren bereit. Die ursächlich fatalistische „Von-Außen-Sicht" in eine solche zu wandeln, die das eigene Verhalten als Mitursache erkennt, muss das erste Ziel der

Beratung sein, weil sonst alle Aufklärungsbemühungen scheitern werden.

Die Diabetologie verfügt über ein sehr überzeugendes Instrument, das den Sinneswandel bezüglich der Ursachentheorie oft verblüffend schnell herstellen kann: die Blutzuckerselbstkontrolle (s. unten). Die eigene Krankheitstheorie wankt oder wendet sich dem tatsächlich von außen kommenden Agens zu, wenn der Blutzuckerwert nach dem Verzehr von einer Portion Melone über 400 mg% ansteigt und umgekehrt abfällt nach einem 20-minütigen Gang während der Schulungsstunde. Die generelle Verordnungseinschränkung von Blutzuckerteststreifen auf Insulin spritzende Patienten (GBA-Beschluss vom Oktober 2011) nimmt dem nicht Insulin spritzenden Patienten eine Chance der Selbststeuerung und -kontrolle, es sei denn der verschreibenden Arzt entscheidet sich – in diesem Fall gut zu begründen – von der vorgesehenen Ausnahmeregelung großzügig Gebrauch zu machen.

7.8   Plausibles Diabetesmodell

Gegenüber den oft komplexen und fest gefügten Patiententheorien muss ein überzeugendes „plausibles Modell" (Kanfer et al. 1996) gestellt werden, das die erwünschten Verhaltensänderungen erleichtert. Seine Vermittlung erfordert Zeit und Geduld. Dazu fünf Beispiele als Vorschläge für kreative Eigenformulierungen, die immer in sich konsistent sein müssen:

- Mein Körper kann den Blutzucker nicht normal halten (Veranlagung).
- Mein Blutzucker und mein Gewicht steigen, wenn ich mehr Energie „tanke" als ich im Moment verbrauche (Ernährung).
- Hoher Blutzucker lässt meine Gefäße verzuckern, das wirkt wie Rost an einem Rohr. (Pathophysiologie).
- Ich habe zwei Möglichkeiten, zusätzlich zu den Medikamenten meinen Blutzucker zu senken: weniger (schnelle) Kohlenhydrate essen oder/und mehr Energie verbrauchen durch Bewegung (Verhalten).
- Bewegung ist nicht Sportmachen, sondern das vermehrte, nur scheinbar grundlose Nutzen von Armen und Beinen. (Vorurteil abbauen).

Der Weg der Annäherung der Patiententheorie an unsere medizinische Vorstellung kann in vier Schritten gegangen werden:

- Anhörung des Patienten (ohne Veränderungsvorschläge, außer bei gefährlichen Stoffwechselentgleisungen) und Vermittlung neuer Informationen,
- Einbindung eines verbündeter Angehörigen als Verstärker und Kotherapeut,
- Anerkennung des Erreichten („Erfolg ist die Mutter des Erfolgs" Kanfer et al. 1996), dadurch wird gleichzeitig die eigene Selbstwirksamkeit positiv erfahren und verstärkt,
- Geduld und Bescheidenheit der Therapeuten beim Erreichen des Ziels.

7.9 Widerstand

Die therapeutische Beziehung bei Migranten verlangt eine besonders geschickte Gratwanderung zwischen Empathie und Veränderungsdruck. Nach unserer Erfahrung gehen beispielsweise Patientinnen mit Gestationsdiabetes sehr unterschiedlich mit der Diagnose um. Einzelne verzweifeln an den phantasierten, übertrieben ausgemalten Gefahren für das eigene und das Leben des Ungeborenen, hier muss relativiert und entängstigt werden. Andererseits müssen diejenigen, die mangels Information oder Einsichtsfähigkeit von sich aus bagatellisieren, im Interesse des Kindes vermehrt kontrolliert und korrigiert werden.

Zuviel Empathie führt zur Stagnation, notwendige Maßnahmen (Insulintherapie) unterbleiben. Zuviel Änderungsdruck (zu strenge Zielwerte, Ungeduld) ruft Widerstand hervor.

Im Behandlungskontext von Migranten fällt gelegentlich das ansonsten verpönte Wort der „Incompliance". Diese Bewertung, auch wenn sie korrekter als „mangelnde Therapietreue" ausgedrückt wird, verharrt im Symptomatischen. Nur wenn der hinter der „Verweigerung" verborgene Widerstand differenziert betrachtet und verstanden wird (s. ◘ Tab. 7.3), kann auf ihn adäquat reagiert werden, kann er sich vom Hemmschuh zum Promotor der Therapie wandeln. Kanfer betont, dass die Entscheidung des aufgeklärten Patienten, „lieber den status quo zu akzeptieren als die Mühen einer Änderung auf sich zu nehmen" (Kanfer et al. 1996), bereits als

eine eingetretene innere Veränderung zu werten ist. Diese zumindest als Zwischenergebnis zu akzeptieren, fällt manchmal schwer – es bedeutet, Empowerment ernst zu nehmen.

> **Tipp**
>
> Betrachten Sie „Widerstand" nicht als prinzipielle Verweigerung, sondern sehen sie in ihm ein zu ergründendes Symptom oder einen Aspekt der Arzt-Patient-Interaktion. Vielleicht ist die Zielsetzung zu hoch gesteckt? Vielleicht hat Ihr Patient die Bedeutung der empfohlenen Maßnahmen noch nicht richtig verstanden? Vielleicht misstraut er Ihnen sogar?

7.10 Kontrolle

Das abgestufte Empowerment bedarf – bei allem Respekt vor der Patientenentscheidung – vieler Kontrollen: der Medikamente, der Insulinspritztechnik und der Blutzuckerkontrolle. Gerade hierfür sind die Disease Management Programme Diabetes mellitus 1 und 2 eine wertvolle Hilfe, da sie einen verbindlichen Rahmen für derartige (Verlaufs-)Kontrollen setzen.

Die Blutzuckerselbstkontrolle ist eine der wichtigsten Voraussetzungen für eine erfolgreiche Diabetestherapie, weil nur dadurch für den Patienten eine sinnliche Beziehung zwischen momentanem Blutzuckerwert und körperlicher Aktivität, verspeistem Essen und eingenommenen Medikamenten oder gespritztem Insulin hergestellt werden kann (siehe auch ROSSO-Studie, Martin et al. 2006). Wir plädieren für eine Tagebuchdokumentation, damit aus den gemessenen Blutzuckerwerten auch Konsequenzen erwachsen. Das ausschließliche Auslesen der Messdaten im PC der Klinik oder Praxis befriedigt vielleicht unser Verlangen nach harten Daten, schließt aber den Patienten als Kontrolleur seiner selbst aus und fördert das Messen ohne Konsequenz. Auch Menschen, die nicht lesen und schreiben gelernt haben, können verstehen, dass zum Beispiel alle dreistelligen „Zeichen" auf dem Display mit 1 etwas Besseres bedeuten als ein „Zeichen" 2 oder 3 vorneweg, welches Handlungsbedarf signalisieren würde. Für den Tagebucheintrag selbst können die Zahlen abgemalt werden, und zwar in

▣ **Tab. 7.3** Widerstandsformen in der Diabetestherapie (modifiziert nach Kanfer et al. 1996)	
Verhaltensträg-heit	Der 60jährige Patient mit neu entdecktem Typ-2-Diabetes will auf seine gewohnten großen Obstmengen nicht verzichten
Angst vor Verän-derung	Die 53jährige Patientin mit lange bekanntem Typ-2-Diabetes und HbA$_{1c}$ von 10,3 % befürchtet, dass die Krankheit „erst richtig schlimm" wird, wenn sie anfängt, Insulin zu spritzen. So sei es auch bei der Nachbarin geschehen
Zu hoher Verän-derungsdruck	Im Erstgespräch angesprochen auf Gewichtsabnahme und die Notwendigkeit einer Insulinthe-rapie erscheint der 35jährige Patient nicht zur vereinbarten Diabetes-Schulung
Unwissen	Ich tue heute etwas nicht … (▶ Abschn. 7.4)
Individuelle Health Beliefs	Die Oliven, Pistazien und das Gemüse, was ich alles lange in der Türkei gegessen habe, waren verseucht, dadurch ist der Diabetes bei mir und auch bei vielen in meinem Ort entstanden
Zu schwere „Hausaufgaben"	Ich schaffe es nicht, während der Arbeit meinen Zucker zu messen und dann auch noch Insulin zu spritzen. Ich trage einen Schutzanzug und meine Hände sind immer schmutzig. Essen geht nur mal schnell zwischendurch
Weil gute Gründe für Veränderung fehlen	Mangelhafte Attraktivität des Ziels: Ich will nicht Gewicht abnehmen, fühle mich wohl … Bei einem Blutzucker von 200 fühle ich mich wohl, bei 100 geht es mir ganz schlecht und ich habe großen Hunger
	Konflikthafte Zielkonstellationen: Wenn ich mit dem Rauchen aufhöre und anfange Insulin zu spritzen, nehme ich Gewicht zu … Wenn ich guten Blutzucker haben will, muss ich immer NEIN sagen, dann lädt mich keiner mehr zu sich zum Essen ein …
	Multiple Verhaltensregulation: Essstörungen, die bereits vor der Diabetesmanifestation vorlagen (binge eating disorder) oder als Folge der Therapieerfahrung auftraten (Insulin purging)
	Bedingungen außerhalb der Therapie: 40jährige Patientin, Typ 1-Diabetes: Ehemann arbeitslos, spielsüchtig, Sohn wegen Körperver-letzung in Untersuchungshaft, Konflikte mit der zu versorgenden Schwiegermutter

das Feld, das Wochentag und Tageszeitraum wieder-gibt. Letztere können in der Diabetesschulung erlernt werden, Tagessymbole statt Schrifttext und Zahlen erleichtern die „Navigation" und Orientierung. Das Blutzuckermessgerät selbst muss den individuellen Fertigkeiten und Fähigkeiten angepasst sein.

> **Tipp**
>
> Die beste Erfolgskontrolle ist eine Vorführung. Lassen Sie sich von Ihren Patienten nicht berich-ten, sondern zeigen, was sie können bzw. was (noch) nicht gut funktioniert, z. B. den Umgang mit einem Blutzuckermessgerät, einem Insulin-Pen oder das Erkennen und die Bedeutung von Nährwertangaben auf einer Lebensmittelpa-ckung.

Die Einweisung in das Messgerät und den Umgang damit sollte immer im Einzelkontakt mit dem Pa-tienten (und ggf. dem familiären Kotherapeuten) erfolgen und regelmäßig (anfangs vierteljährlich, später jährlich) kontrolliert werden. So organisiert, eignet sich die Blutzuckerselbstkontrolle als Pro-gnoseinstrument für den voraussichtlichen Schu-lungserfolg:

- Werden die vereinbarten Messzeitpunkte ein-gehalten?
- Wird das Tagebuch, ggf. mit Hilfe des Kothera-peuten geführt?
- Besteht ein Unterschied zwischen den gemes-senen Werten (im Speicher des Geräts) und den im Tagebuch aufgezeichneten?
- Wird der nach einer bestimmten Mahlzeit oder nach einem „Essen zwischendurch" (das oft nicht als Mahlzeit berichtet wird) erhöht

gemessene Wert mit dem Verspeisten im Zusammenhang gebracht („Nach Honig ist mein Zucker immer über 250")?

— Werden im Laufe der Zeit aus den vom Zielbereich abweichenden Werten die richtigen Konsequenzen gezogen (je nachdem: Ernährungsumstellung, Traubenzucker oder Bewegung oder Veränderung des Spritz-Ess-Abstands oder der Insulindosis)?

Auf die neue Regelung für die Verschreibung von Blutzuckerteststreifen wurde bereits eingegangen. Die besondere Situation bei Migranten rechtfertigt nach Meinung der Autoren von der bestehenden Ausnahmeregelung bei der Verschreibung auszugehen, solange die Blutzuckermessung wie oben dargelegt durchgeführt und kontrolliert wird und nachweislich ein Grad der Selbstwirksamkeit von mindestens 25 Punkten (s. ◘ Tab. 7.4) erreicht wird.

7.11 Individualisierte Schulung und Messung des Schulungserfolgs

Menschen mit Diabetes sind schulbar, sofern sie dazu ausreichend motiviert sind. Es gibt in Deutschland zahlreiche ausgezeichnete Schulungsprogramme, die aber leider allesamt für viele Migranten und auch für Patienten der Unterschicht nicht hilfreich sind. Sie bedürfen einer „anderen Schulung" (Parmarkerli-Czemmel et al. 2007; Helfrich-Brand 2009; Kalvelage u. Kofahl 2010, 2011; Kalvelage 2009; Sperl-Hillen et al. 2011), die sich in jedem Fall formal, teilweise inhaltlich, aber nicht bezüglich des Ziels von den etablierten Schulungen unterscheidet. Die „andere Schulung" ist eine anspruchsvolle Aufgabe. Sie setzt große Schulungs- und Lebenserfahrung der Schulenden voraus. Es gibt keine Standardvorlagen, und sie wird es auch in Zukunft kaum geben, weil die Ausgangsbedingungen der Patienten zu unterschiedlich sind und ihre eigene „Unstrukturiertheit" groß ist. Viele Schulungsinhalte werden im Gespräch, durch Zeigen und Vormachen vermittelt, Folien oder Power-Point-Vorträge sind ungeeignet. Didaktisch und methodisch neuere (Gruppen-)Schulungsinstrumente wie das Conversation Map Kit („Diyabet Sohbetleri", Russ 2012) bringen Alltagsnähe und

-relevanz in das Thema und erhöhen damit das Verständnis um die Erkrankung. Dennoch werden auch Einzelschulungen häufig erforderlich sein (ggf. mit einem erwachsenen familiären Kotherapeuten). Es gibt eine Studie mit Hinweisen auf Vorteile der Einzelschulung im Vergleich zur Gruppenschulung bezüglich HbA_{1c}-Verbesserung und Patientenzufriedenheit bei Patienten mit suboptimal kontrolliertem Typ-2-Diabetes (Sperl-Hillen et al. 2011). Selbstverständlich kann und muss auch eine solche Schulung wie eine Gruppenschulung evaluiert und bewertet werden.

Bei den etablierten Schulungsprogrammen erfolgte eine Evaluation als Garant der Schulungsqualität. Ihr Nutzen ist vor ihrer Einführung bei deutschsprachigen Patienten mit durchschnittlichem deutschem Bildungsniveau nachgewiesen worden. Bei der „anderen Schulung" liegt die Qualitätsgarantie in der Person der schulenden Diabetesberaterin: Kreativität, Spontaneität, Phantasie und Empathie sind erforderlich (ausführliche Empfehlungen: Helfrich-Brand 2009). Die Schulungsinhalte müssen auf ein notwendiges Maß begrenzt und individuell angepasst werden. Sich zu eng an der Strukturqualität zertifizierter Schulungsprogramme zu orientieren, die z. T. vor weit über 20 Jahren an spezifisch definierten Zielgruppen evaluiert wurden, geht zu Lasten der Prozessqualität, insbesondere bei den Menschen mit Diabetes, die nicht dem bürgerlichen Standardtypus der Evaluatoren entsprechen (vgl. Bettendorf 2012). Hierzu zählen vor allem die gering integrierten und bildungsfernen Migranten.

Um Missverständnissen vorzubeugen: Dies ist keineswegs ein Plädoyer für willkürliches „Gut-Meinen", eine Schulung „light" darf es nicht werden. Wer „anders" schult, muss die Ziele der Leitlinien – wenn auch auf Umwegen und ggf. langsamer – mit seinen Patienten erreichen. Wir schlagen zehn essenzielle Schulungsinhalte vor (s. ◘ Tab. 7.4). Sie sind alle handlungsorientiert, verlangen die Anwendung von Kenntnissen und ermutigen zum Ausprobieren von Veränderungen des Verhaltens. Es bleibt der erfahrenen Diabetesberaterin überlassen, die für ihre individuellen Patienten passenden Modelle, Folien und Demonstrationsobjekte (Herrmanns u. Kulzer 2008) aus den etablierten Programmen auszuwählen oder neue zu erfinden. Didaktische Reduktion und spielerische Elemente sind hilfreich.

7

▣ Tab. 7.4 Essenzielle Schulungsinhalte und Grade der Selbstwirksamkeit

Essenzielle Schu-lungsinhalte	Punkte nach Grad der Selbstwirksamkeit			
	1 Punkt Fremdvermittlung der Aktion – Wissen	2 Punkte Selbst wirksam werden, Wissen anwenden	3 Punkte Selbstwirksamkeit dokumentieren, ausbauen, handeln	4 Punkte Selbstwirksamkeit si-tuativ variieren, in den Alltag einbauen
Diabetes erklä-ren können	Wissen: Zucker (BZ) macht die Gefäße krank oder Insulin senkt den BZ	Essverhalten ver-ändert oder mehr Bewegung	BZ- und HbA_{1c}-Ziel-wert anstreben	Ernährung nachhaltig umgestellt, regelmä-ßige Bewegung oder 60 % der BZ-Werte im Zielbereich
Körper bewe-gen	Wissen: Spazierenge-hen senkt den BZ	10 min. Bewegung, 1 x/Woche	15 min. Bewegung, mind. 3 x/Woche	Regelmäßig Sport trei-ben, Studio, Verein
Essen auswäh-len	Familie oder Partner passt auf	Identifizierung fett- und kohlen-hydrathaltiger Nahrungsmittel	Meidung schneller KH, gezügelter Obst-verzehr	Ernährungsumstellung erfolgt oder Gewichts-abnahme > 3 kg
Blutzucker kontrollieren	BZ-Messung durch Angehörige oder Pflegedienst	Selbstkontrolle, richtige Reaktion auf Hypoglykämien	BZ-Tagebuch wird geführt	Reaktion auf dokumen-tierten BZ (Medika-mentendosierung, Essverhalten)
Blutdruck kontrollieren	Keine oder Fremd-kontrolle des BD	BD-Selbstkontrolle	Eigenes Gerät wird zur Kontrolle mitge-bracht	BD-Werte werden dokumentiert, BD-Medikamente sind bekannt
Medikamente verstehen	Angehörige, Pflegedienst stellt Ta-bletten oder injiziert Insulin	BZ-Tabletten werden identifiziert, Insulin selbst gespritzt	Tabletten und Insulindosierung im Tagebuch dokumen-tiert	Unterzuckerung rechtzeitig erkennen Ursache feststellen und Gegenmaßnahmen sofort einleiten
Rauchen und Blutfette ein-stellen	Wissen über die Schädlichkeit	Lipide im Zielbe-reich oder Niko-tinkarenz	Lipide im Zielbereich und Nikotinkarenz	Nikotinkarenz seit > 1 Jahr und regelmä-ßige Lipidkontrolle
Gesundheits-pass Diabetes (GPD) nutzen	GPD vorhanden	GPD wird regelmä-ßig mitgebracht	Vollständige Doku-mentation im GPD	Folgekrankheiten können benannt wer-den und sind im GPD dokumentiert
Medikamenten-plan haben	Medikamente unbe-kannt	Medikamentenplan oder -schachteln werden mitgebracht	Medikamentenplan und -einnahme stimmen überein	Medikamentenände-rungen oder -neben-wirkungen werden berichtet
Wohlbefinden anstreben	Einnahme von Antidepressiva oder WHO-5-Fragebogen (FB) < 10	Psychiatrische/ psychosomatische Mitbehandlung erfolgt oder WHO-5-FB = 10–14	Psychosoziale Schwierigkeiten wer-den vom Patienten berichtet oder WHO-5-FB = 15–19	Eigene Lösungsansätze, Entscheidungen in psy-chosozialen Konflikt-Situationen oder WHO-5-FB = 20–25

Der Phantasie sind – bei strenger Beachtung einer korrekten pathophysiologischen Entsprechung – keine Grenzen gesetzt.

- **Beispiel für ein erlebnisorientiertes Gruppenlernspiel (Kalvelage u. Kofahl 2011)**
- Die Verdauung der Kohlenhydrate und die Insulinwirkung kann im Gruppenspiel erlebt werden. Die Teilnehmer fassen sich an den Händen, bilden einen Kreis (Mehl), die Beraterin löst die Hände-Paare voneinander (Verdauung), das kann schneller (Weißbrot) oder langsamer (Vollkornbrot) vonstatten gehen. Die einzelnen Gruppenmitglieder (Zucker) versuchen schnell durch die Tür des Schulungsraums zu gelangen (Glukoseaufnahme in die Zelle), es gibt Gedrängel (Hyperglykämie), ein Teilnehmer macht die Tür auf (Insulin), dies gelingt nicht leicht, wenn er Seife an den Händen hat (Insulinresistenz), einzelne „Zucker" drängeln anschließend am Insulin in den Schulungsraum zurück (Glukoneogenese).

Unabhängig davon, dass die Ziele des Empowerments und die der Leitlinien grundsätzlich nicht deckungsgleich sind (s. oben), gilt: Der individualisierten Schulung muss eine individuelle Erfolgskontrolle folgen. Dazu schlagen wir ein Punktesystem mit vier Erfolgsgraden vor, die sich an der vorhandenen oder in der Schulung erworbenen Selbstwirksamkeit orientieren (Kalvelage u. Kofahl 2010, 2011). Zu jedem essenziellen Schulungsinhalt lässt sich so der Erfolg spezifizieren, insgesamt sind 40 Punkte zu vergeben (s. ◘ Tab. 7.4).

Fazit

Migranten der Unterschicht fordern – ebenso wie deutsche Patienten mit vergleichbarem sozioökonomischem Status – unser Gesundheitswesen heraus. Das gilt ganz besonders für die Diabetologie mit ihrem verhaltensverändernden Impetus. Gelingt es uns, die immer komplizierter werdende Medizin und Diabetologie an den Patienten und mit seiner Lebenswirklichkeit in Einklang zu bringen oder scheitern wir an den hier aufgezeigten sozialen Barrieren und psychologischen Hemmnissen, die oft der „Kultur" zugeschrieben werden, aber tatsächlich nur zu überwinden sind, wenn wir alle Register einer psychosozial kompetenten Medizin ziehen? „Türken haben Kultur, Deutsche eine Psyche", titelte schon 2000 das Deutsche Ärzteblatt (Rieser 2000). In der Tat scheint Vorsicht geboten bei der potenziellen Gefahr der Überbetonung des Kulturellen, die zur Kulturalisierung und Stereotypisierung und damit – obgleich ungewollt – zu weiterer Stigmatisierung führen kann (Kleinman 1988; Kluge u. Kassim 2006). Paradigmatisch geht es um Aufhebung der „sozialen Taubstummheit", die Anpassung der Schulungs- und Informationsangebote, die Nutzung der individuellen Patientenressourcen sowie die Wahrnehmung und die schrittweise geduldige Aufhebung von Chancenungleichheiten. Eine Medizin mit sozialem Augenmaß ist humaner, gerechter und effektiver und damit auch unter gesundheitsökonomischen Aspekten zu fordern und zu fördern.

Literatur

Bandura A (Hrsg) (1995) Self-efficacy in Changing Societies. University Press, Cambridge

Beck E-M (2012) Versorgung von Patienten mit Migrationsgeschichte in Deutschland. Diabetes aktuell 10(4):158–159

Berg G (1998) Subjektive Krankheitskonzepte – eine kommunikative Voraussetzung für die Arzt-Patient-Interaktion? In: David M, Borde T, Kentenich H (Hrsg) Migration und Gesundheit. Zustandsbeschreibung und Zukunftsmodelle. Mabuse-Verlag, Frankfurt, S 81–94

Bettendorf G (2012) Drei Jahrzehnte Schulung: Ein Überblick. Diabetes-Forum 7–8:11–13

Bolten J (2003) Grenzen der Ganzheitlichkeit. Konzeptionelle und bildungsorganisatorische Überlegungen zum Thema „Interkulturelle Kompetenz". Erwägen, Wissen, Ethik 14(1):156–158

Boo K (2005) Letter from Louisiana: Shelter and the Storm – Katrina's victims come to town. The New Yorker; November 28, 2005 http://www.newyorker.com/archive/2005/11/28/051128f.a_fact#ixzz20EaWVt8 L

Borde TDM (Hrsg) (2003) Gut versorgt? Migrantinnen und Migranten im Gesundheits- und Sozialwesen. Mabuse Verlag, Frankfurt

Bundesgesundheitsblatt (2006) Migration und Gesundheit. Schwerpunktheft. Bundesgesundheitsbl Gesundheitsforsch Gesundheitsschutz 49(9)

Buono AF, Kerber KW (2010) Building Organizational Change Capacity. Experience-based Paper at the 2009 Management Consulting Division International Conference Vienna, Austria, June, 2009: http://www.iff.ac.at/oe/full_papers/Buono%20Antony%20F._Kerber%20Kenneth%20W.pdf (download am 25.6.2012)

Castañeda H (2012) „Over-foreignization" or „unused potential"? A critical review of migrant health in Germany and
responses toward unauthorized migration. Soc Sci Med
74(6):830–838

Cerda-Hegerl P (2008) Interkulturelle Aspekte in der medizinischen Versorgung nichtdokumentierter Migranten. Psychother Psychosom Med Psychol 58(3–4):136–145

David M, Borde T (2001) Kranksein in der Fremde? Türkische
Migrantinnen im Krankenhaus. Mabuse Verlag, Frankfurt

Deutscher Ethikrat (Hrsg) (2010) Migration und Gesundheit.
Kulturelle Vielfalt als Herausforderung für die medizinische
Versorgung. Tagungsdokumentation. Deutscher Ethikrat,
Berlin

Domenig D (2012) Migrationsspezifische Aspekte der gesund-
heitlichen Chancengleichheit. In: Transkulturelle Public
Health. Ein Weg zur Chancengleichheit. Seismo Verlag,
Zürich

Eryilmaz A (1998) Wie geht man als Arbeiter nach Deutschland? In: Eryilmaz A, Jamin M (Hrsg) Fremde Heimat: Eine
Geschichte der Einwanderung. Klartext Verlag, Essen, S
93–119

Feldmeier A (2008) Alphabetisierung von Erwachsenen nicht
deutscher Muttersprache. Leseprozesse und Anwendung
von Strategien beim Erlesen isoliert dargestellter Wörter
unter besonderer Berücksichtigung der farblichen und
typographischen Markierung von Buchstabengruppen.
(Dissertation an der Universität Bielefeld, 2008) https://
pub.uni-bielefeld.de/luur/download?func=downloadFile
&recordOId=2301752&fileOId=2301755

Fried E (1989) Shakespeare. Klaus Wagenbach Verlag, Berlin

GVBl: Gesetz zur Regelung von Partizipation und Integration in
Berlin v. 15. 12. 2010 (GVBl. S. 560); § 4 Gleichberechtigte
Teilhabe und interkulturelle Öffnung, Abs. 3, Satz 1

Helfrich-Brand E (2009) Schulung modular und erlebnisorien-
tiert. Diabetes Forum 11:15–22

Hermanns N, Kulzer B (2008) Diabetesschulung – ein kritischer
Überblick. Diabetologe 4:209–226

Hofstede G (1980) Culture's consequences: International differences in work-related values. Sage, Beverly Hills CA

Höhne A, Schubert M (2008) Vom Healthy-migrant-Effekt zur
gesundheitsbedingten Frühberentung. Erwerbsminde-
rungsrenten bei Migranten in Deutschland. In: Deutsche
Rentenversicherung Bund: Etablierung und Weiterentwick-
lung. Bericht vom vierten Workshop des Forschungsdaten-
zentrums der Rentenversicherung (FDZ-RV) vom 28.–29.
Juni in Berlin. DRV-Schriften, Bd. 55. , Bad Homburg, S
103–125

IGES-Report (2012) Diabetes-Versorgung in Deutschland: Anspruch und Wirklichkeit im 21. Jahrhundert. http://novo-
nordisk.de/media/Presse/IGES-Report_Diabetes-Versor-
gung_in_Deutschland.pdf

IDF (2011) IDF Diabetes Atlas – Fifth edition. http://www.idf.
org/atlasmap/atlasmap (Stand: 2012-07-29)

Kalvelage B (2003) Diabetes-Schulung türkischer Patienten –
Wanderung zwischen therapeutischem Nihilismus und
unrealistischen Erwartungen. In: Borde T, David M (Hrsg)

Gut versorgt? Migrantinnen und Migranten im Gesund-
heits- und Sozialwesen. Mabuse Verlag, Frankfurt

Kalvelage B (2009) Migranten mit Diabetes anders schulen!
Diabetes-Forum 11:11–14

Kalvelage B, Kofahl C (2010) Therapie von Migranten mit Diabetes mellitus. Kreativität und Geduld sind die Schlüssel zum
Erfolg. Info Diabetologie 4(1):40–43

Kalvelage B, Kofahl C (2011) Aufklärung und Behandlung zu-
ckerkranker Migranten. Die etwas andere Diabetesschulung. MMW Fortschr Med 153(15):39–42

Kanfer FH, Reinecker H, Schmelzer D (1996) Selbstmanage-
ment-Therapie. Springer Verlag, Berlin

Kleinman A (1981) Patients and Healers in the Context of Culture: An Exploration of the Borderland between Anthro-
pology, Medicine, and Psychiatry. Univ. of California Press,
Berkeley

Kleinman A (1988) The Illness Narratives. Suffering, healing &
the human condition. Basic Books, New York

Kluge U, Kassim N (2006) „Der Dritte Raum" – Chancen und
Schwierigkeiten in der Zusammenarbeit mit Sprach- und
Kulturmittlern in einem interkulturellen psychotherapeu-
tischen Setting. In: Wohlfahrt E, Zaumseil M (Hrsg) Trans-
kulturelle Psychiatrie – Interkulturelle Psychotherapie.
Springer Verlag, Heidelberg, S 177–198

Kofahl C (2007) Neue Heimat in der Gruppe. G+G spezial 11:4–7

Kofahl C, Mnich E, Kalvelage B (2011) Diabetesmanagement bei
türkischstämmigen Zuwanderern. Diabetes, Stoffwechsel
und Herz 20(5):283–287

Lampert T, Ziese T (2005) Armut, soziale Ungleichheit und Gesundheit. Expertise des Robert Koch-Instituts zum 2. Ar-
muts- und Reichtumsbericht der Bundesregierung. BMGS,
Bonn

Lechner I, Mielck A (1998) Die Verkleinerung des ‚Healthy Migrant Effects': Entwicklung der Morbidität von ausländischen und deutschen Befragten im Sozio-Ökonomischen
Panel 1984 bis 1992. Gesundheitswesen 60(12):715–720

Lederle M (2012) St. Vincent-Deklaration: Ziele erreicht? Editorial, Diabetes Forum 7/8:5

Lilly Deutschland GmbH (Hg) (ohne Jahr, vermutlich vor 2000)
İnsüline Bağımlı Olmıyan Tip-II-Diabetliler için. Diabet
hastalığının tedavisinde bana düşen görevler. Für Typ-II-
Diabetiker. Meine Aufgaben bei der Therapie des Diabetes.
Lilly, Bad Homburg

Linder R, Ahrens S, Köppel D, Heilmann T, Verheyen F (2011)
Nutzen und Effizienz des Disease-Management-Pro-
gramms Diabetes mellitus Typ 2. Deutsches Ärzteblatt
108(10):155–162

Lindert J, Schouler-Ocak M, Heinz A, Priebe S (2008) Mental
health, health care utilisation of migrants in Europe. European Psychiatry 23:14–20

Martin S, Schneider B, Heineman L et al (2006) Self-monitoring
of blood glucose in type 2 diabetes and long term outcome: an epidemiological cohort study. Diabetologia
49:271–278

Mielck A (2005) Soziale Ungleichheit und Gesundheit. Einführung in die aktuelle Diskussion. Verlag Hans Huber, Bern

Myrdal G (1963) Challenge to affluence. Random House, New York

MZG (2004) Gesetz zur Durchführung einer Repräsentativstatistik über die Bevölkerung und den Arbeitsmarkt sowie die Wohnsituation der Haushalte (Mikrozensusgesetz 2005 – MZG 2005) Bonn: BGBl. I S. 1350, 30.06.2004

Oppen M (1985) Ausländerbeschäftigung, Gesundheitsverschleiß und Krankenstand. In: Collatz J (Hrsg) Gesundheit für alle: die medizinische Versorgung türkischer Familien in der Bundesrepublik. E. B. Verlag Rissen, Hamburg

Öttingen G (1995) Cross-cultural perspectives on self-efficacy. In: Bandura A (Hrsg) Self-efficacy in Changing Societies. University Press, Cambridge, S 149–176

Parmakerli-Czemmel B, Kalvelage B, Demirtas A (2007) Zur Lage der Migranten mit Diabetes mellitus in Deutschland. Diabetologie 2:46–52

Razum O (2006) Migration, Mortalität und der Healthy-migrant-Effekt. In: Richter M, Hurrelmann K (Hrsg) Gesundheitliche Ungleichheit. Grundlagen, Probleme, Perspektiven. VS Verlag für soziale Wissenschaften, Wiesbaden, S 255–270

Razum O, Geiger I, Zeeb H et al (2004) Gesundheitsversorgung von Migranten. Dt Ärztebl 10:2882–2887

Razum O, Zeeb H, Meesmann U et al (2008) Migration und Gesundheit. Schwerpunktbericht der Gesundheitsberichterstattung des Bundes. Robert Koch Institut, Berlin

Rieser S (2000) Türken haben Kultur, Deutsche eine Psyche. Deutsches Ärzteblatt 97(8):430–431

Russ H (2012) „Diabetes gemeinsam verstehen". Eine Schulungsinitiative von Novitas BKK und Lilly Deutschland. Diabetes aktuell 10(4):160–168

Schenk L, Bau A-M, Borde T et al (2006) Mindestindikatorensatz zur Erfassung des Migrationsstatus. Empfehlungen für die epidemiologische Praxis. Bundesgesundheitsbl Gesundheitsforsch Gesundheitsschutz 51(9):853–860

Schlöpker K, Herrmann M, Großer-Kaya C, Robra B-P, Dippelhofer-Stiem B, Schütze F, Heintze C (2009) Problemlagen von versteckt lebenden Migranten in Deutschland: Analyse der medizinischen Beratungsanlässe in Berlin, Bonn und Köln. Gesundheitswesen 71(12):839–844

Schmidt B (2008) Eigenverantwortung haben immer die anderen. Der Verantwortungsdiskurs im Gesundheitswesen. Hans Huber Verlag, Bern

Sperl-Hillen JA et al (2011) Comparative effectiveness of patient education methods for type 2 diabetes. Arch Int Med 171:2001–2010

Statistisches Bundesamt (2007) Bevölkerung und Erwerbstätigkeit. Bevölkerung mit Migrationshintergrund. Ergebnisse des Mikrozensus 2005. Statistisches Bundesamt, Wiesbaden

von Uexküll T (1996) Psychosomatische Medizin. Urban, München Wien Baltimore

Unabhängige Kommission „Zuwanderung" (2001) Zuwanderung gestalten – Integration fördern. Bericht der Unabhängigen Kommission „Zuwanderung". Berlin, 4. Juli 2001

Unabhängige Kommission „Zuwanderung" (2001) Zuwanderung gestalten – Integration fördern. Bericht der Unabhän-

gigen Kommission „Zuwanderung" – Zusammenfassung. Berlin, 4. Juli 2001

Wohlfart E, Kluge U (2007) Ein interdisziplinärer Theorie- und Praxisdiskurs zu transkulturellen Perspektiven im psychotherapeutischen Raum. In: Fischer C, Grothe J, Zielke B (Hrsg) Interkulturelle Kommunikation in Psychotherapie und psychosozialer Beratung. Psychosozial Verlag, Gießen, S 83–97 (Psychotherapie und Sozialwissenschaften-Zeitschrift für qualitative Sozialforschung. Sonderband. 9. Jahrgang, 02/2007)

Zaumseil M (2006) Beiträge der Psychologie zum Verständnis des Zusammenhangs von Kultur und psychischer Gesundheit bzw. Krankheit. In: Wohlfart E, Zaumseil M (Hrsg) Transkulturelle Psychiatrie – Interkulturelle Psychotherapie. Interdisziplinäre Theorie und Praxis. Springer Medizinverlag, Heidelberg, S 3–50

Zeeb H, Razum O (2006) Epidemiologische Studien in der Migrationsforschung. Ein einleitender Überblick. Bundesgesundheitsbl Gesundheitsforsch Gesundheitsschutz 51(9):845–852

Lebensqualität und psychische Komorbidität bei Diabetes

Guter Blutzucker – gute Lebensqualität – Strategien zur Auflösung eines scheinbaren Widerspruchs

C. Albus

F. Petrak, S. Herpertz (Hrsg.), *Psychodiabetologie*,
DOI 10.1007/978-3-642-29908-7_8, © Springer-Verlag Berlin Heidelberg 2013

Kurzinfo

Gute Blutzuckerwerte bei gleichzeitig hoher Lebensqualität sind möglich, wenn eine aktive und optimistische Krankheitsbewältigung, eine gute soziale Unterstützung und eine vertrauensvolle Beziehung zum Hausarzt bzw. Diabetologen bestehen.

Diabetische Akutkomplikationen, Folge- und Begleiterkrankungen, mangelnde soziale Unterstützung, zwischenmenschliche Probleme, depressive oder bagatellisierende Krankheitsbewältigung, Depressivität und Ängste sowie chronischer Stress haben einen negativen Einfluss auf die Blutzuckerregulierung und die Lebensqualität und sollten im Rahmen einer umfassenden Betreuung angesprochen werden.

Therapeutische Basismaßnahmen sind eine qualifizierte Diabetesschulung in Verbindung mit einer kontinuierlichen, empathischen ärztlichen Betreuung.

Bei schwerwiegenden Problemen der Krankheitsbewältigung, geringer sozialer Unterstützung, zwischenmenschlichen Problemen oder erhöhter Stressbelastung, die sich negativ auf die Diabetestherapie auswirken, sollten ergänzend gezielte psychoedukative Interventionen angeboten werden. Im Falle psychischer Komorbidität ist eine psychotherapeutische und/oder medikamentöse Therapie indiziert.

8.1 Einleitung

Die Weltgesundheitsorganisation (WHO) und die Internationale Diabetes Föderation (IDF) haben 1989 die Therapieziele bei Diabetes mellitus im Rahmen der „St. Vincent Deklaration" festgelegt. Demnach ist eine Verbesserung der **Lebensqualität** genauso wichtig wie eine Verbesserung der **Lebenserwartung**. Entsprechend soll beiden Therapiezielen eine gleich große klinische und wissenschaftliche Aufmerksamkeit zukommen (Bradley u. Gamsu 1994). Hierbei stellen sich folgende Fragen:

- Wie können die Blutzuckerkontrolle und die Lebensqualität in der klinischen Praxis verbessert werden?
- Was sind die Determinanten?
- Welche Interventionen sind wirksam?

Bezüglich des Therapieziels „hohe Lebenserwartung" ist empirisch gut abgesichert, dass Menschen mit Diabetes mellitus eine gute bzw. der klinischen Ge-

samtkonstellation angemessene Blutzuckerregulation benötigen, um das Risiko von Akutkomplikationen und Folge- bzw. Begleiterkrankungen zu minimieren (Böhm et al. 2011; Matthaei et al. 2009). Ein zentrales Anliegen evidenzbasierter Therapie ist die Optimierung der Blutzuckerregulierung (Böhm et al. 2011; Matthaei et al. 2009). Allerdings wird dieses Therapieziel in der klinischen Praxis oft nicht erreicht. Die Ursachen dafür sind vielschichtig: Neben arztbezogenen Variablen – z. B. eine unzureichende Leitlinienadhärenz – sind vor allem patientenbezogene Variablen (Diabetestyp, Adhärenz etc.) wichtig (Fisher et al. 2007). Die Güte der Blutzuckerregulierung ist demnach nicht nur von der Auswahl eines geeigneten medikamentösen Therapiekonzepts, sondern auch von zahlreichen weiteren medizinischen und psychosozialen Faktoren abhängig. Aus klinischer Perspektive ist deshalb eine individuelle Berücksichtigung möglichst vieler relevanter Faktoren für die Güte der Blutzuckerregulierung entscheidend.

In Bezug auf die Lebensqualität bei Menschen mit Diabetes mellitus ist empirisch belegt, dass zahlreiche Betroffene eine deutliche Einschränkung der allgemeinen und/oder gesundheitsbezogenen Lebensqualität beschreiben (Glasgow et al. 1997; Hahl et al. 2002; Ahola et al. 2010). Die Lebensqualität – vergleichbar der Blutzuckerregulierung – hängt nicht nur von der Erkrankung Diabetes und deren Behandlung ab, sondern ist durch zahlreiche weitere medizinische und psychosoziale Faktoren determiniert. Vergleichbar mit dem Therapieziel einer guten Blutzuckerregulierung ist das Erkennen und Mitbehandeln möglichst vieler dieser Faktoren für die therapeutische Zielerreichung von entscheidender Bedeutung.

> **Tipp**
>
> Nach der St. Vincent Deklaration gilt die Kombination von guter Blutzuckerregulierung und hoher Lebensqualität – also das „sowohl als auch" – als optimales Therapieziel.

Im klinischen Alltag sind eine gute Blutzuckerregulierung und eine hohe Lebensqualität nicht zwangsläufig miteinander verknüpft. Studien zeigen widersprüchliche Ergebnisse, wonach positive wie auch keine Zusammenhänge zwischen der Blutzuckerregulation und der Lebensqualität bestehen (Van der Does et al.

1996; Wikblad et al. 1996; Hanestad 1993; DCCT Research Group 1993; Aalto et al. 1997; Wredling et al. 1995; Albus et al. 2002; Sundaram et al. 2007; Papelbaum et al. 2010). Bestätigt dies die oft von Patienten und Behandlern geäußerte Befürchtung, dass z. B. eine „zu strenge" Blutzuckerregulierung der Lebensqualität abträglich ist? Oder dass ein Patient z. B. „erst richtig Angst haben muss", um sich seiner Blutzuckerregulierung nachhaltig zuzuwenden?

Ziel dieses Kapitels ist es, auf der Basis empirischer Daten medizinische und psychosoziale Faktoren zu beschreiben, die sowohl mit einer günstigen Blutzuckereinstellung als auch mit einer hohen Lebensqualität verknüpft ist. Anschließend werden die wichtigsten therapeutischen Ansätze zur Förderung eines „sowohl als auch" diskutiert.

8.2 Einfluss biopsychosozialer Faktoren

8.2.1 Einfluss biopsychosozialer Faktoren auf die Blutzuckerregulierung

Medizinische Faktoren wie das Vorhandensein einer Insulin-Restsekretion früh nach der Manifestation eines Typ-1-Diabetes („Honeymoon-Phase") oder das Fehlen gegenregulatorischer Hormone bei exokriner Pankreasinsuffizienz können für die Güte der Blutzuckerregulierung von großer Bedeutung sein, werden an dieser Stelle jedoch nicht weiter vertieft. Gleiches gilt für die unterschiedliche Effektivität der verfügbaren Antidiabetika bzw. Insulinregime (konservatives vs. intensiviertes Regime). Weitergehendes zu beiden Themen vermitteln z. B. die einschlägigen Leitlinien (Böhm et al. 2011; Matthaei et al. 2009).

Ein wesentlicher und häufiger Faktor für eine ungünstige Blutzuckerregulierung ist eine unzureichende Adhärenz gegenüber den medikamentösen und nichtmedikamentösen therapeutischen Empfehlungen (**Non-Adhärenz**). Eine Non-Adhärenz kann vielfältige Ursachen haben, unter denen psychosoziale Faktoren zwar bedeutsam sind, aber nicht notwendigerweise im Vordergrund stehen. Häufig stellt allein schon ein unnötig komplexes Behandlungsregime die bedeutsamste Barriere für eine hohe Behandlungsadhärenz dar (Osterberg u. Blaschke 2005).

Die Bedeutung biopsychosozialer Faktoren für die Blutzuckerregulation wird seit mehr als 30 Jahren intensiv beforscht. Eine „aktive" bzw. „optimistische" Krankheitsbewältigung (Fisher et al. 2007; Robertson et al. 2012), eine gute soziale Unterstützung sowie ein höherer Bildungsstatus sind mit einer guten Blutzuckerregulierung verknüpft (Glasgow u. Toobert 1988; Trief et al. 2001). Ebenfalls positiv wirkt sich eine vertrauensvolle Beziehung zum behandelnden Arzt aus (Ciechanowski et al. 2001; Lee u. Lin 2011).

Faktoren wie lange Krankheitsdauer (Blaum et al. 1997), depressive oder bagatellisierende Krankheitsverarbeitung (Fisher et al. 2007), Depressivität (Fisher et al. 2007; Papelbaum et al. 2010), bestimmte Angststörungen oder ängstliche Vorbehalte gegenüber der Insulintherapie („Psychologische Insulinresistenz"; Snoek 2002), geringe soziale Unterstützung und chronischer Stress (Chida u. Hamer 2008) sind mit einer ungünstigen Blutzuckerregulierung assoziiert (s. ▶ Kap. 11 und 12). Die negativen Effekte von Stress, Depressivität und mangelnder sozialer Unterstützung auf die Blutzuckerregulierung werden zum einen durch ungünstige Auswirkungen auf das Gesundheitsverhalten (v. a. Fehlernährung, Bewegungsmangel, Alkoholkonsum) und die medikamentöse Behandlungsadhärenz erklärt (Chida u. Hamer 2008). Zum anderen werden psychobiologische Mechanismen wie eine dysfunktionale Aktivierung des vegetativen Nervensystems und der Hypothalamus-Hypophysen-Nebennierenrinden-Achse beschrieben, was jedoch vor allem im Rahmen des Typ-2-Diabetes bedeutsam zu sein scheint (Chida u. Hamer, 2008, s. auch ▶ Kap. 11).

> **Tipp**
>
> Die folgenden Faktoren gehen mit einer unzureichenden Blutzuckerregulation einher:
> - lange Krankheitsanamnese,
> - depressive oder bagatellisierende Krankheitsverarbeitung,
> - Depressivität bzw. depressive Störungen,
> - Angststörungen oder ängstliche Vorbehalte gegenüber der Insulintherapie („Psychologische Insulinresistenz"),
> - geringe soziale Unterstützung,
> - chronischer Stress.

8.2.2 Einfluss biopsychosozialer Faktoren auf die Lebensqualität

Es ist offenkundig, dass sich die lebenslange Therapie, diabetische Akutkomplikationen sowie Folge- und Begleiterkrankungen des Diabetes auf die Lebensqualität negativ auswirken können (Aalto et al. 1997; Glasgow et al. 1997; Rose et al. 1998; Hahl et al. 2002; Wexler et al. 2006, Pouwer u. Hermanns 2009). In der Studie Translating Research Into Action for Diabetes (TRIAD) konnte ergänzend gezeigt werden, dass **chronische Schmerzen** bei Menschen mit Diabetes mellitus häufig sind (56 %) und zu einer besonders starken Beeinträchtigung der Lebensqualität führen (Bair et al. 2010).

Hinsichtlich der Bedeutung des Therapiekonzepts für die Lebensqualität ist empirisch gut belegt, dass eine intensivierte konventionelle Insulintherapie (ICT) bei Menschen mit Typ-1-Diabetes trotz des höheren Therapieaufwands nicht mit einer schlechteren Lebensqualität verknüpft ist als ein konservatives Insulinmanagement (Pouwer u. Herrmanns 2009). Der höhere Behandlungsaufwand an sich scheint also nicht per se die Lebensqualität zu mindern. Vieles spricht dafür, dass die subjektive Bewertung der ICT als Instrument für eine bessere Steuerbarkeit der Blutzuckerwerte im Alltag entscheidend ist, da dies u. a. eine größere soziale Freizügigkeit erlaubt. Entsprechend hat sich dieses Konzept beim Typ-1-Diabetes durchgesetzt. Beim Typ-2-Diabetes gibt es hingegen Befunde, dass eine Insulintherapie an sich schon einen Risikofaktor für eine schlechtere Lebensqualität darstellt (Pouwers u. Hermanns 2009). Sofern eine Insulintherapie aus diabetologischen Gründen unvermeidbar ist, scheinen Menschen mit Typ-2-Diabetes möglichst einfache Therapieregime (z. B. die Kombination aus oraler Therapie und einem Basalinsulin) zu bevorzugen, sofern die Stoffwechselgüte akzeptabel ist (Bretzel et al. 2008).

Mangelnde soziale Unterstützung bzw. zwischenmenschliche Probleme stellen eine wichtige Barriere gegenüber einer guten Lebensqualität dar (Chida u. Hamer 2008). Hierbei muss jedoch unterschieden werden zwischen einem tatsächlichen Mangel an sozialer Unterstützung (z. B. nach Verlust des Lebenspartners) und dysfunktionaler Unterstützung, bei der z. B. Überfürsorglichkeit die Übernahme notwendiger Eigenverantwortlichkeit behindert. Zwischenmenschliche Probleme wie chronische Konflikte können das Potenzial vorhandener Beziehungen hinsichtlich sozialer Unterstützung weitgehend blockieren. Umgekehrt zeigen eine gute soziale Unterstützung (Aalto et al. 1997; Tilllotson et al. 1996, Albus et al. 2002) vor allem durch den Partner (Trief et al. 2002) und eine „positive Krankheitsbewältigung" (Fisher et al. 2007; Robertson et al. 2012) günstige Effekte auf die Lebensqualität. Auch die Bedeutung einer vertrauensvollen Beziehung zum behandelnden Arzt ist im Hinblick auf die Lebensqualität von Bedeutung (Ciechanowski et al. 2001; Lee u. Lin 2011). Chronischer Stress und Depressivität bzw. Ängste sind ebenfalls mit einer schlechten Lebensqualität verknüpft (Chida u. Hamer 2008; Schramm et al. 2009; Ali et al. 2010), wobei sich der Zusammenhang u. a. aufgrund der verwendeten Konstrukte und Messverfahren ergibt; Kernsymptome der Depressivität wie Freudlosigkeit oder Niedergeschlagenheit fließen ebenso in eine schlechte Lebensqualität ein.

> **Tipp**
>
> Eine intensivierte konventionelle Insulintherapie (ICT) bei Menschen mit Typ-1-Diabetes ist trotz des höheren Therapieaufwands nicht mit einer schlechteren Lebensqualität assoziiert. Beim Typ-2-Diabetes scheint eine Insulintherapie eher mit einer schlechteren Lebensqualität verknüpft zu sein.

8.2.3 Faktoren, die mit hoher Lebensqualität und guter Stoffwechselkontrolle verknüpft sind

Aus den oben genannten Studien lassen sich einige Faktoren extrahieren, die sowohl mit einer guten Lebensqualität als auch mit einer guten Stoffwechselregulierung verknüpft sind. Dies sind vor allem eine „aktive" bzw. „optimistische Krankheitsbewältigung" (Fisher et al. 2007; Robertson et al. 2012) sowie eine gute soziale Unterstützung (Aalto et al. 1997; Tillotson et al. 1996, Albus et al. 2002). Zusätzlich scheint insbesondere eine hohe Zufriedenheit mit der Arzt-Patient-Beziehung ein wichtiger förderlicher Faktor zu sein (Ciechanowski et al. 2001; Lee u. Lin 2011).

8.3 Prinzipien der Krankheitsbewältigung bei Diabetes mellitus

An einem Diabetes mellitus zu erkranken, verlangt den Betroffenen und deren Angehörigen erhebliche psychosoziale Anpassungsleistungen ab. Dies gilt insbesondere für Menschen mit Typ-1-Diabetes und insulinbehandeltem Typ-2-Diabetes. Die Krankheitsbewältigung („Coping with illness") umfasst eine emotionale, kognitive und verhaltensbezogenen Ebene. Die Tatsache, chronisch krank zu sein und die Notwendigkeit einer lebenslangen Behandlung erfordert nicht nur die emotionale Akzeptanz der Erkrankung an sich, sondern berührt auch das Selbstbild und die soziale Rolle des Betroffenen (Krankheitsakzeptanz). Die kognitive Ebene umfasst das Verstehen und Erinnern der komplexen medikamentösen und nichtmedikamentösen Therapie vor dem Hintergrund angemessener Kenntnisse über den Diabetes sowie möglicher Komplikationen und Begleiterkrankungen (Krankheitswissen). Eine gelungene emotionale und kognitive Bewältigung des Diabetes ist die Voraussetzung dafür, dass die aufwändige Therapie selbstständig und erfolgreich in den Alltag integriert wird und damit negative körperliche, psychische oder soziale Konsequenzen der Erkrankung vermieden werden können (Gesundheitsverhalten). Welche Mechanismen liegen der Krankheitsbewältigung zugrunde?

Die Krankheitsbewältigung ist ein dynamischer, lebenslanger Prozess, der seinerseits zahlreichen biopsychosozialen Einflussfaktoren unterliegt. Neben der Art des Diabetes und der Schwere etwaiger Komplikationen, Folge- und Begleiterkrankungen sind vor allem das Ausmaß der sozialen Unterstützung sowie individuelle Bewältigungsprozesse von entscheidender Bedeutung (Fisher et al. 2007; Robertson et al. 2012).

Aus klinischer Perspektive kann der Prozess der Krankheitsbewältigung in unterschiedliche Phasen eingeteilt werden: Vom anfänglichen „Schock" ange-

sichts der akuten Konfrontation mit der Diagnose, mündet der Prozess über verschiedene Zwischenstadien (u. a. „Verleugnung", „Rebellion", „Selbstvorwürfe", „Verzweiflung") idealerweise in eine „Versöhnung" mit der Krankheit ein (Assal et al. 1981). Diese postulierten Phasen laufen jedoch häufig nicht in linearer Folge ab, einzelne Phasen können fehlen oder treten erstmals im Verlauf der Erkrankung auf, wenn sich Änderungen der biopsychosozialen Gesamtkonstellation ergeben (z. B. beim Auftreten von Folge- oder Begleiterkrankungen, weiterer psychosozialen Belastungen wie Verlust des Partners, Arbeitslosigkeit etc.). Die kognitiven, emotionalen und verhaltensbezogenen Prozesse im Rahmen der Krankheitsbewältigung können auch als **Copingstile** operationalisiert werden. Der zur psychometrischen Erfassung der Copingstile entwickelte „Freiburger Fragebogen zur Krankheitsverarbeitung" (FKV; Muthny 1989) operationalisiert im wesentlichen fünf abgrenzbare Formen:

- **Aktives, problemorientiertes Coping:** definiert als
  - Suche nach Informationen über die Erkrankung und Behandlungsansätze,
  - aktive, geplante, handlungsorientierte Anstrengungen zur Lösung der Probleme,
  - Vorsatz, gegen die Erkrankung anzukämpfen sowie intensiver zu leben.
- **Depressive Verarbeitung:** definiert als
  - Selbstmitleid,
  - mit dem Schicksal hadern,
  - negatives Grübeln,
  - ungeduldige und gereizte Reaktionen auf andere
  - sozialer Rückzug.
- **Ablenkung und Selbstaufbau:** definiert als
  - sich ablenken,
  - Abstand gewinnen,
  - Erfolge und Bestätigung suchen,
  - sich mehr gönnen sowie selbst Mut machen.
- **Religiosität und Sinnsuche:** definiert als
  - die Krankheit als Schicksal annehmen,
  - Trost in religiösem Glauben,
  - einen Sinn in der Krankheit suchen,
  - sich damit trösten, dass es andere schlimmer getroffen hat,
  - anderen Gutes tun.

- **Bagatellisierung und Wunschdenken:** definiert als
  - Nicht-wahrhaben-Wollen der Erkrankung,
  - Herunterspielen der Bedeutung und Tragweite
  - Wunschdenken (z. B. Wunsch nach Heilung oder Verschwinden der Erkrankung).

Aus psychodynamischer Perspektive wird Bagatellisierung und Wunschdenken nicht als willkürlicher Widerstand gegen die Behandlung verstanden, sondern als Ausdruck einer vorwiegend unbewussten Verleugnung der Realität, um eine Überflutung mit Angst vor der Erkrankung und ihren Folgen zu vermeiden (Steffens u. Kächele 1988). In dieser Situation macht es deshalb keinen Sinn, zu versuchen, die Motivation des Patienten durch Angststimuli zu steigern (z. B. „Wenn Sie so weitermachen, sind Sie in einem Jahr blind!"), weil dies nur zu einer Zunahme der Verleugnung bzw. zu einem Therapieabbruch führen kann. Stattdessen sollte eine gezielte Unterstützung der Krankheitsbewältigung durch Förderung der krankheitsbezogenen Selbstwirksamkeitserwartung und Handlungskompetenz erfolgen (Empowerment, s. ▶ Kap. 20). Bei der depressiven Verarbeitung ist der Betroffene von Gefühlen der Angst, Hilflosigkeit und Insuffizienzerleben angesichts der krankheitsbedingten Anforderungen überflutet. Meist sind eigene Versuche, die Situation zu meistern, mehrfach gescheitert („gelernte Hilflosigkeit"), so dass die Selbstwirksamkeitserwartung massiv reduziert ist. Eine schlichte Vertröstung (z. B. „das wird schon wieder") oder auch die Aufforderung, der Patient solle sich „zusammenreißen", ist in dieser Situation kontraproduktiv. Stattdessen sollte empathisch der Dialog über belastende Gefühle gesucht und gemeinsam nach Lösungsmöglichkeiten gesucht werden.

8.4   Konsequenzen für die diabetologische Versorgung

Menschen mit Diabetes benötigen Therapiestrategien, die die emotionalen, kognitiven und verhaltensbezogenen Aspekte der Krankheitsbewältigung angemessen adressieren. Neben einer regelmäßigen und bedarfsgerechten diabetologischen Betreuung

sollten bei Bedarf auch psychosoziale Interventionen wie Maßnahmen zur Förderung der Krankheitsverarbeitung, Verbesserung der sozialen Unterstützung und die Behandlung psychischer komorbider Störungen zumindest in Ansätzen integriert werden (siehe Leitlinien „Psychosoziales und Diabetes mellitus", Herpertz et al. 2003, Kulzer et al. 2013).

> **Tipp**
>
> Therapiestrategien bei Menschen mit Diabetes sollten emotionale, kognitive und verhaltensbezogene Aspekte der Krankheitsbewältigung berücksichtigen.

8.5   Interventionen zur Förderung der Blutzuckerkontrolle und der Lebensqualität

8.5.1   Diabetesschulung und patientenorientierte Kommunikation

Die Diabetesschulung sowohl für Betroffene mit Typ-1-Diabetes wie auch Typ-2-Diabetes ist unverzichtbar (s. ▶ Kap. 20). Eine qualifizierte Diabetesschulung führt zu einer deutlichen und anhaltenden Verbesserung sowohl der Blutzuckerkontrolle als auch der Lebensqualität (Herpertz et al. 2003; Kulzer et al. 2013). Bei gestörter Hypoglykämiewahrnehmung sind spezifische Schulungskonzepte verfügbar (s. ▶ Kap. 21). Eine regelmäßige, personell möglichst konstante ärztliche Betreuung ist die Basis einer effizienten Behandlung. Für den Aufbau einer vertrauensvollen Beziehung zwischen Behandler und Patient ist eine empathische und patientenorientierte Kommunikation Voraussetzung. Dies gilt sowohl für ärztliche wie für nichtärztliche Berufsgruppen. Alle diagnostischen und therapeutischen Schritte sollten im Sinne einer partizipativen Entscheidungsfindung („shared decison making") mit den individuellen Erwartungen und Möglichkeiten des Patienten abgestimmt werden (s. ▶ Kap. 22). Im Falle psychosozialer Belastungen haben sich Ansätze im Rahmen der Psychosomatischen Grundversorgung bewährt (s. ▶ Kap. 11 und 12).

8.5.2 Psychoedukative und psychotherapeutische Interventionen

Die positiven Effekte psychoedukativer und psychotherapeutischer Interventionen auf die Blutzuckerkontrolle und die Lebensqualität sind gut belegt (Winkley et al. 2006; Alam et al. 2009). Winkley et al. (2006) konnten in ihrer Metaanalyse von Studien an Menschen mit Typ-1-Diabetes eine mittlere absolute HbA_{1c}-Reduktion von 0,22 % beobachten. Bei Menschen mit Typ-2-Diabetes konnte eine Reduktion von 0,54 % gezeigt werden (Alam et al. 2009). Auch die Lebensqualität besserte sich. Allerdings ist die Studienlage im Hinblick auf die untersuchten Interventionen (z. B. Stressmanagement, Copinggruppen etc.) sehr heterogen, so dass sich aus den Metaanalysen keine klare Evidenz hinsichtlich der Wirksamkeit spezifischer psychoedukativer bzw. psychotherapeutischer Interventionen bei spezifischen Problemen (z. B. chronischer Stress, Beziehungsprobleme oder Störungen der Krankheitsbewältigung) herleiten lässt.

Die Leitlinie „Psychosoziales und Diabetes" der Deutschen Diabetes Gesellschaft und der Deutschen Gesellschaft für Psychosomatische Medizin und Psychotherapie (Herpertz et al. 2003; Kulzer et al. 2013) hat deshalb eine differenzierte Bewertung verschiedener Interventionsformen vorgenommen, die nachfolgenden zusammenfassend dargestellt wird.

- **Interventionen zur Förderung der Krankheitsbewältigung**

Zahlreiche unterschiedliche einzel- und gruppentherapeutische Interventionen zur Förderung der Krankheitsbewältigung wurden in der Vergangenheit entwickelt und hinsichtlich ihrer Wirksamkeit geprüft (v. a. spezielle kognitive Verhaltenstherapie, „motivational interviewing" etc.). Dabei ergab sich in Bezug auf die Blutzuckerkontrolle oder die Lebensqualität ein inkonsistentes Bild: Neben einigen Studien mit positivem Wirksamkeitsnachweis konnte in anderen Studien kein signifikanter Effekt nachgewiesen werden. Eine abschließende Beurteilung solcher Interventionen ist nicht zuletzt aufgrund der problematischen Vergleichbarkeit der

Studien (Typ-1-Diabetes, Typ-2-Diabetes, Einzel- vs. Gruppentherapie, unterschiedliche Therapieverfahren) derzeit noch nicht möglich. Trotz dieser methodischen Einschränkung kommt die Leitlinie zu der Einschätzung, dass bei deutlichen Problemen der Krankheitsbewältigung eine weitergehende psychosoziale Versorgung, z. B. in Gestalt psychoedukativer bzw. psychotherapeutischer Einzel- oder Gruppengespräche angeboten werden sollte. Bei unzureichendem Wissen über den Diabetes ist eine Diabetesschulung angezeigt.

Psychotherapeutische Methoden zur Stressreduktion wie Progressive Muskelentspannung, Biofeedback und Stressmanagement-Training sollten auch unabhängig von Diabetesschulungen bei Menschen mit stressbedingten negativen Folgen für die Blutzuckerkontrolle bzw. Lebensqualität angeboten werden. Spezifische Behandlungsstrategien zur Förderung der sozialen Unterstützung wurden bislang selten untersucht. Gruppentherapien oder internetbasierte Interventionen zur Bearbeitung zwischenmenschlicher Probleme sind wirksam im Hinblick auf die soziale Kompetenz, ob diese Interventionen jedoch einen positiven Effekt auf die Blutzuckerkontrolle haben, ist nicht belegt.

Fazit

Gute Blutzuckerwerte bei gleichzeitig hoher Lebensqualität sind möglich, ein Erfolg stellt sich jedoch nur im Falle eines komplexen, adaptiven Prozesses der Krankheitsbewältigung ein. Eine gute diabetologische Versorgung muss der Komplexität dieses Prozesses gerecht werden. Entsprechende Unterstützung sollte neben Basismaßnahmen wie einer qualifizierten Diabetesschulung in Verbindung mit einer empathischen ärztlichen Versorgung dem Patienten zur Verfügung gestellt werden. Bei Bedarf sollten auch weitergehende psychoedukative bzw. psychotherapeutische Interventionen zur Förderung der Krankheitsbewältigung, der Stressreduktion und der sozialen Unterstützung angeboten werden. Im Falle einer komorbiden psychischen Störung ist eine psychotherapeutische und/oder medikamentöse Therapie indiziert (s. ▶ Kap. 11 und 12). Eine systematische Diagnostik und gezielte Auswahl geeigneter Interventionen ist notwendig, um eine optimale Versorgung von Menschen mit Diabetes mellitus gewährleisten zu können.

Literatur

Aalto AM, Uutela A, Aro AR (1997) Health related quality of life among insulin-dependent diabetics: Disease-related and pychosocial correlates. Patient Educat Couns 30:215–225

Ahola AJ, Saraheimo M, Forsblom C, Hietala K, Sintonen H, Groop PH, FinDiane Study Group (2010) Health-related quality of life in patients with type 1 diabetes – association with diabetic complications (the FinDiane Study). Nephrol Dial Transplant 25:1903–1908

Alam R, Sturt J, Lall R, Winkley K (2009) An updated meta-analysis to assess the effectiveness of psychological interventions delivered by psychological specialist and generalist clinicians on glycaemic control and psychological status. Pat Educ Couns; 75:25–36

Albus C, Herpertz S, Hellmich M, Kramer-Tousaint E, Senf W, Köhle K (2002) Welche psychosozialen und medizinischen Faktoren sind bei erwachsenen Diabetikern mit hoher Lebenszufriedenheit und guter Stoffwechselregulierung verbunden? Ergebnisse unter Verwendung einer kombinierten Ergebnis-Variable. Diabetes und Stoffwechsel; 11:279–286

Ali S, Stone M, Skiner TC, Robertson N, Davies M, Khunti K (2010) The association between depression and health-related quality of life in people with type 2 diabetes: a systematic literature review. Diabetes Metab Res Rev; 26:75–89

Assal JP, Gfeller R, Kreinhofer M (1981) Stages of acceptance of diabetes. Their interference with treatment, and influence on the attitude of the healthcare team. Journ Annu Diabetol Hotel Dieu :223–35

Bair MJ, Brizendine EJ, Ackermann RT, Shen C, Kroenke K, Marrero DG (2010) Prevalence of pain and association with quality of life, depression and glycaemic control in patients with diabetes. Diabet Med 27:578–584

Blaum CS, Velez LV, Hiss RG, Halter JB (1997) Characteristics related to poor glycemic control in NIDDM patients in community practice. Diabetes Care 20:7

Böhm BO, Dreyer M, Fritsche A, Füchtenbusch M, Gölz S, Martin S (2011) Therapie des Typ-1-Diabetes S3-Leitlinie Therapie des Typ-1-Diabetes – Version 1.0; September

Bradley C, Gamsu DS (1994) Guidelines for encouraging psychological well-being: Report of a working group of the World Health Organisation regional office for Europe and International Diabetes Federation European region. St Vincent declaration action programme for diabetes. Diabet Med 11:510–516

Bretzel RG, Nuber U, Landgraf W, Owens DR, Bradley Linn CT (2008) Once-daily basal insulin Glargine vs thrice-daily prandial insulin lispro in people with type 2 diabetes on oral hypoglycaemic agents (APOLLO): an open randomised trial. Lancet 371:1073–1084

Chida Y, Hamer M (2008) An association of adverse psychosocial factors with diabetes mellitus: a meta-analytic review of longitudinal cohort studies. Diabetologia 51:2168–2178

Ciechanowski PS, Katon WJ, Russo JE, Walker EA (2001) The patient-provider relationship: attachment theory and adherence to treatment in diabetes. Am J Psychiatry 158:29–35

DCCT Research Group (1993) The effect of intensive treatment of diabetes on the development and progression of long term complications in insulin dependent diabetes mellitus. N Engl J Med 329:977–686

Fisher EB, Thorpe CT, DeVellis BM, DeVellis RF (2007) Healthy coping, negative emotions and diabetes management. A systematic review and appraisal. Diabetes Educator 33:1080–1103

Glasgow RE, Ruggiero L, Eakin EG, Dryfos J, Chobanian L (1997) Quality of life and associated characteristics in a large national sample of adults with diabetes. Diabetes Care 20:562–567

Glasgow RE, Toobert DJ (1988) Social environment and regimen adherence among type 2 diabetic patients. Diabetes Care 11:377–386

Hahl J, Hämäläinen H, Sintonen H, Simell T, Arinen S, Simell O (2002) Health-related quality of life in type 1 diabetes without or with symptoms of long-term complications. Quality of Life Research; 11:427–36

Hanestad BR (1993) Self-reported quality of life and the effect of different clinical and demographic characteristics in people with type 1 diabetes. Diabetes Res Clin Pract 19:139–149

Karlson B, Agarth CD (1994) Influence of intensified insulin regimen on quality of life and metabolic control in insulin-dependent diabetes mellitus. Diabetes Res Clin Pract 25:111–115

Kulzer B, Hermanns N, Ebert M, Kempe J, Kubiak T, Haak T (2002) Problembereiche bei Diabetes (PAID) – ein neues Meßinstrument zur Erfassung der emotionalen Anpassung an Diabetes. Diabetes und Stoffwechsel 11:144

Kulzer B, Albus C, Herpertz S, Kruse J, Lange K, Lederbogen F, Petrak F (2013) Evidenzbasierte Diabetes-Leitlinie DDG. Psychosoziales und Diabetes mellitus. (http://www.deutsche-diabetes-gesellschaft.de)

Lee YY, Lin JL (2011) How much dies rust really matter? A study of the longitudinal effects of trust and decision-making preferences on diabetic patient outcomes. Patient Educ Counsel 85:406–12

Matthaei S, Bierwirth R, Fritsche AA, Gallwitz B, Häring HU, Joost HG, Kellerer M, Kloos C, Kunt T, Nauck M, Schernthaner G, Siegel E, Thienel F (2009) Medikamentöse antihyperglykämische Therapie des Diabetes mellitus Typ 2. Update der Evidenzbasierten Leitlinie der Deutschen Diabetes-Gesellschaft. Diabetologie 4:32–64

Muthny FA (1989) Freiburger Fragebogen zur Krankheitsverarbeitung, FKV. Manual. Beltz Test GmbH, Weinheim

Osterberg L, Blaschke T (2005) Adherence to medication. N Engl J Med 353:487–97

Papelbaum M, Lemos HM, Duchesne M, Kupfer R, Moreira RO, Coutinho (2010) The association between quality of life, depressive symptoms and glycaemic control in a group of type 2 diabetes patients. Diabet Res Clin Pract 89:227–30

Pouwer F, Hermanns N (2009) Insulin therapy and quality of life. A review. Diabetes Metab Res Rev 25(1):S4–S10

Robertson SM, Stanley MA, Cully JA, Naik AD (2012) Positive emotional health and diabetic care: Concepts, measurement and clinical implications. Psychosomatics 53:1–12

Rose M, Burkert U, Scholler G, Schirop T, Danzer G, Klapp BF (1998) Determinants of the quality of life of patients with diabetes under intensified insulin therapy. Diabetes Care 21:1876–1885

Schramm MT, Baan CA, Pouwer F (2009) Depression and quality of life in patients with diabetes; a systematic review from the European Depression in Diabetes/EDID) Research Consortium. Current Diabetes Reviews 5:112–119

Snoek FJ (2002) Breaking the barriers to optimal glycaemic control – what physicians need to know from patient's perspective. Int J Clin Pract Suppl 129:80–84

Steffens W, Kächele H (1988) Abwehr und Bewältigung – Mechanismen und Strategien. Wie ist eine Integration möglich? In: Kächele H, Steffens W (Hrsg) Bewältigung und Abwehr. Beiträge zur Psychologie und Psychotherapie schwerer körperlicher Erkrankungen. Springer, Berlin, Heidelberg, New York, S 1–51

Sundaram M, Kavookjaian J, Patrick JH, Miller LA, Madhavan SS, Scott V (2007) Quality of life, health status and clinical outcomes in type 2 diabetes patients. Quality of Life Research 16:165–77

Tillotson LM, Smith MS (1996) Locus of control, social support, and adherence to the diabetes regimen. Diabetes Educator 22:133–139

Trief PM, Himes CL, Orendorf R, Weinstock RS (2001) The marital relationship and psychosocial adaptation and glycemic control of individuals with diabetes. Diabetes Care 24:1384–1389

Trief PM, Wade MJ, Britton KD, Weinstock RS (2002) A prospective analysis of marital relationship factors and quality of life in diabetes. Diabetes Care 25:1154–1158

Van der Does FEE, De Neeling ND, Snoek FJ, Kostene PJ, Grootenhuis PA, Bouter LM, Heine RJ (1996) Symptoms and well-beeing in relation to glycemic control in type II diabetes. Diabetes Care 19:204–210

Wexler DJ, Grant RW, Wittenberg E, Bosch JL, Cagliero E, Delehanty L, Blais MA, Meigs JB (2006) Correlates of health-related quality of life in type 2 diabetes. Diabetiologia 49:1489–97

Wikblad K, Leksell J, Wibell L (1996) Health related quality of life in relation to metabolic control and late complications in patients with insulin-dependent diabetes mellitus. Qual Life Res 5:123–130

Winkley K, Landau S, Ismail K (2006) Psychological intervention to improve glycaemic control in patients with type 1 diabetes: systematic review and meta-analysis of randomised controlled trials. BMJ 333:65–9

Diabetesbezogene Belastungen

R. Paust, R. Krämer-Paust, B. Jansen

F. Petrak, S. Herpertz (Hrsg.), *Psychodiabetologie*,
DOI 10.1007/978-3-642-29908-7_9, © Springer-Verlag Berlin Heidelberg 2013

Kurzinfo

Mit der Diagnose Diabetes sind die betroffenen Menschen und ihr Umfeld mit einer Vielzahl von zwangsläufigen, jedoch häufig nicht pathologischen diabetesbezogenen Belastungen konfrontiert. Belastungen resultieren zum einen aus der tagtäglichen und lebenslangen Selbstbehandlung und zum anderen aus der psychosozialen Bewältigung der Erkrankung. Eine adäquate und funktionale Krankheitsbewältigung sowie ein angemessener Umgang mit diabetesbezogenen Belastungen sind von hoher klinischer Relevanz, da Belastungen selbst Barrieren in der Behandlung darstellen können. Eine Einschätzung möglicher pathologischer Ausprägung von Belastungsreaktionen kann nach Art und Schwere anhand diagnostischer Kriterien der Internationalen Klassifikation psychischer Störungen (ICD-10) eingestuft werden. Im Langzeitverlauf kommt es häufig zu Schwankungen in der Behandlungsmotivation und zu Vernachlässigung der Selbstbehandlung des Diabetes. Nicht selten führen die lebenslangen Diabetesanforderungen zur Überforderung. Insbesondere Patienten mit überhöhten Ansprüchen und Bemühen um die glykämische Kontrolle erleben Phasen von dauerhafter Therapieresignation bis hin zu „Diabetes-Burnout". Belastungen treten nicht nur beim betroffenen Diabetiker auf, sondern sie können sich auch auf Seiten des Partners/der Partnerin oder in der Paarbeziehung manifestieren. Art und Umgang mit diabetesbezogenen Belastungen in der Partnerschaft können dabei die Verarbeitung und Anpassung an die Erkrankung spezifisch gefährden oder fördern. Das Vorkommen diabetesbezogener Belastung ist auch abhängig von der Verfügbarkeit individueller Bewältigungsressourcen des Patienten. Diese können zur Unterstützung des Umgangs mit Belastungen im Krankheitsverlauf systematisch erfasst werden. Neben standardisierten Fragebögen zur Erfassung von Diabetesbelastungen dient das ausführliche Gespräch mit dem Patienten als wichtige Quelle zur Erhebung von Belastungen und darüber hinaus bei auffälligem Befund zur Intervention in der (psycho-)diabetologischen Behandlung.

9.1 Berücksichtigung diabetesbezogener Belastungen – eine zentrale Aufgabe in der Diabetesbetreuung

Leitlinien bei Diabetes zeigen, dass für die Behandlung und Prognose des Typ-1-Diabetes und Typ-2-Diabetes somatische und psychosoziale Faktoren gleichermaßen bedeutsam sind (ADA 2000; Herpertz et al. 2003; Martin et al. 2007). Als Therapieziel wird neben der Verhinderung diabetesbedingter Folgeerkrankungen die Prävention diabetesbedingter Einschränkungen der Lebensqualität angestrebt (Martin et al. 2007). Innerhalb der Diabetologie wird von komplexen Wechselwirkungen zwischen psychischen und physiologischen Prozessen ausgegangen. Es wird angenommen, dass sowohl psychische Faktoren (z. B. Stress) auf die Stoffwechseleinstellung wirken als auch ebenso körperliche Beschwerden (z. B. diabetesbedingte Begleit- und Folgeerkrankungen) psychische Belastungen hervorrufen können (Rose et al. 2002), siehe hierzu auch ▶ Kap. 8.

Die medikamentöse und verhaltensmedizinische Behandlung des Diabetes greift nicht nur in den Stoffwechsel des Betroffenen ein, sondern in sein gesamtes Leben und Erleben. Diabetes tangiert nahezu alle Lebensbereiche des Betroffenen. Es kann davon ausgegangen werden, dass diabetesbezogene negative Emotionen und Probleme der Krankheitsbewältigung im Verlauf der Erkrankung auftreten (Herpertz et al. 2003) und die glykämische Kontrolle und Selbstbehandlung ungünstig beeinflussen können (Polonsky et al. 1995; Snoek et al. 2002). In diesem Verständnis gelten psychosoziale Belastungen bei Diabetes als zwangsläufig, die auf das Auftreten der Erkrankung und der zu bewältigenden lebenslangen Selbstbehandlungsanforderungen folgen. Diabetesbezogene Belastungen sind von hoher klinischer Relevanz, da sie erhebliche Therapiebarrieren darstellen können (Hermanns et al. 2006). Somit stellt die Berücksichtigung von Belastungen bei Diabetes in der Betreuung eine wesentliche und zentrale Aufgabe dar.

9.1.1 Häufigkeit von Belastungen

Angaben zur Häufigkeit diabetesbezogener psychosozialer Belastungen und das Vorkommen von Problemen mit der Diabetesbehandlung verweisen darauf, dass ein beachtlicher Anteil sowohl von Patienten mit Typ-1-Diabetes als auch mit Typ-2-Diabetes durch die Erkrankung substanziell belastet ist. Hierbei ist das Ausmaß der Belastung nicht so sehr durch den Diabetestyp, sondern eher durch die Art der Behandlung beeinflusst (Herpertz et al. 1999, Herpertz et al. 2000). Frühere Untersuchungen zu Alltagsbelastungen zeigen, dass die Hälfte aller Diabetespatienten gravierende Belastungen erlebt. 60 % der Patienten fühlen sich durch die Angst vor Folgeerkrankungen belastet, 50 % durch Diät- und Selbstbehandlungsprobleme und 40 % durch Probleme mit Hypoglykämien (Mehnert et al. 2003). In der Gruppe der Typ-1-Diabetiker sind ca. 10 % als hochbelastet einzustufen (Petrak et al. 2011). Die Belastung dieser Patienten nach längerer Krankheitsdauer ist besonders stark mit Hypoglykämieproblemen verbunden (s. ▶ Kap. 12), während die Gruppe der Typ-2-Diabetiker besonders durch Aspekte der Insulin- und Selbstbehandlung belastet ist (Mehnert et al. 2003). Verschiedene Untersuchungen an Patienten, die in einer Schwerpunktpraxis behandelt werden, zeigen, dass etwa 20–30 % insulinbehandelter Diabetiker psychosoziale Probleme, gemindertes Wohlbefinden und diabetesbezogene Belastungen angeben.

Speziellen Patientengruppen – wie Patienten mit Folgekomplikationen – wird ein besonders hohes Risiko für das Auftreten von Belastungen zugeschrieben (Anderson et al. 2001; Hirsch u. Lange 2002). Befunde zur Krankheitsbewältigung bei Diabetespatienten mit zusätzlichen depressiven Symptomen bis hin zu einer depressiven Störung zeigen darüber hinaus, dass diabetesspezifische Belastungen unabhängig vom Diabetestyp sehr ausgeprägt sind (Zahn u. Petrak 2011, s. auch ▶ Kap. 11).

9.1.2 Diabetesbezogene Belastungen

Diabetes ist mit einer Vielzahl unterschiedlicher Belastungen verbunden (s. unten, Belastungsspektrum), die die Lebensqualität, die Behandlungsmotivation und das Selbstbehandlungsverhalten reduzieren und folglich das Erreichen der angestrebten Gesundheitsziele gefährden können.

Diabetesbelastungen resultieren einerseits aus der tagtäglichen Behandlung, die vom Betroffenen ein Leben lang selbst durchgeführt werden muss. Hierzu zählt die regelmäßige zuverlässige Einnahme von oralen Antidiabetika ebenso wie tägliche mehrmalige Insulininjektionen, Stoffwechsel- und Blutzuckerkontrollen sowie die Einhaltung von Empfehlungen einer diabetesangepassten gesunden Ernährung. Zur Bewältigung der täglichen Therapiemaßnahmen gehört auch die Behandlung und psychosoziale Verarbeitung auftretender Hypoglykämien. Auch wenn schwere Hypoglykämien vergleichsweise selten auftreten, birgt die permanente Gefahr von schweren Hypoglykämien mit Bewusstlosigkeit Potenzial für ausgeprägte Belastungen. Belastungen können sich psychisch und physisch manifestieren. Physische Belastungen sind eng mit dem Körper selbst verbunden, z. B. durch häufige schmerzhafte Therapiemaßnahmen (Blutzuckermessung, Insulininjektion). Auch vorübergehende kognitive Beeinträchtigungen (z. B. Konzentrationsstörungen) durch Stoffwechselschwankungen und Entgleisungen (Hypoglykämie, Hyperglykämie) können Belastungen darstellen.

Neben den Anforderungen durch die tägliche Selbstbehandlung des Diabetes ergeben sich andererseits unausweichlich Belastungen, die aus der psychosozialen Bewältigung des Diabetes als chronische Erkrankung resultieren. Dies bedeutet, dass die betroffenen Personen sich mit der Lebenslänglichkeit der Erkrankung auseinandersetzen müssen und den Diabetes als Teil ihres Lebens akzeptieren lernen. Hierbei sehen sie sich mit dem Risiko konfrontiert, dass mittel- und langfristige Begleit- und Folgeerkrankungen das eigene Leben massiv beeinträchtigen können (Petermann 1995). Zudem gilt es für Patienten, sich im Rahmen der individuellen Krankheitsbewältigung den Emotionen, Selbstwertproblemen, Veränderungen im Selbst- und Körperbild und Zukunftsängsten zu stellen.

Zusätzlich können Belastungen auftreten, die unabhängig vom Diabetes existieren (z. B. Belastung durch soziale Probleme, Arbeitslosigkeit, Verlust nahestehender Personen), jedoch Einfluss auf das Erleben des Diabetes ausüben und dadurch ggf. eine adäquate Selbstbehandlung beeinträchtigen.

In der folgenden Zusammenstellung werden Belastungsfelder und Problembereiche dargestellt, mit denen Menschen mit Diabetes, ihr Umfeld und die in der Diabetesbehandlung tätigen Berufsgruppen thematisch konfrontiert sein können. Die Ausprägung dieser Belastungen ist individuell verschieden und abhängig von der Persönlichkeit des Patienten sowie seinen Ressourcen und Möglichkeiten, adäquate und funktionale Strategien zur Bewältigung anzuwenden.

- ■ **Belastungsspektrum**
- ▬ Belastungen durch
    - ▬ Auswirkungen der Diabetestherapie, die in alle Lebensbereiche eingreift,
    - ▬ Angst vor Folgeerkrankungen bzw. Progredienz der Erkrankung,
    - ▬ Hypoglykämien,
    - ▬ Aspekte der Selbstbehandlung (Selbstkontrolle),
    - ▬ Ernährungsvorschriften und Ernährungsempfehlungen,
    - ▬ Probleme der Akzeptanz des Diabetes,
    - ▬ schlechtes Gewissen und Schuldgefühle,
    - ▬ Partnerschafts- und Familienkonflikte,
    - ▬ Leistungseinschränkungen,
    - ▬ Diskriminierung am Arbeitsplatz bzw. in der Öffentlichkeit,
    - ▬ Aspekte der Arzt-Patienten-Interaktion.

9.1.3 Diabetesbezogene Belastungen und Krankheitsverarbeitung

Es wird davon ausgegangen, dass eine adäquate Krankheitsverarbeitung bei Diabetes eine entscheidende Voraussetzung für ein aktives und effektives Selbstbehandlungsverhalten ist. Gleichsam ist sie Bedingung für einen angemessenen Umgang mit den oben genannten zwangsläufigen Belastungen (Dlugosch et al. 2002; Herpertz et al. 2003). Krankheitsverarbeitung wird definiert als „die Gesamtheit aller Prozesse, um bestehende oder erwartete Belastungen im Zusammenhang mit Krankheit emotional, kognitiv oder aktional abzufangen, auszuglei-

chen oder zu meistern" (Muthny 1989). In dieser weithin akzeptierten Definition ist enthalten, dass nicht eine einzelne Umgangsweise oder eine einzelne Copingstrategie als funktional, dysfunktional, adaptiv oder maladaptiv angesehen werden kann (Duangdao u. Roesch 2008). Metaanalysen belegen zudem, dass eine erfolgreiche Krankheitsverarbeitung bei Diabetes als komplexes Zusammenspiel simultan wirkender Bewältigungsstrategien und persönlichkeitspsychologischer Faktoren geringere emotionale Belastung, verbesserte Umgangsweise mit den Anforderungen, Abwesenheit von psychischen Erkrankungen sowie eine höhere Lebensqualität bewirkt (Duangdao u. Roesch 2008; Paust et al. 2012).

Annäherungs- und problemlösungsorientierte Bewältigungsstrategien werden als funktional eingestuft und gehen mit einem niedrigeren Ausmaß an diabetesbezogenen Belastungen und Problemen einher. Nach Duangdao und Roesch (2008) hängt problemorientiertes Coping positiv mit metabolischer Kontrolle zusammen und korreliert negativ mit Angst und Depressivität. Passiv-vermeidende Bewältigungsstrategien im Umgang mit den Diabetesanforderungen gehen in der Regel eher mit einem höheren Ausmaß an Diabetesbelastungen einher. Zudem ermöglichen Kombinationen aus Annäherungsstrategien und problemorientiertem Coping bestmögliche Verarbeitung und Anpassung an Diabetes, während das Zusammentreffen von emotionsorientierten und vermeidenden Bewältigungsstrategien ein höheres Maß an Belastungen zur Folge hat (Duangdao u. Roesch 2008). Klinische Erfahrungen in der diabetologischen Betreuung stützen die empirischen Befunde, da auch im diabetologischen Alltag beobachtet werden kann, dass eine normnahe Stoffwechseleinstellung von der Bereitschaft abhängt, sich stetig um den Blutzucker zu „kümmern" (Annäherung) ohne dauerhaft „wegzuschauen" (Vermeidung). Verschiedene Autoren gehen allerdings auch davon aus, dass sich in der Regel eine aktive, problemorientierte und eine abwehrende, gefühlsorientierte Bewältigung beispielsweise im Umgang mit Ängsten vor Folgeerkrankungen flexibel abwechseln (Hirsch u. Lange 2002). Für den langfristig dauerhaften motivierten Umgang mit der Diabetesbehandlung wird somit eine ausgewogene Balance zwischen Annäherungs- und

Vermeidungsstrategien angestrebt (Miller 2003), die weder ein „Zuviel" (**Cave:** Diabetes-Burnout!) noch ein „Zuwenig" an Beschäftigung mit dem Diabetes ermöglichen.

> **Tipp**
>
> In der Betreuung von Diabetespatienten sollten auftretende diabetesbezogene Belastungen vor dem Hintergrund individuell angewendeter Bewältigungsstrategien des Patienten verstanden und erörtert werden und ggf. Maßnahmen zur Verbesserung der Krankheitsverarbeitung angeboten werden.

9.2 Definition und Klassifikation krankheits- und behandlungsbezogener Belastungen bei Diabetes mellitus

Unter psychischer Belastung wird im Allgemeinen verstanden, dass Faktoren von außen auf die Psyche des Menschen (hier eines chronisch Kranken) einwirken. Das Ausmaß, inwieweit sich derartige Faktoren auf den einzelnen Menschen belastend auswirken, ist nicht ausschließlich auf die Art der Belastung zurückzuführen, sondern hängt zusätzlich von individuellen Faktoren ab, z. B. körperlicher und psychischer Konstitution sowie sozialer Integration. Des Weiteren ist das Erleben von Belastung mit der individuellen Bewertung innerer und äußerer Reize verbunden (Lazarus 2005). Im Folgenden werden Belastungen diagnostisch aufgeführt und anhand der Internationalen Klassifikation psychischer Störungen (ICD-10) eingestuft.

9.2.1 Reaktion auf schwere Belastungen und Anpassungsstörungen (nach ICD-10)

Akute Belastungsreaktion (F43.0)

Das Auftreten einer chronischen Erkrankung kann als ein außergewöhnliches Lebensereignis verstan-
den werden, durch welches eine akute Belastungsreaktion hervorgerufen werden kann. Die akute Belastungsreaktion zeigt sich bereits unmittelbar nach Auftreten des belastenden Ereignisses. Die Symptomatik stellt sich in einem gemischten, gewöhnlich wechselnden Bild dar und beinhaltet nach anfänglichem Zustand der „Betäubung" (Schock) Symptome wie Angst, Ärger, Verzweiflung und Rückzug. Die Symptome der akuten Belastungsreaktion sind in der Regel nach wenigen Stunden rückläufig und nach 3 Tagen nur noch minimal vorhanden. Das Auftreten einer akuten Belastungsreaktion und deren Ausprägung hängen von der individuellen Vulnerabilität und verfügbaren Bewältigungsmechanismen (Copingstrategien) ab.

Posttraumatische Belastungsstörung (F43.1)

Die Konfrontation mit der Diagnose Diabetes erklärt in aller Regel die Verursachung einer posttraumatischen Belastungsstörung nicht. Sind die Diagnosekriterien einer posttraumatischen Belastungsstörung erfüllt, so bedarf es im Einzelfall einer Klärung, ob und welche Funktion der Diabetesdiagnose oder -therapie hierbei zugeschrieben werden kann.

Anpassungsstörung (F43.2)

Von einer Anpassungsstörung kann gesprochen werden, wenn nach einer entscheidenden Lebensveränderung oder nach belastenden Lebensereignissen sowie infolge schwerer körperlicher Erkrankung subjektives Leiden und emotionale Beeinträchtigungen die soziale Funktion und Leistungsfähigkeit einschränken. Die Anzeichen dafür umfassen depressive Verstimmungen, Angst, Besorgnis, das Gefühl, unmöglich mit der Situation zurechtzukommen und vorausplanen zu können, sowie Beeinträchtigungen bei der Bewältigung alltäglicher Routine. Im Allgemeinen entsteht die Anpassungsstörung innerhalb eines Monats nach dem belastenden Ereignis und hält nicht länger als 6 Monate an. Kommt es allerdings im Rahmen der Anpassungsstörung zu einer längeren depressiven Reaktion (F43.21), so kann die Symptomatik bis zu 2 Jahren andauern. Auftreten und Ausprägung hängen wie bei der akuten Belastungsreaktion von der individuellen Vulnerabilität und verfügbaren Copingstrategien ab, wobei bei der Anpassungsstörung davon ausgegangen wird, dass die individuelle Disposition eine noch größere Rolle spielt als bei den anderen Störungen von F43.

> **Tipp**
>
> Da eine gelingende Krankheitsadaptation bei Diabetes mit dem Erreichen physiologischer Parameter (z. B. HbA$_{1c}$, Körpergewicht) und einem adäquaten Umgang mit den psychischen Auswirkungen und Belastungen der Erkrankung verbunden ist, sollte in der diabetologischen Betreuung bei Nichterreichen individueller Behandlungsziele auch die Möglichkeit der Entwicklung einer Anpassungsstörung in Betracht gezogen werden.

- **Klassifikation von Diabetesbelastungen nach ICD-10**
- Reaktion auf schwere Belastungen: Akute Belastungsreaktion nach ICD-10 (F43.0)
- Belastung infolge schwerer körperlicher Erkrankung mit Einschränkung der Leistungsfähigkeit: Anpassungsstörung nach ICD-10 (F43.2)
- Längere depressive Reaktion auf eine länger anhaltende Belastungssituation nach ICD-10 (F43.21)

9.2.2 Belastungen im zeitlichen Verlauf der Erkrankung

Reaktion auf die Diagnose

Häufige Reaktionen auf die Diabetesdiagnose reichen von Überrascht-Sein bis Geschockt-Sein und können von mäßiger bis starker Trauer, Enttäuschung, Ärger und (Enttäuschungs-)Wut begleitet sein. Das emotionale Erleben geht häufig mit Hilflosigkeit einher. Diese anfänglichen Gefühle weichen im besten Falle rasch zugunsten einer zuversichtlichen Einstellung. Dies bedeutet aber nicht, dass auch das psychische Gleichgewicht wiederhergestellt ist. Mit der Diagnose Diabetes dringt die Erkenntnis in das Bewusstsein des Patienten, dass er eine lebenslang zu behandelnde chronische Krankheit hat, die ihm den endgültigen Verlust von Gesundheit vor Augen führt. Beim Verlust der körperlichen Unversehrtheit geht es darum,

sich in einer neuen Identität als „Diabetiker" oder „chronisch Kranker" zu erleben und anzunehmen. Das bedeutet, dass Veränderungen des eigenen Selbst- und Körperbildes zugelassen werden müssen. Diabetes verändert das Leben und Erleben der Betroffenen. Vieles ist für den Betroffenen und sein Umfeld nach der Diagnose nicht mehr so wie zuvor in einem gesunden Zustand. Zudem sind diese Veränderungen mit unfreiwilligen Einschränkungen verbunden, häufig in Bezug auf das Essverhalten.

> **Tipp**
>
> Das Aufzeigen von Hilfen bei der Akzeptanz des Diabetes sollte in der diabetologischen Behandlung rechtzeitig nach der Diagnose erfolgen, um die Manifestation pathologischer Belastungen zu verhindern bzw. diese frühzeitig zu erkennen.

Initiale Phase

Die Diabetesbehandlung und die Integration des Diabetes verunsichern auch psychisch gesunde Menschen und können Angst machen. Vielen stellt sich die Frage, inwieweit ein kurz-, mittel- und langfristiges Zurechtkommen mit den Anforderungen des Diabetes mit den verfügbaren individuellen Ressourcen möglich ist. Beim Betroffenen ergeben sich Orientierungsfragen wie:

- Welche Therapie ist die beste (für mich)?
- Was bedeutet die Einnahme von Medikamenten?
- Welche Folgen hat eine Insulintherapie?
- Geht es nicht auch mit Tabletten?
- Wenn ich mich nicht an die Verordnung des Arztes halte, was passiert dann mit mir?
- Was geht mir durch die Diabetesbehandlung verloren?
- Wie werden andere reagieren, wenn sie erfahren, dass ich Diabetes habe?

Mit Beginn einer medikamentösen Behandlung oder Insulintherapie des Diabetes lässt sich der körperliche Zustand in der Regel rasch bessern und stabilisieren. Die sogenannte initiale Phase (< 12 Monate) ist dadurch gekennzeichnet, dass der Patient mit einer Reihe existenzieller Lebens(stil)veränderungen konfrontiert ist, für die er im Rahmen von Schulungen und ambulanter diabetologischer Betreuung sowie „Selbsterfahrung" diabetesspezifisches Wissen erwirbt (Petrak et al. 2004). Das Wissen und die Erfahrung um eine wirkungsvolle Behandlung des Diabetes verdeutlichen dem Betroffenen, dass es möglich ist, mit dem Diabetes zu leben. Neben der kognitiven Erarbeitung der Akzeptanz der Diagnose geht es in der weiteren Krankheitsverarbeitung um den Umgang mit Gefühlen und Affekten. Auch wenn der Verstand sagt: „So ist es nun einmal", kann der Betroffene auf der emotionalen Ebene in der initialen Phase diese Realität vielfach noch nicht anerkennen sowie mögliche Auswirkungen auf sein weiteres Leben überblicken.

Belastungen im Langzeitverlauf

Die Integration der Diabetestherapie und Absicherung von Verhaltensänderungen im Alltag im Langzeitverlauf beansprucht in aller Regel Zeit. In der Phase der Langzeiterkrankung (> 12 Monate) liegt der Schwerpunkt der Bewältigungsleistung darin, den eigenverantwortlichen Umgang (Selbstmanagement, Empowerment) mit der Diabetesbehandlung dauerhaft aufrechtzuerhalten und dabei ein Gleichgewicht zwischen Diabetesmanagement und Lebensqualität zu finden (Hirsch 2002; Petrak 2004). Der Ansatz einer phasenspezifischen Bewältigung des Diabetes folgt dem dynamischen Verständnis der Anforderungen, die sich im Verlauf der Diabeteserkrankung für den Betroffenen und seine Umwelt verändern. In der diabetologischen Praxis macht es einen entscheidenden Unterschied, ob ein Patient in der Langzeitphase nach 18 Monaten Diabetesdauer oder nach 40 Jahren Diabetesdauer betreut wird, da die Betroffenen über historisch geprägte Therapieerfahrungen (z. B. starre Behandlungsregime) verfügen und sich im Langzeitverlauf eher Phasen der Erschöpfung manifestieren können.

> **Tipp**
>
> Dem Patienten sollte in der diabetologischen Betreuung zur psychoemotionalen Verarbeitung der Erkrankung Zeit eingeräumt werden. Mit dem Diabetes in Zusammenhang stehende belastende Gedanken und Gefühle sollten u. a. im Rahmen von Patientenschulungen und psychoedukativen Programmen berücksichtigt werden.

- **Belastungsbereiche im Langzeitverlauf**
- Tagtägliche zuverlässige Einnahme von Medikamenten bzw. Durchführung von Insulininjektionen mehrmals am Tag,
- Selbstkontrolle des Blutzuckers mehrfach am Tag,
- Abstimmung der Medikamenteneinnahme bzw. der Insulindosis mit der Nahrungsaufnahme,
- permanente Kontrolle des Essverhaltens,
- trotz intrinsischer Behandlungsmotivation schlechte Blutzuckerwerte: wiederholtes Ausbleiben von Behandlungserfolgen führt zu Frustration,
- Versagenserlebnisse, Schuldgefühle (schlechtes Gewissen) und Kontrollverlust, wenn trotz ausreichenden Wissens zeitweise die Therapie nicht adäquat durchgeführt wird (Non-Compliance) bzw. bei Missachtung diätetischer Empfehlungen,
- permanente Bedrohung durch die Möglichkeit des Auftretens von (nächtlichen) Unterzuckerungen,
- Sorgen bzgl. der Verschlimmerung der Erkrankung (Progredienzangst),
- trotz normoglykämischer Stoffwechsellage keine Gewissheit darüber, von Folge- oder Begleiterkrankungen verschont zu bleiben,
- Typ-2-Diabetes häufig „nur" eine Begleiterkrankung, die allerdings oftmals eine aufwendigere Selbstbehandlung zur Folge hat als andere komorbide Erkrankungen,
- Verlust von Spontaneität,
- Verlust eines unbeschwerten Umgehens mit anderen Menschen
- Angst vor Nachteilen in sozialen Situationen,
- Angst, sich in der Öffentlichkeit als Diabetiker zu zeigen (z. B. bei Blutzuckermessungen oder Insulininjektionen),
- Belastung durch Äußerungen vertrauter oder fremder Personen.

9.2.3 Diabetes-Burnout

Burnout-Syndrom

Das Burnout-Syndrom ist ursprünglich ein Phänomen der Arbeitswelt. Die Sozialpsychologie (Ehrenberg 2008; Gussone u. Schiepek 2000) gliedert das Burnout-Syndrom in die Dimensionen „emotionale Erschöpfung", „Distanzierung von der Arbeit" und „reduzierte Arbeitsleistung". Dem Syndrom werden mannigfache Einzelbeschwerden zugeschrieben, die Überschneidungen mit depressiven Störungen und Angststörungen beinhalten. Aus der Vielzahl der Symptome ergeben sich allerdings keine verbindlichen Diagnosekriterien einer eigenständigen psychischen Störung nach ICD-10, wo Burnout als Zustand totaler Erschöpfung unter der Rubrik „Probleme verbunden mit Schwierigkeiten bei der Lebensbewältigung" unter der Ziffer Z73.0 berücksichtigt wird.

- **Symptombereiche bei Diabetes-Burnout**
- **Körperliche Symptome:**
  - Kraftlosigkeit
  - Müdigkeit
  - innere Leere
  - psychosomatische Beschwerden
    - Kopfschmerz
    - Anspannung
    - Unruhe
    - Schlafstörungen
  - erhöhter Blutdruck
  - schlechte Blutzuckerwerte
- **Affektive (emotionale) Symptome:**
  - Niedergeschlagenheit
  - emotionale Erschöpfung
  - Traurigkeit
  - Depressive Gefühle
  - Hoffnungslosigkeit
  - Ängstlichkeit
  - Reizbarkeit
  - übersensible Reaktionen
  - negative Gefühle dem Diabetes gegenüber
- **Kognitive Symptome:**
  - geringes Selbstvertrauen
  - geringe Frustrationstoleranz
  - Pessimismus
  - Zynismus
  - Konzentrationsschwierigkeiten
  - Tagträume
  - Nicht-abschalten-Können
  - übermächtige negative Gedanken zum Diabetes
- **Verhalten:**
  - sozialer Rückzug

- gesteigerter Konsum von Alkohol (s. ▶ Kap. 17), Kaffee, Nikotin
- Entscheidungsunfähigkeit
- mangelnde Blutzuckerselbstkontrolle
- Vermeidung von Arztkontakten bzw. Kontrollterminen
- **(Behandlungs-)Motivation:**
  - Interessenverlust
  - Resignation
  - reduziertes Engagement bzgl. Diabeteseinstellung

Diabetes-Burnout – „Before you get burned-out you have to get on fire"

Es gibt keine Hinweise dafür, dass sich die Entstehungsmechanismen von Burnout bei Diabetes grundlegend von den allgemeinen Erklärungsmustern von Burnout unterscheiden. Die Stufen der Entstehung von Burnout vollziehen sich über Phasen von zunächst idealistischer Begeisterung für eine Sache oder Aufgabe, Erleben von Stillstand durch Misserfolge trotz persönlichen Engagements, Frustration, Zynismus und Apathie. In der Abgrenzung zu arbeitsbezogenem Burnout gilt es allerdings bei Prozessen von Diabetes-Burnout den engeren Krankheitsbezug und die Belastungen durch die Diabetesbehandlung zu berücksichtigen. Eine Auszeit (Urlaub) vom Diabetes ist nicht möglich und auch die lebenslangen Bemühungen, aktiv mit den Behandlungs- und Bewältigungsanforderungen umzugehen, führen weder zur Heilung der Erkrankung noch garantieren sie konsequente Verschonung von Folgeerkrankungen in der Zukunft. Die Lebenslänglichkeit der Selbstbehandlung wird als ursächlich zur Erklärung für das Auftreten eines Diabetes-Burnout angenommen (Gussone u. Schiepek 2000; Hirsch 2002).

Weitere Gründe für Diabetes-Burnout sind mit der Persönlichkeit des Betroffenen verknüpft, die sich durch einen hohen idealistischen, zuweilen perfektionistischen und zwanghaften Einsatz in der Behandlung auszeichnet. Diabetes-Burnout wird umso wahrscheinlicher, je deutlicher Diskrepanzen zwischen den eigenen Anstrengungen zur Erreichung angestrebter Gesundheits- und Diabetesziele (z. B. normoglykämische Stoffwechseleinstellung, keine Folgeerkrankungen bekommen) und den tatsächlich erreichten Ergebnissen (z. B. längere

Phasen unzureichender Stoffwechsellage mit starken Blutzuckerschwankungen, Auftreten diabetischer Spätfolgen) vorliegen. Auch die Diskrepanz zwischen den Erwartungen an sich selbst und dem tatsächlichen Verhalten und Erleben stellt einen Begünstigungsfaktor für Burnout dar (Hirsch 2002).

Menschen mit beginnendem oder fortgeschrittenem Diabetes-Burnout fühlen sich häufig den Anforderungen der Diabetestherapie nicht gewachsen und erleben sich dem Diabetes gegenüber hilflos. Nicht selten äußern Patienten mit Burnout Depersonalisationserfahrungen („ich erkenne mich überhaupt nicht wieder"). Zudem haben Betroffene das Empfinden, gegenüber den Anforderungen der Diabetesbehandlung versagt zu haben und fühlen sich in ihren Belastungen häufig unverstanden und allein gelassen. Gleichzeitig verhalten sich Betroffene bzgl. der Inanspruchnahme ärztlicher und psychotherapeutischer Unterstützung ambivalent bis ablehnend, was mit der Vermeidung von ärztlichen Kontrollterminen und Arztkontakten einhergehen kann. Hohes eigenes Kontrollbedürfnis und die Ignoranz eigener Gefühle und Bedürfnisse bei gleichzeitigem Wunsch, alles alleine zu schaffen, verhindern eine frühzeitige Inanspruchnahme professioneller Helfer (Gussone u. Schiepek 2000).

> **Tipp**
>
> Behandler sollten auf Merkmale achten (s. unten), die die Entstehung von Diabetes-Burnout begünstigen können. Eine frühzeitige Intervention bei Verdacht auf beginnenden bzw. fortgeschrittenen Diabetes-Burnout ist anzuraten, um die Vernachlässigung der Diabetestherapie oder ggf. spätere psychische Störungen abzuwenden.

- **Typische Merkmale für Diabetes-Burnout gefährdete Personen**
- zunächst Begeisterung und hohes Engagement im Diabetesmanagement,
- erhöhte Erwartungen an sich selbst mit Hang zum Perfektionismus (möglichst immer perfekten HbA_{1c}),
- hohes Kontrollbedürfnis,
- Wunsch, alles alleine zu bewältigen,

- Verleugnung eigener Belastungsgrenzen bzw. Abwehr und Verneinen von Belastung durch Diabetes,
- Rationalisierung bzw. Unterdrückung von Gefühlen,
- Zurückstellen wichtiger persönlicher Wünsche hinter das Ziel einer makellosen Diabetesführung und normoglykämischer Blutzuckerwerte („Diabetes als Lebenssinn").

9.2.4 Spezielle Diabetesbelastungen in der Partnerschaft

In der Behandlung von chronisch kranken Kindern und Jugendlichen gilt es als selbstverständlich, das familiäre Umfeld in die Betreuung einzubeziehen. Darüber hinaus stellen Partnerschaft und Familie für erwachsene Menschen mit einer chronischen Erkrankung ebenfalls häufig die wichtigsten sozialen Systeme dar, auf die eine Erkrankung Einfluss nimmt. Paarbeziehungen sind anfällig für innere und äußere Einflüsse, so dass das Auftreten einer chronischen Krankheit das etablierte Beziehungsgeschehen massiv bedrohen kann. Die Betrachtung von Diabetesbelastungen in der Partnerschaft wird in der diabetologischen Betreuung oft vernachlässigt, obgleich sie für Patienten von hoher alltäglicher Bedeutung sind.

Die Manifestation der Diabeteserkrankung führt die davon betroffene Person und ihren Partner/ihre Partnerin zu vielfältiger Selbstbefragung hinsichtlich der zu erwartenden Auswirkungen auf der körperlichen, psychischen und sozialen Ebene und einer möglichen Integration therapeutischer Notwendigkeiten in das Leben als Paar. Damit hat nicht nur der Diabetiker ein diabetesbezogenes Problem, sondern es gilt stets, mögliche Belastungen beim Partner und mögliche Auswirkungen auf die Beziehung im Blick zu halten (s. unten). Darüber hinaus kann die Paarbeziehung sowohl bei der Entstehung als auch der Aufrechterhaltung von Belastungen beteiligt sein. Dabei spielen die jeweiligen Bewältigungsmechanismen, wie Partner mit der Erkrankung und dem Betroffenen umgehen, eine Rolle und können die Verarbeitung sowie die Anpassung an die Erkrankung spezifisch gefährden oder fördern.

> **Tipp**
>
> Die Auswirkungen des Diabetes auf die Partnerschaft und der Umgang mit Diabetesproblemen innerhalb der Partnerschaft sollten in der diabetologischen Betreuung erwachsener Patienten berücksichtigt werden. Die Einbeziehung des Partners/der Partnerin in Patientenschulungen sollte im individuellen Fall erwogen werden, um belastenden psychosozialen Folgen für Partner und Partnerschaft durch spezifisches Diabeteswissen vorzubeugen.

- **Belastungsbereiche beim Partner**
- Angst um den erkrankten Partner, Umgang mit dem Hypoglykämie-Risiko („Ich mache mir Sorgen um sie/ihn und traue mich gar nicht mehr, sie/ihn alleine zu lassen.")
- Erhöhte Rücksichtnahme auf den diabetischen Partner („Ich will sie/ihn ja nicht noch zusätzlich mit diesen Dingen belasten.")
- Selbstvorwürfe an der Entstehung, der Verschlechterung oder einem unangemessenen Umgang mit der Erkrankung „mitschuldig" zu sein („Vielleicht haben wir ja auch etwas falsch gemacht.")
- Angst um die Zukunft der Familie bzw. um die eigene Zukunft (z. B. bzgl. materieller Sicherheit)
- Änderung familiärer Rollen und Übernahme neuer Aktivitäten („Heute muss ich einfach auch mehr davon übernehmen, was sie/er früher gemacht hat.")
- Einschränkungen im Freizeit und Sozialbereich (z. B. durch eingeschränkte Mobilität)
- Beobachtung körperlicher Veränderung beim diabetischen Partner
- Probleme in der Sexualität
- Ängste bzgl. der Vererbung bei Kinderwunsch/Familienplanung.

9.2.5 Diabetesbezogene Belastungen und Bewältigungsressourcen

Studien zeigen, dass das krankheits- und behandlungsbezogene Belastungserleben mannigfach mit Ressourcen zur Bewältigung des chronischen Stressors Diabetes korreliert (Paust et al. 2012). Darüber hinaus tragen verschiedene psychologische Konstrukte zum Verstehen der Entstehung und Aufrechterhaltung von krankheitsbezogenen Belastungen bei. Es wird davon ausgegangen, dass Menschen mit Diabetes und ausgeprägter Selbstwirksamkeitserwartung auftretende Schwierigkeiten besser bewältigen. Darüber hinaus stehen krankheitsbezogene Belastungen mit gesundheitsbezogenen Kontrollüberzeugungen (Kohlmann et al. 1991), wahrgenommener sozialer Unterstützung (Fydrich et al. 2007; Hirsch 1995) sowie Selbstwert (Rubin et al. 1989, Rubin et al. 1992) in Beziehung. Auch zeigt sich, dass Personen mit einem ausgeprägten Kohärenzgefühl (sense of coherence) eher über funktionale Bewältigungsressourcen verfügen und weniger diabetesbezogene Belastung erleben (Paust et al. 2012).

> **Tipp**
>
> Da das Ausmaß diabetesbezogener Belastung und die individuelle Ausprägung von Belastungsreaktionen auf diabetesbedingte Anforderungen von Ressourcen des Patienten abhängen, sollten in der diabetologischen Behandlung und Beratung Bewältigungsressourcen mit dem Patienten erarbeitet werden (s. ▪ Tab. 9.1)

9.3 Diagnostik von diabetesbezogenen Belastungen

Grundsätzlich wird ein Screening diabetesbezogener Belastungen aufgrund ihrer klinischen Relevanz als sinnvoll erachtet. Die Erfassung kann mit diabetesspezifischen Fragebögen zur Belastung oder Fragebögen zum Wohlbefinden erfolgen. Ebenso ist die Erfassung von Belastungen unter Zuhilfenahme einzelner Items der Fragebögen auch im Gespräch mit dem Patienten möglich.

◘ Tab. 9.1 Ressourcen systematisch erschließen

Ressource	Der Patient im Umgang mit …		
	… sich selbst	… dem relevanten Beziehungssystem	… dem Behandlungs- und Lebenskontext
Diabetes-wissen	Was weiß ich schon?	Was weiß mein Umfeld?	Was werde ich später vielleicht an Wissen nutzen können?
	Was möchte ich noch wissen? Wie nutzte ich bislang mein Wissen?	Was sollte es noch erfahren?	Wie könnte ich mein Wissen noch gewinnbringender nutzen?
Verhaltens-steuerung	Was hilft mir bislang, mein Verhalten zu steuern / mich positiv zu beeinflussen?	Welche Bedingungen im Umfeld helfen mir dabei?	Wer oder was hat mich früher / wer oder was könnte mich zukünftig dabei unterstützen?
Emotionen	Was hilft mir, mich gut zu fühlen? Wann erlebe ich ein positives Selbstwertgefühl?	Welche Bedingungen der Umwelt sind hilfreich und unterstützend?	Was müsste ich mehr realisieren / unterlassen, um mich gut zu fühlen?
Körper	Welche Signale und welches Erleben stärken mich?	Wie wird durch die Umwelt mein Erleben gestärkt?	Worauf müsste ich mehr achten, um mich zu stärken?
Werte und Überzeugungen	Was sind meine Überzeugungen? Worin erfahre ich Sinn?	Was von dem in meinem Umfeld gibt mir das Gefühl von Sinnhaftigkeit?	Was von dem, das mir Sinn gibt, könnte ich mehr tun?
Zukunft / Zeit	Wie denke ich über meine Zukunft? Welche kurz-, mittel- und langfristigen Ziele habe ich?	Wie denken andere über meine / unsere Zukunft? Welche gemeinsamen Ziele haben wir?	Wie passen meine / unsere Zukunftspläne zu den voraussichtlichen Möglichkeiten?
Behand-lungskontext	Welche Erwartungen habe ich an Ärzte, Diabetesberater, Psychotherapeuten? Was tue ich bereits für eine gelingende Kooperation?	Welche Unterstützung bekomme ich durch mein Umfeld bei der Beziehungsgestaltung zu Behandlern?	Welche positiven / negativen Erfahrungen habe ich mit Unterstützung durch Behandler und Therapeuten?
Arbeit und Leistung	Wo gelingt es mir etwas zu leisten, das für mich bedeutsam ist?	In welchen zwischenmenschlichen Kontexten geschieht das?	Wo, wann und wie lassen sich solche weiteren positiven Bereiche erschließen?
Materielle Sicherheit	Wie ist materielle Sicherheit erlebbar? Wie kann das Gefühl – sofern bedeutsam – verstärkt werden?	Wie spreche ich mit anderen über das Thema materielle Sicherheit?	Was bedeutet die Beschäftigung mit materieller Sicherheit für meine Lebenssituation und das Leben in der Gesellschaft?

Quelle: modifiziert nach Paust (1999)

9.3.1 Fragebogen zu Problembereichen der Diabetesbehandlung (PAID)

Beim Fragebogen zu Problembereichen der Diabetesbehandlung (PAID) handelt es sich um die deutsche Fassung des Problem Areas in Diabetes Survey (Kulzer et al. 2002; Welch et al. 1997). Aufgrund seiner Zuverlässigkeit zur Messung von diabetesbezogenen Problemen wird der PAID empfohlen (Kulzer et al. 2002). Er erfasst Belastungen im Zusammenhang mit der Diabeteserkrankung und den Behandlungsanforderungen mit 20 Items, die die folgenden Problembereiche abbilden:

- **Diabetesbezogene Emotionen**: z. B. Entmutigung, Ärger, Unterzuckerungssorgen, Zukunftssorgen und Angst vor Folgeerkrankungen, Unsicherheit über Zusammenhang von Stimmungen und Gefühlen mit Diabetes, Schuldgefühle bei Vernachlässigung der Therapie, Akzeptanzprobleme, Überforderung, Diabetes-Burnout
- **Diabetesbehandlung**: z. B. Zielklarheit, Bewältigung von Folgeerkrankungen
- **Ernährung**: z. B. Einschränkung bei Nahrungsmitteln, ständige Beschäftigung mit Essen
- **Interpersonelle Beziehungen**: z. B. Unterstützung durch Freunde und Familie, Arztzufriedenheit, sich alleine gelassen fühlen

9.3.2 Fragebogen zu Alltagsbelastungen (FBD-R)

Der Fragebogen zu Alltagsbelastungen bei Diabetes mellitus (FBD) (Waadt et al. 1995) besteht aus 45 Items. Der FBD erfasst Probleme in 10 Subskalen (Depressivität, Zukunftsangst, Selbstbehandlung, Akzeptanz, Unterzucker, Aktivitäten, Beschwerden, Arzt-Patienten-Beziehung, Beruf, Partnerschaft), die einerseits mit dem Bewusstsein lebenslanger und unheilbarer Krankheit zusammenhängen sowie andererseits die konkrete Umsetzung der Diabetesbehandlung betreffen. Zudem werden ausgewählte diabetesunspezifische Belastungen erfragt (Waadt et al. 1995). Nach Autorenangabe kann der Patient aufgrund des erhobenen individuellen FBD-Be-

lastungsprofils einem passenden psychologischen Behandlungsprogramm zugewiesen werden (Waadt et al. 1995).

9.3.3 WHO-5

Beim WHO-5-Fragebogen handelt es sich um einen sehr kurzen Fragebogen mit 5 Items zum Screening für psychisches Wohlbefinden (well-being) bzw. Depression. Aufgrund der Kürze und Zuverlässigkeit besteht dem Instrument gegenüber eine breite Akzeptanz, die auch für einen Einsatz in der diabetologischen Praxis spricht (WHO 1998).

Fazit

Diabetes ist mit einer Vielzahl von psychosozialen Anforderungen und Belastungen beim Patienten verbunden. Da im individuellen Fall Belastungen sowohl aus der täglichen und lebenslangen Selbstbehandlung resultieren und zudem direkt mit der psychosozialen Bewältigung der Erkrankung in Zusammenhang stehen können, sollten Belastungen sowohl nach der Diabetesdiagnose als auch im weiteren Verlauf der Erkrankung in der diabetologischen Betreuung nach Art und Schwere eingeschätzt werden. Die Einschätzung möglicher pathologischer Ausprägungen von Belastungsreaktionen sollte anhand diagnostischer Kriterien der Internationalen Klassifikation psychischer Störungen (ICD-10) vorgenommen werden. Die Berücksichtigung von diabetesbezogenen Belastungen ist, insbesondere wenn es sich um einen pathologischen Befund handelt, von hoher klinischer Relevanz, da ausgeprägte belastende psychosoziale Folgen des Diabetes selbst zu relevanten Barrieren in der Behandlung werden können.

Auch in der Partnerschaft können sich diabetesbedingte Belastungen manifestieren. Deshalb sollte bei bestehender Partnerschaft diese in der Behandlung berücksichtigt werden. Die Stärkung von Bewältigungsressourcen im Umgang mit Diabetesbelastungen sollte zu allen Zeitpunkten im Krankheitsverlauf zentraler Bestandteil der diabetologischen Betreuung und psychodiabetologischen Versorgung sein. Aktivproblemlösende Strategien im Umgang mit Diabetesbelastungen sollten im Rahmen von Patientenschulungen zur Verhinderung von Belastungen erörtert werden. Zur Erfassung von Diabetesbelastungen können einerseits standardisierte Fragebögen eingesetzt werden, andererseits bietet das Gespräch mit dem Patienten häufig zusätzliche differenzierte individuelle Zugänge zu Art und Schwere erlebter Belastungen.

Literatur

ADA (2000) Standards of medical care for patients with diabetes mellitus. Diabetes Care 23:32–41

Anderson RJ, Freedland KE, Clouse RE, Lustman PJ (2001) The prevalence of comorbid depression in adults with diabetes. Diabetes Care 24(6):1069–1078

Artmann C, Paust R, Börsch G, Goldbrunner H, Krämer-Paust R, Meier A, Schulze Schleppinghoff B, Wilimzig P (2004) Coping-Schulung für Menschen mit Diabetes. Effekte eines strukturierten Programms zur Verbesserung der Krankheitsverarbeitung und Behandlungsmotivation bei Diabetes mellitus. Diabetes und Stoffwechsel 13:98

Beutel M (1989) Was schützt Gesundheit? Zum Forschungsstand und der Bedeutung von personalen Ressourcen in der Bewältigung von Alltagsbelastungen und Lebensereignissen. Psychotherapie, Psychosomatik, Medizinische Psychologie 39(12):452–462

Bischoff B, Schmidt K, Schifferdecker E, Althoff PH, Usadel KH (1991) Diabetesakzeptanz und -Bewältigung – Abhängigkeit von Therapieform und Stoffwechsellage bei Typ 1 Diabetikern. Aktuelle Endokrinologie und Stoffwechsel 12:173

Bott U (2002) Lebensqualität als elementares Behandlungsziel: das Erleben entscheidet. In: Lange K, Hirsch A (Hrsg) Psychodiabetologie. Kirchheim-Verlag, Mainz, S 28–45

Collins M, Bradley C, O'Sullivan T, Perry IJ (2009) Self-care coping strategies in people with diabetes: a qualitative exploratory study. BMC Endocrine Disorder 9:6 doi:10.1186/1472-6823-9-6

Dlugosch G, Nord-Rüdiger D, Tost S (2002) Diabetesakzeptanz zwischen Eigenverantwortung und Abhängigkeit. In: Lange K, Hirsch A (Hrsg) Psychodiabetologie. Kirchheim-Verlag, Mainz, S 132–149

Duangdao KM, Roesch SC (2008) Coping with Diabetes in adulthood: a meta-analysis. Journal of Behavioral Medicine 31(4):291–300

Ehrenberg A (2008) Das erschöpfte Selbst. Suhrkamp, Frankfurt/Main

European Diabetes Policy Group (2000) Leitfaden zu Typ-1-Diabetes. Diabetes und Stoffwechsel 9:173–200

European Diabetes Policy Group (2000) Leitfaden zu Typ-2-Diabetes mellitus. Diabetes und Stoffwechsel 9:104–136

Fydrich T, Sommer G, Brähler E (2007) Fragebogen zur sozialen Unterstützung. F-SozU Hogrefe, Göttingen

Gussone B, Schiepek G (2000) Die „Sorge um sich". DGVT, Tübingen

Hartmann-Heurtier A, Sultan S, Sachon C, Bosquet F, Grimaldi A (2001) How type 1 diabetic patient with good or poor gly-

cemic control cope with diabetes-related stress. Diabetes and Metabolism 27(5):553–559

Hermanns N, Kulzer B, Krichbaum M, Kubiak T, Haak T (2006) How to screen for depression and emotional problems in patients with diabetes? Diabetologia 49:469–477

Herpertz S, Johann B, Kocnar M, Krämer-Paust R, Paust R, Schmidtke V, Stadtbäumer M, Senf W (1999) Psychische Belastung und Inanspruchnahmeverhalten psychosozialer Angebote von Patienten mit Diabetes mellitus – eine multizentrische Studie. Verhaltenstherapie 9:28

Herpertz S, Johann B, Lichtblau K, Stadtbäumer H, Kocnar M, Krämer-Paust R, Paust R, Heinemann H, Senf W (2000) Patienten mit Diabetes mellitus: psychosoziale Belastung und Inanspruchnahme von psychosozialen Angeboten. Medizinische Klinik 95:369–377

Herpertz S, Paust R (Hrsg) (1999) Psychosoziale Aspekte in Diagnostik und Therapie des Diabetes mellitus. Pabst, Lengerich

Herpertz S, Petrak F, Albus C, Hirsch A, Kruse J, Kulzer B (2003) Evidenzbasierte Leitlinie – Psychosoziales und Diabetes mellitus (Hrsg.) Deutsche Diabetes Gesellschaft (DDG) und Deutsches Kollegium Psychosomatische Medizin (DKPM)

Hirsch A (1995) Wahrgenommene soziale Unterstützung bei Diabetes. In: Kohlmann CW, Kulzer B (Hrsg) Diabetes und Psychologie – Diagnostische Ansätze. Hans Huber, Bern, S 97–107

Hirsch A (2002) Burn-out bei Diabetes: wenn die Kraft schwindet. In: Lange K, Hirsch A (Hrsg) Psychodiabetologie. Kirchheim-Verlag, Mainz, S 162–179

Hirsch A, Lange K (2002) Folgeerkrankungen: mit Ängsten und Einschränkungen leben. In: Lange K, Hirsch A (Hrsg) Psychodiabetologie. Kirchheim-Verlag, Mainz, S 234–253

Jack M (2007) Fragebogen zur Erfassung von Ressourcen und Selbstmanagementfähigkeiten. Hogrefe, Göttingen

Kohlmann CW, Küstner E, Schuler M, Petrak F, Tschakaloff A, Krohne HW, Beyer J (1991) Diabetesspezifische Kontrollüberzeugungen von Typ 1 Diabetikern. Aktuelle Endokrinologie und Stoffwechsel 12:173

Kulzer B, Hermanns N, Ebert M, Kempe J, Kubiak T, Haak T (2002) Problembereiche bei Diabetes (PAID) – ein neues Messinstrument zur Erfassung der emotionalen Anpassung an Diabetes. Diabetes und Stoffwechsel 11:144

Kruse J (2010) Diabetes und Depression. Ärztliche Psychotherapie und Psychosomatische Medizin 5:95–100

Lazarus RS (2005) Stress, Bewältigung und Emotionen. In: Rice VH (Hrsg) Stress und Coping. Huber, Bern, S 231–263

Lustman PJ, Anderson RJ, Freedland KE, de Groot M, Carney RM, Clouse RE (2000) Depression and poor glycemic control. A meta-analytic review of the literature. Diabetes Care 23:934–942

Martin S, Dreyer M, Kiess W, Ludecke HJ, Müller UA, Schatz W (2007) Evidenzbasierte Leitlinie der DDG – Therapie des Diabetes mellitus Typ 1, (Hrsg.) Scherbaum WA, Kerner W

Mehnert H, Standl E, Usadel HH, Häring HU (2003) Diabetologie in Klinik und Praxis. Thieme Verlag, Stuttgart

Miller JF (2003) Coping fördern – Machtlosigkeit überwinden. Huber, Bern

Muthny FA (1989) Freiburger Fragebogen zur Krankheitsverarbeitung. Beltz, Weinheim

Paust R, Schiepek G (1999) Ressourcenorientierung in der Diabetiker-Beratung. In: Herpertz S, Paust R (Hrsg) Psychosoziale Aspekte in Diagnostik und Therapie des Diabetes mellitus. Pabst, Lengerich, S 68–82

Paust R, Fleischer J, Spoden C, Krämer-Paust R, Boeger A, Bierwirth R, Koberg B, Meier A, Reuber-Menze E, Tillenburg B, Trocha A, Wilimzig P (2012) Zusammenhänge zwischen Kohärenzgefühl, Bewältigungsressourcen zur Krankheitsverarbeitung und diabetesbezogenen Belastungen bei erwachsenen Patienten mit Typ 1 Diabetes, Diabetologie und Stoffwechsel 2012. Georg Thieme Verlag, Stuttgart, S 70

Petermann F (1995) Diabetes mellitus. Hogrefe, Göttingen

Petrak F, Hardt J, Wittchen HU, Kulzer B, Hentzelt F, Hirsch A (2002) Psychische Störungen bei neu erkrankten Typ 1 Diabetikern. Psychotherapie, Psychosomatik und Medizinische Psychologie 52:108

Petrak F (2004) Krankheitsbewältigung und gesundheitsbezogene Lebensqualität bei chronischen Erkrankungen, Habilitation, Tübingen

Petrak F, Schuster C, Luka-Krausgrill U, Egle UT, Kulzer B (2004) Coping with type 1 diabetes: Results of the German Multicenter Diabetes Cohort Study. Journal of Psychosomatic Research 56:618

Petrak F, Rodriguez Rubio A, Kaltheuner M, Scheper N, von Hübbenet J, Heinemann L, Faber-Heinemann G (2011) Psychische Belastungen und Therapieadhärenz von Patienten mit Diabetes in DSPen. Diabetes Stoffwechsel und Herz 20:7–14

Polonsky W, Anderson BA, Lohrer PA, Welch GW, Jacobson AM (1995) Assessment of diabetes-related emotional distress. Diabetes Care 18:754–760

Richardson A, Adner N, Nordström G (2001) Persons with insulin-dependent diabetes mellitus: acceptance and coping ability. Journal of Advanced Nursing 33(6):758–763

Rose M, Fliege H, Hildebrandt M, Schirop T, Klapp BF (2002) Das Netz der psychologischen Variablen bei Patienten mit Diabetes und ihre Bedeutung für die Lebensqualität und metabolische Kontrolle. Diabetes Care 25(1):35–42

Rubin RR, Peyrot M, Saudek CD (1989) Effect of diabetes education on self-care, metabolic control and emotional well-being. Diabetes Care 12:673–679

Rubin RR, Biermann J, Toohey B (1992) Psyching out diabetes – A positive approach to your negative emotions. RGA Publishing Group, Los Angeles, Chicago

Snoek FJ, Pouwer F, Welch GW, Polonsky WH (2000) Diabetes-related emotional distress in Dutch and U.S. diabetic patients: cross-cultural validity of the problem areas in diabetes scale. Diabetes Care 23:1305–1309

Spiess K, Sachs G, Moser G, Pietschmann P, Schernthaner G, Prager R (1994) Psychological moderator variables and metabolic control in recent onset type 1 diabetic patients – a two year longitudinal study. Journal of Psychosomatic Research 38:249–258

Spiess K, Sachs G, Frischenschlager O, Moser G, Prager R (1994) Zur phasenspezifischen Funktion der Verleugnung beim

Typ 1 Diabetes Patienten nach Krankheitsausbruch. Zeitschrift für Psychosomatische Medizin und Psychoanalyse 40(1):52–67

Taylor MD, Frier BM, Gold AE, Deary IJ (2003) Psychological factors and diabetes-related outcomes following diagnosis of Type 1 diabetes in adults: the Edinburgh Prospective Diabetes Study. Diabetic Medicine 20(2):135–146

Waadt S, Duran G, Herschbach P (1995) Klinische Diagnose psychosozialer Belastungen: Der Fragebogen zu Alltagsbelastungen bei Diabetes mellitus. In: Kohlmann CW, Kulzer B (Hrsg) Diabetes und Psychologie – Diagnostische Ansätze. Huber, Bern, S 17–33

Waadt S, Duran G, Berg P, Herschbach P (2011) Progredienzangst – Manual zur Behandlung von Zukunftsängsten bei chronisch Kranken. Schattauer, Stuttgart

Welch GW, Jacobson AM, Polonsky WH (1997) The problem areas in diabetes scale. An evaluation of its clinical utility. Diabetes Care 20:760–766

WHO (1998) Psychiatric Research Unit. WHO Collaborating Center for Mental Health, Hillerød

Zahn D, Petrak F (2011) Krankheitsbewältigung depressiver Diabetiker. Diabetologie und Stoffwechsel 6:53

9

Diabetisches Fußsyndrom

Wie erlebt der Patient mit diabetischer Polyneuropathie seine Verletzung?

A. Risse

F. Petrak, S. Herpertz (Hrsg.), *Psychodiabetologie,*
DOI 10.1007/978-3-642-29908-7_10, © Springer-Verlag Berlin Heidelberg 2013

Kurzinfo

Menschen, die an diabetischer Polyneuropathie leiden, gehen bei Verletzungen des Fußes zu spät zum Arzt. Die Primärbehandler unterschätzen häufig die Schwere der Erkrankung. Häufig wird so lange gewartet, dass groteske Zerstörungen resultieren, die nur durch Amputation behandelt werden können. Ebenso häufig sind die Behandler fassungslos über die merkwürdige Indolenz der Patienten („Das hätte er doch merken müssen", „das gibt's doch gar nicht"). Gängige psychologische Deutungen scheinen wenig hilfreich. Durch Polyneuropathie kommt es zu einer radikalen Änderung der leiblichen Ökonomie des Patienten, dem sog. Leibesinselschwund: Die betroffenen Gliedmaßen werden zu „Umgebungsbestandteilen". Diese bisher wenig beachteten anthropologischen Grundlagen werden hier aufgearbeitet. Auf die Frage: „Können Sie mir schildern, was Sie in der Gegend Ihrer Füße spüren?" berichten Patienten von ihrem Krankheitserleben, auch wenn die hinlänglich bekannten Symptome vermeintlich fehlen.

10.1   Grundlagen

10.1.1   Diabetische Polyneuropathie und diabetisches Fußsyndrom

Die diabetische Polyneuropathie ist häufig. Ca. 50 % aller Menschen mit Diabetes sind betroffen (Boulton et al. 2000). Die durch objektive Testmethoden definierbare Schwere der Neuropathie korreliert nicht mit dem subjektiven Empfinden der Patienten. Auch bei starken Schmerzen findet sich gelegentlich die Nervenfunktion relativ ungestört (Dyck et al. 1997).

Ungefähr 70–100 % der Patienten mit Fußulzera weisen Zeichen einer peripheren Neuropathie mit wechselnden Graden einer peripheren arteriellen Verschlusskrankheit auf (Morbach et al. 2008). Das diabetische, symmetrische, sensible Polyneuropathiesyndrom ist die einzige notwendige und gleichzeitig hinreichende Bedingung für die Entwicklung und die Rezidivneigung eines diabetischen Fußsysndroms (DFS). Andere Faktoren (pAVK, CVI, Lymphabflussstörungen etc.) sind bedrohliche, aber lediglich akzelerierende Faktoren. Entsprechend hoch ist die Rezidivrate bei DFS mit z. B. 70 % nach 5 Jahren (Morbach et al. 2008). Mehr als 50 % der

300.000 Patienten, die in Deutschland an einem DFS erkrankt sind müssen mit einer Amputation innerhalb von 4 Jahren nach Diagnosestellung rechnen (Lobmann 2011). Diabetische Fußläsionen sind chronische Wunden mit erheblich verzögerter Heilungstendenz sowie der Notwendigkeit zu wiederholten, langen Krankenhausaufenthalten.

10.1.2   Klassische Anthropologie und Psychologie

Die abendländische Medizin konzipiert den Menschen als aus einer Psyche (Bewusstsein) und einem Körper zusammengesetzt (sog. „anthropologischer Dualismus"). Der Körper wird als komplizierte Maschine aufgefasst, die es möglichst vollständig zu beherrschen gilt (Risse 1998). Reicht ein rein organmedizinischer Ansatz zur Erklärung nicht aus, wird dieser um die Dimension der Psyche zur **„Psycho-Somatik"** erweitert. Die Beeinflussung wird als wechselseitig beschrieben. Psychologische Deutungen zielen auf die Erforschung von Faktoren ab, die das psychische Geschehen in Reaktion auf die Fußläsion verstehen wollen (Risse 2006). Die aktuelle medizinische Literatur verfährt auch in diesem Problemzusammenhang operationalisierend und quantifizierend unter Benutzung sog. Scores. Das eigentliche Erleben der Patienten kommt nicht zur Darstellung. Zusammenfassend kommen die wenigen Arbeiten zu dem Ergebnis, dass ca. ein Drittel der Pat. „depressiv" ist (Anderson et al. 2001; Ismail et al. 2007; Vileikyte et al. 2005). Zwei Drittel der Patienten zeigen allerdings keine Anzeichen einer depressiven Störung. Entsprechend wird „psychologische Unterstützung spontan eher abgelehnt" (Schöning 2012). Andere Arbeiten weisen nach, dass die Lebensqualität von Patienten mit DFS beeinträchtigt ist, dass die Beeinträchtigung höher ist bei verzögerter Heilungstendenz und dass sich die Lebensqualität bei Heilung einer Fußläsion verbessert. Der Behandlungsverlauf stellt nicht nur eine Belastung für die Patienten, sondern auch für die Behandler dar (Narbuurs-Franssen et al. 2005). Diese Ergebnisse sind so erwartungsgemäß wie banal. Eine Erklärung für die folgenden Phänomene liefern sie nicht.

Patienten mit DFS:

─ gehen bei Verletzungen zu spät zum Arzt,

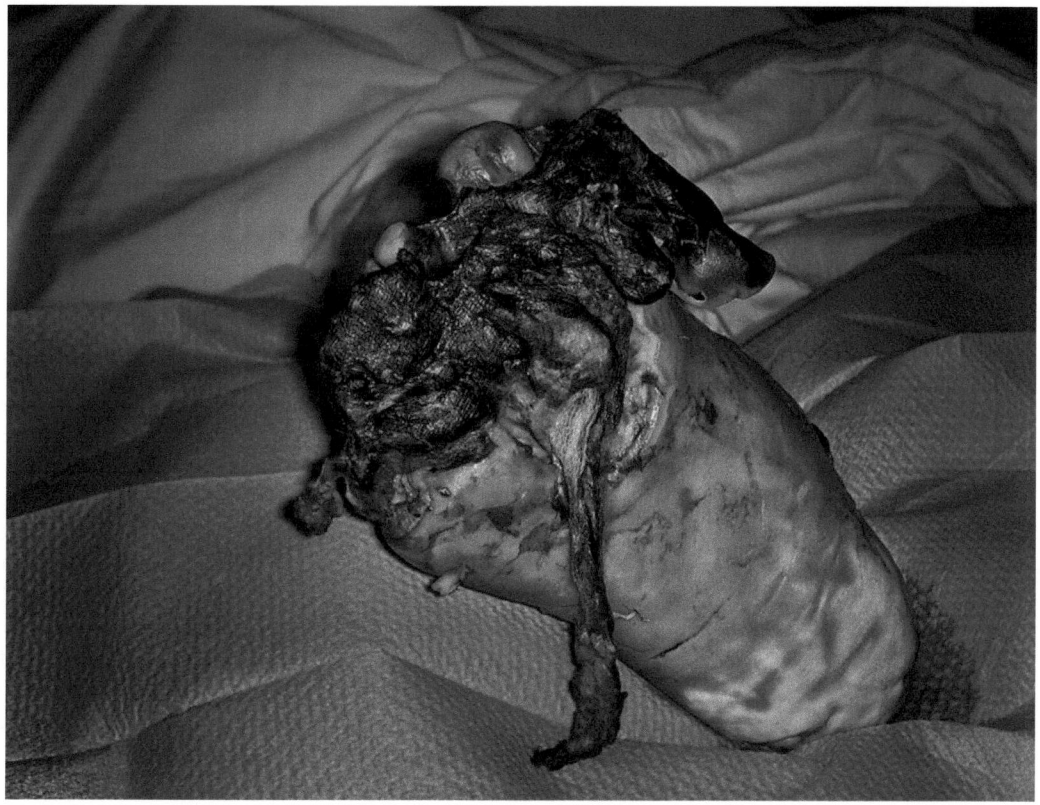

◘ **Abb. 10.1** Diabetischer Fuß

— Ärzte unterschätzen die Schwere und Bedrohlichkeit der Erkrankung,
— halten Empfehlungen zur Druckentlastung nicht ein,
  — Therapeuten reagieren hierauf mit Unverständnis, zum Teil mit offener Aggression,
— kommen zum Teil mit grotesken Läsionen, extremen Weichteilverletzungen und/oder Knochendestruktionen zur Behandlung,
  — Therapeuten reagieren hierauf mit Fassungslosigkeit („das kann doch nicht wahr sein").
— Viele Verletzungen entziehen sich einer klassischen psychologischen Deutung, weil offenbar eine tiefere anthropologische Schicht gestört ist.

◘ Abb. 10.1 zeigt die Fußläsion einer Patientin, die charakteristischerweise wegen einer Sepsis notfallmäßig aufgenommen werden musste. Die Patientin hatte ihr Fußsyndrom sichtbar über Monate toleriert. Die ausgedehnte Weichteilzerstörung und die lange Wartezeit sind durch alleinige Hypalgesie bzw. Analgesie bei Polyneuropathie nicht zu erklären. Auch psychologisch (z. B. fehlende Krankheitsakzeptanz, Abwehr, Leugnung, Depression) sind diese Phänomene nicht mehr nachvollziehbar. Der habituelle, anthropologisch-dualistische Deutungshorizont ist hier überschritten.

Neben diesen auffälligen Strukturmerkmalen scheinen die oben genannten psychologischen Faktoren auch keine Rolle für das Ergebnis der Behandlung zu spielen (Carrington et al. 1996; Nabuurs-Franssen et al. 2005). Die zitierten Arbeiten messen die Lebensqualität mit standardisierten Erhebungsinstrumenten, z. B. HADS (Hospital Anxiety and Depression Scale) und bestätigen, dass Patienten bzw. Patientinnen nach Amputationen depressiver sind als Menschen, die nicht amputiert wurden. Die geschilderten Probleme (lange Wartezeiten bis zum Arztkontakt etc.) werden an keiner Stelle problematisiert. Entscheidend für das Behandlungsergebnis ist vielmehr das Vorhandensein oder Fehlen der pAVK und das Ausmaß der Gewebe- und Knochenzerstörung durch zu lange tolerierte Infektionen (Prompers et al. 2008). Um ein Verständnis für die Schwere der Erkrankung durch Polyneuropathie und das bisher unerklärliche Verhalten der Patienten zu erlangen und das Patientenerleben besser zu erfassen, könnte somit auch ein Wechsel der Abstraktionsbasis hilfreich sein.

10.1.3 Präplatonische Anthropologie

Der im aktuellen Vergegenständlichungsmodus vernachlässigte, in der präplatonischen, vordemokritischen Ära üblich genutzte Begriff des „Leibes" bildet die ontologische und anthropologische Grundlage menschlicher Existenz und jedwelchen Bewussthabens. Leibliche Phänomene sind solche, die dem Patienten wesentlich näher und realer sind, als eine psychische Reaktion auf seine Körpermaschine. Wenn also das „Erleben" erfasst werden soll, muss von Leiblichkeit gesprochen werden. Der Begriff „Leib" bezeichnet das, was jemand von sich „in der Gegend seines Körpers ohne Beistand der fünf Sinne (Sehen, Schmecken Tasten, Fühlen, Schmecken) spürt", wie Schmerz, Hunger, Schreck, Angst, Ekel oder müde Beine (Schmitz 1996). „Leib" beschreibt somit ein phänomenales Gegenstandsgebiet, das jedem Menschen unmittelbar zugänglich ist, sich jedoch den naturwissenschaftlichen Messversuchen wie auch der klassischen Psychologie entzieht. Eine Annäherung an dieses Phänomengebiet wird auch dem Therapeuten durch „eigenleibliches Spüren" möglich, wenn er versucht, an sich herunter zu spüren, ohne seine Sinnesorgane zu gebrauchen. Hierbei wird jeder sofort feststellen, dass der so gespürte Leib nicht kontinuierlich ausgedehnt ist wie die vermessbare Körpermaschine, sondern in „Leibesinseln" ohne festen Zusammenhang zerfällt (Schmitz 1966). Konstant vorhandene Leibesinseln finden sich bei diesem Versuch als „orale", „genitale" und „anale" Zone und als die Leibesinseln der Füße. Alle diese Leibesinseln haben einen unscharfen Umriss und eine über die Zeit unterschiedliche Ausdehnung (Schmitz 1966). Diese Unschärfe machte es für die traditionelle Medizin schwierig bis unmöglich, sie zu

erfassen, ist sie doch nur in der Lage, aufgrund ihrer Forschungsmethode „feste Körper im zentralen Gesichtsfeld" zu messen (Schmitz 1990) und, weil messbar, als real und wichtig anzuerkennen (d. h. radikale, artifizielle Reduktion der Abstraktionsbasis).

10.2 Patientenerleben

10.2.1 Neuropathie, DFS, Patientenerleben in subjektiver Tatsächlichkeit

Die diabetische Polyneuropathie zeigt sich auf der Ebene der Körpermaschine als Störung der Nervenleitgeschwindigkeit, als Alteration der ableitbaren elektrischen Potentiale (Adams u. Victor 1985; Ludin u. Tackmann 1983) und ggf. als Alteration klinischer Zeichen (Areflexie, Anhidrose, Hyp- und Allästhesie etc.). Versuche, auf diesem Abstraktionsniveau die psychischen Phänomene zu deuten, führen zu Schwierigkeiten. Nicht zu erklären oder zu verstehen ist das Phänomen mangelnden affektiven Betroffenseins der Patienten durch ihre teilweise ausgedehnten Läsionen. Zeichen des Unverständnisses ist die häufig heftige aggressive Gegenübertragung der Therapeuten („indolenter Patient", „schlechte Compliance").

Auf der Ebene des Leibes, die dem Patienten durch „subjektive Tatsächlichkeit" (Schmitz 1969, Schmitz 1994, Schmitz 1995) wesentlich näher ist als die dem Arzt so wichtigen „harten" Messdaten, entsteht durch die diabetische Polyneuropathie der „Leibesinselschwund" (Risse 1995). Dieses Phänomen stellt die Umkehrung der an Amputierten erhobenen Phantomgliederlebnisse (Schmitz 1965) dar. Besteht bei diesen Amputierten „Leib ohne Körper", findet sich bei Patienten mit diabetischer Polyneuropathie „Körper ohne Leib" (Risse 1995, 1998). Da die Subjektivität hier von den Füßen abgezogen ist, werden sie zu „Umgebungsbestandteilen" und werden auch als solche wahrgenommen, d. h. als Teil der Außenwelt. Somatologische Therapie zielt in ihrem Bemühen auf den Körper (objektive Tatsächlichkeit), die Patienten aber leben in der Welt des Leibes (subjektive Tatsächlichkeit). Ärzte arbeiten und denken somit auf einer anthropologischen Ebene, die für Patienten mit Polyneuropathiesyndrom ohne

Beschwerden nicht mehr relevant ist. Behandler (intakte leibliche Ökonomie) und Patienten (defizitäre leibliche Ökonomie) leben in unterschiedlichen Welten. Das genau erklärt das Unverständnis und die Fassungslosigkeit trotz des Bemühens um Verständnis: „Die Ärzte sagten: Sie müssten doch schreien vor Schmerzen" (Tecklenborg 2009).

Entsprechend der oben geschilderten Überbetonung einer mathematisch-naturwissenschaftlichen Vergegenständlichungsweise in der abendländischen Medizin bleibt sowohl die neurologische als auch die diabetologische Literatur oberflächlich bis stumm, wenn es um **Beschwerdeschilderungen von Patienten mit Polyneuropathie** geht: Immer wiederkehrende Beschwerden („Gefühl des zu engen Strumpfes", „Ameisenlaufen", „brennende Füße", „tonnenschwere Bettdecke", „totes Gefühl") werden vermischt mit medizinischen Fachtermini, die bereits wieder weit von der Patientenrealität entfernt sind (Hypästhesie, Analgesie, Pallhypästhesie etc.). Das Problem des Patienten mit fehlenden Beschwerden – in phänomenologischer Diktion: mit „reinem Leibesinselschwund" – findet keine oder wenig Beachtung. Der einzige, der diesem Symptomenkomplex zumindest protopathisch nahegekommen ist, ist Boulton mit seinem Begriff des **„painful-painless leg"** (Boulton 1991). Auch die psychologische Literatur bleibt mit ihrer quantifizierenden Zugangsweise patientenfern. Begriffe wie „Einschränkung der Lebensqualität", „Depression", „Quality of life" können nicht vermitteln, was es konkret bedeutet, an Polyneuropathie zu leiden, **nichts** mehr zu spüren (nicht mehr „mit beiden Beinen im Leben stehen" zu können). Eindringlicher gelingt dies z. B. Marlène Rupp in ihrer Autobiographie (Rupp 2005).

Das Instrumentarium der Neuen Phänomenologie (Schmitz 2003) führt die Anamnese weiter in das Feld des Patientenerlebens. Durch diesen Ansatz wird ein Erlebnisbereich der Neuropathie eröffnet, der bisher unbeschrieben war. Das Verfahren dieser Anamnesetechnik wird im Weiteren dargestellt.

Neophänomenologische Anamnesetechnik

Die diabetische Polyneuropathie ist phänomenologisch gekennzeichnet durch „Leibesinselschwund" („Körper ohne Leib"). Auf dem Boden dieser Hypothese gestörter Leiblichkeit wurden Patienten mit neurologischen Zeichen der Polyneuropathie, die auf die Eingangsfrage: „Haben Sie Beschwerden in den Füßen"? mit „Nein" geantwortet hatten, trotzdem näher befragt. Sie wurden gebeten, über ihre Empfindungen an den Füßen eingehendere Auskunft zu geben: „Können Sie uns bitte schildern, was Sie in der Gegend Ihrer Füße spüren?"

Die folgende Aufstellung (Patientenerleben) gibt eine selektionierte Übersicht über die so geäußerten Beschwerden. Zu beachten ist hier, dass Patienten bei phänomenologisch induziertem Nachfragen auch positive Symptome äußerten.

- **Patientenerleben des DFS**
- **PNP, stumme Form**
  - „Ich bin gefühllos bis zum Knie."
  - „Wenn ich über den Teppich laufe, habe ich das Gefühl, als würde ich über Kieselsteine laufen."
  - „Ich merke nicht richtig, ob ich im Schuh drin bin, oder ob ich noch nachschieben muss."
  - „Am Arm habe ich ein ‚taubes Gefühl‘: wenn ich mich leicht kratze ist es, als wäre da eine zweite Haut darüber; wenn ich fester kratze, merke ich mich wieder."
  - Vom Patienten geschilderte Konsequenzen für das Körperschema und die Gesamtbefindlichkeit:
    - „Durch die Gefühlsstörung habe ich immer Angst, dass ich hinfalle, obwohl ich den Stock benutze; dadurch ist mein Körper die ganze Zeit verkrampft – das merke ich richtig."
    - „Durch die Gefühllosigkeit bin ich unsicher im Laufen; manchmal falle ich nach vorne; d. h. ich bin nach vorne gekippt; das sehe ich an der Winkelstellung der Augen; dann muss ich meinen Gang mit den Augen korrigieren."
    - „Gelegentlich laufe ich vor einen Sessel und wenn ich runtergucke, dann liegt der Zehennagel daneben, aber ich habe keine Schmerzen."
    - „Ich hab schon gesagt, ‚das Bein gehört mir ja gar nicht, das schleife ich immer hinter mir her.‘"
    - „Mir könnten sie das Bein auch abschneiden, dann hätte ich Ruhe. Es gehört mir ja sowieso nicht mehr." (Tecklenborg 2009).

▪▪ Prominente Form

- Gefühl, als ob trockener Zement in den Füßen wäre,
- Gefühl, als würde das Bein bis zum Knie dauernd elektrisiert,
- „Es tut weh, als ob jemand von innen darin arbeitet."
- „Dann kommt das Gefühl, als ob jemand die Zehen einzeln abreißt; das geht bis oben hin."
- „Es brennt wie Feuer, besonders nachts."
- „Dieses Kribbeln in den Füßen und Unterschenkeln. Da werde ich nervös. Ich könnte in die Luft gehen." (Tecklenborg 2009)
- „Ich habe ständig Unruhe in den Beinen. Es fühlt sich an, als ob kleine Tiere auf meinen Beinen laufen. Und nachts wird es noch schlimmer. Oft kann ich nicht schlafen. Dann geh' ich im Zimmer auf und ab. Wenn Sie mich morgen früh nicht in meinem Bett antreffen, dann habe ich mich vom Balkon gestürzt!" (Tecklenborg 2009).

▪▪ Mischform

- „Dieses tote Gefühl und (beginnt zu weinen) dieses schmerzhafte Kribbeln im Arm (weinend): Schneiden Sie ihn ab."
- „Es ist ein taubes Gefühl in den Zehenspitzen, so pelzig; eigentlich nicht pelzig – ich nenne es nur so; eigentlich ist es wie eine Blase, die unter dem Zeh ist, als ob da Fleisch zu viel wäre, aber es ist da kein Fleisch zu viel – ich prüfe das immer wieder nach, aber da ist nichts!"
- Seit 2 Jahren „Schmerzen in beiden Füßen"; „alle Zehen sind taub"; „alle Zehen sind ohne Gefühl"; „wie kann ich Schmerzen haben, wo ich gar nicht weiß, dass ich Zehen habe?"; aktuell seit etwa 2 Wochen Ausbreitung auf die Fußsohlen, im Bereich der MFK: zusätzlich Schmerzen; beim Auftreten ist es „wie in Nichts getreten"; „ich stolpere über meine eigenen Beine"; „die Eltern werden schon gefragt: trinkt Ihre Tochter?"; „trotzdem tut es auch weh"; „abends ist es, als wenn ich Eisklumpen an den Füßen hätte, aber die Füße sind warm – wenn ich sie anfasse. Dann muss sich meine Katze auf die Füße legen, die ist das schon gewohnt"; „es gibt Tage, da liege ich den ganzen Tag im Bett, weil ich nicht laufen kann";

„die Fußpflege ist besonders unangenehm: ich spüre, dass die da dran ist, aber das ist ein ganz komisches Gefühl, ganz unangenehm; ich sage dann, sie soll aufhören, weil ich das nicht aushalten kann."

- „Die Schmerzen sind ganz komisch; das sind keine Schmerzen, das ist ein unangenehmes Kribbeln; von dem könnte ich verrückt werden; das kommt immer nachts und sobald ich aufstehe, ist es weg; ich ziehe mir schon Stützstrümpfe an, denn dann spüre ich meine Beine, die sind sonst gar nicht da. Der Druck ist dann angenehm, ja, weil ich die Beine spüre. Manchmal, wenn ich ins Bett gehe, stecke ich die Beine zwischen die Matratzen, das macht auch Druck, dann kann ich schlafen. Die Leute können das nicht verstehen, wenn ich ihnen von dem Kribbeln erzähle. Da hat mich übrigens auch noch kein Arzt nachgefragt, die interessiert das überhaupt nicht. Einmal war ich bei einem, dem habe ich das erzählt, der hat mir dann sofort ein Medikament gegeben, mit -cid oder so ähnlich, das hat überhaupt nicht geholfen."
- Kein Gefühl in den Füßen, besonders seitlich, fühlt sich unsicher an beim Gehen, muss einen Stock benutzen; Ständiges Kältegefühl in den Füßen: „Ich habe kein Blut mehr im Körper", dann wird es plötzlich ganz heiß und brennt, beim Gehen das Gefühl, „als ob jemand die Füße nach hinten wegziehen würde". Zu Beginn der Beschwerden (vor 1,5 Jahren): an den Zehen das Gefühl, „als würde dauernd kalte Luft angeblasen", jetzt beim Gehen: „Auch ganz kleine Kieselsteine merke ich durch die Schuhsohle – die tun sehr weh", Benutzung eines Gehstockes: „Ohne Stock fühle ich mich beim Gehen zu unsicher" und „Die Schmerzen im Rücken werden weniger, wenn ich den Stock benutze."

Die Ebenen der Interpretation des Patientenerlebens

Drei Ebenen des Zugangs zur diabetischen Polyneuropathie sind möglich:

- reduktionistisch, apparativ,
- psychologisch, psychodynamisch (konstellationistisch),
- neophänomenologisch.

- **Reduktionistische, apparative Interpretationsebene**

Hier steht der medizinische Ansatz im Fokus. Das Patientenerleben wird nicht berücksichtigt.

- **Psychologische, psychodynamische (konstellationistische) Interpretationsebene**

Diesem Ansatz liegt die Annahme zugrunde, eine Psyche reagiere erlebend auf die ihm zugeordnete Körpermaschine. Hier kann verstehend und nachvollziehbar beschrieben werden, dass Betroffene „einen hohen Leidensdruck" aufweisen, der z. B. „in der Ambivalenz zwischen Ruhigstellung des Fußes (Ziel des Behandlers) und dem Wunsch nach Teilnahme an den Aktivitäten des täglichen Lebens (Ziel des Betroffenen)" begründet ist (Schöning 2012). Auf dieser Ebene wird ein konventionelles psychologisches Verstehen z. B. von depressiver Herabgestimmtheit möglich, aus dem sich dann ebenso konventionelle psychologische Hilfen ableiten lassen (Hirsch 2002). In diesem Ansatz ist die merkwürdige Teilnahmslosigkeit vieler Patienten unverständlich bis befremdlich.

- **Neophänomenologische Interpretationsebene**

Der neophänomenologische Ansatz geht davon aus, dass das Patientenerleben eine Funktion der leiblichen Ökonomie ist. Von hier aus wird dann eine Fragestellung nach dem Erleben möglich, d. h. die Anamnesedimension wird um die Dimension des Leibes erweitert: Neben der menschlich anrührenden Dimension der geschilderten Beschwerden, die auf der rein messtechnischen Ebene nicht erfasst werden, lässt die Perspektive der neuen Phänomenologie verschiedene Interpretationen zu, die näher an die Patientenrealität herankommen und möglicherweise therapeutische Optionen bieten, die bisher nicht genutzt werden konnten.

Unabhängig vom philosophischen Hintergrund zeigen die Patientenschilderungen, dass es sich bei diabetischer Polyneuropathie – auch bei fehlenden prominenten Symptomen – um ein schweres Krankheitsbild handelt. Die entscheidende Erweiterung besteht hier in den **Änderungen der Anamnesetechnik.**

Fazit

Bei Beleg neurologischer Zeichen (Pallhypästhesie, Areflexie etc.) werden die Patienten intensiver befragt: „Können Sie mir schildern, was Sie in der Gegend Ihrer Füße verspüren?" „Können Sie bitte ihre Empfindungen näher beschreiben?", „Wie fühlt sich das an, ‚nichts' zu spüren?", etc.). Angesichts der schweren Beeinträchtigung der Patienten, insbesondere auch der tiefgreifenden Störung des „In-der-Welt-Seins" besteht die zweite Konsequenz darin, auch bei fehlenden fassbaren Beschwerden bewusst und aktiv auf das **Problem der Suizidalität** einzugehen. Viele Patienten fühlen sich durch das aktive Ansprechen der möglichen Suizidgedanken entlastet und – erstmalig – auch in der Schwere ihres Leidens verstanden.

Literatur

Adams RD, Victor M (1985) Principles of neurology, 3rd ed. McGraw Hill, New York

Anderson R, Freedland K, Clouse R, Lustman P (2001) The prevalence of comorbid depression in adults with diabetes: a metaanalysis. Diabetes Care 24:1069–1078

Carrington A, Mawdsley S, Morley M, Kinsey J, Boulton A (1996) Psychological status, of diabetic people with or without lower limb disability. Diabetes Res Clin Pract 32:19–25

Boulton AJM (1991) Diabetic neuropathy. In: Frykberg RG (Hrsg) The high risk foot in diabetes mellitus. Churchill Livingstone, New York

Boulton AJM, Malik RA, Arezzo J, Sosenko JM (2000) Diabetic neuropathy: technical review. Diabetes Care 27:1458–1487

Dyck PJ, Davies JL, Litchy WJ (1997) Longitudinal assessment of diabetic polyneuropathy using a composite score in the Rochester Diabetic Neuropathy Study cohort. Neurology 49:229–239

Hirsch A (2002) Neuropathische Fußbeschwerden: Die Füße wahrnehmen und schützen. In: Lange K, Hirsch A (Hrsg) Psychodiabetologie. Kirchheim, Mainz

Ismail K, Winkley K, Stahl D, Chalder T, Edmonds M (2007) A cohort study of people with diabetes and their first foot ulcer: the role of depression on mortality. Diabetes Care 30:1473–1479

Lobmann R (2011) Das diabetische Fußsyndrom. Internist 52:539–548

Morbach S, Müller E, Reike H, Risse A, Rümenapf G, Spraul M (2008) Diagnostik, Therapie, Verlaufskontrolle und Prävention des diabetischen Fußsyndroms. In: Scherbaum WA, Haak (Hrsg) Evidenzbasierte Leitlinie der Deutschen Diabetes-Gesellschaft Diabetische Fußsyndrom, Update 2008. Diagnostik, Therapie, Verlaufskontrolle und Prävention des diabetischen Fußsyndroms. http://www.deutsche-di-

abetes-gesellschaft.de/redaktion/mitteilungen/leitlinien/
EBL_Fusssyndrom_Update_2008.pdf.

Nabuurs-Franssen MH, Huijberts MS, Nieuwenhuijzen-Kruse-
mann AC et al (2005) Health-related quality of life of diabetic foot ulcer patients and their caregivers. Diabetologia
48:1906–1910

Prompers L, Schaper N, Apelqvist J, monds M, Jude E, Mauricio
D, Uccioli L, Urbancic V, Bakker K, Holstein P, Jirkovska A,
Piaggesi A, Ragnarson-Tennvall G, Reike H, Spraul M, Van
Acker K, Van Baal J, Van Merode F, Ferreira I, Huijberts M
(2008) Prediction of outcome in individuals with diabetic
foot ulcers: focus on the differences between individuals
with and without peripheral arterial disease. The EURODI-
ALE Study Diabetologia 51(5):747–755

Risse A (1995) Die Bedeutung der Phänomenologie für die Behandlung des diabetischen Fuß-Syndroms. In: Chantelau E
(Hrsg) Amputation? – Nein Danke! Kirchheim, Mainz

Risse A (1995) Phänomenologie und Diabetologie. In: Großheim
M (Hrsg) Leib und Gefühl. Karl Alber, Berlin

Risse A (1998) Phänomenologische und Psychopathologische
Aspekte in der Diabetologie. DeGruyter, Berlin

Risse A (2006) Anthropologische Bedeutung der Polyneuropathien für Patienten und Versorgung. Diabetologe
2:125–131

Rupp M (2005) Mein bewegtes Leben mit der bitter-süßen
Krankheit. Selbstverlag, Niederhelfenschwil

Schmitz H (1966) Der Leib im Spiegel der Kunst, System der
Philosophie, Band II, 2. Teil. Bouvier, Bonn

Schmitz H (1969) Der Gefühlsraum, System der Philosophie,
Band III, 2. Teil. Bouvier, Bonn

Schmitz H (1990) Der unerschöpfliche Gegenstand. Bouvier,
Bonn

Schmitz H (1994) Neue Grundlagen der Erkenntnistheorie.
Bouvier, Bonn

Schmitz H (1995) Selbstdarstellung als Philosophie – Metamor-
phosen der entfremdeten Subjektivität. Bouvier, Bonn

Schmitz H (1996) Husserl und Heidegger. Bouvier, Bonn

Schmitz H (2003) Was ist Neue Phänomenologie? Ingo Koch
Verlag, Rostock

Schöning D (2012) Krankheitserleben bei diabetischem Fußsyndrom und Ulkusrezidiv. Diabetologe 8:207–212

Tackmann H (1983) Polyneuropathien. Thieme, Stuttgart

Tecklenborg D (2009) Leibesinselschwund beim diabetischen
Fußsyndrom. , Rheine

Vileikyte L, Leventhal H, Gonzalez JS et al (2005) Diabetic peripheral neuropathy and depressive symptoms: the association revisited. Diabetes Care 28:2378–2383

10

Depression und Diabetes mellitus – ein gefährlicher Teufelskreis

F. Petrak

F. Petrak, S. Herpertz (Hrsg.), *Psychodiabetologie*,
DOI 10.1007/978-3-642-29908-7_11, © Springer-Verlag Berlin Heidelberg 2013

Kurzinfo

Depressive Störungen treten bei Patienten mit Diabetes gehäuft auf und weisen einen bidirektionalen Zusammenhang auf: Nicht nur das nachfolgende Depressionsrisiko ist bei einer Diabeteserkrankung erhöht, sondern auch umgekehrt haben depressive Menschen ein erhöhtes Risiko, im weiteren Verlauf an einem Typ-2-Diabetes zu erkranken.

Depressionssymptome sind bei Menschen mit Diabetes mit Hyperglykämie, mikro- und makrovaskulären Komplikationen sowie einer deutlich erhöhten Mortalität assoziiert. Die Betroffenen beklagen eine erheblich verminderte allgemeine und diabetesspezifische Lebensqualität und das eigenständige Management des Diabetes sowie das Befolgen von Therapieempfehlungen ist deutlich erschwert. In der Primärversorgung wird höchstens die Hälfte der depressiven Patienten mit Diabetes als depressiv erkannt und dementsprechend unzureichend behandelt. In den letzten Jahren wurden daher eine Reihe von Screening- und Diagnoseinstrumenten entwickelt, die eine rasche und zuverlässige Depressionsdiagnose ermöglichen und sich durch eine sehr gute Ökonomie auszeichnen. Im Unterschied zu körperlich gesunden depressiven Patienten zielt die Depressionsbehandlung nicht nur auf die psychischen Symptome und Probleme ab, sondern umfasst auch diabetesbezogene medizinische Ziele. Nach dem aktuellen Forschungsstand stellen psychotherapeutische und psychopharmakologische Therapieansätze auch bei Menschen mit Diabetes effektive Möglichkeiten der Depressionstherapie dar. Im Hinblick auf die medizinischen Parameter des Diabetes steht die eindeutige Identifizierung einer geeigneten Behandlung jedoch bis heute aus. Eine Depressionsbehandlung sollte bei Patienten mit Diabetes je nach Schweregrad und Ansprechen auf die Therapie in gestuften Behandlungsschritten erfolgen. Diese beinhalten in der primärärztlichen Versorgung leichterer Depressionen psychoedukative und stützende Gespräche und ein engmaschiges Monitoring. Zur Behandlung ausgeprägterer Schweregrade der Depression sind psychopharmakologische oder psychotherapeutische Interventionen entweder alternativ oder in Kombination geeignet.

11.1 Definition und Klassifikation depressiver Störungen

Wenn ein Mensch an Diabetes erkrankt ist und zusätzlich an Depressionen leidet, erhöht sich die Wahrscheinlichkeit für einen ungünstigen Verlauf des Diabetes: Nahezu alle relevanten medizinischen und psychischen Outcomeparameter, von der Qualität der Blutzuckereinstellung und der Lebensqualität über Komplikationsraten bis zu Mortalität werden von dieser Komorbidität negativ beeinflusst (Davydow et al. 2011; Pan et al. 2011; Dirmaier et al. 2010). Depressionen gehören zu den in der Primärversorgung häufig übersehenen und daher auch unzureichend behandelten psychischen Störungen, da die Erkennungsrate nur etwa 50 % beträgt (Katon et al. 2004). Umso wichtiger ist die Kenntnis der diagnostischen Kriterien einer depressiven Störung.

Depressive Symptome werden nach der Internationalen Klassifikation psychischer Störungen (ICD-10) unterschiedlichen Kategorien psychischer Störungen zugeordnet. Ein wesentliches Unterscheidungsmerkmal betrifft die Verlaufsform der Depression. Dabei werden im Wesentlichen erstmalig auftretende depressive Episoden unterschiedlichen Schweregrades von rezidivierenden oder anhaltenden Störungen unterschieden. Außerdem werden depressive Symptome im Rahmen von Anpassungsstörungen, anderen Erkrankungen sowie in verschiedenen diagnostischen „Restkategorien" (F38, F39) behandelt (das vorliegende Kapitel behandelt nur die unipolare Depression und nicht die bipolaren affektiven Störungen, die Zyklothymie und die manische Episode) (DIMDI 2012).

- **Symptome der depressiven Episode**
Im Vordergrund der ICD-10-Klassifikation steht die **depressive Episode**, bei der mindestens für zwei Wochen vorhandene Hauptsymptome von Zusatzsymptomen unterschieden werden.
- **Hauptsymptome:**
    - depressive Stimmung (gedrückte, niedergeschlagene und/oder traurige Stimmung),
    - Interessenverlust, Freudlosigkeit,
    - Antriebsmangel, gesteigerte Ermüdbarkeit.
- **Häufige Zusatzsymptome:**
    - vermindertes Denk- und Konzentrationsvermögen,

- Verlust des Selbstvertrauens und des Selbstwertgefühls,
- unbegründete Selbstvorwürfe und Schuldgefühle,
- psychomotorische Agitiertheit oder Hemmung,
- wiederkehrende Gedanken an Tod, Suizid oder Suizidhandlungen,
- Schlafstörungen,
- Appetit- oder Gewichtsverlust (teilweise auch Zunahme),
- deutlicher Libidoverlust,
- psychomotorische Hemmung oder Agitiertheit.

■ **Einteilung des Schweregrads**

Zur Schweregradeinteilung der depressiven Störung wird die Anzahl der vorliegenden Symptome gezählt:

- **leichte depressive Episode** (4 Symptome): 2 Haupt- und 2 Zusatzsymptome,
- **mittelgradige depressive Episode** (5-6 Symptome): 2 Haupt- und 3-4 Zusatzsymptome,
- **schwere depressive Episode** (mindestens 7 Symptome): 3 Haupt- und mindestens 4 Zusatzsymptome

Zusätzlich kann bei leichter bzw. mittelgradiger depressiver Episode angegeben werden, ob ein „somatisches Syndrom" vorliegt. Dies ist dann der Fall, wenn mindestens 4 Merkmale des somatischen Syndroms erfüllt sind (bei einer schweren depressiven Episoden wird aufgrund der Vielzahl der Symptome grundsätzlich von einem somatischen Syndrom ausgegangen).

■■ **Merkmale des somatischen Syndroms**

- Interessenverlust oder Verlust der Freude an normalerweise angenehmen Aktivitäten,
- mangelnde Fähigkeit, auf eine freundliche Umgebung oder freudige Ereignisse emotional zu reagieren,
- frühmorgendliches Erwachen (zwei oder mehr Stunden vor der gewohnten Zeit),
- Morgentief,
- der objektive Befund einer psychomotorischen Hemmung oder Agitiertheit,
- deutlicher Appetitverlust,

- Gewichtsverlust, häufig mehr als 5 % des Körpergewichts im vergangenen Monat,
- deutlicher Libidoverlust.

Weiterhin lässt sich bei einer schweren depressiven Episode unterscheiden, ob diese „mit" bzw. „ohne" psychotische Symptome vorliegt. Liegen Wahnsymptome (z. B. Verarmungs- oder Versündigungswahn), Halluzinationen oder ein depressiver Stupor vor, wird die Störung zusätzlich als „mit psychotischen Symptomen" (F32.3) gekennzeichnet.

■ **Klassifikation nach ICD-10**

Die wichtigsten diagnostischen Kategorien der ICD-10, bei denen Symptome der unipolaren Depression vorkommen, sind die

- **depressive Episode** (F32), bei der die oben genannten Symptome erstmalig für eine Dauer von mindestens 2 Wochen auftreten,
- **rezidivierende depressive Störung** (F33), die diagnostiziert wird, wenn bereits zuvor im Verlauf des Lebens eine depressive Episode aufgetreten war,
- **Dysthymia** (F34.1), eine anhaltende affektive Störung, bei der Depressionssymptome über einen längeren Zeitraum von mindestens 2 Jahren anhaltend auftreten, jedoch vom Schweregrad nicht oder nur selten die Kriterien einer depressiven Episode erfüllen,
- **Anpassungsstörung** (F43.2), bei der depressive Symptome im Rahmen eines gestörten Anpassungsprozesses nach einem belastenden Lebensereignis auftreten können, jedoch zu keinem Zeitpunkt alle Kriterien einer vollständigen depressiven Episode erfüllt sind. Unterschieden werden
  - kurze depressive Reaktion (F43.20): Dauer kürzer als ein Monat,
  - längere depressive Reaktion (F43.21): Dauer bis zu 2 Jahre
  - Anpassungsstörung, Angst und depressive Reaktion gemischt (F43.22).

Für eine Darstellung der detaillierten Kriterien der verschiedenen Störungen vgl. die ICD-10 (DIMDI 2012).

11.2 Epidemiologie depressiver Störungen bei Diabetes mellitus

Menschen mit Diabetes Typ 1 und Typ 2 weisen im Vergleich zu Kontrollgruppen ohne Diabetes eine etwa zweifach erhöhte Prävalenz depressiver Störungen auf. Danach leiden etwa 9 % der Patienten mit Diabetes unter einer depressiven Störung (vs. 5 % in den Kontrollgruppen) und ca. 25 % von ihnen leiden unter klinisch bedeutsamen Depressionssymptomen, bei denen teilweise die Kriterien einer depressiven Störung nicht erfüllt sind (vs. 14 % in Kontrollgruppe, Anderson et al. 2001). Legt man diese Zahlen zugrunde, kann man davon ausgehen, dass etwa 1,6–2 Mio. Menschen mit Diabetes in Deutschland an depressiven Symptomen leiden.

Einschränkend ist zu berücksichtigen, dass sich die Depressionsraten in verschiedenen Untersuchungen in Abhängigkeit methodischer Variationen und konfundierender Variablen stark unterscheiden. So fanden sich Depressionssymptome häufiger bei Frauen im Vergleich zu Männern, häufiger in klinischen Stichproben im Vergleich zu bevölkerungsbasierten Stichproben und auch häufiger in Fragebogenuntersuchungen im Vergleich zu den valideren (halb-)standardisierten diagnostischen Interviews (Anderson et al. 2001; Barnard et al. 2006; Ali et al. 2006). Weitere Unterschiede in der Prävalenz depressiver Störungen bei Diabetes ergeben sich im Vergleich von Stichproben unterschiedlicher ethnischer Herkunft und unterschiedlicher geographischer Lokalisation (zusammenfassend: Egede u. Ellis 2010).

Neuere Untersuchungen zeigen, dass ein Typ-2-Diabetes das nachfolgende Risiko einer neu auftretenden depressiven Störung (Inzidenz) in einem Beobachtungszeitraum von 2,5 Jahren um 14 % (Nefs et al. 2012) und in einem Beobachtungszeitraum von 5–12 Jahren um etwa 24 % erhöht (Nouwen et al. 2010).

11.3 Wechselwirkungen zwischen Diabetes mellitus und komorbider Depression

11.3.1 Hypothesen zur Kausalität von Diabetes mellitus und Depression

Der Zusammenhang zwischen Depression und Diabetes ist bidirektional: Nicht nur das nachfolgende Depressionsrisiko ist bei einer Diabeteserkrankung erhöht, sondern auch umgekehrt haben depressive Menschen ein um 37–60 % erhöhtes Risiko, im weiteren Verlauf an einem Typ-2-Diabetes zu erkranken (Knol et al. 2006; Mezuk et al. 2008).

Ein allgemein anerkanntes ätiopathogenetisches Modell der pathophysiologischen Wechselwirkungen und Kausalitäten zwischen Diabetes und Depression gibt es trotz intensiver Forschungsaktivitäten in den vergangenen Jahren nicht. Unstrittig ist jedoch, dass es sich um eine komplexe Interaktion psychosomatischer und somatopsychischer Faktoren handelt.

Im Wesentlichen konkurrieren zwei Hypothesen zur Kausalität der Zusammenhänge.

- **Hypothese 1**: Eine Diabeteserkrankung erhöht das Risiko einer nachfolgenden Depression.
  - Eine zentrale Hypothese zu dieser angenommenen Wirkrichtung postuliert eine **reaktive Depression** infolge der Belastungen durch den Diabetes. So stellt bereits das Bewusstsein, an einer unheilbaren chronischen Erkrankung zu leiden, eine Belastung dar. Bei einer unzureichenden Blutzuckereinstellung kann eine anhaltende Hyperglykämie zur Erschöpfung und Verminderung der Konzentrationsfähigkeit führen, wodurch depressive Symptome begünstigt werden können (Nefs et al. 2012). Auch die Anforderungen der Therapie des Diabetes können, insbesondere bei einer komplexen Insulinbehandlung, einen erheblichen Stressfaktor darstellen. Schließlich können die im weiteren Krankheitsverlauf oftmals auftretenden Komplikationen zu weiteren Belastungen und der Entwicklung einer Depression beitragen (Golden et al. 2008; Fisher et al. 2008). Unterstützt wird diese

Annahme durch verschiedene Studienergebnisse, wonach das Depressionsrisiko bei einem bekannten und behandelten Diabetes deutlich erhöht ist, während dies bei einem nicht diagnostizierten Diabetes (Golden et al. 2008; Icks et al. 2008) oder einer bislang nicht diagnostizierten Glukoseintoleranz (Rhee et al. 2008) nicht der Fall ist.

— Neben diesen psychologischen Erklärungen weisen neuere Untersuchungen auch auf mögliche **biologische Einflussfaktoren** hin, welche ein erhöhtes Depressionsrisiko durch die Diabeteserkrankung nahe legen. So zeigte sich in einer Studie an Patienten mit Typ-2-Diabetes, dass diese im Vergleich zu gesunden Kontrollgruppen eine erniedrigte Plasmakonzentration des Wachstumsfaktors BDNF (brain derived neurotrophic factor) aufwiesen (Krabbe et al. 2007). Eine niedrige BDNF-Konzentration ist wiederum mit Depression assoziiert (Brunoni et al. 2008). Ergänzt werden diese Befunde durch eine Studie am Tiermodell, wobei beobachtet wurde, dass ein experimentell induzierter Typ-1-Diabetes die Neurogenese im Hippokampus beeinträchtigt, wodurch eine diabetesinduzierte Depression und kognitive Defizite erklärt werden (Wang et al. 2009).

— Schließlich wurde in bildgebenden Untersuchungen an Menschen mit Typ-1- und Typ-2-Diabetes eine Volumenreduktion in kortikalen und subkortikalen Gehirnstrukturen beobachtet (z. B. in Hippokampus, Amygdala), wie sie bei depressiven Störungen dokumentiert ist (McIntyre et al. 2010). Auch diese Befunde legen nahe, dass dem Diabetes ein erhöhtes Depressionsrisiko folgt. Eine alternative Erklärung besteht darin, dass diese Befunde pathophysiologische Prozesse reflektieren, welche sowohl beim Diabetes als auch bei der Depression wirksam sind und sich überschneiden.

— **Hypothese 2**: Eine depressive Störung erhöht das Risiko eines nachfolgenden Diabetes.
— In dieser Sichtweise wird angeführt, dass depressive Menschen körperlich inaktiver sind und meist einen Hyperkortisolismus

sowie weitere hormonelle Veränderungen aufweisen (u. a. erhöhte Ausschüttung von Katecholaminen, Wachstumshormonen, Glucagon, s. Rustad et al. 2011). Zudem wird eine Verminderung der Insulinwirkung durch eine Aktivierung des Immunsystems angenommen (Musselman et al. 2003). Diese Faktoren begünstigen eine adipöse Entwicklung, Insulinresistenz sowie eine vermehrte Ausschüttung proinflammatorischer Marker u. a. aufgrund von Gefäßschädigungen. Proinflammatorische Zytokine wiederum scheinen die Entwicklung depressiver Symptome zu begünstigen, so dass von wechselseitig sich verstärkenden Teufelskreisen auszugehen ist (zusammenfassend: Rustad et al. 2011; Stuart u. Baune 2012).

In der zusammenfassenden Betrachtung bisheriger Forschungsergebnisse setzt sich zunehmend die Auffassung durch, dass Diabetes und Depression nicht isoliert betrachtet werden sollten, da dieser Körper-Geist-Dualismus die Komplexität der Zusammenhänge nicht widerspiegelt. Stattdessen sollten sowohl die Erklärungs- als auch die Behandlungsansätze stets die Wechselwirkung beider Erkrankungen gemeinsam adressieren (Rustad et al. 2011).

11.3.2 Auswirkungen der Komorbidität von Diabetes mellitus und Depression

Die Wechselwirkungen zwischen depressiven Störungen und Diabetes sind lebensbedrohlich und betreffen nahezu alle Outcomeparameter des Diabetes. So konnte wiederholt belegt werden, dass eine depressive Komorbidität mit einem deutlich schlechteren Verlauf des Diabetes einhergeht. Bei Patienten mit Diabetes sind depressive Störungen mit Hyperglykämie (Lustman et al. 2000), mikro- und makrovaskulären Komplikationen (de Groot et al. 2001), sowie einer deutlich erhöhten Mortalität (Egede et al. 2005; Richardson et al. 2008) insbesondere bei älteren Patienten mit Typ-2-Diabetes (Black et al. 2003) und bei Patienten mit Typ-2-Diabetes nach einem Myokardinfarkt (Bot et al. 2012) assoziiert. Diese Zusammenhänge sind nicht nur bei einer schweren Depression beobachtbar, sondern bestehen bereits bei subklinischen und leichten Depressionen in nahezu gleicher Ausprägung (Black et al. 2003).

Bei depressiven Menschen mit Diabetes ist die Lebensqualität erheblich vermindert (Moussavi et al. 2007) und die Belastungen durch den Diabetes werden als deutlich beeinträchtigender empfunden (Hermanns et al. 2006). Es fällt den Betroffenen schwer, ihre Behandlungsempfehlungen zu befolgen. So werden beispielsweise mit zunehmendem Schweregrad der Depression die Diabetesmedikamente weniger regelmäßig eingenommen und die Zufriedenheit mit der Diabetestherapie sinkt. Hinzu kommt, dass depressive Patienten mit Diabetes körperlich inaktiver und übergewichtiger bzw. adipöser sind, sich ungesünder ernähren und häufiger rauchen als nichtdepressive Menschen mit Diabetes (Lin et al. 2004; Ciechanowski et al. 2000).

11.4   Screening und Diagnostik depressiver Störungen bei Diabetes mellitus

11.4.1   Screening depressiver Störungen

In der Primärversorgung werden höchstens die Hälfte der depressiven Patienten mit Diabetes als depressiv erkannt und dementsprechend unzureichend behandelt (Katon et al. 2004). Diese unzureichenden Erkennungsraten bei depressiven Störungen sind nicht spezifisch für Menschen mit Diabetes, sondern stellen ein allgemeines Problem in der ärztlichen Versorgung dar (Cepoiu et al. 2008).

Liegt jedoch eine komorbide depressive Störung vor, so kann die Zuordnung depressiver Symptome durch die Überlappung mit körperlichen Symptomen des Diabetes zusätzlich erschwert werden. Auch nichtdepressive Menschen mit Diabetes leiden – insbesondere bei einer unzureichenden Stoffwechseleinstellung – vermehrt unter eher körperlichen Symptomen wie Müdigkeit, Appetitveränderung, Libidominderung und psychomotorischer Verlangsamung (Musselmann et al. 2003). Aktuelle Befunde zeigen, dass kognitive und affektive Symptome der Depression (z. B. depressive Stimmung, Ängstlichkeit, Selbstwertminderung, Schuldgefühle, Pessimismus, Anhedonie, Suizidgedanken) keine Überlappung mit den körperlichen Symptomen des Diabetes aufweisen und dadurch zur korrekten Identifikation einer Depression beitragen können (Sultan et al. 2010).

Eine weitere Schwierigkeit der Diagnose einer Depression bei Patienten mit Diabetes besteht darin, dass die Betroffenen sich oftmals nicht darüber im Klaren sind, dass sie an einer Depression leiden. Sie klagen in der ärztlichen Konsultation eher über diffuse körperliche Beschwerden, während psychische Symptome oftmals verschwiegen oder bagatellisierend berichtet werden. Erschwerend kommt auf ärztlicher Seite das begrenzte Zeitbudget hinzu, welches in der klinischen Versorgungsrealität wenig Raum für umfassende und längere Gespräche mit Patienten lässt. Umso wichtiger ist es, in der knappen zur Verfügung stehenden Zeit die richtigen Fragen zu stellen. In den letzten Jahren wurden daher eine Reihe von Screening- und Diagnoseinstrumenten entwickelt, die eine rasche und zuverlässige Depressionsdiagnose ermöglichen und sich durch eine sehr gute Ökonomie auszeichnen.

Ein Screening depressiver Störungen mit einem Zeitaufwand von 1–3 min kann auf zweierlei Arten durchgeführt werden. Im ärztlichen Gespräch können die zwei Fragen des „Patient Health Questionnaire (PHQ-2)" (Lowe et al. 2005) gestellt werden oder der Patient füllt den „WHO-5-Fragebogen zum Wohlbefinden" aus (Hajos et al. 2012), der auch in dem Gesundheitspass Diabetes der Deutschen Diabetes Gesellschaft (DDG) inklusive der Auswertungshinweise integriert ist (freier Download auf der Homepage der DDG). Für einen aktuellen methodenkritischen Überblick weiterer psychometrischer Fragebögen zum Depressionsscreening vgl. Roy et al. 2012.

Entsprechend den evidenzbasierten Diabetes-Leitlinien der DDG und der DGPM „Psychosoziales und Diabetes mellitus" sollten Menschen mit Diabetes mellitus „regelmäßig, mindestens einmal pro Jahr und in kritischen Krankheitsphasen (Diagnosestellung, Krankenhausaufenthalt, Entwicklung von Folgeerkrankungen, problematisches

Krankheitsverhalten, eingeschränkte Lebensqualität) auf das Vorliegen einer klinischen oder subklinischen Depression gescreent werden" (Kulzer et al. 2013).

> **Tipp**
>
> **Screeningfragen für depressive Störung PHQ-2**
> Dem Patienten werden im Rahmen des ärztlichen Gesprächs zwei Fragen gestellt:
> - Wurden Sie in den letzten 2 Wochen beeinträchtigt durch Niedergeschlagenheit, Schwermut oder Hoffnungslosigkeit?
> - Hatten Sie in den letzten 2 Wochen wenig Interesse oder Freude an Ihren Tätigkeiten?
>
> Wird eine der beiden Fragen mit „Ja" beantwortet, ist das Screening positiv, werden beide Fragen mit „Nein" beantwortet, ist das Screening negativ. Dieser Test zeigt für die Diagnose einer depressiven Episode (Whooley et al. 1997) eine Sensitivität von 95 % und eine Spezifität von 57 %, der Zeitaufwand beträgt 1 min.

11.4.2 Diagnostik depressiver Störungen

Ist ein Depressionsscreening positiv oder besteht trotz eines negativen Screenings ein unklarer diagnostischer Eindruck, ist eine vollständige Depressionsdiagnostik im Anamnesegespräch unumgänglich, um die Verdachtsdiagnose zu bestätigen oder zu widerlegen. Dabei soll die Symptomatik, ihr zeitlicher Verlauf und der diabetesbezogene und allgemeine Entstehungskontext der Depression erfasst werden (Kulzer et al. 2013). Zur Strukturierung des diagnostischen Gesprächs bietet es sich an, die Fragen des PHQ-9-Fragebogen im Arzt-Patient-Gespräch gemeinsam durchzugehen.

Die valideste Einschätzung einer Depression erfolgt anhand halbstrukturierter klinischer Interviews wie das Strukturierte Klinische Interview für DSM-IV (SKID, Wittchen et al. 1997) oder das Diagnostische Interview bei psychischen Störungen (DIPS, Margraf et al. 1991). Aufgrund des deutlich höheren Zeitaufwands werden diese jedoch überwiegend in Forschungszusammenhängen verwendet.

Wird die Diagnose einer Depression gestellt, muss aufgrund des erhöhten Suizidrisikos bei Depressionen immer auch das **Suizidrisiko** eingeschätzt werden. Dabei sollten suizidale Gedanken, Impulse und vorbereitende Handlungen erfragt werden.

> **Tipp**
>
> **Depressionsdiagnose anhand des PHQ-9**
> Um in der primärärztlichen Versorgung zeitökonomisch möglichst effizient zu klären, ob die Kriterien einer Depression vorliegen, bietet es sich an, dem Patienten im Gespräch die Vorgehensweise kurz zu erläutern.
> - Beispiel: „Ich würde gerne mit Ihnen eine Liste von Symptomen durchgehen, die manchmal auftreten, wenn man sich niedergeschlagen oder freudlos fühlt. Für diese Abklärung kommt es jetzt nicht auf weitere Erläuterungen und Erklärungen an. Es geht ganz einfach darum, ob Sie in den vergangenen 2 Wochen an der Mehrzahl der Tage und den größten Teil des Tages unter den Symptomen dieser Liste gelitten haben. Ist das in Ordnung, wenn wir so vorgehen?"
>
> Im Regelfall wird der Patient diesem Vorgehen zustimmen und es werden die verbleibenden 7 Fragen des PHQ-9 vorgelesen. Die Entscheidung, ob ein Kriterium erfüllt ist oder nicht, liegt beim Arzt und nicht beim Patienten, da es sich um eine Fremdeinschätzung handelt. Bei konsequentem Durchhalten dieser Vorgehensweise erfordert die diagnostische Einschätzung einen Zeitaufwand < 5 min.

- **Abklärung einer akuten Suizidalität in der primärärztlichen Versorgung**

Nicht selten wird von Seiten der Behandler die Sorge geäußert, dass das direkte Ansprechen suizidaler Absichten die Betroffenen erst suizidal machen könnte oder die Suizidalität verstärken könnte. Diese Befürchtung entspricht nicht der Realität. Kein Mensch wird sich umbringen, nur weil ein anderer danach gefragt hat.

Um das Suizidrisiko abzuklären, könnte die Frage formuliert werden: „Und wenn es Ihnen so schlecht geht, kommt es dann manchmal vor, dass Sie daran denken, sich das Leben zu nehmen?" Wird dies bejaht, sollte ganz konkret nachgefragt werden, z. B. „Haben Sie denn auch überlegt, wie Sie das machen würden?" „Haben Sie konkrete Vorbereitungen getroffen?". Je konkreter die Suizidabsicht geäußert wird, desto genauer muss nachgefragt werden. Insbesondere muss geklärt werden, ob der Patient absprachefähig ist, z. B. „Wenn Sie das so sagen, mache ich mir wirklich Sorgen um Sie. Können Sie mir versprechen, dass Sie diesen Gedanken (zumindest bis zu unserem nächsten Gespräch) nicht umsetzen werden?".

Es gibt kein eindeutiges objektives Kriterium für eine Absprachefähigkeit. Letztendlich muss ärztlicherseits eine klare, notwendigerweise subjektive, Einschätzung vorgenommen werden, dass der Patient in einem überschaubaren Zeitraum keine suizidale Handlung unternimmt, um dann das weitere therapeutische Vorgehen zu besprechen. Es empfiehlt sich, das Ergebnis dieser Abklärung kurz zu dokumentieren.

In Fortbildungen zu diesem Thema wird ärztlicherseits manchmal die Befürchtung geäußert, dass ein solches Gespräch den Zeitrahmen der Sprechstunde sprengt. Dies führt teilweise dazu, dass die Thematik aus Angst vor einer Überforderung erst gar nicht angesprochen wird. In der Regel ist diese Befürchtung jedoch übertrieben. Das konkrete Ansprechen einer Suizidalität wird bei den meisten Patienten rasch zu einer sehr klaren Einschätzung führen („Nein, tatsächlich umsetzen würde ich das nie". „Das ist nur so ein Gedanke. Das würde ich meinen Kindern (meinem Mann, meinen Eltern usw.) nie antun". Kommt es jedoch tatsächlich zu einer Bestätigung akuter suizidaler Absichten, müssen die nächsten Schritte unmittelbar abgeklärt werden. Zu denken ist hier gegebenenfalls an eine stationäre Aufnahme mit oder gegen den Willen des Patienten, eventuell unter Einschaltung des Ordnungsamts oder der Polizei. In der Praxis kommt dies sehr selten vor (vielleicht hilft der Vergleich mit einem internistischen Notfall, der dann auch Priorität hätte).

Aufgrund der hohen Komorbidität von Depressionen mit anderen Störungen sollte diagnostisch auch das Vorliegen anderer psychischer Störungen wie Angststörungen, Alkohol- oder Medikamentenabusus beachtet werden. Wurde eine Depression diagnostiziert sollte daher grundsätzlich ein Screening für Angststörungen (vgl. ▶ Kap. 12) und substanzinduzierte Störungen (vgl. ▶ Kap. 17) durchgeführt werden.

Bestehen Zweifel an der Validität der Depressionsdiagnose, sollte eine konsiliarische Abklärung durch einen Facharzt oder einen psychologischen Psychotherapeuten erfolgen.

11.5 Therapie komorbider Depressionen bei Diabetes mellitus

In der Nationalen Versorgungsleitlinie Depression (Harter et al. 2010) werden die folgenden wichtigsten Depressionsbehandlungen aufgeführt, welche auch die Grundlage für die diabetesspezifischen Leitlinien zur Behandlung einer komorbiden Depression bilden (Kulzer et al. 2013):

- aktiv abwartende Begleitung,
- Psychotherapie,
- Psychopharmakotherapie,
- Kombinationsbehandlung (Psychotherapie und Psychopharmakotherapie).

Die Therapie einer komorbiden Depression bei Diabetes unterscheidet sich vor allem in ihren Zielsetzungen von denen einer Depression ohne chronische körperliche Erkrankung. Angesichts der komplexen psychologischen und somatischen Wechselwirkungen werden positive Auswirkungen nicht nur auf psychische Symptome, sondern auch auf körperliche Outcomeparameter angestrebt.

▪ Therapieziele bei komorbider Depressionen
Aus Behandlersicht sind folgende Therapieziele wesentlich (Kulzer et al. 2013):

- Reduktion der Depressionssymptome bis zu einer vollständigen Remission,
- Verbesserung der allgemeinen Lebensqualität,
- Wiederherstellung der beruflichen und psychosozialen Leistungsfähigkeit,
- Verringerung der diabetesbezogenen Belastungen,
- Verbesserung der Qualität der Stoffwechseleinstellung (HbA$_{1c}$-Werte),
- Reduktion oder zeitliche Verzögerung diabetesbezogener Komplikationen,

- Reduktion oder zeitliche Verzögerung der Mortalität durch Folgeerkrankungen,
- Reduktion der Mortalität durch Suizid.

Ergänzt werden diese eher allgemein formulierten Therapieziele durch Ziele der Patienten, welche in der Regel konkreter definiert werden und die oft auch andere Aspekte ihres Lebens umfassen. Beispiele hierfür sind:

- „Ich möchte wieder Freude an meiner Arbeit haben."
- „Ich will meine Diabetesbehandlung nicht mehr als eine große Belastung erleben, sondern die notwendigen Dinge (Blutzuckermessen, Insulindosis anpassen usw.) einfach tun!"

Therapieziele in der primärärztlichen Versorgung

Liegt eine subsyndromale oder leichte depressive Störung vor, können Therapieziele im Rahmen der sogenannten „aktiv abwartenden Begleitung" gemeinsam mit dem Patienten formuliert werden. Nicht selten formulieren Patienten jedoch Ziele, die auf Behandlerseite die Sorge erwecken, dass „der Diabetes zu kurz kommt". In solchen Fällen liegt es nahe, diabetesbezogene Ziele vorzugeben. Allerdings werden von Ärzten, Diabetesberaterinnen oder Psychologen aufgetragene Therapieziele in der Regel nur dann wirksam, wenn sie sich vom Patienten tatsächlich zu Eigen gemacht werden. So kann eine gut gemeinte Empfehlung, den „HbA$_{1c}$-Wert um einen halben Prozentpunkt zu senken" oder „körperlich aktiver" zu werden bei vielen Patienten ein sozial erwünschtes Antwortverhalten auslösen: Die Patienten stimmen der Empfehlung zu, ohne sich tatsächlich für dieses Ziel zu entscheiden und zu engagieren. Da die „Einlösung" dieser Verpflichtung oft misslingt, entstehen nicht selten bei den Patienten Schuldgefühle oder Unwille, welche dann die Beziehung zwischen Behandler und Patienten beeinträchtigen können.

Um diese ungünstige Interaktion zu vermeiden und dennoch Ziele aus der Perspektive des Behandlers einzubringen, kann es sinnvoll sein, explizit zu betonen, dass zusätzlich zu den Zielen des Patienten ein Vorschlag aus der fachlichen Sicht des Behandlers gemacht wird. Das Ziel sollte möglichst konkret und handlungsbezogen formuliert werden

und einen klaren zeitlichen Horizont vorgeben. Statt eine Reduktion des Gewichts, oder des HbA$_{1c}$ vorzugeben, sollten die konkreten Verhaltensweisen benannt werden, welche zu diesem Zustand führen würden.

Anschließend sollte der Patient gefragt werden, ob er sich dieses Ziel zu Eigen machen möchte und wie wichtig diese Empfehlung für ihn sei. Die Grundhaltung im Gespräch sollte eine ernst gemeinte Offenheit gegenüber einer abweichenden Zielsetzung des Patienten vermitteln. Stimmt der Patient im Prinzip dem an ihn herangetragenen Ziel zu, sollte aktiv gefragt werden, welche Probleme er bei der Umsetzung des Ziels erwartet und wie schwer die Umsetzung empfunden wird. Stellt sich heraus, dass das Ziel zu schwer ist, sollte versucht werden, den Schweregrad dem Zustand, der Motivation und den Ressourcen des Patienten anzupassen (vgl. auch ▶ Kap. 22).

11.5.1 Forschungsstand zur Therapie komorbider Depressionen bei Diabetes mellitus

Die Entwicklung und Erforschung von Interventionen zur Behandlung depressiver Menschen mit Diabetes hat sich in den vergangenen Jahren sprunghaft weiterentwickelt. Zusammengefasst wurden die Forschungsergebnisse bis 2010 in der bislang einzigen vorliegenden Metaanalyse randomisierter kontrollierter Studien zu diesem Thema. Fasst man alle Interventionsansätze zusammen, zeigte sich eine moderate Reduktion der Depression (Effektstärke [ES] d −0,51; 95 % Konfidenzintervall [KI] −0,63 bis −0,39) und eine geringgradige Verbesserung der HbA$_{1c}$-Werte (ES d −0,27; 95 %-KI −0,40 bis −0,15). Um die Behandlungseffekte abzubilden, errechneten die Autoren eine kombinierte Effektstärke, in der die Depressionsreduktion und die Reduktion der HbA$_{1c}$-Werte zusammengefasst wurden. Die Ergebnisse weisen auf eine insgesamt geringgradige bis moderate Wirksamkeit aller untersuchten Interventionen im Hinblick auf das kombinierte Erfolgsmaß (ES −0,37; 95 %-KI −0,47 bis −0,27, van der Feltz-Cornelis et al. 2010). Einschränkend ist hierbei zu beachten, dass diese Vorgehensweise methodisch fragwürdig erscheint und die Ergebnisse schwer zu interpretieren sind, da völlig unterschiedliche physiologische und psychologische Parameter zusammengefasst werden.

Die in randomisierten kontrollierten Studien untersuchten Therapien lassen sich nach der Art der Intervention gruppieren:

- psychotherapeutische und psychoedukative Interventionen,
- psychopharmakologische Therapie,
- interdisziplinäre algorithmusbasierte Versorgung mit einer Kombination von psychologischen und psychopharmakologischen Angeboten, sog. Collaborative Care.

Psychotherapeutische und psychoedukative Interventionen

Psychotherapeutische Interventionen wurden in der oben genannten Metaanalyse in fünf Studien untersucht und umfassten insgesamt lediglich 310 Patienten. Evaluiert wurden überwiegend eine Kombination von Verhaltenstherapie und Diabetesschulung und andere als psychologische Interventionen einzustufende Therapieansätze (z. B. Entspannungsverfahren, Musiktherapie, supportive Therapie). Die kombinierten Effektstärken für die Verbesserung der Depression und der Qualität der Stoffwechseleinstellung ergaben moderate Effekte (ES −0.58, 95 %-KI −0.77 bis −0.39). Einschränkend ist zu beachten, dass die Studien in ihrer methodischen Qualität und Stichprobenzusammensetzung sehr heterogen waren und nur kleine Stichproben umfassten (van der Feltz-Cornelis 2010).

Vier weitere randomisierte kontrollierte Studien, in denen die Effekte psychologischer Interventionen evaluiert wurden, sind im Anschluss an die beschriebene Metaanalyse publiziert worden. Gemeinsam ist diesen Studien, dass sie deutlich größere Stichproben umfassen (jeweils $n > 200$) und eine überwiegend gute bis sehr gute Methodik aufweisen. In einer niederländischen Untersuchung wurden die Effekte einer „minimalen psychologischen Intervention", welche durch Krankenschwestern angeboten wurde, untersucht. Es konnte weder die angestrebte Verbesserung der Lebensqualität noch der Qualität der Stoffwechseleinstellung beobachtet werden (Lamers et al. 2011). Eine weitere niederländische Studie hatte die Evaluation eines internetbasierten verhaltenstherapeutisch orientierten Behandlungsprogramms zum Inhalt (van Bastelaar et al. 2011). In einer US-amerikanischen Studie wurden die Effekte einer über das Telefon durch eine Krankenschwester angebotenen Verhaltenstherapie kombiniert mit einem pedometerunterstützten Laufprogramm untersucht (Piette et al. 2011). Schließlich wurde in einer multizentrischen deutschen Studie die Wirksamkeit einer diabetesspezifischen Gruppenverhaltenstherapie im Vergleich zu einer Sertralinbehandlung untersucht (Petrak et al. 2012).

In den drei letztgenannten Studien wurden positive Effekte im Hinblick auf die Behandlung depressiver Symptome beobachtet, die Stoffwechseleinstellung konnte hingegen nicht verbessert werden.

Fasst man die Studienlage unter Berücksichtigung der neueren Untersuchungen zusammen, so lässt sich festhalten, dass psychotherapeutische oder psychoedukative Interventionen einen moderaten bis guten antidepressiven Effekt haben. Die Ergebnisse zur Verbesserung der Stoffwechseleinstellungen sind dagegen widersprüchlich und weisen bestenfalls auf eine geringgradige Wirksamkeit hin.

Pharmakologische Therapieansätze

In der beschriebenen Metaanalyse wurden 7 randomisierte kontrollierte Studien mit insgesamt 304 Patienten eingeschlossen, in denen bis auf eine Studie mit dem trizyklischen Antidepressivum Nortriptylin die selektiven Serotonin-Wiederaufnahmehemmer (SSRI) Fluoxetin, Paroxetin und Sertralin untersucht wurden. Die kombinierten Effektstärken für die Verbesserung der Depression und der Qualität der Stoffwechseleinstellung ergaben moderate Effekte (ES −0.47, 95 %-KI −0.67 bis −0.27). Da keine Effektstärken getrennt für Depressionssymptome und HbA_{1c} berichtet wurden, lässt sich eine Präzisierung der Effekte nicht angeben. In der Einzelanalyse der Studien zeigt sich jedoch, dass lediglich eine Studie mit Sertralin eine signifikante Verbesserung der Stoffwechseleinstellung erbrachte (Echeverry et al. 2009), während in allen anderen Untersuchungen nur eine Verbesserung der Depression auftrat (van der Feltz-Cornelis 2010). Auch hier sind die Ergebnisse mit Vorsicht zu interpretieren, da kleine Stichproben, kurze Nachbeobachtungszeiträume und weitere methodische Schwächen die Generalisierbarkeit der Befunde einschränken.

Seit der Veröffentlichung der Metaanalyse wurden folgende randomisierte kontrollierte Studien zur Evaluation von Psychopharmaka in der Behandlung depressiver Menschen mit Diabetes publiziert. Eine Therapievergleichsstudie ($n = 41$) zum Unterschied zwischen Fluoxetin und Citalopram erbrachte eine signifikante Reduktion der Depression und des HbA_{1c} für beide Interventionen ohne signifikanten Unterschied zwischen den Medikamenten (Khazaie et al. 2011). In einer eher als Pilotstudie zu bezeichnenden Untersuchung ($n = 21$) wurde Sertralin mit einem Placebo verglichen, wobei weder eine Verbesserung der Depression noch der Stoffwechseleinstellung beobachtet werden konnte (Komorousova et al. 2010). Die Ergebnisse der Diabetes und Depression Studie (DAD-Studie), ein Vergleich von Sertralin mit einer im Gruppensetting durchgeführten diabetesspezifischen Verhaltenstherapie über 12 Monate zeigten eine ausgeprägte und statistisch signifikante Verbesserung der Depressionssymptome, jedoch keine Verbesserung der Stoffwechseleinstellung. In dieser Studie war Sertralin in Bezug auf die Reduktion der Depressionssymptome nach einem Jahr signifikant effektiver als die Verhaltenstherapie, wobei der Unterschied von 2,3 Punkten in der Hamilton Scale in seiner klinischen Signifikanz als grenzwertig bedeutsam angesehen werden kann (Petrak et al. 2012).

Eine psychopharmakologische antidepressive Therapie, insbesondere bei einer Komorbidität mit Diabetes, bedarf einer besonders sorgfältigen Beachtung der Nebenwirkungen und Kontraindikationen sowie möglicher Wechselwirkungen mit dem Glukosestoffwechsel und anderen Medikamenten. Aus diesem Grund wurden besondere Hinweise zur medikamentösen antidepressiven Therapie in den erst kürzlich aktualisierten Leitlinien „Psychosoziales und Diabetes mellitus" der DDG und der DGPM (Kulzer et al. 2013) formuliert, welche auch die Empfehlungen der Nationalen Versorgungsleitlinie Depression berücksichtigen (DGPPN 2009).

Insbesondere wird vor trizyklischen Antidepressiva sowie Mirtazapin und Mianserin gewarnt, da diese Medikamente möglicherweise den Blutzuckerspiegel erhöhen können und eine Gewichtszunahme begünstigen, welches insbesondere bei einem Typ-2-Diabetes vermieden werden sollte. Bei herzkranken Patienten mit Diabetes wird aufgrund des ungünstigen kardialen Wirkprofils ausdrücklich vor der Verordnung trizyklischer Antidepressiva gewarnt. Erwähnt wird außerdem die Möglichkeit einer erhöhten Insulinsensitivität durch SSRI und einer möglichen Häufung von Hypoglykämien, welche eine Anpassung der Insulindosis erforderlich machen kann. Im Hinblick auf ältere Menschen mit Diabetes wird darauf hingewiesen, dass Wechselwirkungen mit anderen Arzneimitteln besonders beachtet werden müssen, da oftmals eine Polypharmazie aufgrund weiterer komorbider körperlicher Erkrankungen besteht. Insbesondere wird auf die Interaktion mit dem Cytochrom P 450-System hingewiesen, welche zu einer Steigerung der Wirkstoffkonzentrationen der Medikamente führen kann.

Weiterhin muss man davon ausgehen, dass eine antidepressive Medikation (insbesondere bei Vorliegen weiterer Risikofaktoren) zur Verlängerung der QT-Zeit führen kann und (in Einzelfällen) lebensbedrohliche polymorphe ventrikuläre Tachyarrhythmien ausgelöst werden können. Dies betrifft sowohl tri- und tetrazyklische Antidepressiva wie auch Citalopram, Escitalopram, Fluoxetin, Paroxetin und Venlafaxin. Daraus wird abgeleitet, dass kardiale Kontraindikationen beachtet werden müssen und (insbesondere nach entsprechenden Warnhinweisen der Hersteller) Citalopram und Escitalopram bei Patienten mit Herzerkrankungen mit besonderer Vorsicht und bei Patienten mit zusätzlichem Risiko für eine QT-Intervall-Verlängerung gar nicht verordnet werden sollen. Besonders gewarnt wird vor einer Kombination mehrerer Substanzen, die zu einer Verlängerung des QT-Intervalls führen können. In einer zusammenfassenden Abwägung der Nutzen und Risiken werden SSRI als antidepressive Medikation der ersten Wahl bei Patienten mit Diabetes eingeordnet. Generell wird betont, dass eine sorgfältige Nutzen-Risiko-Analyse vor der Verschreibung aller Psychopharmaka durchzuführen ist, insbesondere wenn zusätzliche kardiale Risikofaktoren vorliegen (Kulzer et al. 2013).

Interdisziplinäre algorithmusbasierte Versorgungsansätze (Collaborative Care)

In den letzten Jahren wurden (insbesondere in US-amerikanischen Untersuchungen) interdisziplinäre strukturierte Therapieansätze in der primärärztlichen Depressionsbehandlung evaluiert. Dabei übernehmen nichtärztliche Behandler (z. B. Krankenschwestern) wesentliche Aufgaben in der Supervision und Psychoedukation der Patienten und unterstützen Ärzte in der Implementierung gestufter algorithmusbasierter Therapieschritte („stepped-care"). Diese beinhalten in der Regel medikamentöse und verschiedene psychoedukative Interventionen. Bereits 2006 konnte in einer Metaanalyse von 36 randomisierten kontrollierten Studien gezeigt werden, dass die primärmedizinische Versorgung depressiver Patienten durch diese Behandlungsansätze verbessert werden konnte (Gilbody et al. 2006).

Zunehmend werden solche strukturierten Therapieansätze auch in der Behandlung komorbider Depression bei Patienten mit Diabetes evaluiert, allerdings bislang nicht in Deutschland. In der eingangs erwähnten Metaanalyse wurden drei US-amerikanische Studien zusammengefasst. Die kombinierten Effektstärken für die Verbesserung der Depression und der Qualität der Stoffwechseleinstellung ergab nur geringgradige Effekte (ES −0.292, 95 %-KI −0.429 bis −0.155). Betrachtet man die Einzelstudien, so zeigt sich, dass dieser Effektstärke eine moderate Verbesserung der Depression und eine unveränderte Qualität der Stoffwechseleinstellung zugrunde liegt (Katon et al. 2004; Williams et al. 2004; Ell et al. 2010).

Neuere Arbeiten zum Collaborative-Care-Ansatz, die in den USA publiziert wurden, erbrachten positivere Ergebnisse, da sowohl signifikante antidepressive Effekte als auch eine signifikante Verbesserung der Qualität der Stoffwechseleinstellung zu beobachten war. Zur Erklärung dieser ermutigenden Befunde lassen sich Unterschiede im Fokus der Interventionen heranziehen: Im Gegensatz zu den früheren Studien wurde besonderer Wert darauf gelegt, Patienten in ihrem Krankheitsverhalten und in der Therapieadhärenz zu unterstützen. Zentral war aber auch die Unterstützung der Ärzte in der Optimierung leitliniengerechten Behandlungsverhaltens (Bogner u. de Vries 2010; Katon et al. 2010).

Aufgrund der großen Unterschiede zum deutschen Gesundheitssystem lassen sich die Ergebnisse der US-amerikanischen Untersuchungen jedoch nicht ohne entsprechende Evaluation auf Deutschland übertragen. Vielmehr muss davon ausgegangen werden, dass erhebliche Anpassung in den Konzepten notwendig wären.

Fazit zum Forschungsstand

Als Fazit des aktuellen Forschungsstandes lässt sich festhalten, dass depressive Störungen auch bei Patienten mit Diabetes annähernd so gut behandelbar sind wie bei depressiven Patienten ohne Diabetes. Nachweislich wirksam sind SSRI (am besten in dieser Patientengruppe untersucht ist das Sertralin), psychotherapeutische Interventionen (überwiegend verhaltenstherapeutisch orientierte Ansätze) und eine Kombinationen beider Therapieansätze im Rahmen von Collaborative-Care-Interventionen. Eine eindeutige Überlegenheit einer der untersuchten Behandlungen konnte bisher nicht beobachtet werden, zumal Therapievergleichsstudien nur vereinzelt vorliegen (Petrak et al. 2012; Khazaie et al. 2011).

Deutlich inkonsistenter fallen die Ergebnisse zur Beeinflussung körperlicher Zielgrößen der Diabetestherapie aus. In allen drei Behandlungsgruppen – medikamentöse Ansätze, psychologische Ansätze und kombinierte Collaborative-Care-Interventionen – wurden widersprüchliche Ergebnisse beobachtet, so dass eine abschließende und überzeugende Identifizierung des effektivsten Therapieansatzes in diesem Bereich aktuell aussteht.

11.5.2 Gestufte Therapieoptionen komorbider Depressionen bei Diabetes mellitus

In Anlehnung an die erst kürzlich aktualisierten Leitlinien „Psychosoziales und Diabetes mellitus" der DDG und der DGPM wird unter Berücksichtigung des aktuellen Forschungsstandes ein gestuftes Vorgehen in der Behandlung von Patienten mit Diabetes und komorbider Depression empfohlen (vgl. ◻ Abb. 11.1).

- **Stufe 1**

Geringgradige oder subsyndromale Depressionen können im Rahmen der primärmedizinischen Versorgung behandelt werden. Einen wesentlichen Bestandteil dieses ersten Behandlungsversuchs stellt die vertrauensvolle Arzt-Patient-Beziehung dar. Basierend auf einer Psychoedukation zum

Charakteristika der Depression	Therapieoptionen
Stufe 4 **Sehr schwere Depression** oder Depressionen, die auf Interventionen der Stufe 3 nicht ansprechen	Stationäre oder teilstationäre Therapie I. d. R. komplexere psychopharmakologische und psychotherapeutische Kombinationstherapie. Engmaschiges Monitoring.
Stufe 3 **Schwere Depression** oder Depressionen, die auf Interventionen der Stufe 2 nicht ansprechen	Ambulante (ggf. teilstationäre oder stationäre) Psychotherapie bei ärztlichen oder psychologischen Psychotherapeuten vorzugsweise in Kombination mit Antidepressiva (1. Wahl: SSRI). Engmaschiges Monitoring.
Stufe 2 **Mittelgradige Depression** oder leichte Depressionen, die auf Interventionen der Stufe 1 nicht ansprechen	Ambulante Psychotherapie bei ärztlichen oder psychologischen Psychotherapeuten und medikamentöse antidepressive Behandlung anbieten (1. Wahl: SSRI) und je nach Patientenpräferenz alternativ oder kombiniert durchführen. Engmaschiges Monitoring.
Stufe 1 **Geringgradige Depression** oder subsyndromale depressive Symptome mit deutlicher Beeinträchtigung	I. d. R. primärmedizinische Versorgung: Psychoedukation zu Depression bei Diabetes, Entwicklung eines gemeinsamen Krankheitskonzeptes, Gesprächsführung: aktiv, problemlöseorientiert, flexibel und unterstützend. Ggf. SSRI bei rezidivierender Störung mit schwereren Episoden. Monitoring nach 2-4 Wochen.

⬛ Abb. 11.1 Gestufte Depressionsbehandlung bei Diabetes mellitus. (In Anlehnung an Kulzer et al. 2013)

allgemeinen Zusammenhang von Depression und Diabetes (vgl. ⬛ Abb. 11.2) sollte mit dem Patienten ein individualisiertes gemeinsames Krankheitskonzept entwickelt werden (vgl. ⬛ Abb. 11.3). Dieses Krankheitsmodell sollte für den Patienten nachvollziehbar zusammenfassen, welche aktuellen Faktoren die Depression auslösen bzw. aufrechterhalten und möglicherweise einer Veränderung zugänglich sind (diese Erklärungen sollten auch in den anderen Stufen der Behandlung angeboten werden). Besonders in dieser Behandlungsphase ist es hilfreich, wenn die ärztliche Gesprächsführung aktiv, problemlöseorientiert, flexibel und unterstützend ist und wöchentlich stattfindet. Dem Patienten sollte durch angemessene beruhigende Versicherungen Hoffnung und Mut vermittelt werden. Nach etwa 2–4 Wochen sollte eine Besserung des Befindens beobachtbar sein, anderenfalls ist die nächste Behandlungsstufe zu beschreiten, welche auch die Eingangsstufe für eine mittelgradige Depression darstellt.

Tipp

Zur Strukturierung des psychoedukativen Gesprächs können die Arbeitsblätter 2 und 4 in den Online-Materialien beitragen. Es ist hilfreich, diese auszudrucken und dem Patienten mitzugeben. Dieser kann die Blätter nach einer kurzen Erläuterung zu Hause ausfüllen. In den nächsten Konsultationen können die Punkte besprochen und gegebenenfalls ergänzt werden. Das dargestellte individuelle Modell kann verwendet werden, um Ansatzpunkte eine Veränderung aufzuzeigen.

▪ Stufe 2

Bei einer **mittelgradigen Depression** ist eine spezifische antidepressive Behandlung indiziert. Die therapeutischen Möglichkeiten umfassen sowohl antidepressive Medikamente als auch psychothe-

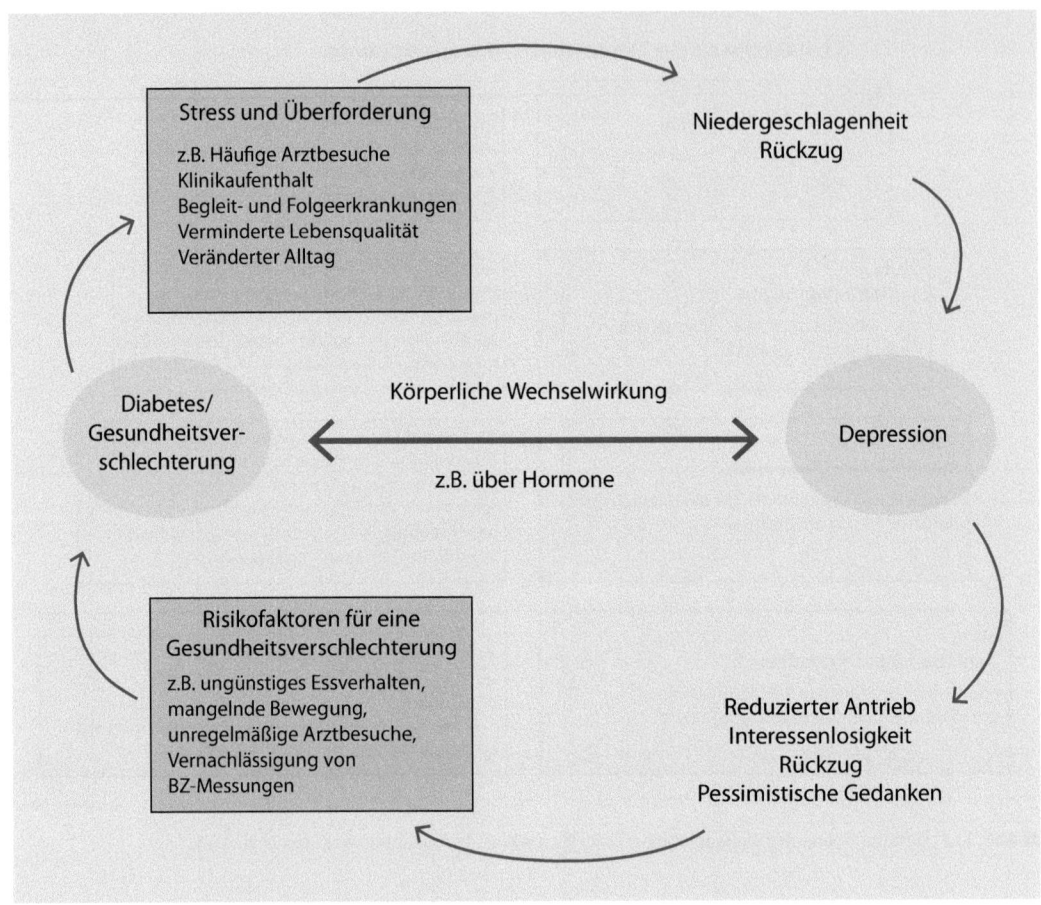

Abb. 11.2 Vereinfachtes allgemeines Modell zum Zusammenhang von Diabetes und Depression

rapeutische Verfahren. Nach einer Information über beide Behandlungsoptionen sollte – je nach Wunsch des Patienten – eines der beiden Therapieverfahren entweder einzeln oder in Kombination begonnen werden. SSRI stellen als Methode der ersten Wahl die bei Patienten mit Diabetes am besten evaluierte psychopharmakologische Option dar und können im Rahmen der hausärztlichen oder diabetologischen Versorgung gegeben werden. Verhaltenstherapie oder interpersonelle Therapie sind die beiden am besten evaluierten Verfahren für diese Patientengruppe und können bei einem Psychotherapeuten ergänzend oder alternativ in die Wege geleitet werden. Einschränkend ist zu beachten, dass die Kostenträger die interpersonelle Therapie in Deutschland in der Regel nicht bezahlen. Bislang gibt es keine randomisierte Studie zur

tiefenpsychologisch fundierten Psychotherapie bei Menschen mit Diabetes. Diese stellt jedoch bei depressiven Patienten ohne Diabetes ein anerkanntes Verfahren dar. Das Ansprechen auf eine medikamentöse Therapie sollte engmaschig (wünschenswert wäre ein zweiwöchiger Abstand) überwacht werden, damit gegebenenfalls eine Dosisanpassung oder ein Wechsel der Medikation erfolgen kann. Tritt nach etwa 4 Wochen, auch nach Anpassung der Medikation, keine Besserung ein (bei einer Psychotherapie sollte der Behandler diesen Zeitrahmen den Umständen des Einzelfalls anpassen), sollte die nächste Behandlungsstufe initiiert werden, welche auch die Eingangsstufe für eine schwere Depression darstellt.

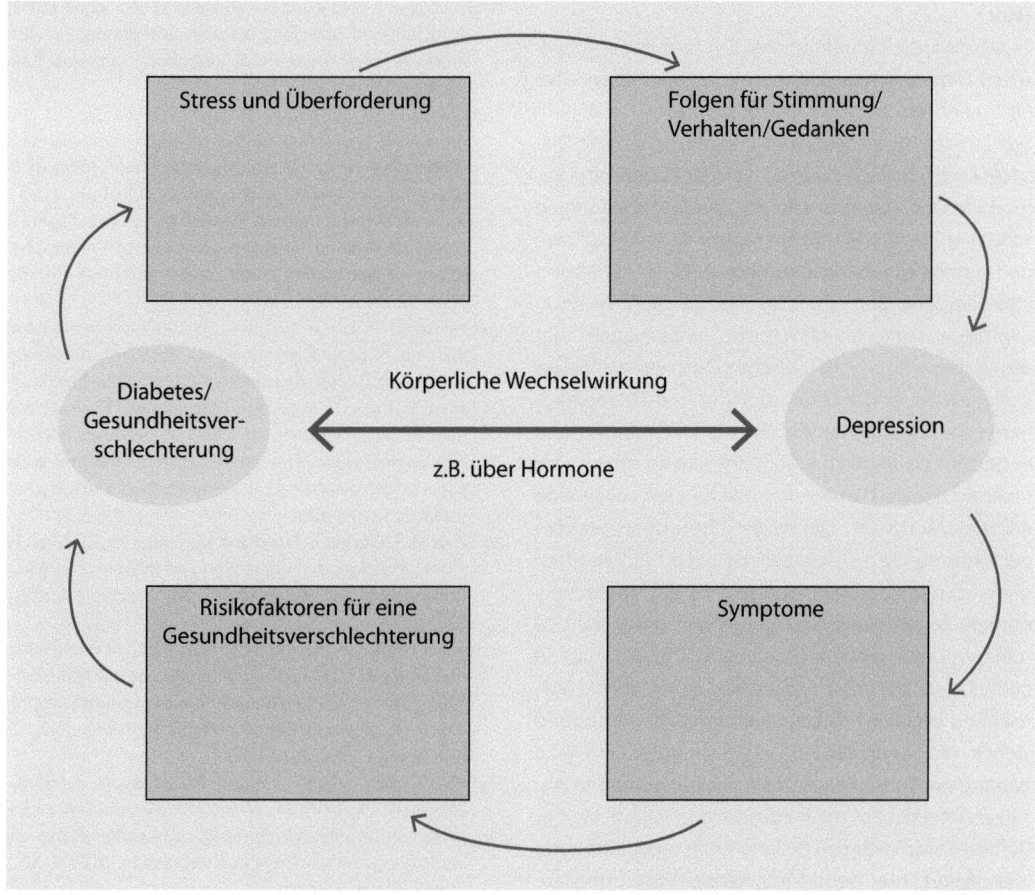

Abb. 11.3 Vereinfachtes individuelles Modell zum Zusammenhang von Diabetes und Depression

- **Stufe 3**

Bei einer **schweren Depression** sollte im Regelfall eine Psychotherapie in Kombination mit einer medikamentösen antidepressiven Behandlung angeboten werden. Die Behandlung kann ambulant erfolgen, gegebenenfalls ist jedoch eine stationäre oder teilstationäre Unterbringung je nach den Umständen des Einzelfalls indiziert.

- **Stufe 4**

Bei einer **sehr schweren Depression** mit einer ausgeprägten funktionalen Beeinträchtigung ist im Regelfall eine ambulante Psychotherapie nicht ausreichend. Die Behandlung erfolgt fachärztlicherseits in der Regel im stationären (gegebenenfalls im Anschluss auch teilstationären) Rahmen. In der Regel wird die Kombination einer mehr oder min-

der komplexen psychopharmakologischen Therapie angeboten werden. Je nach Zustand des Patienten sollte entweder zeitgleich oder nach einer initialen Besserung zusätzlich eine Psychotherapie angeboten werden.

- **Monitoring**

Eine kontinuierliche Überprüfung des Behandlungserfolgs sollte in allen Phasen der Therapie erfolgen. Dies erlaubt die Anpassung der Schritte des Algorithmus, um das Behandlungsziel einer möglichst vollständigen Remission der Depression zu erreichen. In allen Behandlungsschritten ist die ausreichende Abklärung einer möglichen Suizidalität kontinuierlich sicherzustellen.

Fazit

Es besteht ein bidirektionaler Zusammenhang zwischen Depression und Diabetes, bei dem depressive Menschen ein höheres Risiko aufweisen, an einem Typ-2-Diabetes zu erkranken und Menschen mit Diabetes eine höhere Wahrscheinlichkeit haben, eine komorbide Depression zu erleiden. Beide Erkrankungen sollten in Diagnostik und Therapie in ihrer komplexen und potenziell lebensbedrohlichen Wechselwirkung interdisziplinär betrachtet werden, da die Auswirkungen dieser Komorbidität nahezu alle relevanten medizinischen und psychologischen Outcomeparameter betreffen. So ist die Lebensqualität und Therapieadhärenz der Betroffenen oft sehr stark vermindert und es besteht ein deutlich erhöhtes Risiko für mikro- und makrovaskuläre Diabeteskomplikationen sowie eine erhöhte Mortalität. Depressive Störungen werden bei Patienten mit Diabetes (wie auch bei Patienten ohne körperliche Erkrankungen) häufig übersehen, obwohl zeiteffiziente Screening- und Diagnoseinstrumente umfassend verfügbar sind. Dieser Umstand bedarf einer durchgreifenden Änderung, zumal ausreichend evaluierte Therapieverfahren zur Verfügung stehen, um depressive Störungen mit gutem Erfolg zu behandeln. Therapieansätze mit gleichermaßen positiven Effekten auf die medizinischen Parameter des Diabetes sind dagegen bislang noch nicht eindeutig identifiziert. Hier bedarf es weiterer Forschungsanstrengungen.

Literatur

Ali S, Stone MA, Peters JL, Davies MJ, Khunti K (2006) The prevalence of co-morbid depression in adults with Type 2 diabetes: a systematic review and meta-analysis. Diabet Med 23:1165–1173

Anderson RJ, Freedland KE, Clouse RE, Lustman PJ (2001) The prevalence of comorbid depression in adults with diabetes: a meta-analysis. Diabetes Care 24:1069–1078

Barnard KD, Skinner TC, Peveler R (2006) The prevalence of comorbid depression in adults with Type 1 diabetes: systematic literature review. Diabet Med 23:445–448

Black SA, Markides KS, Ray LA (2003) Depression Predicts Increased Incidence of Adverse Health Outcomes in Older Mexican Americans With Type 2 Diabetes. Diabetes Care 26:2822–2828

Bogner HR, de Vries HF (2010) Integrating type 2 diabetes mellitus and depression treatment among African Americans: a randomized controlled pilot trial. The Diabetes Educator 36:284–292

Bot M, Pouwer F, Zuidersma M, van Melle JP, de Jonge P (2012) Association of coexisting diabetes and depression with mortality after myocardial infarction. Diabetes Care 35:503–509

Brunoni AR, Lopes M, Fregni F (2008) A systematic review and meta-analysis of clinical studies on major depression and BDNF levels: implications for the role of neuroplasticity in depression. Int J Neuropsychopharmacol 11:1169–1180

Cepoiu M, McCusker J, Cole MG, Sewitch M, Belzile E, Ciampi A (2008) Recognition of depression by non-psychiatric physicians – a systematic literature review and meta-analysis. J Gen Intern Med 23:25–36

Ciechanowski PS, Katon WJ, Russo JE (2000) Depression and diabetes: impact of depressive symptoms on adherence, function, and costs. Arch Intern Med 160:3278–3285

Davydow DS, Russo JE, Ludman E, Ciechanowski P, Lin EH, Von Korff M, Oliver M, Katon WJ (2011) The association of comorbid depression with intensive care unit admission in patients with diabetes: a prospective cohort study. Psychosomatics 52:117–126

de Groot M, Anderson R, Freedland KE, Clouse RE, Lustman PJ (2001) Association of depression and diabetes complications: a meta-analysis. Psychosomatic medicine 63:619–630

Deutsches Institut für Medizinische Dokumentation und Information (DIMDI) (2012) Internationale statistische Klassifikation der Krankheiten und verwandter Gesundheitsprobleme, 10. Revision, German Modification Version 2012, ICD-10-GM Version 2012. Köln

DGPPN B, KBV, AWMF, AkdÄ, BPtK, BApK, DAGSHG, DEGAM, DGPM, DGPs, DGRW (eds) für die Leitliniengruppe Unipolare Depression (ed) (2009) S3-Leitlinie/Nationale VersorgungsLeitlinie Unipolare Depression. DGPPN, ÄZQ, AWMF – Berlin, Düsseldorf

Dirmaier J, Watzke B, Koch U, Schulz H, Lehnert H, Pieper L, Wittchen HU (2010) Diabetes in primary care: prospective associations between depression, nonadherence and glycemic control. Psychother Psychosom 79:172–178

Echeverry D, Duran P, Bonds C, Lee M, Davidson MB (2009) Effect of pharmacological treatment of depression on A1 C and quality of life in low-income Hispanics and African Americans with diabetes: a randomized, double-blind, placebo-controlled trial. Diabetes Care 32:2156–2160

Egede LE, Ellis C (2010) Diabetes and depression: global perspectives. Diabetes research and clinical practice 87:302–312

Egede LE, Nietert PJ, Zheng D (2005) Depression and All-Cause and Coronary Heart Disease Mortality Among Adults With and Without Diabetes. Diabetes Care 28:1339–1345

Ell K, Katon W, Xie B, Lee PJ, Kapetanovic S, Guterman J, Chou CP (2010) Collaborative care management of major depression among low-income, predominantly Hispanic subjects with diabetes: a randomized controlled trial. Diabetes Care 33:706–713

Fisher L, Skaff MM, Mullan JT, Arean P, Glasgow R, Masharani U (2008) A longitudinal study of affective and anxiety disor-

11

ders, depressive affect and diabetes distress in adults with Type 2 diabetes. Diabet Med 25:1096–1101

Gilbody S, Bower P, Fletcher J, Richards D, Sutton AJ (2006) Collaborative care for depression: a cumulative meta-analysis and review of longer-term outcomes. Arch Intern Med 166:2314–2321

Golden SH, Lazo M, Carnethon M, Bertoni AG, Schreiner PJ, Diez Roux AV, Lee HB, Lyketsos C (2008) Examining a bidirectional association between depressive symptoms and diabetes. Jama 299:2751–2759

Hajos TR, Pouwer F, Skovlund SE, Den Oudsten BL, Geelhoed-Duijvestijn PH, Tack CJ, Snoek FJ (2012) Psychometric and screening properties of the WHO-5 well-being index in adult outpatients with Type 1 or Type 2 diabetes mellitus. Diabet Med

Harter M, Klesse C, Bermejo I, Bschor T, Gensichen J, Harfst T, Hautzinger M, Kolada C, Kopp I, Kuhner C, Lelgemann M, Matzat J, Meyerrose B, Mundt C, Niebling W, Ollenschlager G, Richter R, Schauenburg H, Schulz H, Weinbrenner S, Schneider F, Berger M (2010) Evidence-based therapy of depression: S3 guidelines on unipolar depression. Der Nervenarzt 81:1049–1068

Hermanns N, Kulzer B, Krichbaum M, Kubiak T, Haak T (2006) How to screen for depression and emotional problems in patients with diabetes: comparison of screening characteristics of depression questionnaires, measurement of diabetes-specific emotional problems and standard clinical assessment. Diabetologia 49:469–477

Icks A, Kruse J, Dragano N, Broecker-Preuss M, Slomiany U, Mann K, Jockel KH, Erbel R, Giani G, Moebus S (2008) Are symptoms of depression more common in diabetes? Results from the Heinz Nixdorf Recall study. Diabet Med 25:1330–1336

Katon W, Simon G, Russo J, Von Korff M, Lin E, Ludman E, Ciechanowski P, Bush T (2004) Quality of depression care in a population-based sample of patients with diabetes and major depression. Med Care 42:1222–1229

Katon WJ, Lin EH, Von Korff M, Ciechanowski P, Ludman EJ, Young B, Peterson D, Rutter CM, McGregor M, McCulloch D (2010) Collaborative care for patients with depression and chronic illnesses. N Engl J Med 363:2611–2620

Katon WJ, Simon G, Russo J, Von Korff M, Lin EH, Ludman E, Ciechanowski P, Bush T (2004) Quality of depression care in a population-based sample of patients with diabetes and major depression. Medical care 42:1222–1229

Katon WJ, Von Korff M, Lin EH, Simon G, Ludman E, Russo J, Ciechanowski P, Walker E, Bush T (2004) The Pathways Study: a randomized trial of collaborative care in patients with diabetes and depression. Arch Gen Psychiatry 61:1042–1049

Khazaie H, Rahimi M, Tatari F, Rezaei M, Najafi F, Tahmasian M (2011) Treatment of depression in type 2 diabetes with Fluoxetine or Citalopram? Neurosciences (Riyadh) 16:42–45

Knol MJ, Twisk JW, Beekman AT, Heine RJ, Snoek FJ, Pouwer F (2006) Depression as a risk factor for the onset of type 2 diabetes mellitus. A meta-analysis. Diabetologia 49:837–845

Komorousova J, Beran J, Rusavy Z, Jankovec Z (2010) Glycemic control improvement through treatment of depression using antidepressant drugs in patients with diabetes mellitus type. Neuro Endocrinol Lett 1(31):801–806

Krabbe KS, Nielsen AR, Krogh-Madsen R, Plomgaard P, Rasmussen P, Erikstrup C, Fischer CP, Lindegaard B, Petersen AM, Taudorf S, Secher NH, Pilegaard H, Bruunsgaard H, Pedersen BK (2007) Brain-derived neurotrophic factor (BDNF) and type 2 diabetes. Diabetologia 50:431–438

Kulzer B, Albus C, Herpertz S, Kruse J, Lange K, Lederbogen F, Petrak F (2013) Psychosoziales und Diabetes (Teil 2) S2-Leitlinie Psychosoziales und Diabetes – Langfassung. Diabetologie

Lamers F, Jonkers CC, Bosma H, Knottnerus JA, van Eijk JT (2011) Treating depression in diabetes patients: does a nurse-administered minimal psychological intervention affect diabetes-specific quality of life and glycaemic control? A randomized controlled trial. J Adv Nurs 67:788–799

Lin EH, Katon W, Von Korff M, Rutter C, Simon GE, Oliver M, Ciechanowski P, Ludman EJ, Bush T, Young B (2004) Relationship of depression and diabetes self-care, medication adherence, and preventive care. Diabetes Care 27:2154–2160

Lowe B, Kroenke K, Grafe K (2005) Detecting and monitoring depression with a two-item questionnaire (PHQ. J Psychosom Res 2(58):163–171

Lustman PJ, Anderson RJ, Freedland KE, de Groot M, Carney RM, Clouse RE (2000) Depression and poor glycemic control: a meta-analytic review of the literature. Diabetes Care 23:934–942

Margraf J, Schneider S, Ehlers A (1991) Diagnostisches Interview bei psychischen Störungen (DIPS). Springer, Berlin

McIntyre R, Kenna H, Nguyen H, Law C, Sultan F, Woldeyohannes H, Alsuwaidan M, Soczynska J, Adams A, Cheng J, Lourenco M, Kennedy S, Rasgon N (2010) Brain volume abnormalities and neurocognitive deficits in diabetes mellitus: Points of pathophysiological commonality with mood disorders? Advances in Therapy 27:63–80

Mezuk B, Eaton WW, Albrecht S, Golden SH (2008) Depression and type 2 diabetes over the lifespan: a meta-analysis. Diabetes Care 31:2383–2390

Moussavi S, Chatterji S, Verdes E, Tandon A, Patel V, Ustun B (2007) Depression, chronic diseases, and decrements in health: results from the World Health Surveys. Lancet 370:851–858

Musselman DL, Betan E, Larsen H, Phillips LS (2003) Relationship of depression to diabetes types 1 and 2: epidemiology, biology, and treatment. Biol Psychiatry 54:317–329

Nefs G, Pouwer F, Denollet J, Kramer H, Wijnands-van Gent CJ, Pop VJ (2012) Suboptimal glycemic control in type 2 diabetes: a key role for anhedonia? J Psychiatr Res 46:549–554

Nefs G, Pouwer F, Denollet J, Pop V (2012) The course of depressive symptoms in primary care patients with type 2 diabetes: results from the Diabetes, Depression, Type D Personality Zuidoost-Brabant (DiaDDZoB) Study. Diabetologia 55:608–616

Nouwen A, Winkley K, Twisk J, Lloyd CE, Peyrot M, Ismail K, Pouwer F (2010) Type 2 diabetes mellitus as a risk factor for the onset of depression: a systematic review and meta-analysis. Diabetologia 53:2480–2486

Pan A, Lucas M, Sun Q, van Dam RM, Franco OH, Willett WC, Manson JE, Rexrode KM, Ascherio A, Hu FB (2011) Increased mortality risk in women with depression and diabetes mellitus. Arch Gen Psychiatry 68:42–50

Petrak F, Herpertz S, Albus C, Hermanns N, Kronfeld K, Kruse J, Kulzer B, Ruckes C, Müller MJ (2012) Cognitive behavioral therapy vs. sertraline in patients with depression and poorly controlled diabetes: a multicentre randomised controlled trial (Abstract presented at ECPR & EACLPP, 27–30 June 2012). J Psychosom Res 72:496–497

Piette JD, Richardson C, Himle J, Duffy S, Torres T, Vogel M, Barber K, Valenstein M (2011) A randomized trial of telephonic counseling plus walking for depressed diabetes patients. Medical care 49:641–648

Rhee MK, Musselman D, Ziemer DC, Vaccarino V, Kolm P, Weintraub WS, Caudle JM, Varughese RM, Irving JM, Phillips LS (2008) Unrecognized glucose intolerance is not associated with depression. Screening for Impaired Glucose Tolerance study 3 (SIGT 3). Diabet Med 25:1361–1365

Richardson LK, Egede LE, Mueller M (2008) Effect of race/ethnicity and persistent recognition of depression on mortality in elderly men with type 2 diabetes and depression. Diabetes Care 31:880–881

Roy T, Lloyd CE, Pouwer F, Holt RI, Sartorius N (2012) Screening tools used for measuring depression among people with Type 1 and Type 2 diabetes: a systematic review. Diabet Med 29:164–175

Rustad JK, Musselman DL, Nemeroff CB (2011) The relationship of depression and diabetes: pathophysiological and treatment implications. Psychoneuroendocrinology 36:1276–1286

Stuart MJ, Baune BT (2012) Depression and type 2 diabetes: inflammatory mechanisms of a psychoneuroendocrine co-morbidity. Neurosci Biobehav Rev 36:658–676

Sultan S, Luminet O, Hartemann A (2010) Cognitive and anxiety symptoms in screening for clinical depression in diabetes: a systematic examination of diagnostic performances of the HADS and BDI-SF. J Affect Disord 123:332–336

van Bastelaar KM, Pouwer F, Cuijpers P, Riper H, Snoek FJ (2011) Web-based depression treatment for type 1 and type 2 diabetic patients: a randomized, controlled trial. Diabetes Care 34:320–325

van der Feltz-Cornelis CM, Nuyen J, Stoop C, Chan J, Jacobson AM, Katon W, Snoek F, Sartorius N (2010) Effect of interventions for major depressive disorder and significant depressive symptoms in patients with diabetes mellitus: a systematic review and meta-analysis. Gen Hosp Psychiatry 32:380–395

Wang SH, Sun ZL, Guo YJ, Yuan Y, Yang BQ (2009) Diabetes impairs hippocampal function via advanced glycation end product mediated new neuron generation in animals with diabetes-related depression. Toxicol Sci 111:72–79

Whooley MA, Avins AL, Miranda J, Browner WS (1997) Case-finding instruments for depression. Two questions are as good as many. J Gen Intern Med 12:439–445

Williams JW Jr., Katon W, Lin EH, Noel PH, Worchel J, Cornell J, Harpole L, Fultz BA, Hunkeler E, Mika VS, Unutzer J (2004) The effectiveness of depression care management on diabetes-related outcomes in older patients. Annals of internal medicine 140:1015–1024

Wittchen HU, Zaudig M, Fydrich T (1997) SKID. Strukturiertes Klinisches Interview für DSM-IV. Hogrefe, Göttingen

11

Ängste und Angststörungen bei Diabetes mellitus

F. Petrak

F. Petrak, S. Herpertz (Hrsg.), *Psychodiabetologie,*
DOI 10.1007/978-3-642-29908-7_12, © Springer-Verlag Berlin Heidelberg 2013

Kurzinfo

Pathologische Ängste treten bei Menschen mit Diabetes etwa 20 % häufiger auf als bei stoffwechselgesunden Menschen und weisen eine hohe Komorbidität mit weiteren psychischen Störungen auf. Angststörungen können im direkten Zusammenhang mit dem Diabetes oder auch diabetesunabhängig entstehen. Sie sind per se belastend, führen jedoch oft zusätzlich zu einer erhöhten Belastung im Umgang mit dem Diabetes. Die häufigsten diabetesbezogenen Ängste beziehen sich auf übertriebene Ängste vor Hypoglykämien, Diabeteskomplikationen und vor einer notwendigen Insulinbehandlung. Angststörungen oder auch leichtere Ängste können die Ursache für eine schlechte Stoffwechseleinstellung sein, die Datenlage ist hierzu allerdings widersprüchlich.

Ein Screening auf Angststörung kann im primärärztlichen Anamnesegespräch und/oder durch psychometrische Fragebögen (z. B. dem „Gesundheitsfragebogen für Patienten, PHQ-D", Löwe et al. 2002) erfolgen. Bei einem positiven Screening ist es unerlässlich, den diagnostischen Prozess so weit fortzuführen, bis die Diagnose entweder bestätigt oder widerlegt ist. Im Zweifelsfall sollte eine konsiliarische Untersuchung bei einem ärztlichen oder psychologischen Psychotherapeuten bzw. oder einem entsprechenden Facharzt durchgeführt werden.

Eindeutige Aussagen zur Wirksamkeit diabetesspezifischer Angstbehandlungen sind aufgrund einer unzureichenden Datenlage derzeit nicht zu treffen. Es gibt keine Hinweise darauf, dass Therapien von Angststörungen, die in der Behandlung von Menschen ohne Diabetes evaluiert wurden, bei einer Komorbidität mit Diabetes weniger wirksam sind. Daher leiten sich Empfehlungen zur Therapie komorbider Angststörungen bei Diabetes in weiten Teilen aus dem allgemeinen Forschungsstand zur Angstbehandlung ab.

Aktuelle evidenzbasierte Leitlinien zur Therapie komorbider Angststörungen bei Diabetes legen, je nach Schweregrad der Störung, ein gestuftes Behandlungskonzept nahe. Empfohlen werden psychoedukative Interventionen, Verhaltenstherapie (gegebenenfalls in Kombination mit einer psychopharmakologischen Behandlung) bis hin zu einer stationären Therapie. Dabei ist stets der individuelle diabetologische und psychologische Kontext zu beachten. Wann immer möglich, sollte die Behandlung interdisziplinär erfolgen, damit die in der Versorgung Beteiligten ihre Interventionen zum Wohle der Betroffenen aufeinander abstimmen.

12.1 Definition und Klassifikation pathologischer Ängste bei Diabetes mellitus

Auf eine chronische Erkrankung wie den Diabetes mit leichten Sorgen und Ängsten zu reagieren, kann eine völlig normale und sinnvolle Reaktion sein. Angstgefühle können vielmehr helfen, sich angemessen zu verhalten, da sie auf reale Gefahren hinweisen können. Übertriebene Sorglosigkeit kann nämlich durch eine daraus resultierende Vernachlässigung des Diabetesmanagements genauso zu einem Problem werden wie übertriebene Ängste, die zu einer vermeidbaren Beeinträchtigung der Lebensqualität führen. Pathologisch werden Ängste demnach erst dann, wenn sie irrational und übertrieben sind und zu einer deutlichen Beeinträchtigung der Betroffenen führen.

Die meisten Angststörungen bei Patienten mit Diabetes sind nicht spezifisch für diese Patientengruppe und lassen sich nach der Internationalen Klassifikation psychischer Störungen (ICD-10) klassifizieren (DIMDI 2012). Teilweise sind sie jedoch eng verknüpft mit diabetesbezogenen Themen, wie beispielsweise bei einer sozialen Phobie mit Ängsten vor einer negativen Bewertung aufgrund des Diabetes. Darüber hinaus gibt es ausschließlich diabetesbezogene Angststörungen, z. B. die Hypoglykämieangst, die sich nicht per se einer bestimmten ICD-10-Kategorie zuordnen lässt, da sie je nach ihrer Ausgestaltung die Kriterien für unterschiedliche Störungen erfüllen kann.

12.1.1 Angststörungen (nach ICD-10)

Eine Übersicht zum Ausdrucken findet sich in den Online-Materialien auf Arbeitsblatt 1.

- **Agoraphobie mit/ohne Panikstörung (F40.0)**
Deutliche und anhaltende Furcht vor oder Vermeidung von Plätzen und Situationen, in denen eine Flucht schwer möglich oder peinlich wäre oder in denen im Falle einer Panikattacke oder panikartiger

Symptome keine Hilfe zu erwarten wäre. Die Agoraphobie kann mit (F40.01) oder ohne (F40.00) eine Panikstörung auftreten. Für eine Diagnose müssen alle folgenden Kriterien erfüllt sein:

- Psychische und vegetative Symptome müssen primäre Manifestation der Angst sein.
- Die Angst muss in mindestens zwei der folgenden Situationen auftreten (z. B. Menschenmengen, öffentliche Plätze, Reisen mit weiter Entfernung von Zuhause, alleine Reisen).
- Die Vermeidung der phobischen Situation muss ein entscheidendes Symptom sein oder gewesen sein.

- **Soziale Phobie (F40.1)**

Angst vor negativer Bewertung durch andere, die durch die Konfrontation mit bestimmten sozialen Situationen und Leistungssituationen ausgelöst wird und meist zu Vermeidungsverhalten führt. Für eine Diagnose müssen alle folgenden Kriterien erfüllt sein:

- Die psychischen, Verhaltens- oder vegetativen Symptome müssen primäre Manifestation der Angst sein.
- Die Angst muss auf bestimmte soziale Situationen beschränkt sein oder darin überwiegen.
- Vermeidung der phobischen Situation, wenn möglich.

> **Merke**
>
> Soziale Ängste können sich bei Patienten mit Diabetes auf ihre Erkrankung beziehen und negative Auswirkungen auf das Diabetesmanagement haben (z. B. aus starker Angst unangenehm aufzufallen, wird beim Essen in der Öffentlichkeit auf das Blutzuckermessen und Insulinspritzen verzichtet).

- **Spezifische Phobie (F40.2)**

Angst, die durch Konfrontation mit bestimmten gefürchteten Objekten oder Situationen ausgelöst wird (z. B. Höhen, bestimmte Tiere, Blut) und häufig zu Vermeidungsverhalten führt. Für eine Diagnose müssen alle folgenden Kriterien erfüllt sein:

- Die psychischen oder vegetativen Symptome müssen primäre Manifestation der Angst sein.

- Die Angst muss auf die Anwesenheit eines bestimmten phobischen Objektes oder einer spezifischen Situation beschränkt sein.
- Die phobische Situation wird – wann immer möglich – vermieden.

> **Merke**
>
> Bei Diabetespatienten, die mit Insulin behandelt werden, ist insbesondere die Spritzenphobie zu berücksichtigen, bei der die Insulininjektion befürchtet wird und mit starken vasovagalen Reaktionen einhergehen kann.

- **Panikstörung (F41.0)**

Störung durch unerwartete, wiederholt auftretende Panikattacken. Diese treten plötzlich auf, sind von starker Angst und überwiegend vegetativen Symptomen (z. B. Tachykardie, Schwitzen, Tremor, Atemnot) begleitet und gehen mit der Befürchtung eines drohenden Unheils einher („verrückt werden", Kontrolle verlieren, Herzinfarkt etc.). Typischerweise besteht eine langanhaltende Besorgnis über zukünftige Panikattacken („Angst vor der Angst"). Voraussetzungen, die für die Diagnose einer Panikstörung erfüllt sein müssen:

- Auftreten mehrerer schwerer Angstanfälle innerhalb eines kurzen Zeitraums (etwa innerhalb eines Monats),
- Auftreten in Situationen, in denen keine objektive Gefahr besteht,
- Angstanfälle nicht auf bekannte oder vorhersagbare Situationen begrenzt,
- Vorhandensein weitgehend angstfreier Zeiträume zwischen den Attacken (jedoch häufig Erwartungsangst).

Eine Panikstörung soll nur diagnostiziert werden, wenn keine komorbiden Phobien vorliegen.

- **Generalisierte Angststörung (F41.1)**

Langanhaltende ausgeprägte Angst und Besorgnis, die sich auf verschiedene Lebensbereiche bezieht und von anhaltender motorischer Spannung und vegetativer Übererregbarkeit begleitet wird. Es müssen primäre Symptome der Angst an den meisten Tagen über mindestens mehrere Wochen, meist sogar mehrere Monate, vorliegen. In der Regel sind folgende Einzelsymptome festzustellen:

- Befürchtungen (Sorgen über zukünftiges Unglück, Nervosität, Konzentrationsschwierigkeiten usw.),
- motorische Spannung (körperliche Unruhe, Spannungskopfschmerzen, Zittern, Unfähigkeit zu entspannen),
- vegetative Übererregbarkeit (Benommenheit, Schwitzen, Tachykardie oder Tachypnoe, Oberbauchbeschwerden, Schwindelgefühle, Mundtrockenheit usw.).

> **Merke**
>
> Übermäßige Ängste und Sorgen, die sich auf den Diabetes beziehen, können im Rahmen einer generalisierten Angststörung auftreten. Um die Diagnose zu stellen, müssen jedoch weitere Ängste vorhanden sein, die sich auch auf andere Lebensbereiche beziehen.

- **Angst und depressive Störung, gemischt (F41.2)**

Diese Kategorie soll bei gleichzeitigem Bestehen von Angst und Depression Verwendung finden. Folgende Kriterien sind nötig, um diese Diagnose zu stellen:

- Vorhandensein von Angst und Depression in leichter bis mittlerer Ausprägung, ohne Vorherrschen des einen oder anderen,
- zumindest vorübergehendes Auftreten vegetativer Symptome (wie Tremor, Herzklopfen, Mundtrockenheit, Magenbeschwerden usw.),
- keine der beiden Störungen erreicht ein Ausmaß, das eine entsprechende einzelne Diagnose rechtfertigen würde.

- **Anpassungsstörung, Angst und depressive Reaktion gemischt (F43.22)**

Zustände subjektiven Leidens durch Angst und depressiven Reaktionen während des Anpassungsprozesses nach einer entscheidenden Lebensveränderung. Folgende Kriterien sind nötig, um diese Diagnose zu stellen:

- Sowohl Angst als auch depressive Symptome sind vorhanden, aber nicht stärker ausgeprägt

als bei der Diagnose „Angst und depressive Störung gemischt" (F 41.2).

- Die Symptome halten meist nicht länger als 6 Monate an.

> **Merke**
>
> Bezogen auf Patienten mit Diabetes können Anpassungsstörungen vor allem im Kontext der Diagnosestellung des Diabetes auftreten. Die Manifestation eines Diabetes stellt in der Regel kein Trauma dar, das zu einer posttraumatischen Belastungsstörung führt und rechtfertigt die dementsprechende Diagnose nicht.

12.1.2 Diabetesbezogene Ängste

- **Hypoglykämieangst (F40.0 oder F41.0 oder F40.1)**

Übermäßige Angst vor möglichen zukünftigen Hypoglykämien. Je nach Ausprägung der Hypoglykämieangst können die Kriterien einer Panikstörung, Agoraphobie oder sozialen Phobie erfüllt sein.

Pathologische Hypoglykämieängste äußern sich durch eine übermäßige, ängstliche Beschäftigung mit antizipierten Hypoglykämien, wobei oftmals bei normoglykämischen Blutzuckerkonzentrationen vermeintliche Symptome einer Hypoglykämie wahrgenommen werden. Diese Hypoglykämieangst lässt sich mit einem Teufelskreis, ähnlich dem Teufelskreislauf der Angst für klinische Angststörungen erklären (s. ◘ Abb. 12.1).

Die Betroffenen haben Schwierigkeiten, körperliche Symptome von denen der adrenergen Phase einer Hypoglykämie zu unterscheiden (physiologische Grundlagen der Hypoglykämie vgl. ▶ Kap. 1 und 2; Aspekte der Wahrnehmung von Hypoglykämie vgl. ▶ Kap. 21). Ursachen dafür können Halbwissen, traumatische Erfahrungen oder auch konditionierte Stressreaktionen sein. Treten beispielsweise vegetative Symptome auf, wird ihnen verstärkt Aufmerksamkeit zugewendet. Oftmals werden diese Symptome als Hinweisreize für eine mögliche Hypoglykämie fehlgedeutet. Dadurch werden Ängste ausgelöst, die zu einer Verstärkung der vegetativen Symptome im Sinne eines Teufelskreises führen.

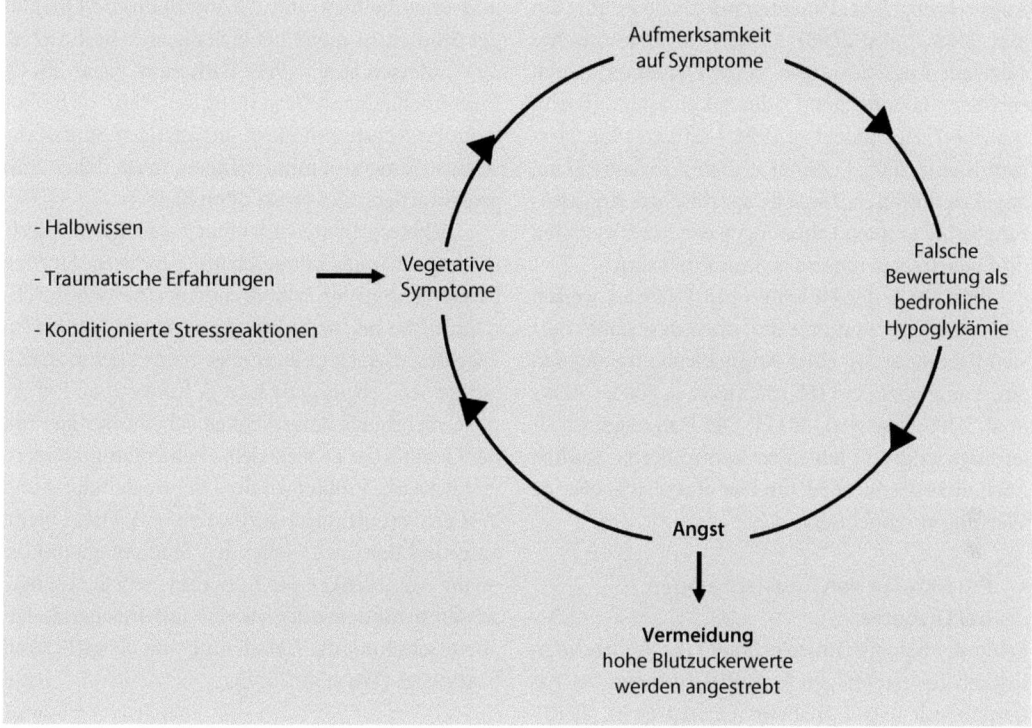

Abb. 12.1 Teufelskreis der Hypoglykämieangst. (Aus Hautzinger 2011)

Im Unterschied zur Panikstörung bei stoffwechselgesunden Menschen beinhaltet das Vermeidungsverhalten der Betroffenen auch diabetesspezifische Aspekte: beispielsweise übertrieben häufiges Messen des Blutzuckers, Unterdosierung der Insulindosis (um Unterzuckerung zu vermeiden) und Einschränken von Bewegung oder Aktivitäten außer Haus (aus Angst, eine Hypoglykämie zu erleiden). Wird der Blutzucker übertrieben hoch gehalten, verändert sich die Wahrnehmung einer Hypoglykämie. Dies kann dazu führen, dass Symptome einer Hypoglykämie bereits im normoglykämischen Bereich wahrgenommen werden, bevor ein tatsächlicher Gegenregulationsbedarf besteht. Auch hierdurch kann der Teufelskreis der Hypoglykämieangst weiter verstärkt werden (Petrak u. Zahn 2011).

- **Angst vor Diabetesfolgen/ Progredienzangst (F41.1 oder F41.2 oder F42 oder F43.22)**
Störung durch übermäßige Ängste und Sorgen über mögliche akute und langfristige Komplikationen des Diabetes. Je nach Ausprägung der Ängste können die Kriterien einer „generalisierten Angststörung", „Angst und depressive Störung, gemischt" oder „Anpassungsstörung, Angst und depressive Reaktion, gemischt", erfüllt sein.

- **Angst vor einer Insulinbehandlung**
Teilweise auch als psychologische Insulinresistenz bezeichnet. In der Regel handelt es sich hier nicht um eine psychische Störung, sondern um übertriebene Sorgen oder Vorbehalte gegenüber einer indizierten Insulinbehandlung (Wittchen et al. 2011).

12.2 Epidemiologie

Die 1-Jahres-Prävalenz für Angststörungen beträgt in der europäischen Allgemeinbevölkerung 14 % (Wittchen et al. 2011) und die Lebenszeitprävalenz in deutschen Untersuchungen etwa 15 % (Meyer et al. 2000). Kontrollierte Studien weisen auf eine etwa 20 % Risikoerhöhung der Lebenszeitprävalenz für

Angststörungen bei Patienten mit Diabetes hin (Lin et al. 2008; Li et al. 2008). Auf der Ebene spezifischer einzelner Angststörungen ist die Datenlage jedoch entweder unzureichend oder inkonsistent (Berlin et al. 1997; DeGroot et al. 1994; Lustman 1988; Hermanns et al. 2005; Fisher et al. 2008), so dass bislang ungeklärt bleibt, auf welche spezifischen Angststörungen die leichten Erhöhungen der Prävalenzraten für Diabetespatienten zurückzuführen sind.

Etwa 20 % der Patienten mit Diabetes weisen erhöhte Angstsymptome auf, ohne dass dabei notwendigerweise von einer Angststörung im engeren Sinne auszugehen ist (Hermanns et al. 2005; Collins et al. 2009; Wu et al. 2011). Die Datenlage ist allerdings aufgrund fehlender kontrollierter Studien noch nicht ausreichend, um hier eine abschließende Wertung vorzunehmen.

▪ **Prädiktoren von Angststörungen bei Diabetes**

Schwere Hypoglykämien erhöhen die Wahrscheinlichkeit für nachfolgende Angststörungen bei Patienten mit Typ-2-Diabetes (Labad et al. 2010). Alleinstehende, arbeitslose Frauen mit Diabeteskomplikationen haben ein höheres Risiko für Angstsymptome. Außerdem korreliert Angst mit höherem Alter, niedrigerem Gewicht und Depressionssymptomen (Wu et al. 2011).

▪ **Diabetesbezogene Ängste**

Die Angst vor diabetesbezogenen Komplikationen und Hypogklykämien stellen die stärksten krankheitsspezifischen Belastungen bei Menschen mit Diabetes dar. Diese können eine erhebliche emotionale Beeinträchtigungen darstellen und zu Problemen des Diabetesselbstmanagements führen, während Spritzenphobien nur sehr selten zu beobachten sind (Snoek et al. 1997; Mollema et al. 2001; Snoek et al. 2000; Petrak et al. 2007).

12.3 Wechselwirkungen zwischen Diabetes und komorbiden Angststörungen

Die Studienlage zum Zusammenhang von Angststörungen bzw. erhöhter Ängstlichkeit mit der Qualität der Stoffwechseleinstellung ist spärlich und uneinheitlich und die methodische Qualität der Studien ist meist unbefriedigend (Berlin et al. 1997; Metsch et al., 1995; Balhara u. Sagar 2011). Eine abschließende Bewertung der Frage, ob pathologische Ängste mit einer ungünstigen Stoffwechseleinstellung zusammenhängen, muss daher zum gegenwärtigen Zeitpunkt offen bleiben.

Diabetespatienten mit einer zusätzlichen Angststörung sind nicht nur durch ihre psychische Störung beeinträchtigt. Sie haben zudem eine überdurchschnittliche Belastung sowohl im Umgang mit dem Diabetes als auch in ihrer allgemeinen gesundheitsbezogenen Lebensqualität (z. B. Kohen et al. 1998).

Eine erhöhte Ängstlichkeit scheint weniger mit der Qualität der Diabetesselbstbehandlung, sondern vielmehr mit Problemen der Diabetesschulung und Wissensvermittlung assoziiert zu sein. Dabei bleibt aufgrund der unzureichenden Studienlage unklar, ob die Ängstlichkeit die Aufnahme von Schulungswissen behindert oder ob eine unzureichende Diabetesschulung die Entstehung von Ängstlichkeit begünstigt (Wu et al. 2011).

12.4 Screening und Diagnostik von Angststörungen und diabetesbezogenen Ängsten

Dem ärztlichen Gespräch kommt eine zentrale Bedeutung für die Diagnostik behandlungsbedürftiger Ängste zu (vgl. ◻ Abb. 12.2). Insbesondere bei Patienten, die sich intensive oder wiederkehrende Sorgen über ihre Gesundheit und/oder somatische Symptome machen, ist es ratsam zu prüfen, ob einigen dieser Symptome eine Angststörung zugrunde liegt (NHS 2011; Kulzer et al. 2013).

Zur Erfassung von Angststörungen oder pathologischen diabetesbezogenen Ängsten können einige gezielte Screeningfragen beitragen. Diese sind entstanden in Anlehnung an das „Diagnostische Kurzinterview für psychische Störungen" (Mini-DIPS, Margraf 1994). Dieses findet sich auch auf dem Arbeitsblatt 1 zum Ausdrucken in den Online-Materialien für Behandler.

▪ **Screeningfragen für Angststörungen (diabetesunabhängig)**
▬ Panikstörungen:

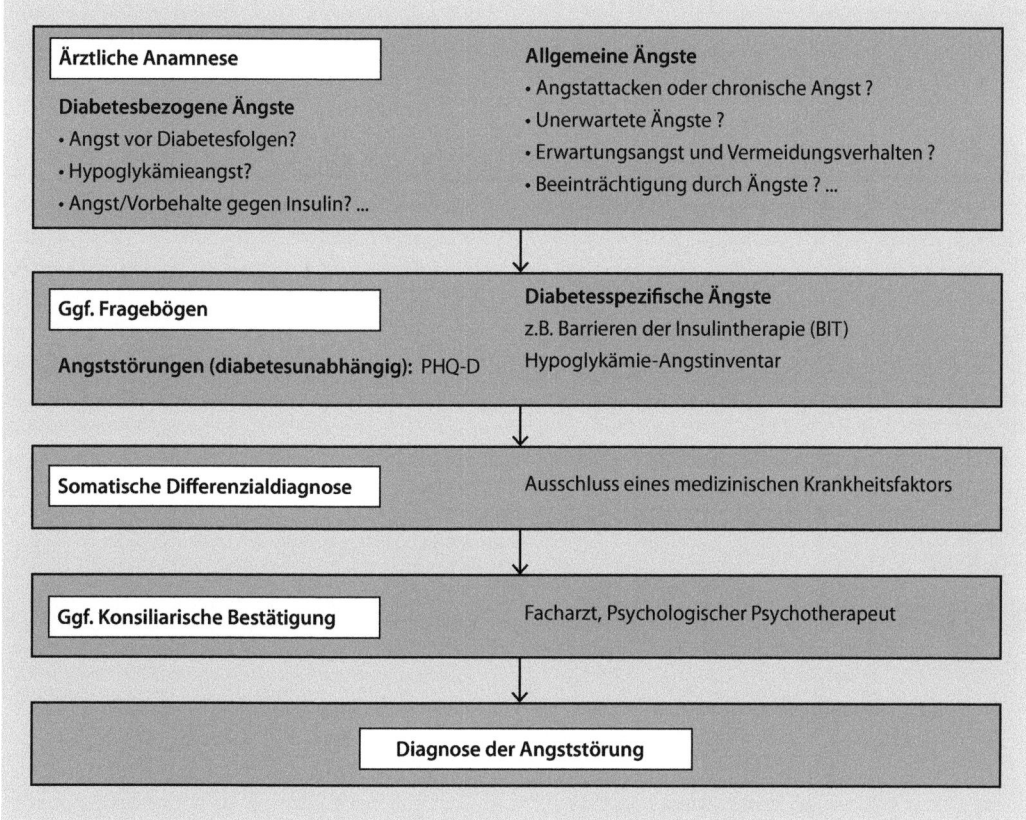

■ **Abb. 12.2** Algorithmus zur ärztlichen Anamnese/Angstdiagnostik bei Diabetes mellitus. (Nach Kulzer et al. 2013)

— „Kommt es vor, dass Sie plötzlich und unerwartet Angst haben, ohne dass eine reale Gefahr vorliegt?"
— Agoraphobie:
  — „Haben Sie Angst oder vermeiden Sie bestimmten Situationen und Orte wie Kaufhäuser, Autofahren, Menschenmengen, Fahrstühle oder geschlossene Räume?"
— soziale Phobie:
  — „Haben Sie Angst oder vermeiden Sie Situationen, in denen sie von anderen Menschen beobachtet oder bewertet werden könnten, z. B. öffentliches Sprechen, Zusammenkünfte, Partys oder Gespräche?"
— spezifische Phobie:
  — „Haben Sie Angst oder vermeiden Sie Situationen wie den Anblick von Blut und Verletzungen, Spritzen, Tiere, Höhen, Flugreisen?"

— generalisierte Angststörung:
  — „Leiden Sie häufig unter unangemessen starken Sorgen, z. B. über gesundheitliche familiäre, berufliche oder finanzielle Angelegenheiten?"

■ **Screeningfragen für diabetesbezogene pathologische Ängste**
— Hypoglykämieangst:
  — „Leiden Sie häufig unter starken Sorgen eine Unterzuckerung zu bekommen?"
  — „Ganz unabhängig von dem normalen Zielblutzucker: Wie hoch ist Ihr persönlicher ‚Wohlfühl'-Blutzuckerwert?" (Übertrieben hohe Werte können Hinweise auf Hypoglykämieängste geben)
  — „Kommt es vor, dass Sie aus Angst vor Unterzuckerungen das Haus nicht verlassen oder andere Situationen vermeiden?"

— Progredienzangst:
  — „Leiden Sie häufig unter (unangemessen) starken Sorgen über den Verlauf Ihrer Diabeteserkrankung?"

Als Alternative zu persönlich gestellten Fragen kann ein Screening auch mit psychometrischen Fragebögen erfolgen. Zur Identifikation pathologischer Hypoglykämieängste kann das „Hypoglykämie-Angstinventar" verwendet werden (Kulzer 1995). Als Screeninginstrument für Angststörungen, welche unabhängig von einer Diabeteserkrankung auftreten ist der „Gesundheitsfragebogen für Patienten, PHQ-D" (Löwe et al. 2002) geeignet, bei dem neben Angststörungen auch andere häufige psychische Störungen anhand von ICD-10 Kriterien erkannt werden können (Freier Download in verschiedenen Sprachen: www.phqscreeners.com).

> **Tipp**
>
> Es ist nicht immer nötig, psychometrische Fragebögen formal auszuwerten. Positiv beantwortete Fragen in einem Fragebogen können auch pragmatisch zur weiteren Strukturierung des Gesprächs herangezogen werden (z. B. „Sie haben hier angekreuzt, dass Sie Sorge haben, dass das Insulin zur Unterzuckerung und dadurch zu gesundheitlichen Dauerschäden führt. Mich würde interessieren, woran Sie da genau denken ...").

Da auch eine Reihe medizinischer Krankheitsfaktoren Angstsymptome hervorrufen können (z. B. Hyperthyreose, Migräne, Koronare Herzerkrankung, Asthma) ist eine somatische Differenzialdiagnostik zum Ausschluss somatischer Ursachen durchzuführen (NHS 2011; Culpepper u. Culpepper 2009). Um hypochondrischen Ängsten keinen Vorschub zu leisten, ist es nach einer ersten diagnostischen Abklärung empfehlenswert, eine weitergehende somatische Diagnostik nur bei begründetem Verdacht auf bestimmte organische Erkrankungen oder bei Therapieresistenz fortzuführen (Dengler u. Selbmann 2000).

Manchmal sind Angststörungen nicht ohne weiteres eindeutig zu erkennen, insbesondere wenn z. B. bei einer generalisierten Angststörung eine depressive Komorbidität vorliegt, welche eine Zuordnung einzelner Symptome zu den jeweiligen Störungen erschwert (NHS 2011). Bei anhaltenden diagnostischen Unklarheiten sollte daher eine konsiliarische Bestätigung oder Widerlegung der Diagnose veranlasst werden.

Bei einem positiven Screening ist es unerlässlich, den diagnostischen Prozess so weit fortzuführen, bis die Diagnose entweder bestätigt oder widerlegt ist. Dafür ist es erforderlich, im ärztlichen Gespräch zu prüfen, ob die jeweiligen diagnostischen Kriterien positiv gescreenter Angststörungen erfüllt sind. Zur Ökonomisierung der Vorgehensweise eignet sich in der Primärversorgung der „Gesundheitsfragebogen für Patienten, PHQ-D" (Löwe et al. 2002).

> **Tipp**
>
> Wurde der PHQ-D als Screeninginstrument ausgefüllt, kann nun im Gespräch jede einzelne Frage mit dem Patienten besprochen werden, bis ein diagnostisches Urteil zu dem jeweiligen Kriterium möglich ist. Bei einer strukturierten Gesprächsführung sollte diese Vorgehensweise innerhalb weniger Minuten zur Bestätigung oder Widerlegung der Diagnose führen.

Eine umfassende Diagnose einer Angststörung beinhaltet nicht nur Anzahl, Schweregrad und Dauer der Symptome, sondern auch das Ausmaß der individuellen Belastung durch die Störung und Beeinträchtigungen des Funktionsniveaus. Außerdem sollte der aktuelle diabetesbezogene und allgemeine Entstehungskontext der Angststörung erfasst werden. Wurde eine Angststörung diagnostiziert, ist es zur Klärung der Prognose und Indikation angeraten, bereits früher aufgetretene Angststörungen sowie etwaige Behandlungsresultate zu erfragen (NHS 2011).

Angststörungen weisen eine hohe Komorbidität mit anderen psychischen Störungen auf (Carter et al. 2001; Kessler et al. 2005). Dies betrifft insbesondere, depressive Störungen, für die auch entsprechende Befunde für Menschen mit Diabetes vorliegen (z. B. Wu et al. 2011). Es empfiehlt sich daher beim Vorliegen einer Angststörung grundsätzlich auch ein Depressionsscreening vorzunehmen (vgl. ► Kap. 11). Auch substanzinduzierte Störungen (vgl. ► Kap. 17) und somatoforme Störungen stellen eine häufige Komorbidität dar und sind im differenzialdiagnostischen Prozess zu berücksichtigen.

12.5 Therapie komorbider Angststörungen bei Diabetes

12.5.1 Forschungsstand zur Therapie komorbider Angststörungen bei Diabetes

Im Gegensatz zur Vielzahl vorliegender Studien zur Therapie von Angststörungen gibt es derzeit nur sehr wenige spezifische, methodisch fundierte Forschungsergebnisse, die sich auf die Behandlung von Angststörungen bei Erwachsenen mit Diabetes beziehen. Derzeit erlaubt es die Studienlage nicht, eindeutige Aussagen zum spezifischen Effekt von Interventionen zur Behandlung von komorbiden Ängsten bei Diabetes mellitus zu treffen.

Die Insulinspritzenphobie wurde in einigen älteren Fallstudien mit überwiegend positiv dargestelltem Erfolg psychotherapeutisch behandelt. Für eine weitergehende Bewertung ist die Studienlage jedoch unzureichend (Kolko u. Milan 1980; Bell et al. 1983; Steel et al. 1986; Zambanini u. Feher 1997). Auch die Effektivität von Verhaltenstherapie bzw. Blutzuckerwahrnehmungstraining zur Reduktion der Hypoglykämieangst bzw. der Angst vor Folgekomplikationen konnte bisher nicht ausreichend belegt werden (Fröhlich et al. 1992; Cox et al. 1991).

Es liegen keine Hinweise darauf vor, dass allgemein wirksame Angstbehandlungen bei einer Komorbidität mit Diabetes mellitus weniger wirksam sind als bei stoffwechselgesunden Menschen. Daher werden im folgenden die Empfehlungen zur Behandlung von Angststörungen bei Menschen mit Diabetes in weiten Teilen aus dem aktuellen allgemeinen Forschungsstand zur Angstbehandlung abgeleitet.

Meta-Analysen belegen die Wirksamkeit von Verhaltenstherapie in der Behandlung von Panikstörungen (Sanchez-Meca et al. 2010), spezifischen Phobien (Wolitzky-Taylor et al. 2008) und generalisierten Angststörungen (Siev u. Chambless 2007). Die internetbasierte Verhaltenstherapie für Angststörungen stellt – Ergebnissen einer Meta-Analyse zufolge – ebenfalls eine wirksame Behandlung von Angststörungen dar (Spek et al. 2007). Auch Entspannungsverfahren sind in der Behandlung von Panikstörungen (Sanchez-Mea et al. 2010) und generalisierten Angststörungen (Siev u. Chambless 2007) wirksam. Die Kombination mit psychopharmakologischer Therapie erbrachte gegenüber der alleinigen Behandlung mit Verhaltenstherapie in der Behandlung von Panikstörungen teilweise bessere kurzfristige Ergebnisse, die jedoch in den längerfristigen Katamneseuntersuchungen nicht mehr nachzuweisen waren (Furukawa et al. 2006). In einer weitere Metaanalyse zeigten sich weder kurzfristige noch langfristige Vorteile der Kombination von Verhaltenstherapie mit einer psychopharmakologischen Therapie (Mitte et al. 2005). Selektive Serotonin-Wiederaufnahmehemmer (SSRI) waren in der Behandlung von Panikstörungen genauso wirksam wie trizyklische Antidepressiva, zeigten jedoch ein günstigeres Nebenwirkungsprofil (Bakker et al. 2002).

Zusammenfassend belegen die Befunde verschiedener Metaanalysen, dass die **Verhaltenstherapie** als Methode der ersten Wahl zur Behandlung der meisten Angststörungen zu betrachten ist, welches auch seinen Niederschlag in entsprechenden internationalen Leitlinien gefunden hat, bei denen im Regelfall die Verhaltenstherapie, in manchen Fällen Entspannungsverfahren und teilweise die Kombination mit SSRI zur Behandlung von Angststörung empfohlen werden (NHS 2011).

12.5.2 Gestufte Therapieoptionen komorbider Angststörungen bei Diabetes

Die Behandlung von Angststörungen bei Menschen mit Diabetes erfordert in der Regel eine interdisziplinäre Kooperation der in der Versorgung Beteiligten. Dabei ist stets der individuelle diabetologische, psychologische bzw. psychosomatische Kontext zu beachten. Zur Therapie komorbider Angststörungen bei Menschen mit Diabetes wird

Charakteristika der Angststörung	Therapieoptionen
Stufe 4 Komplexe behandlungsresistente schwere Angststörungen mit sehr starker Beeinträchtigung des Funktionsniveaus	Stationäre oder teilstationäre Behandlung in spezialisierten Kliniken. In der Regel komplexere psychopharmakologische und psychotherapeutische Kombinationstherapie, Monitoring.
Stufe 3 Angststörungen, die auf Interventionen der Stufe 2 nicht ansprechen und starke Beeinträchtigung des Funktionsniveaus oder Patientenpräferenz für medikamentöse Therapie.	Empfehlung zur ergänzenden psychopharmakologischen Therapie (1. Wahl: SSRI). Bei erfolgloser Verhaltenstherapie: Zusätzlich zur Medikation ggf. andere psychotherapeutische Verfahren, Monitoring
Stufe 2 Diagnostizierte Angststörungen, die nach Psychoedukation und aktivem Monitoring in der primärärztlichen Versorgung nicht remittieren oder mittelgradige und schwere Angststörungen.	Empfehlung zur ambulanten Psychotherapie bei einem ärztlichen oder Psychologischen Psychotherapeuten (1. Wahl: Verhaltenstherapie). Bei generalisierter Angststörung zusätzlich Entspannungsverfahren. Monitoring des weiteren Verlaufs.
Stufe 1 Alle bekannten oder vermuteten geringgradigen Angststörungen und/oder diabetesspezifische pathologische Ängste (z.B. übertriebene Hypoglykämieangst, Angst vor Insulin, übertriebene Progredienzangst...).	Vermittlung der bestätigten Diagnose und der Behandlungsoptionen, Entwicklung eines gemeinsamen Krankheitskonzeptes, Vermittlung von Hoffnung und Ermutigung zur Selbstexposition bei leichten Phobien. Ggf. Empfehlung verhaltenstherapeutisch orientierter Selbsthilferatgeber, Monitoring des weiteren Verlaufs.

▣ **Abb. 12.3** Gestufte Angstbehandlung bei Diabetes mellitus. (In Anlehnung an NHS 2011)

12

in den aktuellen evidenzbasierten deutschen Leitlinien „Psychosoziales und Diabetes" (Kulzer et al. 2013) in Anlehnung an die britischen NICE-Leitlinien (NHS 2011) ein gestuftes therapeutisches Vorgehen in der Primärversorgung empfohlen (vgl. ▣ Abb. 12.3).

▪ Erste Behandlungsstufe
Wurde eine Angststörung diagnostiziert, ist eine fundierte Vermittlung der Diagnose und der Behandlungsoptionen von außerordentlicher Wichtigkeit, um die Akzeptanz einer Behandlungsempfehlung zu erleichtern. Die Vermittlung eines vereinfachten Erklärungsmodells dient dem besseren Verständnis des Patienten für seine Problematik. Dabei wird empfohlen, funktionale Zusammenhänge der Störung und ihre Wechselwirkungen mit dem Diabetes in einen sinnvollen Zusammenhang zu bringen.

> **Tipp**
>
> Ein gemeinsames vereinfachtes Erklärungsmodell zu Entstehung und Therapie pathologischer Ängste kann mit Hilfe des Arbeitsblatts 5 in den Online-Materialien zum Ausdrucken für Behandler erarbeitet werden.

Die folgenden Fragen können zur Strukturierung des Gesprächs beitragen. Falls die Zeit dafür zu begrenzt ist, können die Fragen auch auf mehrere Konsultationen verteilt werden:
— „Was hat die Entstehung der nun festgestellten Ängste begünstigt?"
   — Hier können u. a. biografische Belastungsfaktoren, problemverschärfende Einstellungen des Patienten, ungünstige Vorerfahrungen mit dem Diabetes (z. B. schwere Hypoglykämien) eine Rolle spielen.

- „Was hat die aktuellen Ängste vermutlich (mit) ausgelöst?"
  - Hier lassen sich oftmals aktuelle Belastungsfaktoren im beruflichen und/oder privaten Bereich feststellen. Auch diabetesbezogene Belastungen, wie beispielsweise das erstmalige Auftreten oder die Exazerbation diabetesbezogener Komplikationen oder die Empfehlung zur Initiierung einer Insulinbehandlung können übertriebene Ängste der Patienten auslösen.
- Wenn die Ängste schon länger bestehen: „Welche Bedingungen tragen zur Aufrechterhaltung der Ängste bei?"
  - Liegen phobische Ängste vor, wird in der Regel ein mehr oder minder ausgeprägtes Vermeidungsverhalten festzustellen sein, welches eine starke aufrechterhaltende Bedingung der Angststörung darstellt. Bezogen auf den Diabetes kann dies z. B. die Vermeidung normoglykämischer Blutzuckerwerte aus Angst vor schweren Hypoglykämien sein.
  - Liegt eine ausgeprägte Progredienzangst bezüglich des Diabetes vor, kann sich das Vermeidungsverhalten dahingehend äußern, dass die Betroffenen wichtige Aspekte der Diabetesselbstbehandlung vernachlässigen, um sich nicht mit der ängstigenden Erkrankung auseinandersetzen zu müssen.
  - Außerdem lassen sich, insbesondere bei Menschen mit einer Panikstörung oder mit einer generalisierten Angststörung, oftmals katastrophisierende, irrationale Befürchtungen identifizieren, welche ebenfalls einen Chronifizierungsfaktor darstellen können.

Liegen relativ leichte phobische Ängste vor, ist eine Ermutigung zur gestuften Exposition an die ängstigenden Situationen empfehlenswert. Dies kann durch die Empfehlung von verhaltenstherapeutisch orientierten Selbsthilferatgebern unterstützt werden (vgl. Hinweise in den Onlinematerialien für Betroffene).

▪ Zweite Behandlungsstufe

Die zweite Behandlungsstufe umfasst diagnostizierte Angststörungen, die nach den Interventionsempfehlungen der ersten Behandlungsstufe nicht in einem angemessenen Zeitraum von etwa vier Wochen deutlich gebessert oder remittiert sind. Es wird empfohlen, eine ambulante Psychotherapie bei einem ärztlichen oder psychologischen Psychotherapeuten zu beginnen, wobei die Methode der ersten Wahl die Verhaltenstherapie ist. Bei generalisierter Angststörung können auch Entspannungsverfahren empfohlen werden. Sollten Patienten nach Aufklärung über die Behandlungsalternativen und die Behandlungsstufen den Wunsch äußern, begleitend psychopharmakologisch behandelt zu werden, sind die Empfehlungen zur Psychopharmakotherapie der dritten Behandlungsstufe hier ergänzend heranzuziehen.

▪ Dritte Behandlungsstufe

Angststörungen, die auch auf die Interventionen der Stufe 2 nicht ausreichend angesprochen haben und mit einer starken Beeinträchtigung des Funktionsniveaus einhergehen, erfordern eine Veränderung der Therapieoptionen. Hier kann, je nach Patientenpräferenz, eine pharmakologische Therapie mit einem Antidepressivum (SSRI als Mittel der 1. Wahl), ein Wechsel des psychotherapeutischen Verfahrens oder eine Kombination beider Ansätze erfolgen.

▪ Vierte Behandlungsstufe

Die vierte Behandlungsstufe betrifft komplexe behandlungsresistente Angststörungen, die zu einer sehr starken funktionellen Beeinträchtigung führen. Hier sollte eine stationäre oder teilstationäre Behandlung in einer spezialisierten Klinik oder Ambulanz der Tertiärversorgung erfolgen, bei der in der Regel komplexere psychotherapeutische und psychopharmakologische Therapieansätze kombiniert werden.

Fazit

Behandlungsbedürftige Ängste treten bei Menschen mit Diabetes etwas häufiger auf als bei gesunden Personen und können unabhängig vom Diabetes bestehen oder aber einen direkten Zusammenhang zur körperlichen Erkrankung aufweisen. Da Ängste wichtige Signale zur notwendigen Verhaltensänderungen geben können, sollten sie nicht vorschnell pathologisiert werden. Eine übertriebene Sorglosigkeit im Umgang mit dem Diabetes kann nämlich genauso problematisch sein wie übertriebene Ängste. Idealerweise wird in der Diabetes(selbst)behandlung eine angemessene Balance zwischen den beiden Extremen – der Sorglosigkeit und der pathologischen Angst – gefunden. So kann der Diabetesverlauf günstig beeinflusst werden, ohne übertriebene Beeinträchtigungen der Lebensqualität zu erfahren.

Generell lässt sich festhalten, dass Angststörungen zu den am besten zu behandelnden psychischen Störungen gehören. Weiterhin gibt es keine Hinweise darauf, dass die Erfolge bei einer Komorbidität von Diabetes und Angststörungen schlechter wären als bei Menschen ohne chronische körperliche Erkrankung.

Literatur

Bakker A, van Balkom AJ, Spinhoven P (2002) SSRIs vs. TCAs in the treatment of panic disorder: a meta-analysis. Acta Psychiatr Scand 106:163–167

Balhara YP, Sagar R (2011) Correlates of anxiety and depression among patients with type 2 diabetes mellitus. Indian J Endocrinol Metab 15:S50–S54

Bell DS, Christian ST, Clements RS Jr. (1983) Acuphobia in a long-standing insulin-dependent diabetic patient cured by hypnosis. Diabetes Care 6:622

Berlin I, Bisserbe JC, Eiber R, Balssa N, Sachon C, Bosquet F, Grimaldi A (1997) Phobic symptoms, particularly the fear of blood and injury, are associated with poor glycemic control in type I diabetic adults. Diabetes Care 20:176–178

Carter RM, Wittchen HU, Pfister H, Kessler RC (2001) One-year prevalence of subthreshold and threshold DSM-IV generalized anxiety disorder in a nationally representative sample. Depress Anxiety 13:78–88

Collins MM, Corcoran P, Perry IJ (2009) Anxiety and depression symptoms in patients with diabetes. Diabet Med 26:153–161

Cox DJ, Gonder-Frederick L, Julian D, Cryer P, Lee JH, Richards FE, Clarke W (1991) Intensive versus standard blood glucose awareness training (BGAT) with insulin-dependent diabetes: mechanisms and ancillary effects. Psychosom Med 53:453–462

Culpepper L (2009) Generalized anxiety disorder and medical illness. Journal of Clinical Psychiatry 70(2):20–24

DeGroot M, Jacobson AM, Samon JA (1994) Psychiatric illnesses in patients with type 1 and type 2 diabetes mellitus. Psychosom Med 56:176

Dengler W, Selbmann H (2000) Praxisleitlinien in Psychiatrie und Psychotherapie. Leitlinien zur Diagnostik und Therapie von Angsterkrankungen. Steinkopff, Darmstadt

Deutsches Institut für Medizinische Dokumentation und Information (DIMDI) (2012) Internationale statistische Klassifikation der Krankheiten und verwandter Gesundheitsprobleme, 10. Revision, German Modification Version 2012, ICD-10-GM Version 2012. Köln

Fisher L, Skaff MM, Mullan JT, Arean P, Glasgow R, Masharani U (2008) A longitudinal study of affective and anxiety disorders, depressive affect and diabetes distress in adults with Type 2 diabetes. Diabet Med 25:1096–1101

Fröhlich C, Zettler A, Reinecker H, Kulzer B, Imhof P, Cebulla U, Bergis KH (1992) [Evaluation of group training to improve the perception of hypoglycemia and coping with the fear of hypoglycemia] Evaluation eines Gruppentrainings zur Verbesserung der Hypoglykämiewahrnehmung (WT) und Angstbewältigung (AT). Praxis der Klinischen Verhaltensmedizin und Rehabilitation 5

Furukawa TA, Watanabe N, Churchill R (2006) Psychotherapy plus antidepressant for panic disorder with or without agoraphobia: systematic review. Br J Psychiatry 188:305–312

Hautzinger M (2011) Kognitive Verhaltenstherapie: Behandlung psychischer Störungen im Erwachsenenalter, 4. Aufl. Beltz, Weinheim

Hermanns N, Kulzer B, Krichbaum M, Kubiak T, Haak T (2005) Affective and anxiety disorders in a German sample of diabetic patients: prevalence, comorbidity and risk factors. Diabet Med 22:293–300

Kessler RC, Chiu WT, Demler O, Merikangas KR, Walters EE (2005) Prevalence, severity, and comorbidity of 12-month DSM-IV disorders in the National Comorbidity Survey Replication. Arch Gen Psychiatry 62:617–627

Kohen D, Burgess AP, Catalan J, Lant A (1998) The role of anxiety and depression in quality of life and symptom reporting in people with diabetes mellitus. Qual Life Res 7:197–204

Kolko DJ, Milan MA (1980) Misconception correction through reading in the treatment of a self-injection phobia. Journal of Behavior Therapy and Experimental Psychiatry 11:273–276

Kulzer B (1995) Angst vor Unterzuckerungen: Das „Hypoglykamie-Angstinventar" [Fear of hypoglycemia: The Hypoglycemia Anxiety Inventory. In: Kohlmann CW, Kulzer B (Hrsg) Diabetes und Psychologie Diagnostische Ansätze. Huber, Bern, S 64–80

Kulzer B, Albus C, Herpertz S, Kruse J, Lange K, Lederbogen F, Petrak F (2013) Psychosoziales und Diabetes (Teil 1) S2-Leitlinie Psychosoziales und Diabetes – Langfassung. Diabetologie, 8,198–242

Labad J, Price JF, Strachan MW, Fowkes FG, Ding J, Deary IJ, Lee AJ, Frier BM, Seckl JR, Walker BR, Reynolds RM (2010) Symptoms of depression but not anxiety are associated with central obesity and cardiovascular disease in people with type 2 diabetes: the Edinburgh Type 2 Diabetes Study. Diabetologia 53:467–471

Li C, Barker L, Ford ES, Zhang X, Strine TW, Mokdad AH (2008) Diabetes and anxiety in US adults: findings from the 2006 Behavioral Risk Factor Surveillance System. Diabet Med 25:878–881

Lin EH, Korff MV, Alonso J, Angermeyer MC, Anthony J, Bromet E, Bruffaerts R, Gasquet I, de Girolamo G, Gureje O, Haro JM, Karam E, Lara C, Lee S, Levinson D, Ormel JH, Posada-Villa J, Scott K, Watanabe M, Williams D (2008) Mental disorders among persons with diabetes – results from the World Mental Health Surveys. J Psychosom Res 65:571–580

Löwe B, Zipfel S, Herzog W (2002) Gesundheitsfragebogen für Patienten (PHQ-D). Komplettversion und Kurzform. Testmappe mit Manual, Fragebögen, Schablonen, 2. Aufl. Pfizer, Karlsruhe

Lustman PJ (1988) Anxiety disorders in adults with diabetes mellitus. Psychiatr Clin North Am 11:419–432

Margraf J (1994) Diagnostic Interview for Mental Disorders short version. Handbook. Springer, Berlin (Mini-Dips. Diagnostisches Kurzinterview bei psychischen Störungen. Handbuch)

Metsch J, Tillil H, Kobberling J, Sartory G (1995) On the relation among psychological distress, diabetes-related health behavior, and level of glycosylated hemoglobin in type I diabetes. Int J Behav Med 2:104–117

Meyer C, Rumpf HJ, Hapke U, Dilling H, John U (2000) Lifetime prevalence of mental disorders in general adult population. Results of TACOS study. Nervenarzt 71:535–542

Mitte K, Noack P, Steil R, Hautzinger M (2005) A meta-analytic review of the efficacy of drug treatment in generalized anxiety disorder. J Clin Psychopharmacol 25:141–150

Mollema ED, Snoek FJ, Heine RJ, van der Ploeg HM (2001) Phobia of self-injecting and self-testing in insulin-treated diabetes patients: opportunities for screening. Diabet Med 18:671–674

NHS, National Institute for Health and Clinical Excellence (2011) Generalised anxiety disorder and panic disorder (with or without agoraphobia) in adults: Management in primary, secondary and community care. NICE clinical guideline 22 (article online). http://wwwniceorguk/nicemedia/live/13314/52599/52599pdf

Petrak F, Stridde E, Leverkus F, Crispin AA, Forst T, Pfutzner A (2007) Development and validation of a new measure to evaluate psychological resistance to insulin treatment. Diabetes Care 30:2199–2204

Petrak F, Zahn D (2011) Diabetes mellitus. In: Hautzinger M (Hrsg) Kognitive Verhaltenstherapie bei psychischen Störungen, 4. Aufl. Beltz, Weinheim, S 331–341

Sanchez-Meca J, Rosa-Alcazar AI, Marin-Martinez F, Gomez-Conesa A (2010) Psychological treatment of panic disorder with or without agoraphobia: a meta-analysis. Clin Psychol Rev 30:37–50

Siev J, Chambless DL (2007) Specificity of treatment effects: cognitive therapy and relaxation for generalized anxiety and panic disorders. J Consult Clin Psychol 75:513–522

Snoek FJ, Mollema ED, Heine RJ, Bouter LM, van der Ploeg HM (1997) Development and validation of the diabetes fear of injecting and self-testing questionnaire (D-FISQ): first findings. Diabet Med 14:871–876

Snoek FJ, Pouwer F, Welch GW, Polonsky WH (2000) Diabetes-related emotional distress in Dutch and U.S. diabetic patients: cross-cultural validity of the problem areas in diabetes scale. Diabetes Care 23:1305–1309

Spek V, Cuijpers P, Nyklicek I, Riper H, Keyzer J, Pop V (2007) Internet-based cognitive behaviour therapy for symptoms of depression and anxiety: a meta-analysis. Psychol Med 37:319–328

Steel J, Taylor R, Lloyd G (1986) Behaviour therapy for phobia of venepuncture. Diabet Med 3:481

Wittchen HU, Jacobi F, Rehm J, Gustavsson A, Svensson M, Jonsson B, Olesen J, Allgulander C, Alonso J, Faravelli C, Fratiglioni L, Jennum P, Lieb R, Maercker A, van Os J, Preisig M, Salvador-Carulla L, Simon R, Steinhausen HC (2011) The size and burden of mental disorders and other disorders of the brain in Europe 2010. Eur Neuropsychopharmacol 21:655–679

Wolitzky-Taylor KB, Horowitz JD, Powers MB, Telch MJ (2008) Psychological approaches in the treatment of specific phobias: a meta-analysis. Clin Psychol Rev 28:1021–1037

Wu SF, Huang YC, Liang SY, Wang TJ, Lee MC, Tung HH (2011) Relationships among depression, anxiety, self-care behaviour and diabetes education difficulties in patients with type-2 diabetes: a cross-sectional questionnaire survey. Int J Nurs Stud 48:1376–1383

Zambanini A, Feher MD (1997) Needle phobia in type 1 diabetes mellitus. Diabet Med 14:321–323

Adipositas und Diabetes – nur eine Frage der Motivation?

S. Herpertz

F. Petrak, S. Herpertz (Hrsg.), *Psychodiabetologie*,
DOI 10.1007/978-3-642-29908-7_13, © Springer-Verlag Berlin Heidelberg 2013

Kurzinfo

Insbesondere der Typ-2-Diabetes ist fast regelhaft mit Übergewicht und Adipositas verbunden. Zahlreiche Präventionsstudien konnten den Nachweis erbringen, dass eine Gewichtsreduktion von 5–10 % eine Reduktion des kardiovaskulären Risikos wie auch der Insulinresistenz zur Folge hat. Auf der Grundlage einer Lebensstilveränderung hatten die Präventionsstudien insbesondere eine Steigerung der körperlichen Aktivität und eine Ernährungsumstellung zum Ziel. Verhaltenstherapeutische Behandlungsstrategien sind integraler Bestandteil einer multimodalen Gewichtsreduktionsmaßnahme. Wenngleich konservative Gewichtsreduktionsmaßnahmen kurz- und mittelfristige Erfolge vorweisen können, sind die Langzeiterfolge unbefriedigend und dürften bei adipösen Menschen mit Diabetes mellitus noch geringer sein. Vorrangiges Ziel jeder Maßnahme insbesondere bei adipösen Menschen mit Typ-2-Diabetes ist eine mäßige Reduktion des Körpergewichts und dessen Stabilisierung.

Bei Patienten mit einer ausgeprägteren Adipositas (Grad II und Grad III) und einem Diabetes mellitus besteht in der Regel die Indikation zu einer Adipositaschirurgie.

13.1   Grundlagen

In Deutschland leben ca. 7–8 Mio. Männer und Frauen mit Diabetes mellitus (Deutscher Gesundheitsbericht 2010), das sind ca. 9–10 % der Bevölkerung. Die Mehrheit aller Diabeteskranken (80–90 %) leidet an einem Typ-2-Diabetes. Ab dem 40. Lebensjahr ist er die häufigste Diabetesform. Die Prävalenz des Typ-2-Diabetes steigt bis zum Alter von 80 Jahren deutlich an (von 2 % bei 40jährigen bis zu über 20 % in höheren Lebensaltern).

Die Ätiologie des Typ-2-Diabetes stellt ein komplexes Geschehen dar, bei dem sowohl genetische wie auch Umwelteinflüsse eine Rolle spielen. So werden Konkordanzraten bei eineiigen Zwillingen von bis zu 90 % beschrieben (Blüher u. Hamann 2008), wobei die genetische Grundlage noch nicht genau bekannt ist. Vieles spricht dafür, dass genetische Faktoren im Zusammenspiel mit erworbenen Faktoren wie Übergewicht und Adipositas die Insulinwirkung im Gewebe (Insulinresistenz) und die

Insulinsekretion der Bauchspeicheldrüse verändern. Die Folge ist eine Störung des Glukosestoffwechsels und anderer Stoffwechselstörungen (z. B. Fettstoffwechsel). Im Zusammenwirken mit Bewegungsmangel und Übergewicht bzw. Adipositas können diese Störungen zur Manifestation des Diabetes führen (s. ▶ Kap. 2).

- **Diabetesprävention durch Lebensstiländerung**

Die geläufigste Maßeinheit für Unter-, Normal-, Übergewicht und Adipositas ist der Body Mass Index (BMI) als Quotient von Körpergewicht und Körperoberfläche (kg/m²). Die Adipositas ist demnach definiert als BMI ≥ 30 kg/m² (s. ◻ Tab. 13.1).

Die Adipositas und das metabolische Syndrom, welches sich durch stammbetonte (viszerale) Adipositas, erhöhten Blutzucker, Dyslipidämie (niedrige HDL-Cholesterinspiegel und erhöhte Triglyzeridspiegel) sowie essenzielle arterielle Hypertonie auszeichnet, sind vornehmlich auf einen ungesunden Lebensstil im Rahmen moderner Lebensbedingungen zurückzuführen. Nach einer Studie zur Gesundheit Erwachsener in Deutschland (DEGS) des Robert-Koch-Instituts sind mehr als zwei Drittel (67,1 %) der deutschen Männer zwischen 18 und 79 Jahren übergewichtig. 53 % der Frauen haben einen Body Mass Index (BMI) von mehr als 25 kg/m². Die Prävalenz der Adipositas nahm insbesondere bei jungen Männern in den letzten Jahren zu (von 18,9 % auf 23,3 %, Richter-Kuhlmann 2012). Die **Primärprävention** ist die wirksamste und zugleich kostengünstigste Strategie zur Vermeidung von **Adipositas, metabolischem Syndrom** und seinen Folgeerkrankungen. Zahlreiche Diabetespräventionsstudien konnten belegen, dass **psychoedukative Maßnahmen** mit dem Ziel der Lebensstiländerung wie verbesserte körperliche Aktivität und Fitness, Gewichtskontrolle und gesunde Ernährung sowie Motivation zur Verhaltensänderung zu einer moderaten Gewichtsreduktion von 5–10 % führen und die Entstehung des metabolischen Syndroms effektiv verhindern und das kardiovaskuläre Risiko senken können.

In einer prospektiven randomisierten finnischen Studie (Tuomilehto et al. 2001, s. ◻ Abb. 13.1)

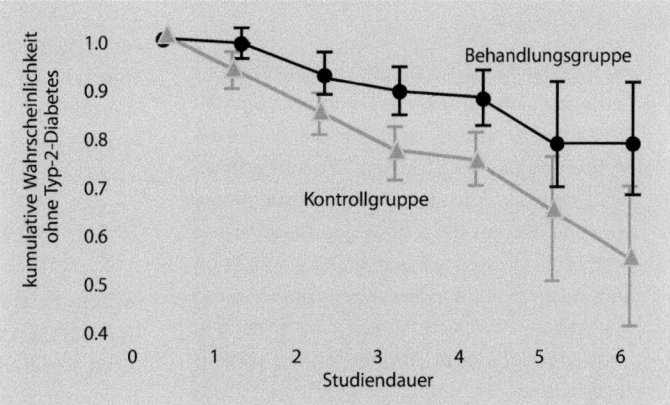

Abb. 13.1 Finnish-Diabetes-Prevention-Studie. Moderate, anhaltende Gewichtsreduktion verringert Diabetesinzidenz um 38 % bei Personen mit gestörter Glukosetoleranz. (Nach Tuomilheto 2001)

mit einem Beobachtungszeitraum von mehr als drei Jahren nahmen Probanden mit unzureichender Glukosetoleranz im Durchschnittsalter von 55 Jahren und einem BMI von 31 kg/m² an einem Psychoedukationsprogramm zur Lebensstiländerung teil. Ziel der Intervention war eine Gewichtsabnahme von mindestens 5 % mittels Ernährungsumstellung und einer Steigerung der körperlichen Aktivität auf mindestens 30 min täglich. Bei einem Gewichtsverlust von durchschnittlich 4,2 kg nach einem Jahr und 3,5 kg nach zwei Jahren in der Interventionsgruppe gegenüber 0,8 kg nach ein und zwei Jahren in der Kontrollgruppe, die lediglich eine Informationsbroschüre und Sportangebote erhielt, konnte die Inzidenz des Diabetes mellitus um 58 % gesenkt werden. Zu ähnlichen Ergebnissen kam fast zeitgleich eine große US-amerikanische Studie (DPP 2002). In dieser Studie wurde der Frage nachgegangen, ob mittels Psychoedukation eine Veränderung des Lebensstils herbeigeführt werden kann mit dem Ziel einer Gewichtsreduktion von 7 % und einer Steigerung der körperlichen Aktivität auf mindestens 150 min pro Woche. Nach einem Beobachtungszeitraum von 2,8 Jahren konnte eine statistisch wie klinisch signifikante Gewichtsreduktion (ca. 5,6 kg) dieser Studienteilnehmer gegenüber den Probanden mit der Medikation von Metformin und der Kontrollgruppe (allgemeine Empfehlungen zu einem gesunden Lebensstil) beobachtet werden. Die Veränderung des Essverhaltens und die Steigerung der körperlichen Aktivität führte zu einer Senkung des Risikos für das Auftreten eines Typ-2-Diabetes um

Tab. 13.1 Klassifikation der Adipositas nach dem Body Mass Index (BMI)

Klassifikation	BMI (kg/m²)
Normalgewicht	18,5–24,9
Übergewicht	≥ 25,0
Adipositas Grad I	30,0–34,9
Adipositas Grad II	35,0–39,9
Adipositas Grad III	≥ 40

58 %. Die katamnestische Untersuchung 10 Jahre nach Studienbeginn belegte den Langzeiteffekt der Lebensstiländerung. Das Erkrankungsrisiko für einen Typ-2-Diabetes war weiterhin um 34 % gemindert, obwohl es in den zehn Jahren bei den meisten Studienteilnehmern zu einem erneuten Gewichtsanstieg gekommen war.

Ein weiteres Beispiel für die Effektivität psychoedukativer Maßnahmen auch bei manifestem Typ-2-Diabetes ist die Look-AHEAD-Studie (The Look AHEAD Research Group 2008). Diese Studie mit 5100 Patienten mit manifestem Typ-2-Diabetes konnte eine signifikante Gewichtsreduktion und eine Verbesserung der körperlichen Leistungsfähigkeit u. a. mittels individueller Schulungen und Gruppenschulungen durch Ernährungsberater und Sporttherapeuten nachweisen. Obwohl Blutzucker, Blutdruck und Cholesterin gesenkt werden konnten, wurde die Studie vorzeitig abgebrochen, da der eigentliche Zielparameter, nämlich die Reduktion kardiovaskulärer Ereignisse nicht erreicht werden konnte.

Tipp

Psychoedukation, die auf die Veränderung des Lebensstils im Sinne einer Ernährungsumstellung auf eine hypokalorische Mischkost und die Steigerung der körperlichen Aktivität abzielt, führt mittels moderater Gewichtsreduktion zu einer deutlichen Besserung der diabetischen Stoffwechsellage. Die Frage, ob eine Reduktion kardiovaskulärer Erkrankungen durch diese Maßnahmen möglich ist, kann zum jetzigen Zeitpunkt noch nicht abschließend beantwortet werden.

13.2   Therapieoptionen

- **Die Behandlung der Adipositas**

Gemäß den Leitlinien der Deutschen Adipositas Gesellschaft (DAG 2007) besteht für die Adipositas (BMI ≥ 30 kg/m²) grundsätzlich eine Indikation zur Behandlung. Eine Behandlungsindikation ist aber auch bei Übergewicht (BMI 25–30 kg/m²) und Vorliegen übergewichtsbedingter Gesundheitsstörungen, Verschlimmerung einer Krankheit durch Übergewicht, einem abdominalen Fettverteilungsmuster und schließlich psychosozialen Problemen gegeben. Eckpfeiler der Adipositasbehandlung sind in der Regel eine Ernährungsumstellung, eine Änderung des Essverhaltens, eine Steigerung der körperlichen Aktivität und verhaltenstherapeutische Interventionen (Hauner 1997; Hauner u. Berg 2000).

Die Behandlungsziele der Adipositas haben sich in den letzten Jahrzehnten geändert, nicht zuletzt durch die Erkenntnis, dass eine Gewichtsabnahme um 10 % oder weniger ausreicht, um eine Reduktion der Adipositas-assoziierten Risikofaktoren zu bewirken (Wing 1993, Wing u. Greeno 1994). Nicht etwa das „Idealgewicht" wird angestrebt, sondern ein Gewichtsverlust von 5–10 %, wobei sich die therapeutischen Bemühungen immer mehr auf die Erhaltung dieser Gewichtsreduktion konzentrieren (Lean et al. 1998). Neben der Verhaltenstherapie stellen die Ernährungs-, Bewegungs- und für die Adipositas Grad III die Adipositaschirurgie Therapiebausteine innerhalb eines multidimensionalen Behandlungskonzepts dar (Wirth 1997; Benecke

2003). Die Pharmakotherapie hat in den letzten Jahren wegen ernster Nebenwirkungen an Bedeutung verloren. Mit Ausnahme des Lipasehemmers Orlistat mussten alle Präparate vom Markt genommen werden (Curfman et al. 2010).

13.2.1   Ernährungstherapie

Neben der **Reduktion der Gesamtenergiezufuhr** und der Vermeidung kardiovaskulärer Risikofaktoren wie Rauchen zielt die nichtmedikamentöse Behandlung der Adipositas auf eine **Optimierung der Nährstoffzusammensetzung**. Am Anfang steht eine mäßig energiereduzierte, aber ausgewogene Ernährung mit einem täglichen Energiedefizit von 500–800 kcal. Darüber hinaus wird eine hypokalorische Mischkost empfohlen, die eine Reduktion der Fettmenge, die Bevorzugung komplexer Kohlenhydrate, die Steigerung der Ballaststoffe, die Vermeidung von Lebensmitteln mit hoher Energiedichte sowie kalorienreicher Getränke (z. B. Softdrinks) und einen festen Mahlzeitenrhythmus vorsieht (Herpertz 2008). Die Leitlinien der DAG haben zur Erzielung einer Gewichtsreduktion Kriterien für die Zusammensetzung der Ernährung formuliert.

- **Kriterien für Ernährungszusammenstellung**
- Energiedefizit von ca. 500 kcal/Tag,
- weitgehender Erhalt des Körperproteins (bzw. körperliche Aktivität zwecks Aufbau von zusätzlichem Muskelprotein),
- ausreichende Zufuhr an Vitaminen und Mineralstoffen,
- ausgewogene und abwechslungsreiche Auswahl an Lebensmitteln,
- Gewährleistung der ausreichenden Sättigung durch Nahrung (individuellen Geschmack berücksichtigen),
- praktikable, an den individuellen Alltag angepasste Zubereitung der Mahlzeiten (Ruch u. Weser 2012).

13.2.2   Körperliche Aktivität

Die Bedeutung der körperlichen Aktivität ist für die Prävention und Therapie sowohl der Adipositas wie auch des Typ-2-Diabetes belegt (Jakicic et al. 2003, Blüher u. Zimmer 2010, Esefeld et al. 2011). Sportliche Betätigung im Sinne eines **Ausdauertrainings** führt zu einem erhöhten Energieverbrauch (z. B. vermehrte Fettsäureoxidation in der Muskulatur) und trägt noch ausgeprägter zum Erhalt des Gewichtsverlusts bei. Nach den Leitlinien der DAG (2007) ist ein zusätzlicher Energieverbrauch von 2500 kcal/Woche zur messbaren Gewichtsreduktion notwendig. Dies entspricht ca. 5 h zusätzlicher körperlicher Bewegung pro Woche (Jakicic et al. 2001; Jeffery et al. 2003).

Nach einer Gewichtsreduktion dient körperliche Aktivität – z. B. im Rahmen eines strukturierten Bewegungsprogramms (Andersen et al. 1999) – dem Erhalt des reduzierten Gewichts. Für diese Stabilisierung sind pro Woche 3–5 h vermehrte Bewegung erforderlich. Dies entspricht einem Energieverbrauch von mindestens 1500 kcal (Klem et al. 1997, Jakicic et al. 2001).

Ein vergleichbarer Effekt kann auch durch vermehrte Alltagsaktivitäten (Verzicht auf Verkehrsmittel, Treppenbenutzung etc.) erreicht werden.

Was die Intensität des Trainings betrifft, so sollten ca. 75 % der maximalen Herzfrequenz nicht überschritten werden. Dies gilt auch nur dann, wenn keine (kardialen) Kontraindikationen vorliegen.

Die Kombination von Ausdauertraining und Krafttraining kann die Abnahme der fettfreien Masse günstig beeinflussen (Ballor u. Keesey 1991; Jakicic et al. 2001).

13.2.3 Verhaltenstherapie

Zur Veränderung des eigenen Lebensstils bedarf es z. B. im Rahmen von institutionalisierten Gewichtsreduktionsprogrammen der Psychoedukation. Die Psychoedukation unterscheidet sich von der Psychotherapie durch die Betonung von Schulungsmaßnahmen bei Menschen mit einer psychischen Belastung, wie sie beispielsweise im Rahmen einer primär körperlichen Erkrankung oder einer psychischen Störung auftreten. Im Vordergrund steht z. B. die **Informationsvermittlung** (Symptomatik, deren Ursachen, mögliche Behandlungskonzepte etc.), die **emotionale Entlastung** (Förderung des Verständnisses und des Erfahrungsaustauschs mit anderen Betroffenen etc.), die Unterstützung einer Pharmako- und/oder Psychotherapie und schließlich die **„Hilfe zur Selbsthilfe"** (z. B. Wie können Krisensituationen frühzeitig erkannt werden? Welche Schritte sind zu unternehmen?). Demgegenüber kommt eine Psychotherapie erst bei Vorliegen einer psychischen Störung, etwa der mit Übergewicht und Adipositas nicht selten assoziierten Binge-Eating-Störung zur Anwendung. Im Hinblick auf die Verhaltenstherapie bestehen zwischen Psychoedukation und Psychotherapie fließende Übergänge.

Der **Verhaltenstherapie** kommt die größte Bedeutung in der Behandlung der Adipositas zu (DAG 2007). Sie dient insbesondere der Modifikation und Stabilisierung des Essverhaltens, indem sie die Selbstbeobachtung und -kontrolle des Patienten fördert, auslösende und aufrechterhaltende Faktoren des problematischen Essverhaltens bearbeitet oder das Erlernen neuer Möglichkeiten des Umgangs mit psychosozialen Stress ermöglicht (Ellrott u. Pudel 1998). Die psychologischen Behandlungsstrategien beinhalten die Selbstbeobachtung, die Stimuluskontrolle, das Trainieren eines flexiblen Essverhaltens sowie motivationale Strategien wie Belohnungen für erreichte Zwischenziele und Ziele, Verstärkerentzug und soziale Unterstützung. Zudem gelangen kognitive Techniken wie das Setzen realistischer Gewichtsziele zur Anwendung. Zur Rückfallprophylaxe werden Interventionen wie Stressmanagement, Problemlösetraining und Rückfallprophylaxetraining durchgeführt (Munsch u. Hartmann 2008). In der Cochrane Library veröffentlichten Shaw et al. (2007) eine Übersichtsarbeit über psychologische Interventionen bei Adipositas. Eingeschlossen wurden 36 randomisierte Studien zwischen 1970 und 2001, die einen verhaltenstherapeutischen und/oder kognitiven Behandlungsschwerpunkt hatten. Die psychotherapeutischen Interventionen wurden teilweise mit psychoedukativen Maßnahmen zur Optimierung der Ernährung bzw. körperlichen Bewegung kombiniert. Alle Studien zeigten im Vergleich zu der unbehandelten Kontrollgruppe eine deutliche Überlegenheit der **verhaltenstherapeutischen Behandlung** hinsichtlich des Gewichtsverlusts. Untersuchungen zur Wirksamkeit von einer rein kognitiven Therapie im Vergleich zur Verhaltenstherapie sprachen für eine Überlegenheit der Verhaltenstherapie (Becker et al. 2007).

Dennoch sind für langfristige Verhaltensänderungen auch Veränderung der **stabilisierenden Kognitionen** zu diskutieren (Cooper u. Fairburn 2002). Das Ziel der kognitiven Verhaltenstherapie innerhalb der Adipositasbehandlung ist die Identifikation und Veränderung von Denkprozessen, Bewertungen, Vorstellungen und Erwartungen, die letztendlich einer persistierenden Gewichtsreduktion im Wege stehen und zu einer erneuten Gewichtszunahme führen. Nicht selten gehen Arzt/Therapeut und Patient mit völlig unterschiedlichen Zielvorstellungen in die Behandlung der Adipositas. Während die Medizin eine Gewichtsreduktion zwecks Senkung des bekannten kardiovaskulären Risikoprofils empfiehlt, ist das Motiv des Patienten vornehmlich die Verbesserung seines Äußeren und damit verbunden die Hoffnung auf mehr gesellschaftliche Akzeptanz (Herpertz u. Senf 2003). Schon mäßige Gewichtsverluste in der Größenordnung von 5–10 % des Ausgangsgewichts bringen messbare gesundheitliche Vorteile (Goldstein 1992), werden aber von der Mehrzahl adipöser Patienten als völlig unzureichend erachtet. Bedenkenswert ist auch die unscharfe bzw. mehrdeutige Therapiezieldefinition vieler Gewichtsreduktionsmaßnahmen. Ist das Ziel die scheinbar unbegrenzte Gewichtsabnahme und damit verbunden die Fortsetzung einer negativen Energiebilanz oder ist das Ziel vornehmlich die Stabilisierung des reduzierten Gewichts? Mit fortschreitender Behandlung verlieren viele Patienten zunehmend den Glauben, dass die Gewichtskontrolle den Preis wert ist, den sie zu zahlen vermögen. Dies insbesondere auf dem Hintergrund zu sehen, dass sich in der Regel nach vier bis sechs Monaten die Gewichtsabnahme deutlich verlangsamt und die Patienten zunehmend realisieren, dass sie weder ihr subjektiv gestecktes Ziel der Gewichtsabnahme noch die damit verbundenen Wünsche wie besseres Aussehen, gesteigertes Selbstbewusstsein und mehr körperliche Aktivität realisieren können. An diesem Punkt geben Patienten häufig nicht nur den Versuch einer weiteren Gewichtsabnahme auf, sondern nehmen wieder alte Essgewohnheiten an, die eine positive Energiebilanz mit sich bringen (Goodrick et al. 1992, Goodrick et al. 1998).

In den letzten Jahrzehnten hat sich die initiale durchschnittliche Gewichtsabnahme unter anderem auch im Rahmen von verhaltenstherapeutischen Interventionen mehr als verdoppelt (Stunkard 1987). Problematisch zeigt sich allerdings die Stabilisierung der erreichten Gewichtsreduktion. Die Mehrzahl katamnestischer Studien mit längerem Beobachtungszeitraum zeigt eine erneute Gewichtszunahme, wobei ca. 85 % spätestens nach fünf Jahren ihr Ausgangsgewicht wieder erreicht haben (Tsai u. Wadden 2005; Ayyad u. Andersen 2000).

Will man also die Langzeiteffekte verhaltenstherapeutisch orientierter Behandlungsangebote verbessern, so muss der Gewichtsstabilisierung eine größere Bedeutung zuerkannt werden (Herpertz u. Senf 2003). Hierzu gehören:

- die Identifikation und Modifikation unrealistischer Vorstellungen über das Körpergewicht nach der Behandlung,
- die Bearbeitung der Unzufriedenheit mit dem eigenen Körperbild,
- die Benennung weiterer wichtiger Behandlungsziele (Selbstvertrauen, Partnerschaft, körperliches Wohlbefinden und Fitness etc.),
- die Wertschätzung des bisher Erreichten und die Akzeptanz des nicht Änderbaren (z. B. Körperproportionen).

Längerfristige Erfolgsraten der konservativen Adipositasbehandlung belaufen sich auf ca. 15 %. Adipöse Patienten mit Typ-2-Diabetes dürften nicht zuletzt aufgrund der therapiebedingten Verbesserung der katabolen Stoffwechsellage und der Glukosurie, aber auch der adiposigenen Wirkung vieler Antidiabetika geringere Erfolgsraten aufweisen.

> **Tipp**
>
> Langfristig sollte neben einer Verbesserung des Stoffwechsels weniger eine größere Gewichtsreduktion, sondern vielmehr eine Stabilisierung des reduzierten Gewichts das Behandlungsziel sein.

13.2.4 Chirurgische Maßnahmen

■ Stellenwert der Adipositaschirurgie
Nach den Leitlinien der DAG (2007) besteht die Indikation für eine chirurgische Intervention nach

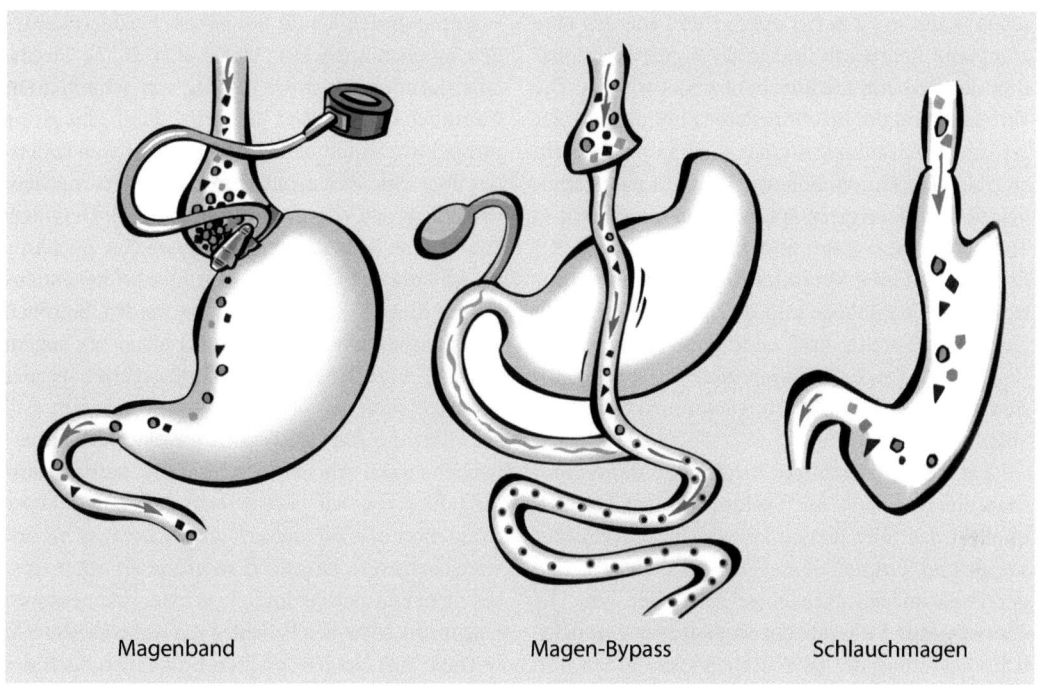

Magenband Magen-Bypass Schlauchmagen

◘ **Abb. 13.2** Operationsverfahren in der Adipositas-Chirurgie. (Mit freundlicher Genehmigung der Firma Ethicon)

dem Scheitern einer konservativen Therapie bei Patienten mit Adipositas Grad III (BMI > 40 kg/m²) oder bei Patienten mit Adipositas Grad II (BMI 35–39,9 kg/m²) und erheblichen Komorbiditäten (z. B. Diabetes mellitus, arterielle Hypertonie, Schlafapnoe-Syndrom etc.). Bei schätzungsweise 1–2 Mio. Menschen mit Adipositas Grad III und einer unbekannten Anzahl von Menschen mit Adipositas Grad II und assoziierten Erkrankungen betrifft die Indikation für einen chirurgischen Eingriff eine vergleichsweise geringe Anzahl adipöser Menschen in Deutschland.

In den USA stellt der laparoskopisch durchgeführte Magenbypass mittlerweile den häufigsten minimal invasiven Eingriff mit geschätzten 260.000 Operationen im Jahr 2006 dar (Weiner 2006). Auf der anderen Seite sind restriktive Operationsverfahren im Vergleich zu den Kombinations- und Malabsorptionstechniken kleinere Eingriffe (Übersicht über die gängigen Operationsverfahren siehe Keuthage 2010, s. ◘ Abb. 13.2). Prospektive Untersuchungen wie die Swedish Obese Subjects (SOS-)Studie (Sjöström et al. 2007) können die Frage der **Langzeitkomplikationen** bisher auf ma-

ximal zehn Jahre beurteilen. Zwar ist die Substitution von Proteinen, Vitaminen, Spurenelementen und Mineralstoffen auch bei Patienten mit restriktiven Operationsverfahren manchmal notwendig, bei kombinierten Verfahren und Malabsorptionstechniken ist sie allerdings lebenslang zwingend erforderlich.

Neben dem Gewichtsverlust verbessern sich sowohl die kardiovaskulären wie auch metabolischen Parameter mit einer **Senkung der Sterblichkeitsrate** um 24,6 % (Sjöström 2006; Buchwald et al. 2004; Maggard et al. 2005). Die Auswirkungen einer bariatrischen Operation auf das metabolische Syndrom sind besonders deutlich. Unabhängig vom Gewichtsverlust ist bereits in den ersten postoperativen Wochen bei den kombiniert restriktiv-malabsorptiven Operationen (Magen-Bypass, biliopankreatische Diversion mit oder ohne Switch) ein signifikant abnehmender Insulinbedarf und eine Normalisierung der Nüchternblutglukosewerte zu beobachten (Pories et al. 1995; Busetto et al. 2011). Insulin bzw. orale Antidiabetika können unmittelbar postoperativ in der Regel rasch reduziert werden. Nach einer Metaanalyse von Buchwald et al.

(2004) kann in 77 % der operierten Patienten eine komplette Remission und in 86 % eine Teilremission des Diabetes mellitus beobachtet werden. Die **Verbesserung der Insulinresistenz** beruht auf einer gesteigerten Insulinsensitivität, niedrigeren Spiegeln an freien Fettsäuren, höheren Spiegeln von Adiponektin und niedrigeren Spiegeln von Interleukin-6, Tumornekrose-Faktor und hochsensitivem CRP. Ebenso wird eine Veränderung der an der Regulation der Blutglukose und de Appetits beteiligten Hormone Ghrelin und Glucagon-like-peptide-1 (GLP-1) als Folge der biliopankreatischen Exklusion der Nahrungspassage angenommen (Keuthage 2010).

Ein weiteres wichtiges Erfolgsmaß der Adipositaschirurgie stellt die **Steigerung der Lebensqualität** dar. Hier fließen körperliche, psychische, soziale und funktionale Aspekte des Befindens und der Funktionsfähigkeit eines Menschen ein. Die überwiegende Mehrzahl der Studien zeigt eine deutliche Besserung der psychischen Gesundheit und psychosozialer Parameter wie mitmenschliche Beziehungen, Krankmeldungen und Erwerbsfähigkeit. Auch die psychische Komorbidität, insbesondere depressive Störungen und Angststörungen zeigen sich postoperativ in der Regel rückläufig (Herpertz et al. 2003, Herpertz et al. 2004). Dennoch, chirurgische Maßnahmen sind nicht ohne Risiko und nur etwa 80 % der Patienten (Benotti u. Forse 1995; Hsu et al. 1998; Powers et al. 1997) profitieren im Sinne einer signifikanten Gewichtsreduktion. Bei bis zu 20 % ist der Gewichtsverlust unbefriedigend bzw. es kommt zu einer erneuten erheblichen Gewichtszunahme nach initialem Gewichtsverlust.

Zahlreiche große US-amerikanische epidemiologische Studien der letzten Jahre konnten einen **Anstieg der Suizidrate** nach bariatrischer Operation belegen (Adams et al. 2007; Omalu et al. 2007; Tindle 2010), was in Anbetracht der wiederholt nachgewiesenen negativen Korrelation zwischen BMI und Suizidhäufigkeit (Mukamal et al. 2009) erstaunt. Auch sinkt die Frequenz depressiver Erkrankungen nach Adipositaschirurgie (Burgmer et al. 2007; de Zwaan et al. 2011), was eher im Widerspruch zu dem Anstieg der postoperativen Suizidrate bariatrischer Patienten steht. Ob eine erhöhte Impulsivität, das Fortbestehen psychischer und körperlicher Beschwerden, psychosoziale Belastungen oder andere Faktoren ursächlich für das höhere Suizidrisiko stehen, ist noch ungeklärt (Müller et al. 2012). Gleichfalls alarmierend ist der Anstieg von **schädlichem Gebrauch von Alkohol**, der jüngst durch eine große prospektive Studie an fast 5000 bariatrischen Patienten über eine Zeitspanne von zwei Jahren nachgewiesen werden konnte (King et al. 2012). Demnach konnte zwei Jahre nach der Operation eine Zunahme des schädlichen Gebrauchs von Alkohol bei Patienten mit Roux-Y-Bypass beobachtet werden. Betroffen waren insbesondere junge Männer mit einem hohem Alkohol- und Drogenkonsum und geringer sozialer Unterstützung vor der Operation. In jedem Fall erfordert die Adipositaschirurgie eine nicht unerhebliche intra- wie interpsychische Anpassungsleistung. Eine prä- wie poststationäre multidisziplinäre Evaluation des Therapieerfolgs erscheint sicherlich wünschenswert, ist jedoch aufgrund enormer Kosten nicht realisierbar. Im Rahmen der präoperativen Diagnostik sollte den Patienten das Angebot gemacht werden, sich bei psychischen Problemen nach der Operation wieder an den behandelnden ärztlichen oder psychologischen Psychotherapeuten wenden zu können (Müller et al. 2012).

Fazit

Gewichtsabnahme und Stabilisierung des reduzierten Gewichts sollten im Hinblick auf Behandlungsziele der Adipositas immer gemeinsam berücksichtigt werden. Voraussetzung für eine erfolgreiche Adipositaschirurgie ist eine Klarifizierung des Zielgewichts des Patienten einschließlich seiner subjektiven Bedeutung. Dazu gehört auch eine Diskussion möglicher Konsequenzen einer – gemessen am Zielgewicht – erfolgreichen oder erfolglosen Gewichtsabnahme. Auch die Frage, ob die von dem Patienten gewünschten Veränderungen in anderen Lebensbereichen notwendigerweise eine Gewichtsabnahme voraussetzen, ist gemeinsam kritisch zu beleuchten. Neben der Wertschätzung bisheriger Behandlungserfolge des Patienten durch den Arzt/ Therapeuten ist aber der Gefahr einer Verleugnung des Nicht-Änderbaren (genetische Disposition im Hinblick auf Körpergewicht und -proportion, Insulinbehandlung) frühzeitig zu begegnen und Gefühle der Trauer sollten in die Behandlung mit einbezogen werden.

Die Adipositaschirurgie stellt ab einer Adipositas Grad II bei Menschen mit Diabetes eine Alternative dar, zumal insbesondere die malabsorptiven Operationsverfahren neben der Gewichtsreduktion auch die Insulinresistenz deutlich verbessern. Von wenigen Kontraindikationen abgesehen ist die präoperative Diagnostik psychischer Störungen für die Frage der Operation im Allgemeinen und der Frage des Operationszeitpunkts im Besonderen unzureichend. Ursache und Wirkung von psychischen Belastungen/Störungen lassen sich bei schwerst adipösen Menschen häufig nicht eindeutig differenzieren und die Folgeerkrankungen des massiven Körpergewichts sind in der Regel so gravierend, dass eine Operation unausweichlich ist. Umso größer ist der Stellenwert der postoperativen Diagnostik psychischer Belastungen/Störungen z. B. im Rahmen der chirurgischen Nachsorge, um den Betroffenen ein entsprechendes Behandlungsangebot frühzeitig anbieten zu können.

Literatur

Adams TD, Gress RE, Smith SC et al (2007) Long-term mortality after gastric bypass surgery. N Engl J Med 357:753–761

Andersen RE, Wadden TA, Bartlett SJ, Zemel B, Verde TJ, Franchowiak SC (1999) Effects of lifestyle activity vs structured aerobic exercise in obese women. A randomized trial. JAMA 281:335–340

Ayyad C, Andersen T (2000) Long-term efficacy of dietary treatment of obesity: a systematic review of studies published between 1931 and 1999. Obes Rev 1:113–119

Ballor DL, Keesey RE (1991) A meta-analysis of the factors affecting exercise-induced changes in body mass, fat mass and fat-free mass in males and females. Int J Obes Relat Metab Disord 15:717–726

Becker S, Rapps N, Zipfel S (2007) Psychotherapie bei Adipositas. Ein systematischer Überblick. Psychother Psych Med 57:420–427

Benecke A (2003) Adipositas – eine therapeutische Herausforderung. Verhaltenstherapie und psychosoziale Praxis 35:729–742

Benotti PN, Forse RA (1995) The role of gastric surgery in the multidisciplinary management of severe obesity. Am J Surg; 169: 361–7.

Blüher M, Hamann A (2008) Adipositas und metabolisches Syndrom. Diabetologie und Stoffwechsel 1:R1–R18

Blüher M, Zimmer P (2010) Metabolische und Herz-Kreislauf-Auswirkungen von Muskelaktivität, Sport und Fitness bei Typ-2-Diabetes. Dtsch Med Wochenschr; 135:1–5

Buchwald H, Avidor Y, Braunwald E, Jensen M, Pories W, Fahrbach K, Schoelles K (2004) Bariatric Surgery. A Systematic review and meta-analysis. JAMA 14:1724–1737

Burgmer R, Petersen I, Burgmer M, de Zwaan M, Wolf A, Herpertz S (2007) Psychological outcome two years after bariatric surgery. Obesity Surgery 17:785–791

Busetto L, Sbraccia P, Frittitta L, Pontiroli AE (2011) The Growing Role of Bariatric Surgery in the Management of Type 2 Diabetes: Evidences and Open Questions. Obesity Surgery 21:1451–1457

Cooper Z, Fairburn CG (2002) Cognitive-behavioral treatment of obesity. In: Wadden TA, Stunkard AJ (Hrsg) Handbook of Obesity. The Guilford Press, New York London, S 465–479

Curfman GD, Morrissey S, Drazen J (2010) Sibutramine – Another Flawed Diet Pill. The New England Journal of Medicine 363(10):972–974

DAG (2007) Evidenzbasierte Leitlinie Prävention und Therapie der Adipositas www.adipositas-gesellschaft.de

Deutscher Gesundheitsbericht Diabetes 2010 (2009) DiabetesDE zum Weltdiabetestag, November.

De Zwaan M, Wolf A, Herpertz S (2007) Psychosomatische Aspekte der Adipositaschirurgie. Deutsches Ärzteblatt 104:2577–2583

de Zwaan M, Enderle J, Wagner S, Mühlhans B, Ditzen B, Gefeller O, Mitchell JE, Müller A (2011) Anxiety and depression in bariatric surgery patients: a prospective, follow-up study using structured clinical interviews. J Affect Disord 133:61–68

DPP (2002) Reduction in the incidence of type 2 diabetes with lifestyle intervention or metformin. NEJM 346:393–403

Ellrott T, Pudel V (1998) Adipositastherapie. Thieme, Stuttgart New York

Esefeld K, Halle M, Blair SN (2011) Eingeschränkte Fitness versus Adipositas. Diabetologe 7:9–14

Goldstein DJ (1992) Beneficial health effects of modest weight loss. Int J Obes Relat Metab Disord 16:397–415

Goodrick GK, Raynaud AS, Pace PW, Foreyt JP (1992) Outcome attribution in a very low calorie diet program. Int J Eat Disord 12:117–120

Goodrick GK, Poston C, Kimball KT, Reeves RS, Foreyt JP (1998) Nondieting versus dieting treatment for overweight binge-eating women. J Consult Clin Psychol 66:363–368

Hauner H (1997) Gesundheitsrisiken von Übergewicht und Gewichtszunahme. Deutsches Ärzteblatt; 93:2385–2389

Hauner H, Berg A (2000) Körperliche Bewegung zur Prävention und Behandlung der Adipositas. Deutsches Ärzteblatt 97:660–665

Herpertz S, Senf W (2003) Psychotherapie der Adipositas. Deutsches Ärzteblatt 20:1367–1373

Herpertz S, Kielmann R, Wolf AM, Langkafel M, Senf W, Hebebrand J (2003) Does obesity surgery improve psychosocial functioning ? – A systematic review. Int J Obes Relat Metab Disord 27:1300–1314

Herpertz S, Kielmann R, Wolf AM, Hebebrand J, Senf W (2004) Do psychosocial variables predict weight loss or mental health after obesity surgery? – a systematic review. Obes Res 12:1554–1569

Herpertz S (2008) Adipositas ist mehr als eine Essstörung – die multidimensionale Betrachtung einer Pandemie. Z Psychosom Med Psychother 54(1):4–31

Hsu LK, Benotti PN, Dwyer J, Roberts SB, Saltzman E, Shikora S, Rolls BJ, Rand W (1998) Nonsurgical factors that influence the outcome of bariatric surgery: a review. Psychosom Med 60:338–346

Jakicic JM, Marcus BH, Gallagher KI, Napolitano M, Lang W (2003) Effect of exercise duration and intensity on weight loss in overweight, sedentary women: a randomized trial. JAMA; 290: 1323–1330

Jeffery RW, Wing RR, Sherwood NE, Tate DF (2003) Physical Activity and weight loss: does prescribing higher physical activity goals improve outcome? Am J Clin Nutr 78:684–689

Keuthage W (2010) Bariatrische Operationen bei Adipositas und Typ-2-Diabetes; Typ-2-Diabetiker profitieren überproportional. Diabetes aktuell 8(3):124–130

King WC, Chen JY, Mitchell JE, Kalarchian MA, Steffen KJ, Engel SG, Courcoulas AP, Pories WJ, Yanovski SZ (2012) Prevalence of alcohol use disorders before and after bariatric surgery. JAMA 307(23):2516–2525

Klem ML, Wing RR, McGuire MT, Seagle HM, Hill JO (1997) A descriptive study of individuals successful at long-term maintenance of substantial weight loss. Am J Clin Nutr 66:239–246

Lean MEJ, Han TS, Morrison CE (1995) Waist circumference as a measure for indicating need for weight management. BMJ 311:158–168

Maggard M, Shugarman LR, Suttorp M, Maglione M, Sugerman HJ, Livingston EH, Nguyen NT, Li Z, Mojica WA, Hilton L, Rhodes S, Morton SC, Shekelle PG (2005) Meta-Analysis: Surgical treatment of obesity. Ann Intern Med 142:547–59

Mukamal KJ, Wee CC, Miller M (2009) BMI and rates of suicide in the United States: an ecological analysis. Obesity 17:1946–1950

Munsch S, Hartmann AS (2008) Standards der Adipositasbehandlung. In: Herpertz S, de Zwaan M, Zipfel S (Hrsg) Handbuch Essstörungen und Adipositas. Springer Verlag, Heidelberg

Müller A, Herpertz S, de Zwaan M (2012) Psychosomatische Aspekte der Adipositaschirurgie, Psychotherapie, Psychosomatik, medizinische Psychologie (im Druck)

Omalu BI, Ives DG, Buhari AM et al (2007) Death rates and causes of death after bariatric surgery for Pennsylvania residents, 1995 to 2004. Arch Surg 142:923–928

Pories WJ, Swanson MS, MacDonald KG, Long SB, Morris PG, Brown BM, Barakat HA, deRamon RA, Israel G, Dolezal JM (1995) Who would have thought it? An operation proves to be the most effective therapy for adult-onset diabetes mellitus. Ann Surg 222:339–350

Powers PS, Rosemurgy A, Boyd F, Perez A (1997) Outcome of gastric restriction procedures: weight, psychiatric diagnoses, and satisfaction. Obes Surg 7:471–477

Richter-Kuhlmann EA (2012) Gesundheitssurvey des Robert-Koch-Instituts: Zivilisationskrankheiten nehmen zu. Dtsch Ärztebl; 109(26)

Ruch C, Weser G (2012) Diäten im Praxisalltag, Bewertung unterschiedlicher Konzepte aus ernährungswissenschaftlicher Perspektive. Diabetes aktuell 10:12–14

Shaw K, O'Rourke P, Del Mar C, Kenardy J (2007) Psychological interventions for overweight or obesity. The Cochrane Library; 2

Sjöström, L (2006): Soft and hard endpoints over 5–18 years in the intervention trial Swedish obese subjects. Obesity reviews 10th International Congress on Obesity, Abstract Book, 3–8 September 2006, Sydney, Australia, p 27.

Sjöström L, Narbro K, Sjöström CD, Karason K, Larsson B, Wedel H, Lystig T, Sullivan M, Bouchard C, Carlsson B, Bengtsson C, Dahlgren S, Gummesson A, Jacobson P, Karlsson J, Lindroos AK, Lönroth H, Näslund I, Olbers T, Stenlöf K, Torgerson J, Agren G, Carlsson LM (2007) Swedish Obese Subjects Study. Effects of bariatric surgery on mortality in Swedish obese subjects. N Engl J Med 357(8):741–52

Stunkard AJ (1987) Conservative treatments for obesity. Am J Clin Nutr 45:1142–1154

The Look AHEAD Research Group (2008) Reduction in weight and cardiovascular disease risk factors in individuals with type 2 diabetes. Diabetes Care 30:1374–1383

Tindle HA, Omalu B, Courcoulas A, Marcus M, Hammers J, Kuller LH (2010) Risk of suicide after long-term follow-up from bariatric surgery. Am J Med 123:1036–1042

Tsai AG, Wadden TA (2005) Systematic Review: An Evaluation of Major Commercial Weight Loss Programs in the United States. Ann Intern Med 142:56–66

Tuomilehto J, Lindström J, Eriksson JG, Valle TT, Hämäläinen H, Ilanne-Parikka P, Keinänen-Kiukaanniemi S, Laakso M, Louheranta A, Rastas M, Salminen V, Uusitupa M (2001) Finnish Diabetes Prevention Study Group. Prevention of type 2 diabetes mellitus by changes in lifestyle among subjects with impaired glucose tolerance. NEJM 344:1343–1350

Weiner R (2006) PRO Magenbypass. Vortrag, gehalten auf der 22. Jahrestagung der Deutschen Adipositas Gesellschaft, Köln; 05.–07.10.2006

Wing RR (1993) Behavioral treatment of obesity. Its application to type II diabetes. Diabetes Care 16(1):193–199

Wing RR, Greeno CG (1994) Behavioural and psychosocial aspects of obesity and its treatment. Baillieres Clin Endocrinol Metab 8(3):689–703

Wirth A (1997) Adipositas. Springer Berlin, Heidelberg, New York, S 175–177

13

Essstörungen und Diabetes mellitus

S. Herpertz

F. Petrak, S. Herpertz (Hrsg.), *Psychodiabetologie*,
DOI 10.1007/978-3-642-29908-7_14, © Springer-Verlag Berlin Heidelberg 2013

Kurzinfo

Mädchen in der Pubertät und Adoleszenz und junge erwachsene Frauen stellen eine Risikogruppe für die Entwicklung einer Essstörung dar. Trotz einer uneinheitlichen Studienlage kann davon ausgegangen werden, dass ein Typ-1-Diabetes in diesen Altersgruppen ein zusätzliches Risiko darstellt, zumindest an einer subklinischen Essstörung (nicht näher bezeichnete Essstörung) zu erkranken. Die Komorbidität von Typ-1-Diabetes und einer (subklinischen) Essstörung geht mit früh auftretenden und ausgeprägten diabetischen Spätfolgen einher. Insbesondere die bewusste Reduktion von Insulin als gegenregulatorische Maßnahme gegenüber einer Gewichtszunahme (z. B. nach einem Kontrollverlust bei der Nahrungsaufnahme), das sogenannte „Insulin-Purging" stellt nicht nur einen ernsten Risikofaktor für die Entwicklung diabetischer Spätschäden dar, sondern geht auch mit einer höheren Mortalität einher. Der Typ-2-Diabetes ist häufig mit Übergewicht und Adipositas assoziiert. Im Rahmen der multifaktoriellen Genese von Übergewicht und Adipositas kommt der Binge-Eating-Störung eine differenzialdiagnostische Bedeutung zu. Die Binge-Eating-Störung scheint bei Patienten mit Typ-2-Diabetes nicht häufiger aufzutreten als bei stoffwechselgesunden Menschen. Ihre ätiologische Bedeutung für Übergewicht und Adipositas und konsekutive Insulinresistenz ist jedoch zu berücksichtigen und entsprechende therapeutische Implikationen zu beachten.

14.1   Einleitung

Im Hinblick auf den **Erkrankungsgipfel** in der Pubertät bzw. Adoleszenz fällt die Koinzidenz von **Magersucht** (Anorexia nervosa, AN) und **Bulimia nervosa** (BN) mit dem Typ-1-Diabetes auf. Die Frage einer überzufällig häufigen Komorbidität von Essstörungen, insbesondere der BN war in der Vergangenheit Gegenstand zahlreicher Untersuchungen, deuteten doch insbesondere Kasuistiken aus den 90er Jahren des letzten Jahrhunderts auf ein großes Risiko für Folgeerkrankungen einer komorbiden Essstörung bei vornehmlich jungen Patientinnen mit einem Typ-1-Diabetes hin (an der AN und der BN erkranken vorwiegend Frauen, daher wird durchgehend die weibliche Personenbezeichnung gewählt, obwohl bei der BES auch eine große

Zahl von Männern betroffen ist). 1994 wurde die **Binge-Eating-Störung** (BES) – aus dem Englischen: to binge: fressen, saufen – erstmalig als vorläufige Essstörung in dem psychiatrischen Klassifikationsschema „Diagnostic Statistical Manual of Mental Diseases" (DSM-IV, APA, 1994) beschrieben. Im DSM-V (APA 2013) wird die BES als eigenständige Essstörungsentität aufgeführt. Die Tatsache, dass die BES in der Regel bei übergewichtigen bzw. adipösen Menschen zu beobachten ist, lenkte die Aufmerksamkeit auf Patientinnen und Patienten mit Typ-2-Diabetes und komorbider BES.

14.2   Essstörungen

Die Essstörungen AN und BN werden entsprechend der Internationalen Klassifikation psychischer Störungen der Weltgesundheitsorganisation (ICD-10-GM) (DIMDI, 2012) klassifiziert und sind im folgenden in der Übersicht dargestellt.

- **Diagnostische Kriterien der Anorexia nervosa**

Nach ICD-10-GM (Version 2012, DIMDI 2012) sind für die Diagnosestellung der AN folgende Kriterien erforderlich:

- Das tatsächliche Körpergewicht liegt mindestens 15 % unter dem erwarteten Gewicht (bedingt entweder durch Gewichtsverlust oder das entsprechende Gewicht wurde nie erreicht) oder der BMI (s. ▶ Kap. 13) ist ≤ 17,5. Bei Patienten in der Vorpubertät kann die erwartete Gewichtszunahme während der Wachstumsperiode ausbleiben.
- Der Gewichtsverlust ist selbst herbeigeführt durch:
  - Vermeidung hochkalorischer Speisen,
  - selbstinduziertes Erbrechen,
  - selbstinduziertes Abführen,
  - übertriebene körperliche Aktivität,
  - Gebrauch von Appetitzüglern und/oder Diuretika.
- Es besteht eine Körperschemastörung in Form einer massiven Angst, zu dick zu werden, als eine tiefverwurzelte überwertige Idee; die Betroffenen legen eine sehr niedrige Gewichtsschwelle für sich selbst fest.

- Auf der Hypothalamus-Hypophysen-Gonaden-Achse besteht eine endokrine Störung. Sie manifestiert sich bei Frauen als Amenorrhoe und bei Männern als Libido- und Potenzverlust. Eine Ausnahme stellt das Persistieren vaginaler Blutungen bei anorektischen Frauen mit einer Hormonsubstitutionstherapie zur Kontrazeption dar. Erhöhte Wachstumshormon- und Kortisolspiegel, Änderungen des peripheren Metabolismus von Schilddrüsenhormonen und Störungen der Insulinsekretion können gleichfalls vorliegen.
- Bei Beginn der Erkrankung vor der Pubertät ist die Abfolge der pubertären Entwicklungsschritte verzögert oder gehemmt (Wachstumsstopp; fehlende Brustentwicklung und primäre Amenorrhoe bei Mädchen; bei Knaben bleiben die Genitalien kindlich). Nach Remission wird die Pubertätsentwicklung häufig normal abgeschlossen, die Menarche tritt aber verspätet ein.

■ Diagnostische Kriterien der Bulimia nervosa

Nach ICD-10-GM (Version 2012, DIMDI 2012) sind für die Diagnosestellung der BN folgende Kriterien erforderlich:
- andauernde Beschäftigung mit Essen,
- Auftreten von Essanfällen, bei denen große Mengen Nahrung in kurzer Zeit konsumiert werden,
- Versuche, dem dickmachenden Effekt des Essens durch verschiedene Verhaltensweisen entgegenzusteuern, z. B. durch selbstinduziertes Erbrechen, Laxanzienabusus, restriktive Diät etc.
- krankhafte Furcht, zu dick zu werden,
- häufig Anorexia nervosa in der Vorgeschichte.

Neben AN und BN wurden in der 4. Ausgabe des amerikanischen psychiatrischen Klassifikationsschemas „Diagnostic Statistical Manual of Mental Diseases" (DSM-IV, APA 1994) die **„nicht näher bezeichnete Essstörung"** (Eating Disorder Not Otherwise Specified, EDNOS) eingeführt. Unter diese Kategorie werden Essstörungen subsumiert, die nicht alle Kriterien der AN oder BN erfüllen. Im Hinblick auf eine AN können z. B. alle Kriterien

mit Ausnahme des Körpergewichts (BMI ≤ 17,5 kg/m²) erfüllt sein. Auf die BN bezogen erfüllt eine Patientin sämtliche Kriterien, jedoch sind die „Essattacken" und das unangemessene Kompensationsverhalten weniger häufig als zweimal pro Woche für eine Dauer von weniger als drei Monaten.

Parallel dazu unterscheidet die ICD (DIMDI 2012) die **„atypische Bulimia nervosa"** (F50.3), „Essattacken bei anderen psychischen Störungen" (F50.4) und „nicht näher bezeichnete Essstörungen" (F50.9).

Obwohl die BES schon in den 50er Jahren des letzten Jahrhunderts erstmalig beschrieben wurde (Stunkard 1959), gelangte sie erst 1994 als Forschungsdiagnose in das DSM-IV. Im DSM-V stellt die BES eine eigenständige Essstörung da. Umfangreiche Forschungsarbeiten der letzten Jahre konnten zeigen, dass die Validität ausreichend war und insbesondere die BES von der Adipositas und anderen Essstörungen abgegrenzt werden konnte. Die BES ist im ICD-10 (DIMDI 2012) nicht explizit aufgeführt. Die diagnostischen Kriterien der BES sind in der folgenden Übersicht dargestellt.

■ Diagnostische Kriterien für die Binge-Eating-Störung

Nach der DSM-V (APA 2013) sind für eine BES folgende Merkmale wegweisend:
- Auftreten wiederholter Episoden von „Fressanfällen", wobei ein „Fressanfall" gekennzeichnet ist durch:
  - In einem abgrenzbaren Zeitraum wird eine Nahrungsmenge zu sich genommen, die definitiv größer ist, als sie die meisten Menschen essen würden,
  - Gefühl des Kontrollverlusts über das Essen,
- Die „Fressanfälle" treten gemeinsam mit mindestens drei der folgenden Symptome auf:
  - schnelleres Essen als allgemein üblich,
  - Essen bis zu einem unangenehmen Völlegefühl,
  - Essen großer Mengen ohne körperliches Hungergefühl,
  - aus Verlegenheit über die Menge des Essens alleine essen,
  - Deprimiertheit, Ekel- oder Schuldgefühle nach dem „Fressanfall".
- Es besteht ein deutlicher Leidensdruck wegen der „Fressanfälle".

- Die „Fressanfälle" treten durchschnittlich an mindestens einem Tag in der Woche für drei Monate auf.
- Die „Fressanfälle" gehen nicht mit dem regelmäßigen Einsatz unangemessener, gegenregulatorischer Maßnahmen einher und treten nicht ausschließlich im Verlauf einer Anorexia oder Bulimia nervosa auf.

Eine wachsende Anzahl von klinischen Beobachtungen und Forschungsarbeiten beschäftigt sich mit dem **Night-Eating-Syndrom** (NES), ohne sich dabei auf eine einheitliche diagnostische Grundlage bezüglich der Kriterien des NES einigen zu können (Stunkard 1955; Birketvedt et al. 1999; Allison et al. 2008). Heute kann man auf der Grundlage der bisherigen Literatur von einem eigenen „Cluster" von Verhaltensweisen ausgehen, die zumindest den Überbegriff eines Syndroms verdienen. Aktuell gibt es Überlegungen, ob es sich bei dem NES eher um eine Auffälligkeit im Essverhalten handelt oder tatsächlich um eine eigene Form der Essstörung, oder ob sogar eine Aufnahme des NES in DSM-V oder ICD-11 gerechtfertigt ist. Die Besonderheiten des Night-Eating-Syndroms sind im folgenden dargestellt.

- **Night-Eating-Syndrom**
Stunkard et al. (1955) und Birketvedt et al. (1999) haben die Besonderheiten des NES zusammengestellt. Für das Vorliegen einer NES sollte die gesamte Symptomatik mindestens drei Monate anhalten.
- **Hauptkriterium:** Es erfolgt eine abnorm erhöhte Nahrungsaufnahme am Abend und in der Nacht, wobei mindestens eine der folgenden Bedingungen erfüllt sein muss:
  - mind. 25 % der täglichen Nahrungsmenge wird nach dem Abendessen zugeführt,
  - mind. zweimal pro Woche nächtliches Erwachen mit Nahrungsaufnahme (die nächtliche Nahrungsaufnahme müssen die Betroffenen bewusst erleben und sich durch sie beeinträchtigt fühlen).
- **Zusatzkriterien:** Von diesen 5 Kriterien müssen 3 erfüllt sein:
  - morgendliche Appetitlosigkeit und/oder Verzicht auf Frühstück mind. 4-mal pro Woche,
  - starkes Verlangen nach Essen zwischen Abendessen und Zu-Bett-Gehen und/oder während der Nacht,
  - Ein- und/oder Durchschlafstörungen mind. 4-mal pro Woche,
  - Überzeugung, nur dann (wieder) einschlafen zu können, wenn etwas gegessen wird,
  - häufig depressive Stimmung und/oder zum Abend hin Stimmungseinbußen.

In mehreren Studien konnte ein enger Zusammenhang zwischen dem NES und dem nächtlichen Konsum von Nahrungsmitteln gefunden werden. Nach den aktuellen diagnostischen Kriterien des NES zeichnet sich das NES durch eine eher hypokalorische Ernährung während des Tags, Hyperphagie in den Nachtstunden und Schlafstörungen aus. So berichten die Patienten über ein nächtliches Erwachen mit anschließendem Drang zur Nahrungsaufnahme. Erst postprandial ist es ihnen möglich, wieder einzuschlafen.

14.3 Komorbidität von Diabetes mellitus und Essstörungen

14.3.1 Typ-1-Diabetes, Essstörungen und „Insulin-Purging"

Neumark-Sztainer et al. (2002) fanden in ihrer Untersuchung von adoleszenten Mädchen und Jungen mit Diabetes mellitus bei 37,9 % bzw. 15,9 % ein gestörtes Essverhalten. In einer österreichischen Studie an einer klinische Stichprobe von 261 Adoleszenten mit Typ-1-Diabetes (Grylli et al. 2004) wurde bei 11,5 % der Mädchen eine komorbide Essstörung beobachtet, während männliche Probanden nicht betroffen waren. Subsyndromale Essstörungen und Probleme mit ihrer Figur fanden sich bei 13,5 % der Mädchen und bei 1 % der Jungen. Mädchen mit Typ-1-Diabetes und einer klinischen bzw. subklinischen Essstörung hatten einen höheren BMI als Mädchen ohne Essstörungen.

In einer bevölkerungsbasierten kontrollierten Untersuchung konnte bei 16,9 % der 89 adoleszenten Mädchen mit Typ-1-Diabetes im Vergleich zu 2,2 % der stoffwechselgesunden Kontrollprobanden eine Essstörung diagnostiziert werden (Engstrom et al. 1999). In einer weiteren kontrollierten Studie zeigte sich, dass der Typ-1-Diabetes mit einer doppelt so häufigen Komorbidität mit einer klinischen bzw. subklinischen Essstörung einhergeht (Jones et al. 2000).

In sämtlichen kontrollierten Studien zur Prävalenz der AN bei Menschen mit Typ-1-Diabetes, die sich u. a. auf ein psychiatrisches Interview stützen, konnten bei keinem der untersuchten Patienten eine AN diagnostiziert werden (Engström et al. 1999; Jones et al. 2000), so dass die Komorbidität von Diabetes mellitus und AN als extrem selten einzuschätzen ist.

Die Prävalenz der BN liegt bei Menschen mit Typ-1-Diabetes im Vergleich zur AN höher und schwankt zwischen 0 % (Striegel-Moore et al. 1992; Peveler u. Fairburn 1992; Engström et al. 1999) und 3,0 % (Fairburn et al. 1991). Einige systematische Reviews (Nielsen u. Mølbak 1998; Young-Hymann u. Davis 2010) und Metaanalysen (Mannucci et al. 2005) konnten die Annahme einer höheren Prävalenz der BN bei Typ-1-Diabetikern im Vergleich zur Normalbevölkerung empirisch nicht bestätigen, wohl aber eine höhere Prävalenz subklinischer Essstörungen (EDNOS).

Die Angaben zur mittleren Häufigkeit der EDNOS schwanken in kontrollierten Studien bei Menschen mit Typ-1-Diabetes zwischen 3,0 % (Fairburn et al. 1991) und 9,0 % (Jones et al. 2000). Insbesondere die Studie von Jones et al. (2000) an adoleszenten Mädchen mit Typ-1-Diabetes konnte im Vergleich zu stoffwechselgesunden Probanden auf eine höhere Prävalenz von vornehmlich EDNOS verweisen, so dass bei dieser Alters- und Geschlechtsgruppe von einer Risikopopulation auszugehen ist.

Insbesondere kontrollierte Studien, die einen Vergleich von jungen Menschen mit Diabetes und stoffwechselgesunden Kontrollprobanden erlauben, deuten auf ein vermehrtes Auftreten von gestörtem Essverhalten und subsyndromalen bzw. nicht näher bezeichneten Essstörungen bei adoleszenten Mädchen und jungen Frauen mit Typ-1-Diabetes hin.

Interviewbasierte und kontrollierte Studien kommen zu dem Schluss, dass die AN bei Frauen mit Diabetes mellitus Typ 1 gegenüber stoffwechselgesunden Frauen nicht häufiger vorkommt, wohl aber gestörtes Essverhalten und die nicht näher bezeichneten Essstörungen (EDNOS).

14.3.2 Typ-2-Diabetes und Essstörungen

Trotz der größeren epidemiologischen Bedeutung des Typ-2-Diabetes ist die Komorbidität von Diabetes mellitus Typ 2 und Essstörungen empirisch wenig beforscht. In einer unkontrollierten Studie von Crow et al. (2001) erfüllten 25,6 % der untersuchten 43 Patienten mit Typ-2-Diabetes die BES-Kriterien. Die kontrollierte Studie von Kenardy et al. (1994) zur Prävalenz der BES bei Patienten mit Typ-2-Diabetes konnte keine erhöhte Prävalenz dieser Essstörung feststellen. In der fragebogengestützten Untersuchung von Allison et al. (2007) konnte bei 5,6 % die Symptomatik eines BES und bei 8,4 % die eines NES nachgewiesen werden. Zu ähnlichen Prävalenzangaben mit 7,5 % BES bei Patienten mit Typ-2-Diabetes kommt die ebenfalls fragebogengestützte Look AHEAD Studie (Gorin et al. 2008). Herpertz et al. (1998) konnten in einem Vergleich der Stichproben von Typ-1- und Typ-2-Diabetikern keinen Unterschied der Essstörungsprävalenzen nachweisen, wobei bei Patienten mit Typ-2-Diabetes die BES dominierte.

Aufgrund der geringen Anzahl von Studien und der nicht einheitlichen Studienlage lässt sich die Frage, ob Essstörungen bei Menschen mit Typ-2-Diabetes häufiger als bei stoffwechselgesunden Menschen auftreten, nicht eindeutig beantworten. Dennoch weisen die beiden neueren Studien von Allison et al. (2007) und Gorin et al. (2008) mit ca. 6–8 % von komorbiden essgestörten Patienten mit Typ-2-Diabetes auf gegenüber der Normalbevölkerung deutlich höhere Prävalenzen der BES und NES hin.

Mittels bewusster Reduktion der Insulindosis und konsekutiver Glukosurie kann eine drastische Gewichtsabnahme induziert werden. Das „Erbrechen über die Niere" (Feiereis 1990), auch als „Insulin-Purging" bekannt, stellt eine diabetesspezifische gegenregulatorische Maßnahme im Hinblick auf eine reale oder auch ängstlich antizipierte Gewichtssteigerung dar. „Insulin-Purging" ist nicht ausschließlich bei komorbiden essgestörten, sondern auch bei nichtessgestörten Menschen mit Diabetes mellitus zu beobachten. „Insulin-Purging" stellt für Menschen mit Typ-1-Diabetes eine häufige gegenregulatorische Maßnahme im Hinblick auf die reale oder auch ängstlich antizipierte Gewichtssteigerung dar.

Die Angaben zur mittleren Häufigkeit des „Insulin-Purgings" schwanken je nach Studie zwischen 5,9 % (Herpertz et al. 1998) und 39,0 % (Stancin et al. 1989). Die Prävalenz der bewussten Insulinreduktion scheint mit steigendem Kindes- und Jugendalter zuzunehmen. Während Colton et al. (2004) in ihrer Untersuchung von Kindern und Adoleszenten im Alter zwischen neun und vierzehn Jahren nur bei 2 % „Insulin-Purging" beobachten konnten, lag die Prävalenz bei Jones et al. (2000) in ihrer Untersuchung von weiblichen Teenagern bei 14 %, bei Neumark-Sztainer et al. (2002) bei 10,3 % adoleszenter Mädchen und bei 7,4 % adoleszenter Jungen. In der Studie von Grylli et al. (2004) konnte bei 26,1 % der adoleszenten Patienten ein manipulatives Verhalten bei der Insulinbehandlung beobachtet werden. Goebel-Fabbri et al. (2008) und Rydall et al. (1997) untersuchten Stichproben von erwachsenen Frauen. 30 % bzw. 34 % berichteten über Insulindosismanipulationen zwecks Gewichtsregulation.

> **Tipp**
>
> Insbesondere bei jungen Frauen mit Typ-1-Diabetes ist „Insulin-Purging" weniger Ausdruck einer unzureichenden Compliance. Vielmehr stellt es eine sehr ernst zu nehmende gegenregulatorische Maßnahme im Rahmen einer großen Unzufriedenheit mit dem eigenen Körpergewicht bzw. gegenüber einer ängstlich antizipierten Gewichtszunahme dar.

14.4 Ätiologie

Menschen mit Diabetes mellitus führen ihre Therapie im Alltag eigenverantwortlich durch, was eine lebenslange Auseinandersetzung mit Nahrungsmitteln, Gewichtsregulation und körperlicher Aktivität bedingt, die notwendig ist, um eine normnahe Stoffwechseleinstellung zu erreichen. Dies kann letztendlich die Entwicklung einer Essstörung bahnen, insbesondere in der Risikogruppe adoleszenter Mädchen und junger Frauen, die auch bei Stoffwechselgesunden eine Risikogruppe darstellen.

Bei fast allen Menschen mit Typ-1-Diabetes beginnt die AN oder BN **nach** der Manifestation des Diabetes (Herpertz u. Nielsen 2003). Nach Diagnosestellung nehmen viele Patienten durch Rehydratation an Gewicht zu. So zeigte eine Untersuchung an 32 jungen Patientinnen direkt nach Diagnose des Diabetes und erneut ein Jahr später eine Zunahme der Essstörungssymptome (Steel et al. 1990). Die Gewichtszunahme betrug durchschnittlich fast 7 kg. Das Gewicht lag bei allen Patienten über dem Wunschgewicht. Interessanterweise hatte sich bei den meisten Patientinnen ein gestörtes Körperschema entwickelt, welches als einer der Kernsymptome der Essstörungen gilt.

Ein **problematisches Selbstwertgefühl**, welches für die Pubertät und Adoleszenz charakteristisch ist und durch die Diagnose des Diabetes mellitus und der damit verbundenen Gewichtszunahme aggraviert wird, führt nicht selten zu dem Wunsch nach einem niedrigeren Gewicht als reparative Maßnahme. Ein Gewichtsverlust wird durch ein **gezügeltes Essverhalten** (restraint eating) erzielt. Unabhängig von der physiologischen Wahrnehmung von Hunger, Sättigung und psychischer Appetenz erfolgt die Regulation der Nahrungsaufnahme aufgrund einer der Schlankheitsnorm entsprechenden kognitiven Kontrolle (Herman u. Mack 1975). Quantität, Qualität und zeitliche Strukturierung der Nahrungsaufnahme werden unabhängig von physiologischen internen Signalen vorausgeplant. Natürliche Mechanismen der Nahrungsregulation treten zunehmend in den Hintergrund (s. ◘ Abb. 14.1). Sowohl Starvationsversuche aus den 50er Jahren (Keys et al. 1950) als auch Ergebnisse der Adipositasforschung (Herman u. Mack 1975) haben gezeigt, dass restriktives Essverhalten unter bestimmten Bedingungen zu einem unkontrollierten Konsum größerer, hochkalorischer Nahrungsmengen prädisponiert (Herpertz u. de Zwaan 2011).

Die Essstörung stellt die individuelle Antwort auf den Stress einer chronischen Erkrankung mit unangemessenen Bewältigungsstrategien dar. Insbesondere bei jungen essgestörten Frauen wurden depressive Symptome und insbesondere Gefühle der Insuffizienz beschrieben (Kakleas et al. 2009).

Weiterhin ist davon auszugehen, dass die Essstörung das Endglied einer psychischen Fehlentwicklung darstellt, die vor der Diagnose des Diabetes

☐ **Abb. 14.1** Diabetes, restriktives
Essverhalten und Essanfall

TS-Note: Bitte Kolumnentitel kürzen.

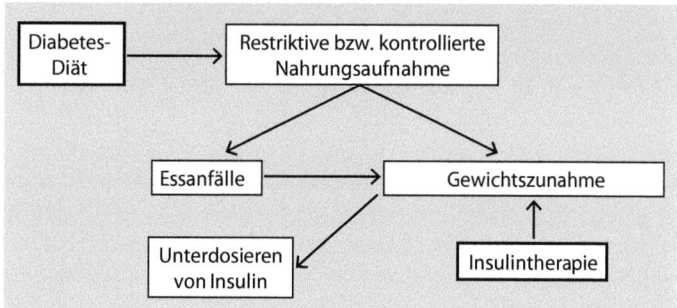

mellitus noch kompensiert werden konnte, allerdings durch die Krankheitsbelastungen exazerbiert.

Insbesondere im Hinblick auf das Manifestationsalter des juvenilen Diabetes mellitus und der Essstörungen AN und BN muss die Bedeutung **familiärer Faktoren** herausgestellt werden. Es liegt nahe, dass die Diagnose eines Diabetes mellitus eines Kindes oder Jugendlichen die Familienstruktur (-dynamik) in der Regel verändert. So werden z. B. Kontrollmechanismen innerhalb einer Familie verstärkt und tragen zu einer mangelhaften Autonomieentwicklung und Unselbständigkeit bei, die für viele Patientinnen mit Essstörung – insbesondere anorektische Patientinnen – charakteristisch ist (Herpertz u. Köhler 2010).

Patienten mit insulinpflichtigem Typ-2-Diabetes weisen nicht selten ein höheres Gewicht als Normalpersonen auf, wozu der anabole Effekt des Insulin beiträgt. Ein flexibles Essverhalten zur Gewichtsstabilisierung wie bei Gesunden kann auch bei variabler Handhabung der Insulindosis die Gefahr einer **Hypoglykämie** nie ganz ausschließen, was wiederum zu einem hyperkalorischen Essverhalten führt.

14.5 Stoffwechselkontrolle bei essgestörten Patienten mit Diabetes mellitus

Bei der Frage, ob eine Essstörung bei Patienten mit Diabetes mit einer Verschlechterung der Stoffwechselkontrolle einhergeht, verglich die Mehrzahl kontrollierter Studien essgestörte und nichtessgestörte Patienten mit Typ-1-Diabetes. Im Vergleich zu nichtessgestörten Patienten war die Stoffwechselkontrolle essgestörter Patienten in der Mehrzahl der Studien signifikant schlechter (Peveler et al. 1992; Jones et al.

2000; Neumark-Sztainer et al. 2002). Die prospektive kontrollierte Untersuchung von Rydall et al. (1997) kam zu dem Ergebnis, dass auch ein pathologisches Essverhalten bei jungen Frauen mit Typ-1-Diabetes, welches weder die Kriterien einer klinischen (AN, BN) noch subklinischen Essstörung (EDNOS) erfüllt, sich aber z. B. durch häufige „Essanfälle" auszeichnet, mit einer **schlechteren Stoffwechsellage** einhergeht.

Die Studienlage zur Qualität der Stoffwechseleinstellung bei Menschen mit Typ-2-Diabetes ist ungleich geringer. Die Studien von Herpertz et al. (1998), Crow et al. (2001) und Gryllie et al. (2004) konnten keine signifikanten Unterschiede in der Qualität der Stoffwechseleinstellung zwischen essgestörten und nichtessgestörten Patienten mit Typ-2-Diabetes beobachten, was auf ein geringeres Risikopotential von klinischen und subklinischen Essstörungen bei Menschen mit Typ-2-Diabetes im Vergleich zu Typ-1-Diabetes schließen lässt.

14.6 Diabetesbedingte Folgeerkrankungen bei essgestörten Patienten mit Diabetes mellitus

Erkrankt eine Patientin mit Typ-1-Diabetes an einer AN, so kommt es zu einem signifikanten Anstieg der Mortalität (Nielsen 2002). In Anbetracht der seltenen Koinzidenz fehlen empirische Untersuchungen zur Todesursache. Entsprechend der Metaanalyse von Nielsen u. Mølbak (1998) ist von einem dreifach erhöhten Risiko einer Retinopathie bei Patienten mit Typ-1-Diabetes und BN auszugehen. „Insulin-Purging" geht bei einer Beobachtungszeit von 11 Jahren mit einer erhöhten Mortalität einher (Goebel-Fabbri et al. 2008).

Pathologisches Essverhalten ohne Vollbild einer Essstörung entsprechend den ICD-Kriterien (ICD-10-GM 2012) stellt ebenfalls ein erhöhtes Risiko für eine diabetische Mikroangiopathie dar (Rydall et al. 1997). In einer prospektiven Untersuchung über 11 Jahre (Goebel-Fabbri et al. 2008) ging „Insulin-Purging" mit einer signifikant höheren Rate an Nephropathie und diabetischem Fußsyndrom einher. In die gleiche Richtung weisen die Ergebnisse der Studie von Takii et al. (2008) an Patientinnen mit Typ-1-Diabetes, wonach der Zeitraum, in dem Insulin-Purging als gegenregulatorische Maßnahme zur Anwendung kam, und die Dauer des Diabetes eine hohe prädiktive Funktion für eine spätere Nephro- und Retinopathie hatten.

Nicht nur das Vollbild einer Essstörung, sondern auch subsyndromale Essstörungen stellen bei Menschen mit Typ-1-Diabetes einen Risikofaktor für die Entwicklung diabetischer Spätschäden dar. Ein weiteres bedeutsames Risiko für die Entwicklung einer diabetischen Nephropathie oder Neuropathie ist das Insulin-Purging. Die BES oder auch das NES führen in der Regel zu Übergewicht bzw. Adipositas, welche wiederum als ein wichtiger Prädiktor für eine Insulinresistenz bzw. einen Typ-2-Diabetes gelten.

14.7   Diagnose und Behandlung von Patienten mit Diabetes mellitus und Essstörung

In Anbetracht des erheblichen Gesundheitsrisikos bei Diabetes mellitus sollte bei adoleszenten Mädchen und jungen Frauen mit Typ-1-Diabetes als ausgewiesene Risikopopulation insbesondere bei einer unzureichenden Stoffwechsellage eine Essstörung differenzialdiagnostisch abgeklärt werden.

> **Tipp**
>
> Größere Blutzuckerschwankungen und eine unzureichende Stoffwechsellage insbesondere bei Mädchen und jungen Frauen mit Typ-1-Diabetes sollten auch an ein gestörtes Essverhalten oder eine komorbide Essstörung differenzialdiagnostisch denken lassen.

Nur wenige Therapiestudien zu essgestörten Patienten mit Typ-1-Diabetes wurden bisher durchgeführt, so dass auf eine empirisch gesicherte Datenlage nicht zurückgegriffen werden kann. Psychoedukative Behandlungsansätze erwiesen sich als nicht ausreichend (Alloway et al. 2001; Olmsted et al. 2002). Abgeleitet von den Erfahrungen mit anorektischen Patientinnen ohne Diabetes mellitus ist eine stationäre Psychotherapie insbesondere bei komorbiden Patientinnen mit Magersucht und Diabetes mellitus indiziert. Bei der BN ist davon auszugehen, dass eine ambulante psychotherapeutische Behandlung in der Regel ausreichend ist. Bei chronifiziertem Verlauf und Komorbidität mit anderen psychischen Störungen ist allerdings eine stationäre Psychotherapie in Erwägung zu ziehen, ebenso bei „Insulin-Purging", da diese für Typ-1-Diabetiker charakteristische gegenregulatorische Maßnahme in der Regel mit einer schlechten Stoffwechselkontrolle einhergeht (Herpertz et al. 2003).

Für den Erfolg einer Psychotherapie ist das Verstehen der Lebenssituation des Patienten im Allgemeinen und des Patienten mit Diabetes im Besonderen notwendig. Dazu gehören auch Kenntnisse der Stoffwechselkrankheit, seines Therapieregimes und dessen mögliche Zusammenhänge mit dem Essverhalten bzw. der Essstörung (z. B. Hypoglykämie, körperliche Aktivität etc.).

Essgestörte Patienten mit Typ-2-Diabetes sind überwiegend übergewichtig oder adipös und leiden in der Regel an einer BES, so dass Überlegungen zu allen drei Krankheitsentitäten in die Behandlung einfließen müssen. Von daher ist ein **multimodales Behandlungskonzept** sinnvoll, deren integrale Bestandteile eine Psychotherapie und ein Gewichtsmanagement darstellen. Bei Patienten mit BES hat initial die Normalisierung des Essverhaltens gegenüber einem eher restriktiven Diätverhalten Vorrang, um dem Circulus vitiosus von Diäten (Kontrollverhalten) und Kontrollverlust („Essanfall") entgegenzuwirken.

Fazit

Zwar sind häufig die Kriterien einer Essstörung wie die der BN nicht alle erfüllt, dennoch hat sich gezeigt, dass auch subsyndromale Essstörungen (EDNOS) in der Regel mit einer unzureichenden Stoffwechsellage einhergehen und ein großes Risiko für die frühzeitige

Entwicklung von diabetischen Spätschäden darstellen. Das Insulin-Purging stellt eine diabetesspezifische gegenregulatorische Maßnahme gegenüber häufig auch nur ängstlich antizipierter Gewichtszunahme dar. Insulin-Purging ist ebenfalls mit einem hohen Risiko für unzureichende Blutzuckerwerte und diabetische Spätfolgen verbunden.

Bei übergewichtigen und adipösen Menschen mit Typ-2-Diabetes ist differenzialdiagnostisch an eine BES oder ein NES zu denken. Beide Essstörungen gehen in der Regel mit einer deutlichen Gewichtssteigerung einher, die wiederum eine Zunahme der Insulinresistenz zur Folge hat.

Die Behandlung von Patientinnen mit Typ-1-Diabetes und komorbider Essstörung obliegt in der Regel einer Fachpsychotherapie (kognitive Verhaltenstherapie oder tiefenpsychologische Psychotherapie entsprechend den Vorgaben der Richtlinienpsychotherapie). Die Behandlung kann abhängig von der Schwere der Störung ambulant, teilstationär oder stationär durchgeführt werden.

Die BES bei Patientinnen und Patienten mit Typ-2-Diabetes stellt in der Regel die Indikation für eine ambulante Psychotherapie dar. Die Indikation für eine teilstationäre bzw. stationäre Behandlung ergibt sich aus der Komorbidität mit anderen psychischen Störungen. Nicht unbedeutend ist auch der Schweregrad der Adipositas oder anderer somatischer Erkrankungen, die eine regelmäßige ambulante Psychotherapie unmöglich machen.

Literatur

Allison KC, Crow SJ, Reeves RR, West DS, Foreyt JP, DiLillo VG, Wadden TA, Jeffery RW, Van Dorsten B, Stunkard AJ (2007) Binge eating disorder and Night Eating syndrome in adults with type 2 diabetes. Obesity; 15:1287–1293

Allison KC, Engel SG, Crosby RD, de Zwaan M, O'Reardon JP, Wonderlich SA, Mitchell JE, West DS, Wadden TA, Stunkard AJ (2008) Evaluation of diagnostic criteria for night eating syndrome using item response theory analysis. Eat Behav 9(4):398–407

Alloway SC, Toth EL, McCargar LJ (2001) Effectiveness of a group psychoeducation program for the treatment of subclinical disordered eating in women with type 1 diabetes. Can J Diet Pract Res 62(4):188–92

APA (1994) Diagnostic and statistical manual of mental disorders, 4. Aufl. APA, Washington DC

APA (2013) Diagnostic and statistical manual of mental disordersDSM-V, 5. Aufl. APA, Washington DC

Birketvedt GS, Florholmen J, Sundsfjord J, Osterud G, Dinges D, Bilker W, Stunkard A (1999) Behavioral and neuroendocrine characteristics of the night-eating syndrome. Journal of the American Medical Association 282:657–663

Colton P, Olmsted M, Daneman D, Rydall A, Rodin G (2004) Disturbed eating behavior and eating disorders in preteen and early teenage girls with type 1 diabetes: a case-controlled study. Diabetes Care 27(7):1654–1659

Crow S, Kendall D, Praus B, Thuras P (2001) Binge eating and other psychopathology in patients with type 2 diabetes mellitus. In J Eat Disord 3:222–226

Dilling H, Mombour W, Schmidt MH (Hrsg) (1991) Internationale Klassifikation psychischer Störungen – ICD-10, Kap. V (F) Klinisch-diagnostische Leitlinien. Huber, Bern, S 222–223

DIMDI, Deutsches Institut für Medizinische Dokumentation und Information (2012) Internationale statistische Klassifikation der Krankheiten und verwandter Gesundheitsprobleme, 10. Revision, German Modification Version, ICD-10-GM Version 2012. Köln

Engstrom I, Kroon M, Arvidsson C-G, Segnestam K, Snellman K, Aman J (1999) Eating disorders in adolescent girls with insulin-dependent diabetes mellitus: a poulation-based case-control study. Acta Paediatr 88:175–180

Fairburn CG, Peveler RC, Davies B, Mann JI, Mayou RA (1991) Eating disorders in young adults with insulin-dependent diabetes mellitus: a controlled study. Br Med 303:17–20

Feiereis H (1990) Morbus compositus: Diabetes mellitus und Bulimie. Möglichkeiten psychosomatischer Therapie. Verhaltensmodifikation und Verhaltensmedizin 3/4:306–316

Goebel-Fabbri AE, Fikkan J, Franko DL, Pearson K, Anderson BJ, Weinger K (2008) Insulin restriction and associated morbidity and mortality in women with type 1 diabetes. Diabetes Care 31:415–419

Gorin AA, Niemeier HM, Hogan P, Coday M, Davis C, DiLillo VG, Gluck ME, Wadden TA, West DS, Williamson D, Yanovski SZ (2008) Binge Eating and weight loss outcomes in overweight and obese individuals with type 2 diabetes. Results from the Look AHEAD Trial. Arch Gen Psychiatry 65:1447–1455

Grylli V, Hafferl-Gattermayer A, Schober E, Karwautz A (2004) Prevalence and clinical manifestations of eating disorders in Austrian adolescents with type-1 diabetes. Wien Klien Wochenschr; 116:230–234

Herman CP, Mack D (1975) Restrained and unrestrained eating behaviour. J Abnorm Psychol 84:666–672

Herpertz S, Albus C, Wagener R, Kocnar M, Wagner R, Henning A, Best F, Foerster H, Schulze Schleppinghoff B, Thomas W, Köhle K, Mann K, Senf W (1998) Comorbidity of diabetes mellitus and eating disorders: Does diabetes control reflect disturbed eating behavior? Diabetes Care 21:1110–1116

Herpertz S, Nielsen S (2003) Comorbidity of Diabetes mellitus and Eating Disorders. In: Treasure J, Schmidt U, Dare C, van Furth E (Hrsg) Handbook of Eating Disorders, 2. Aufl. John Wiley, Weinheim, S 401–415

Herpertz S, Petrak F, Albus C, Hirsch A, Kruse J, Kulzer B, Scherbaum WA, Landgraf R (2003) Evidenzbasierte Diabetes-Leitlinien DDG. Psychosoziales und Diabetes mellitus. Diabetes und Stoffwechsel 12:35–58

Herpertz S, Köhler B (2010) Diabetes mellitus und Essstörungen – Eine Herausforderung für die psychotherapeutische Behandlung. Ärztliche Psychotherapie 5:101–105

Herpertz S, de Zwaan M (2011) Praxis der Psychotherapie. In: Senf W, Broda M (Hrsg) Praxis der Psychotherapie. Thieme, Stuttgart, S 406–429

Jones JM, Lawson MI, Daneman D, Olmsted MP, Rodin G (2000) Eating disorders in adolescent females with and without type 1 diabetes: cross sectional study. BMJ 920:1563–1566

Kakleas K, Kandyla B, Karayianni C, Karavanaki K (2009) Psychosocial problems in adolescents with type 1 diabetes mellitus. Diabetes Metab; 35(5):339–50

Kenardy J, Mensch M, Bowen K, Pearson SA (1994) A comparison of eating behaviors in newly diagnosed NIDDM patients and case-matched control subjects. Diabetes Care 17:1197–1199

Keys AJ, Brozek A, Henschel O, Mickelssen HL, Taylor F (1950) The biology of human starvation. University of Minnesota Press, Minneapolis

Mannucci E, Rotella F, Ricca V, Moretti S, Placidi GF, Rotella CM (2005) Eating disorders in patients with type 1 diabetes: a meta-analysis. J Endocrinol Invest 28(5):417–419

Neumark-Sztainer D, Patterson J, Mellin A, Ackard DM, Utter J, Story M, Sockalosky J (2002) Weight control practices and disordered eating behaviors among adolescent females and males with type 1 diabetes. Diabetes Care 25:1289–1296

Nielsen S, Mølbak AG (1998) Eating Disorder and Type 1 Diabetes: Overview and Summing-Up. European Eating Disorders Review 6:1–24

Nielsen S (2002) Eating disorders in females with type 1 diabetes: an update of a meta-analysis. European Eating Disorders Review 10:241–254

Olmsted MP, Daneman D, Rydall AC, Lawson ML, Rodin G (2002) The effects of psychoeducation on disturbed eating attitudes and behavior in young women with type 1 diabetes mellitus. Int J Eat Disord 32(2):230–239

Peveler RC, Fairburn CG (1992) The treatment of bulimia nervosa in patients with diabetes mellitus. International Journal of Eating Disorders 11:45–53

Rydall AC, Rodin GM, Olmstead MP, Devenyi RG, Daneman D (1997) Disordered eating behavior and microvascular complications in young women with insulin-dependent diabetes mellitus. N Engl J Med 336:1849–1854

Saß H, Wittchen HU, Zaudig M, Houben I (2003) Diagnostisches und Statistisches Manual Psychischer Störungen – Textrevision – DSM-IV-TR. Hogrefe, Göttingen

Stancin L, Link DS, Reuter JM (1989) Binge eating and purging in young women with IDDM. Diabetes Care 12:601–603

Steel JM, Lloyd GG, Young RJ, Macintyre CC (1990) Changes in eating attitudes during the first year of treatment for diabetes. J Psychosom Res 34:313–318

Striegel-Moore RH, Nicholson TJ, Tamborlane WV (1992) Prevalence of eating disorder symptoms in preadolescent and adolescent girls with IDDM. Diabetes Care 15:1361–1368

Stunkard AJ (1959) Eating patterns and obesity. Psychiatry Quarterly; 33:294–295

Stunkard AJ, Grace WJ, Wolff HG (1955) The night-eating syndrome: A pattern of food intake among certain obese patients. American Journal of Medicine 19:78–86

Takii M, Uchigata Y, Komaki G, Nozaki T, Kawai H, Iwamoto Y, Kubo C (2003) An integrated inpatient therapy for type 1 diabetic females with bulimia nervosa: a 3-year follow-up study. J Psychosom Res 55(4):349–356

Young-Hyman DL, Davis CL (2010) Disordered eating behavior in individuals with diabetes: importance of context, evaluation, and classification. Diabetes Care 33(3):683–689

Psychische Störungen bei Kindern und Jugendlichen mit Diabetes

H. Saßmann, K. Lange

F. Petrak, S. Herpertz (Hrsg.), *Psychodiabetologie*,
DOI 10.1007/978-3-642-29908-7_15, © Springer-Verlag Berlin Heidelberg 2013

Kurzinfo

Die Diagnose Diabetes mellitus Typ 1 bei einem Kind ist sowohl für das betroffene Kind als auch für dessen Eltern mit einer andauernden psychosozialen Belastung verbunden. Dabei besteht ein enger Zusammenhang zwischen der psychischen Gesundheit des Kindes und der Qualität seiner Stoffwechseleinstellung. Aber auch die psychische Verfassung der Eltern und sozioökonomische Belastungsfaktoren haben einen Einfluss auf die Diabetestherapie und die allgemeine Entwicklung des Kindes. Das gleichzeitige Vorhandensein von klinisch bedeutsamen oder subklinischen psychischen Störungen bei Kindern mit Diabetes (z. B. depressive Verstimmungen, ADHS), stellt häufig ein hohes gesundheitliches Risiko dar. Um eine normale körperliche, kognitive, emotionale und soziale Entwicklung bei Kindern und Jugendlichen mit Typ-1-Diabetes zu ermöglichen, sollten psychosoziale Belastungen und Risiken so früh wie möglich erkannt und Hilfen für die betroffenen Familien bereitgestellt werden. Nationale und internationale Fachgesellschaften fordern aus diesem Grund eine in die somatische Behandlung integrierte psychosoziale Betreuung und ein regelmäßiges Screening auf psychische Störungen. In diesem Kapitel werden zunächst Assoziationen zwischen Diabetes mellitus und psychischen Störungen bei Kindern und Jugendlichen beschrieben. Abschließend werden ein in die Langzeitbetreuung integriertes psychodiagnostisches Konzept und diabetesspezifische Behandlungsansätze dargestellt.

15.1 Assoziationen zwischen Typ-1-Diabetes und psychischen Störungen

Neben der Vermeidung akuter Komplikationen und diabetesbedingter mikro- und makrovaskulärer Folgeerkrankungen durch eine normnahe Stoffwechseleinstellung ist die altersgemäße somatische und psychische Entwicklung bei Kindern und Jugendlichen mit Typ-1-Diabetes ein wesentliches Therapieziel (Holterhus et al. 2009; Danne et al. 2006; Delamater 2009; Swift 2009). Die Diagnose und Therapie einer chronischen Erkrankung stellt eine permanente psychische Belastung für die betroffenen Kinder, Jugendlichen und ihre Familien dar und kann zu psychischen Problemen führen

(Landolt et al. 2002; Wright u. Leahey 2009). Vice versa stellen psychosoziale Faktoren bedeutsame Prädiktoren des langfristigen Erfolgs der Diabetesbehandlung dar, so das Resümee in den ISPAD Consensus Guidelines (Swift 2009).

15.1.1 Prävalenz psychischer Störungen bei Kindern und Jugendlichen mit Diabetes

Die Datenlage zur Assoziation zwischen psychischen Störungen und Typ-1-Diabetes bei pädiatrischen Patienten ist derzeit uneinheitlich. Während einige Autoren zu dem Schluss kommen, dass nichts darauf hindeutet, dass klinisch relevante Störungen bei Kindern und Jugendlichen mit Diabetes häufiger auftreten (Helgeson et al. 2007), berichten andere über erhöhte Raten psychischer Erkrankungen bei Typ-1-Diabetes (Kovacs et al. 1997; Grey et al. 2002; Northam et al. 2004). Dies betrifft vor allem subklinische und klinisch relevante affektive Störungen, die bei Kindern und Jugendlichen 2–3mal so häufig beobachtet wurden wie bei stoffwechselgesunden Gleichaltrigen (20–27 % vs. 5–8 %). Außerdem fanden sich erhöhte Raten für ein essgestörtes Verhalten (Colton et al. 2007) und Bulimia nervosa (Mannucci et al. 2005). Die Datenlage zur Prävalenz von psychischen Störungsbildern ist durch diverse methodische Probleme limitiert. Zum einen existieren nur sehr begrenzt repräsentative Angaben zu psychischen Erkrankungen bei Kindern und Jugendlichen sowohl allgemein wie auch bei Diabetes, zum anderen sind die Kriterien zur Diagnose eines Störungsbildes häufig nicht vergleichbar. Außerdem besteht bei allgemeinen Screeninginstrumenten die Gefahr falsch positiver Ergebnisse bei Kindern und Jugendlichen mit Diabetes, da es häufig zu Überschneidungen zwischen Anforderungen der Diabetestherapie (z. B. gedankliche Beschäftigung mit dem Essen) und Symptomen einer psychischen Störung kommt. Im internationalen Vergleich führen zusätzlich Unterschiede in Versorgungsstrukturen und Therapiekonzepten zu divergierenden Belastungen und psychischen Risiken (Cinek et al. 2012).

Zusammenfassend stimmen die meisten Autoren darin überein, dass bei Kindern selten, häufiger jedoch bei Jugendlichen mit Diabetes psychische

Belastungsreaktionen und subklinische psychische Störungen vorliegen (Delamater 2009; Neumark-Sztainer et al. 2002). Diese sind ebenso wie klinisch relevante psychische Störungen mit einer unzureichenden Stoffwechseleinstellung assoziiert und stellen ein erhöhtes Risiko für akute Komplikationen wie die diabetische Ketaozidose und schwere Hypoglykämien wie auch für Folgekomplikationen und Mortalität im jungen Erwachsenenalter dar (Mannucci et al. 2005; Nielsen et al. 2002; Jones 2000). Weibliche Jugendliche tragen ein erhöhtes Risiko für affektive Störungen und Essstörungen (Northam 2004; Lange 2008). Bei männlichen Jugendlichen und jungen Erwachsenen stehen akute Krisen im Zusammenhang mit Risikoverhalten, exzessivem Alkohol- und Drogenkonsum im Vordergrund und führen zu einem erhöhten Mortalitätsrisiko (Feltbower et al. 2008; Harjutsalo et al. 2011; Skrivarhaug et al. 2006).

15.1.2 Wechselseitige Einflüsse von Diabetes und psychischen Störungen

Es sind nur wenige psychische Belastungen bzw. Störungen bekannt, die durch den Diabetes oder seine Therapie hervorgerufen werden. Dies sind vor allem Ängste vor schweren Hypoglykämien und Folgeerkrankungen. Auch andere psychische Störungen wie Depression oder Essstörung können sich als Folge der diabetesspezifischen Therapiebelastungen entwickeln, z. B. in Folge von Überforderung, erlernter Hilflosigkeit durch Misserfolge in der Therapie oder ständiger Beschäftigung mit der Nahrungsaufnahme. Zusätzlich beeinträchtigen akute Hypo- und ausgeprägte Hyperglykämien sowohl die kognitive Leistungsfähigkeit wie auch die emotionale Stabilität und den Antrieb betroffener Patienten. Dies gilt insbesondere in der Phase vor der Diabetesmanifestation und bei langfristig unzureichender metabolischer Kontrolle (Gonder-Frederick et al. 2009).

Liegen bei Kindern und Jugendlichen bereits vor der Diabetesdiagnose psychische Störungen vor, können sie bedingt durch Verhaltensprobleme die Diabetestherapie im Alltag erschweren (Delamater 2009; Holterhus et al. 2009; Kruse et al. 2011), z. B. durch impulsives Essverhalten, gezieltes Unterdosieren von Insulin zur Vermeidung einer Gewichtszunahme oder die Vernachlässigung der Therapie aufgrund mangelnden Antriebs. Zusätzlich kann es durch neuroendokrine Mechanismen bei langfristig erhöhtem Stressniveau zu einer Insulinresistenz und damit zu einer unzureichenden Stoffwechselkontrolle kommen (Lange 2010; Petrak u. Herpertz 2008). Im Sinne eines Circulus vitiosus kann so eine negative Spirale gegenseitiger Beeinflussung der psychischen Störung und der somatischen Erkrankung entstehen.

Ob psychische Belastungen zur Entwicklung eines Typ-1-Diabetes beitragen können, wird bis dato kontrovers diskutiert. Einige Studien berichten über statistisch signifikante Assoziationen (Korczak et al. 2011; Hägglöf et al. 1991; Sepa et al. 2005; Thernlund et al. 1995). Ein eindeutiger Beleg für eine kausale Beziehung steht weiter aus und ist aufgrund von methodischen Problemen (z. B. zu kleine Stichproben, nicht vorhandene spezifische Marker oder fehlende Langzeitstudien) auch schwer zu erbringen.

Eine hohe psychische Belastung der Eltern stellt ebenfalls einen Risikofaktor für die Entstehung einer psychischen Störung bei Kindern und Jugendlichen dar und geht mit einer schlechteren Qualität der Stoffwechseleinstellung der Kinder einher (Kovacs et al. 1997). Leiden Eltern unter einer psychischen Störung, erschwert dies eine effektive Diabetesbehandlung und den Aufbau einer positiven Beziehung zu ihrem Kind. Die Beeinträchtigungen durch den Diabetes werden von emotional belasteten Eltern als schwerwiegender erlebt (Kovacs et al. 1990). Die komplexen Wechselwirkungen zwischen psychischen Erkrankungen und Diabetes mellitus sind in ◘ Abb. 15.1 zusammengefasst.

15.2 Psychische Störungen in unterschiedlichen Entwicklungsphasen

Psychische Probleme treten in einzelnen Altersphasen mit unterschiedlicher Häufigkeit auf. Dies gilt gleichermaßen für stoffwechselgesunde und an Diabetes erkrankte Kinder und Jugendliche. Unterschiede in der Auftretenswahrscheinlichkeit psychischer Störungen hängen z. B. mit den jeweils

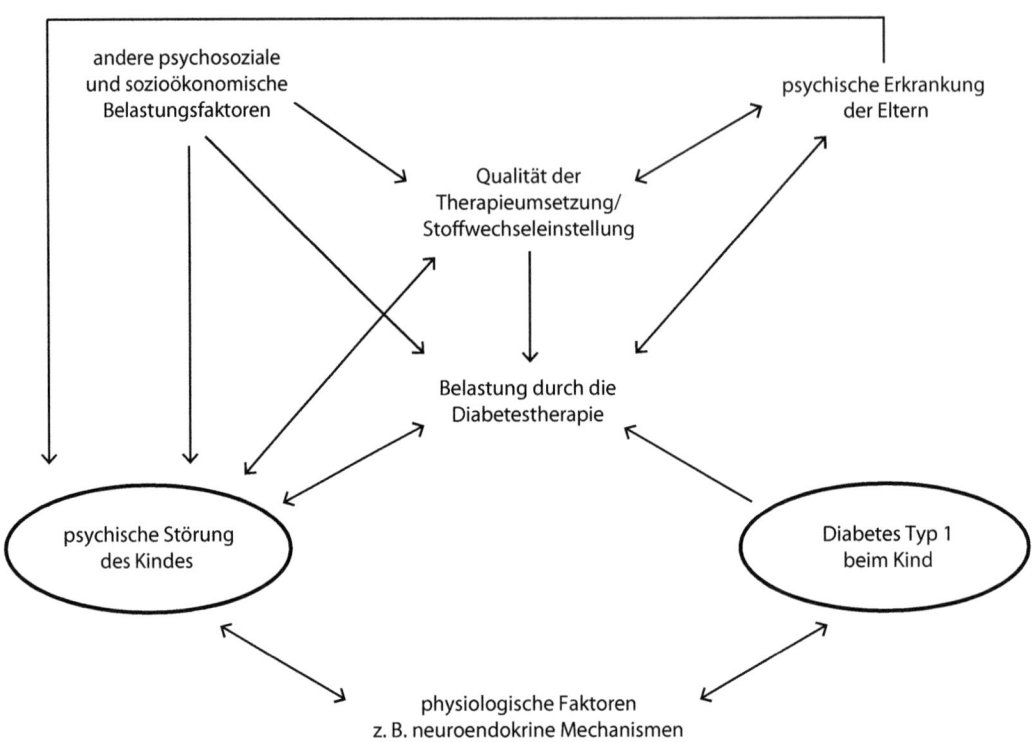

Abb. 15.1 Wechselwirkung zwischen psychischer Störung und Typ-1-Diabetes bei Kindern und Jugendlichen

charakteristischen Entwicklungsaufgaben sowie mit typischen kognitiven Entwicklungsschritten in den verschiedenen Altersstufen zusammen. In ■ Tab. 15.1 werden typische Problembereiche bzw. Störungen einzelner Entwicklungsphasen dargestellt. Dabei ist die Datenlage zu Prävalenzraten psychischer Störungen oder Probleme sowohl für Kinder und Jugendliche mit Typ-1-Diabetes als auch für stoffwechselgesunde Gleichaltrige insgesamt unbefriedigend. Repräsentative Daten für Kinder und Jugendliche in Deutschland liefert der Kinder- und Jugendgesundheitssurvey (KIGGS; Hölling et al. 2007). Die in ■ Tab. 15.1 angegebenen Zahlen beziehen sich auf Elternangaben in Screeninginstrumenten aus dieser Studie. Für jüngere Kinder mit Typ-1-Diabetes liegen bezüglich psychischer Störungen keine repräsentativen Daten vor. Kasuistiken berichten über einige typische Besonderheiten. Es ist davon auszugehen, dass Kinder und Jugendliche mit Diabetes nicht weniger unter psychischen Störungen leiden als stoffwechselgesunde Gleichaltrige, so dass die Angaben aus der KIGGS Studie als Orientierung dienen können.

■ **Kinder und Jugendliche**

Bei Klein- und Vorschulkindern mit Diabetes stehen psychische Störungen im Vordergrund, die sich auf entwicklungstypische Problemverhaltensweisen beziehen. Stark ausgeprägte Trotzanfälle stellen für sich genommen keine psychische Störung dar, können aber die Diabetestherapie erheblich beeinflussen. Eltern von Kindern mit Typ-1-Diabetes erleben sich im Hinblick auf die Erziehung von Kleinkindern im Durchschnitt belasteter als Eltern von stoffwechselgesunden Kindern (Powers et al. 2002). Die Behandlung von psychischen Problemen beim Kleinkind umfasst deshalb in den meisten Fällen die Erarbeitung förderlicher Erziehungsstrategien und Beratung der Eltern.

Eine große psychosoziale Belastung stellt für ältere Schulkinder und Jugendliche eine mangelnde elterliche Unterstützung dar, die nicht berücksichtigt, dass die praktischen Fertigkeiten in diesem Alter zwar hoch sind, die kognitiven Möglichkeiten aber häufig noch nicht ausreichen, um die Diabetestherapie eigenständig zu bewältigen. Schließlich können typische Verhaltensmuster wie ein unregelmäßiger

◻ Tab. 15.1 Typische psychologische Probleme in spezifischen Altersgruppen

Entwicklungsabschnitt	Typische Problembereiche	Besonderheiten bei Typ-1-Diabetes
Klein- und Vorschulkinder	Deprivationsstörungen	Widerstand gegen therapeutische Maßnahmen
	Entwicklungsstörungen	Schwierigkeiten mit der Umsetzung der Therapieanforderungen durch Wut- und Trotzanfälle
	häufiges Schreien im Babyalter	Unberechenbare und unregelmäßige Nahrungsaufnahme
	Ein- und Durchschlafprobleme	
	Externalisierende und internalisierende Störungen (15,8 % bzw. 6,6 % der 3–6jährigen sind aus Sicht der Eltern auffällig)	
	Aufmerksamkeitsdefizit-Hyperaktivitätsstörung (ADHS, 8,2 % der 3–6jährigen sind auffällig)	
Grundschulkinder	externalisierende und internalisierende Störungen (15,1 % bzw. 10 % der 7–10jährigen sind nach Elternangaben auffällig)	Unzuverlässige Übernahme von praktischen Therapieaufgaben
	ADHS (10 % auffällig)	Beeinträchtigung der Diabetestherapie bei externalisierenden Störungen oder ADHS
	Störungen des Sozialverhaltens	
	Soziale Ängste	
Jugendliche	Probleme durch Autonomiebestrebungen	Autonomiebedürfnis steht der Diabetesbehandlung entgegen oder wird durch eine zu enge Elternbindung erschwert
	Hohe Bedeutung sozialer Vergleichsprozesse und des eigenen Aussehens, Gruppendruck	Erhöhtes Risiko zur Ausbildung von gestörtem Essverhalten
	Risikoverhaltensweisen	Entwicklung von Ängsten durch veränderte Zukunftsperspektive
	Psychische Störungen mit affektiver Symptomatik	Gefühle von Hilflosigkeit und Frustration aufgrund schwankender Stoffwechselwerte durch hormonelle Veränderungen und unregelmäßigen Lebensstil
	Affektive Störungen, Angststörungen	
	Essstörungen	

Lebensstil oder Risikoverhaltensweisen (z. B. erhöhter Alkoholkonsum) bei Jugendlichen der Diabetestherapie entgegenstehen. Dabei handelt es sich in der Regel nicht um psychisch gestörtes Verhalten, sondern um typische Problembereiche dieser Lebensphase. Aktuelle bundesweite Studien zeigen, dass Jugendliche mit Diabetes sich in ihrer generischen Lebensqualität nicht bedeutsam von gesunden Gleichaltrigen unterscheiden (Stahl et al. 2012).

▪ Eltern

Im ersten Jahr nach der Manifestation des Diabetes treten insbesondere bei Müttern häufig psychische Beschwerden in Form einer Anpassungsstörung auf, die mit depressiver Verstimmung, Schuldgefühlen und Gefühlen von Überforderung einhergehen. Viele Eltern bewältigen diese Probleme im Laufe des ersten Jahres (Delamater 2009). Insgesamt sind Mütter von jüngeren Kindern mit Typ-1-Diabetes am stärksten belastet (Hürter et al. 2012; Delamater 2009). Häufig tragen irrationale Schuldgefühle und ein übergroßes Kontrollbedürfnis (z. B. sehr häufige nächtliche Kontrollen) zur Entstehung einer depressiven Symptomatik bei. Eine affektive Störung der Eltern geht mit einem erhöhten Gesundheitsrisiko für die Kinder einher (Landolt et al. 2002). Psychosoziale Faktoren scheinen einen größeren Einfluss auf die elterliche Belastung zu haben als somatische Faktoren wie die Diabetesdauer oder die Höhe des HbA_{1c} (Lindström et al. 2011). Patton et al. (2011) fordern ein regelmäßiges Screening auf psychische Störungen bei Eltern von Kindern mit Typ-1-Diabetes. Für Eltern liegen etablierte Interventionsstrategien vor, um Beeinträchtigungen durch Stress, depressive Verstimmung, dysfunktionale Kognitionen, Partnerschaftsprobleme und anderes zu reduzieren (z. B. kognitive Verhaltenstherapie, kognitive Umstrukturierung, Kommunikationstraining für Paare).

- **Geschwisterkinder**

Studien zur psychischen Situation von Geschwistern von an Typ-1-Diabetes erkrankten Kindern ergaben uneinheitliche Ergebnisse (Sleeman et al. 2010). Diese Autoren befragten 99 Geschwisterkinder und deren Eltern. Im Vergleich zu Kindern in der Allgemeinbevölkerung gaben die Geschwister von Kindern mit Typ-1-Diabetes keine vermehrten emotionalen Belastungen oder Verhaltensauffälligkeiten an. Ihre Eltern schätzen sie sogar als weniger belastet ein als die Vergleichsgruppe. Geschwisterkinder können jedoch psychische Probleme entwickeln, wenn sich in der Familie ungünstige Bewältigungs- oder Erziehungsstrategien nach der Diabetesdiagnose etablieren (Jackson et al. 2008). Es kann z. B. zu Überforderung oder Vernachlässigung der gesunden Geschwisterkinder in der Familie kommen. Andererseits können Geschwisterkinder auch unabhängig vom Diabetes psychische Probleme entwickeln, die einer Behandlung bedürfen.

15.3 Ausgewählte psychische Störungen bei Kindern und Jugendlichen mit Typ-1-Diabetes

Einzelne psychische Krankheitsbilder sind bei Kindern und Jugendlichen mit Typ-1-Diabetes unterschiedlich oft untersucht worden. So liegen z. B. zu affektiven Störungen und Essstörungen eine Reihe von Studien vor, während ADHS oder soziale Ängste noch nicht gezielt betrachtet worden sind. Die Vergleichbarkeit vieler Studien wird durch sehr unterschiedliche Diagnosekriterien und den Einsatz unterschiedlicher diagnostischer Instrumente eingeschränkt. Häufig werden Diagnosen nur aufgrund eines kurzen Screeningfragebogens gestellt. Die Stichproben sind in der Regel sehr klein und nicht repräsentativ. Im Folgenden sollen dennoch einige wichtige störungsspezifische Besonderheiten für ausgewählte psychische Komorbiditäten dargestellt werden.

15.3.1 Hyperaktivitätsstörung (ADHS)

Es existieren keine verlässlichen Daten darüber, ob diese Störung bei Kindern mit Typ-1-Diabetes häufiger ist als bei anderen (Hürter et al. 2012). Es ist jedoch davon auszugehen, dass sie auch nicht seltener auftritt als bei gesunden Kindern. Nach Einschätzung der Eltern wären das in der Gruppe der bis 13-jährigen ca. 8 %, bei den 7–10-jährigen sogar 10 % (Hölling et al. 2007). Bei einer bestehenden Komorbidität wirken sich einerseits die kennzeichnenden psychischen Symptome (Unruhe, Unaufmerksamkeit, mangelnde Konzentrationsfähigkeit) der betroffenen Kinder negativ auf die Diabetesbehandlung aus, andererseits kann auch eine medikamentöse Therapie des ADHS einen Einfluss auf die Stoffwechseleinstellung haben. Einzelne Fallbeispiele aus der Praxis deuten darauf hin, dass bei einer vorliegenden Komorbidität und medikamentösen Therapie des ADHS eine kontinuierliche Medikation sinnvoll ist, um ein angemessenes Umsetzen der Diabetestherapie zu gewährleisten. Grundsätzlich sollte sich die Behandlung des ADHS bei Kindern und Jugendlichen mit Diabetes an den allgemeinen Leitlinien orientieren (Dt. Ges. f. Kinder- und Jugendpsychiatrie et al. 2007). Der Einsatz gut evaluierter verhaltenstherapeutischer Programme sollte bei einem vorliegenden ADHS in Erwägung gezogen werden (z. B. Döpfner et al. 2000).

15.3.2 Affektive Störungen

Insbesondere bei Jugendlichen mit Typ-1-Diabetes werden erhöhte Prävalenzraten für affektive Störungen berichtet. Unter diesen sind wiederum Mädchen stärker belastet al. Jungen (Hood et al. 2006; Lawrence et al. 2006). Das gleichzeitige Auftreten von depressiven subklinischen oder klinischen Störungen und Typ-1-Diabetes geht mit einer schlechteren Stoffwechseleinstellung und vermehrten Krankenhausaufenthalten einher (Hood et al. 2006; Lawrence et al. 2006). Typische depressive Symptome wie Antriebsarmut und Misserfolgserwartungen können zu einer Vernachlässigung der Therapie führen und dadurch mittelfristig zu einer unzureichenden metabolischen Kontrolle.

Aus psychologischer Sicht trägt die wiederholte Erfahrung von Hilflosigkeit in der Therapie zur Entwicklung einer Depression bei. Dies ist z. B. der Fall, wenn hohe Therapieziele angestrebt werden und diese trotz großen Einsatzes nicht erreichbar erscheinen bzw. der Erfolg nur zufällig eintritt. Diese Situation erleben Jugendliche, wenn kontrainsulinär wirksame Hormone unvorhersehbar ausgeschüttet werden und zu Schwankungen des Blutglukosespiegels führen. Hinzu kommt in diesem Alter eine ebenfalls hormonell bedingte erhöhte affektive Labilität, die dazu führt, dass Jugendliche durch Misserfolge überdurchschnittlich stark belastet sind. In den S3-Leitlinien zum Typ-1-Diabetes im Kindes- und Jugendalter wird daher gefordert, auf Anzeichen für affektive Störungen insbesondere bei Jugendlichen zu achten und im Bedarfsfall eine psychotherapeutische oder psychiatrische Behandlung in die Wege zu leiten (Holterhus et al. 2009).

15.3.3 Angststörungen

Diabetesspezifische Ängste vor Hypoglykämien oder Folgeerkrankungen können die Behandlung im Alltag erheblich beeinflussen. Bei jüngeren Kindern sind solche spezifischen Ängste die Ausnahme und abhängig von der Information durch Diabetesteams und Eltern. Häufig sind vor allem die primären Bezugspersonen (zumeist die Mütter) von solchen beeinträchtigenden Ängsten betroffen (Kruse et al. 2011). Auch Jugendliche können aufgrund der charakteristischen Anforderungen und Veränderungen in der Adoleszenz diabetesspezifische Ängste entwickeln. So ist die Pubertät z. B. gekennzeichnet durch kognitive Veränderungen, die den Jugendlichen eine neue Zeitperspektive und Zukunftssicht ermöglichen. Häufig geht dieses neue Verständnis der chronischen Erkrankung und des Risikos von Folgeerkrankungen mit einer starken emotionalen Belastung einher. Der in diesem Alter stark ausgeprägte Wunsch nach Gruppenzugehörigkeit und der häufige Vergleich mit anderen können Ängste davor auslösen, als „nicht der Norm entsprechend" aufzufallen. Ängste vor einem Kontrollverlust im Fall einer Hypoglykämie können Jugendliche vor diesem Hintergrund besonders stark belasten.

Eine Angsterkrankung kann sich bei Kindern und Jugendlichen auch unabhängig von der Diabeteserkrankung entwickeln oder bereits vor Manifestation entwickelt haben. Über den Zusammenhang zwischen behandlungsbedürftigen Angststörungen im Allgemeinen (z. B. Sozialphobie, andere spezifische Phobien) und Typ-1-Diabetes ist wenig bekannt (Petrak u. Herpertz 2008). Es ist zu vermuten, dass die Prävalenzraten für Kinder und Jugendliche mit Diabetes ebenso hoch liegen wie für nicht chronisch kranke Kinder. Allerdings ist ähnlich wie bei anderen psychischen Störungen bei einem gemeinsamen Auftreten beider Erkrankungen mit einer Verschlechterung der Stoffwechseleinstellung zu rechnen (z. B. durch das Vermeiden von Insulingaben oder Blutzuckermessungen in der Öffentlichkeit bei Sozialphobie). Bei einer vorliegenden klinisch relevanten Angststörung ist eine zeitnahe Therapie durch einen Kinder- und Jugendlichenpsychotherapeuten angezeigt, da die Chancen für eine erfolgreiche Bewältigung der Angstsymptomatik bei frühzeitiger Intervention steigen.

15.3.4 Essstörungen

Ob Kinder und Jugendliche mit Diabetes häufiger von Essstörungen betroffen sind als ihre Altersgenossen, ist vielfach untersucht worden. Insbesondere weibliche Jugendliche mit Typ-1-Diabetes scheinen häufiger als ihre stoffwechselgesunden Altersgenossen von gestörtem Essverhalten und Essstörungen betroffen zu sein (Young et al. 2010; Colton et al. 2007; Jones et al. 2000). Zudem praktizieren sie eher ungünstige Strategien zur Gewichtsreduktion wie Fasten, Auslassen von Mahlzeiten, Gebrauch von Laxanzien, Unterdosierung von Insulin (Neumark-Sztainer et al. 1995). Young et al. (2012) stellten im Rahmen einer Metaanalyse eine Überschätzung der Prävalenz von gestörtem Essverhalten und Essstörungen bei Jugendlichen mit Diabetes fest, wenn die Diagnose mit nicht diabetesspezifischen Fragebogen erhoben wurde. Zu den häufig in der angloamerikanischen Literatur berichteten erhöhten Prävalenzraten vor allem subklinischer Essstörungen bei Jugendlichen mit Diabetes ist kritisch anzumerken, dass nahezu alle Studien vor dem Hintergrund einer konventionellen Insulintherapie durchgeführt wurden. Diese führt häufig zu einer unerwünschten Gewichtszunahme und beinhaltet keine Instruktion oder Möglichkeit zur Insulindosisanpassung an Sport und Ernährung. Dadurch kann die Entstehung von gestörtem Essverhalten begünstigt werden. Grundsätzlich scheint eine Komorbidität klinisch relevanter Essstörungen wie Anorexia nervosa und Typ-1-Diabetes eher selten zu sein (Herpertz et al. 2003), allerdings fehlen repräsentative Daten von Jugendlichen mit Typ-1-Diabetes und einer intensivierten Insulintherapie.

Das gemeinsame Auftreten von klinischen Essstörungen und Diabetes ist mit einer erhöhten Morbidität und Mortalität verbunden (Rydall et al. 1997; Jones et al. 2000; Nielsen et al. 2002). Auch ein gestörtes Essverhalten und subklinische Essstörungen führen zu einer Verschlechterung der Stoffwechseleinstellung und somit zu einer beschleunigten Entwicklung mikrovaskulärer Folgeerkrankungen (Neumark-Sztainer et al. 2002; Mannucci et al. 2005; Jones et al. 2000; Young et al. 2012). Das Risiko ist besonders hoch, wenn Jugendliche eher ungünstige Strategien zur Gewichtsreduktion wählen, wie das „Insulin-purging", d. h. die gezielte Unterdosierung des Insulins (s. ▶ Abschn. 14.3.1).

Ein tendenziell erhöhtes Körpergewicht bei Jugendlichen mit Typ-1-Diabetes im Vergleich zu gesunden Gleichaltrigen kann einen Risikofaktor für die Ausbildung eines gestörten Essverhal-

tens darstellen (Engstrom et al. 1999; Colton et al. 2007). Es stellt eine besondere Herausforderung für die Behandlung dar, gleichzeitig gesunde Praktiken der Gewichtsreduktion bzw. -stabilisierung zu etablieren, ohne eine exzessive Beschäftigung mit dem Körpergewicht und der Ernährung sowie die Entwicklung ungesunder Gewichtsreduktionspraktiken zu unterstützen. In Anbetracht der möglichen schwerwiegenden Konsequenzen gestörten Essverhaltens auf die Stoffwechseleinstellung von Jugendlichen wird ein frühzeitiger Einsatz von Screeningverfahren und Präventionsangeboten insbesondere für junge Mädchen mit Typ-1-Diabetes gefordert (Holterhus et al. 2009; Colton et al. 2004).

15.3.5 Manipulationen der Insulintherapie

Eine Form psychisch gestörten Verhaltens bei Kindern und Jugendlichen mit Diabetes sind Manipulationen der Insulintherapie, z. B. die Hypoglycaemia factitia. Dabei führen die Betreffenden heimlich Insulininjektionen durch (Hürter et al. 2012) und erleben in der Folge häufig schwere ungeklärte Hypoglykämien. Sie vermitteln dabei den Eindruck, sie benötigten kein Insulin mehr oder seien vom Diabetes geheilt. An der Manipulation der Therapie kann in seltenen Fällen die gesamte Familie beteiligt sein. Ein derartiges Verhalten geht entweder mit einer individuellen Psychopathologie (z. B. einer Borderline-Störung) einher oder mit einer dysfunktionalen Familienstruktur bzw. Akzeptanzproblemen der gesamten Familie. Es kann sich auch um eine maladaptive Bewältigungsstrategie des Kindes auf eine Extremsituation handeln (z. B. traumatische Erlebnisse, belastende familiäre oder schulische Situation). Manipulationen der Insulintherapie sollten im Rahmen einer stationären Überprüfung abgeklärt werden. Die betroffenen Familien benötigen in jedem Fall empathische Unterstützung und psychotherapeutische Hilfe. Davon getrennt sollten relativ unproblematische „Manipulationen" von Kindern betrachtet werden, denen ein Fehler bei der Dosisberechnung für „verbotene" Naschereien unterlaufen ist. Aber auch hier ist eine Beratung der Familie zum vertrauensvollen Umgang mit der Diabetestherapie indiziert.

15.4 Diagnostik und Behandlungskonzepte

Ebenso wie aktuelle internationale Leitlinien (Delamater 2009) werden in den evidenzbasierten S3-Leitlinien der Deutschen Diabetes Gesellschaft (Holterhus et al. 2009) im Hinblick auf die Betreuung von Kindern und Jugendlichen mit Typ-1-Diabetes folgende Forderungen formuliert:
- eine kontinuierliche Erfassung der aktuellen psychosozialen Situation,
- psychologische Begleitung sowohl bei Diagnose als auch während der Langzeitbehandlung für Kinder und Jugendliche mit Diabetes und deren Familien,
- Sozialarbeiter und Psychologen sollten Teil des interdisziplinären Diabetesteams sein,
- Kinder und Jugendliche mit Diabetes und deren Familien sollten bei psychosozialen Problemen sowohl vom Diabetesteam als auch durch ärztliche oder psychologische Psychotherapeuten Unterstützung erhalten.

Diese Forderungen setzen voraus, dass Diabetesteams dahingehend geschult sind, psychische Probleme frühzeitig zu erkennen, erste Informationen zu geben, bei akuten Problemen zu beraten und weiterführende therapeutische Hilfen einzuleiten.

15.4.1 Psychologische Begleitung bei Diagnosestellung

Die initiale Beratung sollte sich wie auch alle folgenden in Art und Umfang an den individuellen Bedürfnissen der betreffenden Familie orientieren (Serra 2002), Aufklärung und Information bezüglich der Diabetesdiagnose beinhalten und den Abbau von Ängsten und Schuldgefühlen behandeln. Im Sinne eines systemimmanenten Vorgehens sollten Bewältigungsversuche und (negative) Gefühle wertgeschätzt bzw. anerkannt werden. Gefühle einzelner Familienmitglieder und deren Copingstrategien sind nicht per se richtig oder falsch, sondern mehr oder weniger förderlich für eine erfolgreiche Bewältigung der Diagnose und eine gute Diabetesbehandlung. Psychologische Beratung kann frühzeitig die Verfestigung dysfunktionaler Bewältigungs-

strategien verhindern helfen. Wie in den Leitlinien gefordert, sollte sich die psychologische Beratung bei Diagnose ausdrücklich an Mütter und Väter wenden, selbstverständlich in den Praxis- oder Klinikablauf integriert und in ihrer Zielrichtung für die Eltern transparent sein.

Ziele der initialen psychologischen Begleitung sind:
- die Erfassung allgemeiner psychosozialer Belastungen der einzelnen Familienmitglieder,
- die Erfassung des Unterstützungsbedarfs in Art und Umfang,
- psychologische Unterstützung bei der Krankheitsverarbeitung.

15.4.2 Psychologische Beratung im Rahmen der Langzeitbetreuung

In der langfristigen Betreuung von Familien mit einem Kind mit Typ-1-Diabetes stehen die kontinuierliche Sicherung des Therapiewissens durch Folgeschulungen und die Kontrolle der Therapie durch die Überprüfung der Stoffwechseleinstellung im Vordergrund. Zusätzlich sollte entsprechend nationaler und internationaler Leitlinien regelmäßig eine Erfassung der psychosozialen Situation des gesamten Systems Familie stattfinden. Kritische Phasen innerhalb einer Familie sind nicht vorherzusehen, da sie von individuellen Belastungen und Ressourcen abhängen. So können sich verändernde Anforderungen über die Zeit (Übergang zum Schulalter, Geburt eines Geschwisterkindes, Scheidung der Eltern, Pubertät, kritische Phasen in der Krankheitsverarbeitung, sozioökonomische Probleme) ebenso wie unabhängig vom Diabetes bestehende oder entstehende psychische Beeinträchtigungen (z. B. ADHS, Depression) einen negativen Einfluss haben.

Eltern von Kindern mit Typ-1-Diabetes erleben sich im Hinblick auf die Erziehung von Kleinkindern im Durchschnitt belasteter als Eltern gesunder Kinder (Powers et al. 2002). Um die elterliche Belastung zu reduzieren, ist häufig die Erarbeitung förderlicher Erziehungsstrategien sinnvoll. Chisholm et al. (2010) konnten zeigen, dass Kommunikations- und Problemlösestrategien, die die Kinder in die Aufgabe

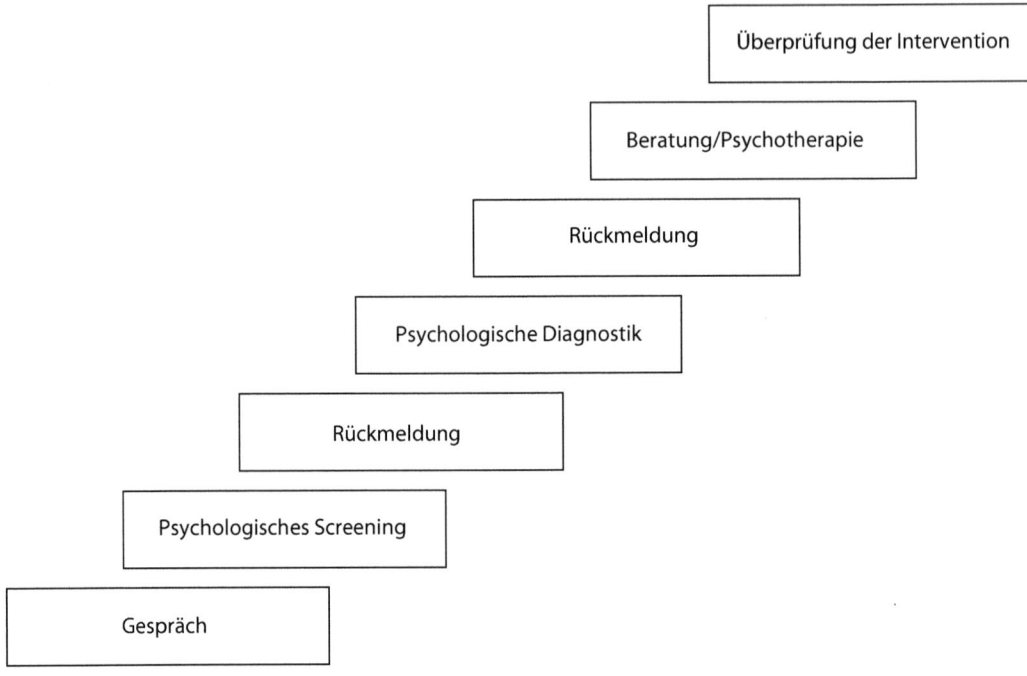

Abb. 15.2 Stufen der psychologischen Begleitung

einbeziehen, mit besserer Therapieadhärenz auf Seiten jüngerer Kinder einhergingen. Auch der Aufbau einer positiven Beziehung zum chronisch kranken Kind wie auch zu gesunden Geschwisterkindern kann durch gezieltes Elterntraining gefördert werden. Typische Themen psychologischer Beratung in der Langzeitbetreuung liegen im Erziehungsbereich (z. B. Übergabe der Therapieverantwortung, Umgang mit Geschwisterkindern oder Förderung sozialer Kompetenz) oder betreffen Ängste der Eltern bezüglich der Diabetestherapie (z. B. vor schweren Hypoglykämien). In zahlreichen Studien konnte die Wirksamkeit verhaltenstherapeutischer Elemente sowohl im Hinblick auf eine Verbesserung der Eltern-Kind-Beziehung als auch der Stoffwechseleinstellung belegt werden (Laffel et al. 2003; Wysocki et al. 2007; Viklund et al. 2007; Murphy et al. 2006; Funnell 2012; Saßmann et al. 2012).

Ziele der kontinuierlichen psychologischen Begleitung sind:
— frühzeitige Identifikation psychischer Störungen oder Belastungen,
— rechtzeitige Delegation beim Vorliegen klinisch relevanter Störungen,

— Beratung bei akuten Problemen,
— diabetesspezifische therapeutische Unterstützung,
— Information und Unterstützung bei psychosozialen Problemen.

15.4.3 Struktureller Aufbau psychologischer Betreuung

Grundsätzlich sollten Art und Umfang der psychologischen Unterstützung abhängig sein von der Problemkonstellation und den Bedürfnissen der jeweiligen Familie. Für den strukturellen Aufbau der psychologischen Betreuung kann die Orientierung an dem in ◘ Abb. 15.2 dargestellten Stufenmodell sinnvoll sein. Bei einem Großteil der Familien wird die erste Stufe (das Gespräch) ausreichen, jede vorherige Stufe des Modells ist jedoch notwendig für die erfolgreiche Umsetzung der nächsthöheren Stufe. Die einzelnen Stufen dieses Modells werden im Folgenden näher beschrieben.

▪ **Gespräch**

Psychologische Begleitung sollte immer mit einem persönlichen Gespräch beginnen. Im individuellen Fall kann entschieden werden, ob alle Familienmitglieder gemeinsam teilnehmen oder/und Gespräche mit einzelnen Familienmitgliedern stattfinden. Dabei ist es wichtig, auch auf nonverbale Botschaften einzugehen (Eltern, die z. B. offensichtlich erschöpft sind, aber vor den Kindern beteuern, alles sei bestens oder Geschwisterkinder, die die Elternrolle übernehmen oder komplett schweigen). Im Gespräch können die betreffenden Familienmitglieder ermuntert werden, über mögliche Belastungen und Probleme zu sprechen, um deren Relevanz im Alltag zu explorieren. Ein an der Motivierenden Gesprächsführung („Motivational Interviewing", Miller u. Rollnick 2002; Channon et al. 2007) orientiertes Vorgehen kann die Änderungsmotivation fördern.

▪ **Psychologisches Screening**

Gibt es Hinweise auf behandlungsbedürftige psychische Probleme bei einem Familienmitglied, kann mit dessen Einverständnis von einem erfahrenen Teammitglied ein psychologisches Screening durchgeführt werden. Der Sinn und Zweck eines solchen Instruments sollte vorher besprochen werden, z. B. hinsichtlich eines möglichen Vergleichs mit einer Normstichprobe. Alle Familienmitglieder sollten darauf hingewiesen werden, dass ein Screening keine Diagnose liefert, sondern lediglich einen Hinweis auf eine mögliche psychische Problematik. Der Einsatz von Screeninginstrumenten erfordert in der Praxis einen geringen Zeitaufwand, so dass mit Hilfe solcher Verfahren kontinuierlich Informationen zu wichtigen Lebensbereichen (z. B. subjektive Lebensqualität, Familienklima) oder spezifischen Problemen (z. B. gestörtes Essverhalten) erhoben werden können. Ein routinemäßiger Einsatz ausgewählter Screeningverfahren wird von vielen Autoren empfohlen (Lange et al. 2012). In einer aktuellen Arbeit von Butwicka et al. (2012) stellte sich der HbA_{1c}-Wert als gutes Vorabscreening für depressive Verstimmungen heraus. Die Autoren empfehlen ein psychologisches Screening nur für Patienten mit einer unzureichenden Stoffwechseleinstellung. Einen Überblick über wichtige diabetesspezifische und allgemeine Screeninginstrumente liefert ◘ Tab. 15.2.

Die mit Sternchen gekennzeichneten Verfahren sind gut etabliert, allerdings keine Screeninginstrumente im klassischen Sinne, da sie im Gegensatz zu den anderen Verfahren einen höheren Zeitaufwand erfordern.

Tipp

Ein psychologisches Screening liefert Hinweise, aber keine Diagnose und ersetzt nicht eine umfassende psychologische Diagnostik.

▪ **Rückmeldung**

Nach dem Sreening müssen die betreffenden Personen eine Rückmeldung über das Ergebnis bekommen. Gegebenenfalls sollte es Möglichkeiten zur weiterführenden Diagnostik oder eventuell Beratung beinhalten. Diese weiterführenden Möglichkeiten müssen dem Diabetesteam bereits **vor** der Durchführung des Screenings im Detail bekannt sein.

▪ **Psychologische Diagnostik**

Besteht Bedarf für eine weiterführende Diagnostik, sollte diese von einem psychologischen oder ärztlichen (Kinder und Jugendlichen-)Psychotherapeuten durchgeführt werden. Sie umfasst üblicherweise neben Anamnese und Exploration eine ausführliche testpsychologische Diagnostik sowie ein klinisches Interview (z. B. das DIPS, Schneider u. Margraf 2011).

▪ **Rückmeldung**

Auch über die Ergebnisse der weiterführenden psychologischen Diagnostik und daraus resultierender Behandlungsoptionen müssen die betroffenen Familienmitglieder ausführlich informiert werden, z. B. durch einen Psychologen im interdisziplinären Team. Wird die weiterführende Diagnostik ambulant durchgeführt, übernimmt der betreffende Therapeut die Rückmeldung der Ergebnisse.

▪ **Beratung/Psychotherapie**

Interventionsangebote sind im Idealfall hierarchisch aufgebaut. Nicht jedes gestresste Elternteil benötigt eine Psychotherapie und nicht bei jedem Erziehungsproblem ist eine mehrstündige Familienberatung angebracht. Das Interventionsangebot

◘ Tab. 15.2 Ausgewählte diabetesspezifische und allgemeine Screeninginstrumente und Fragebogen

Zielbereich	Instrument
Allgemeine Lebensqualität	KIDSCREEN (The European KIDSCREEN Group 2006): Fragebogen für Kinder, Elternversion, kombinierbar mit DISABKIDS Diabetes Modul; http://www.kidscreen.de
	PedsQL™ (Varni et al. 1999): Fragebogen für Kinder, Elternversion; http://wwwpedsql.org/
Diabetesspezifische Lebensqualität bzw. Belastungen	DISABKIDS Diabetes Modul (DM) (The DISABKIDS Group Europe 2006): Fragebogen für Kinder, Elternversion; http://www.disabkids.de/
	PedsQL™ Diabetes spezifisches Modul (Varni et al. 2003): Fragebogen für Kinder, Elternversion; http://www.pedsql.org/
	PAID (Problem areas in diabetes questionnaire) (Polonsky et al. 1995): Fragebogen für Jugendliche und Erwachsene; www.dawnstudy.com
Emotionale Probleme und Verhaltensprobleme der Kinder	SDQ (Strengths & Difficulties Questionnaires) (Klasen et al. 2003): Einschätzung der Kinder (3–16 Jahre) durch die Eltern, Selbstbeurteilungsversion für ältere Kinder (11–16 Jahre); http://www.sdqinfo.com/
	*CBCL (Child Behaviour Checklists) (Achenbach u. Recorla 2000; Arbeitsgruppe Deutsche Child Behavior Checklist 1998): Elterneinschätzung kindlicher Verhaltensauffälligkeiten für Kinder von 1,5–5 Jahren und von 4–18 Jahren; http://neurologie-psychiatrie.uk-koeln.de/kinder-und-jugendpsychiatrie/klinik/kooperationspartner/arbeitsgruppe-kjfd; http://kjp.charite.de/forschung/psychometrische_messinstrumente/deutsche_cbcl/
	SPS-J-II (Screening psychischer Probleme im Jugendalter) (Hampel u. Petermann 2012): Selbstbeurteilung psychischer Störungen in den Bereichen aggressiv-dissoziales Verhalten, Ärgerkontrollprobleme, Ängstlichkeit/Depressivität und Selbstwertprobleme (11–16 Jahre)
Depressive Verstimmung	WHO-5 (Well-being index) (Bech 2004): Selbstbeurteilung des emotionalen Wohlbefindens, Jugendliche ab 13 Jahren und Eltern; http://www.who-5.org
	*Beck Depressionsinventar-II (Hautzinger et al. 2006): Selbstbeurteilungsinstrument für Erwachsene und Jugendliche ab 13 Jahren zur Beurteilung der Schwere der Depression
	*DIKJ (Depressionsinventar für Kinder und Jugendliche) (Stiensmeier-Pelster et al. 2000): Selbsteinschätzungsfragebogen für Kinder und Jugendliche zwischen 8 und 16 Jahren.
Ängste	*PHOKI (Phobiefragebogen für Kinder und Jugendliche) (Döpfner et al. 2006): Erfasst Ängste vor verschiedenen Objekten und Situationen (8–18 Jahre)
Gestörtes Essverhalten	SCOFF (Morgan et al. 1999): Selbstbeurteilungsinstrument zur Einschätzung des Essverhaltens
Hyperaktivitätsstörungen	KIDS 1: Aufmerksamkeitsdefizit- und Hyperaktivitätsstörung (ADHS) (Döpfner et al. 2006): Das Kinder-Diagnostik-System beinhaltet sowohl Screening-Verfahren als auch solche zur differenzierteren Diagnostik und Therapieevaluation.

15

sollte sich an der Einordnung der Probleme und den Bedürfnissen der Familie orientieren, je nachdem, ob es sich eher um fehlende Kompetenzen und Ressourcen oder tatsächlich um behandlungsbedürftige psychische Störungen handelt. Wenn Hinweise auf eine klinisch relevante psychische Komorbidität oder Belastungsreaktion vorliegen, sollte eine psychologische Beratung, eine Psychotherapie oder kinder- und jugendpsychiatrische Behandlung angeboten werden.

Interventionsmöglichkeiten stehen nicht in allen Regionen gleichermaßen zur Verfügung. Das Team der Diabetesambulanz muss sich deshalb frühzeitig über bereits vorhandene Angebote informieren (z. B. Kinder- und Jugendlichenpsychotherapeuten, Erziehungsberatungsangebote, Eheberatung) und eine Liste mit Adressen anlegen. Bei schwerwiegenden Störungen sollte eine enge Kooperation des Diabetesteams mit der kinder- und jugendpsychiatrischen oder psychotherapeutischen Behandlungseinheit angestrebt werden. Auf die Behandlung von Patienten mit psychischen Störungen und Diabetes sind psychologische und ärztliche Psychotherapeuten mit der Zusatzbezeichnung Psychodiabetologe/-in spezialisiert. Spezielle Fortbildungen zum „Fachpsychologen Diabetes (DDG)" werden regelmäßig von der Arbeitsgemeinschaft Diabetes und Verhaltensmedizin in der Deutschen Diabetes Gesellschaft (DDG) angeboten (www. diabetes-psychologie.de).

In einigen Fällen sind Eltern mit ihrer familiären und sozialen Situation und den zusätzlichen Anforderungen, die die Diabetesbehandlung an sie stellt, überfordert. Solchen Familien sollten neben psychotherapeutischen auch weitere Hilfen angeboten werden (soziale Hilfen, Case Management, ambulante Kinderkrankenpflege, Kinder- und Jugendhilfe) (u. a. Podeswig et al. 2005).

> **Tipp**
>
> Informationen über psychotherapeutische und psychosoziale Angebote in der Region sollten dem Team vorab vorliegen.

▪ Überprüfung der Intervention

Wird eine Maßnahme von der Familie angenommen, sollte im Rahmen der ambulanten Diabetestherapie auch eine Überprüfung der Intervention stattfinden. So können einerseits erfolgreiche und hilfreiche Strategien festgehalten und andererseits nicht erfolgreiche Strategien rechtzeitig durch neue ersetzt werden.

Fazit

Die Frage nach der Häufigkeit psychischer Störungen bei Kindern und Jugendlichen im Vergleich zu gesunden Gleichaltrigen kann nicht abschließend geklärt werden, da die Datenlage unzureichend ist. Die vorliegenden Studien weisen zumindest für den Bereich der subklinischen Essstörungen und affektiven Störungen auf erhöhte Prävalenzraten vor allem für weibliche Jugendliche mit Diabetes hin. Für alle anderen psychischen Erkrankungen ist anzunehmen, dass sie zumindest im gleichen Maße auftreten wie bei gleichaltrigen stoffwechselgesunden Kindern und Jugendlichen.

Das gemeinsame Auftreten subklinischer oder klinischer psychischer Erkrankungen bei Kindern und Jugendlichen ist in jedem Fall durch die zusätzliche Belastung der aufwändigen Diabetestherapie und den Zusammenhang mit einer unzureichenden Stoffwechseleinstellung problematisch. Psychische Symptome erschweren die Therapie und erhöhen das Risiko von Folgekomplikationen. Bei Kindern und Jugendlichen mit Diabetes sowie deren Eltern sollte deshalb im Verlauf der Langzeitbehandlung und insbesondere bei einer Verschlechterung der Stoffwechsellage regelmäßig auf Anzeichen für psychische Störungen geachtet werden. Der Einsatz von psychologischen Screeningverfahren hilft, psychische Auffälligkeiten rechtzeitig zu erkennen. Beim Vorliegen relevanter klinischer Störungen sollte frühzeitig eine psychotherapeutische oder psychiatrische Behandlung, im Idealfall durch einen auf Diabetes spezialisierten Therapeuten, in die Wege geleitet werden. Zielgruppe psychologischer Interventionen sind vor allem Jugendliche und hoch belastete Eltern. Eine strukturierte Begleitung und Diagnostik sollte sicherstellen, dass Familien in die Lage versetzt werden, die Diabetestherapie möglichst unbelastet in ihren Alltag zu integrieren und psychische Probleme zu bewältigen.

Literatur

Achenbach TM, Recorla LA (2000). Manual for the ASEBA Preschol forms & Profiles (Child Behavior Check List 11/2-5; Language Development Survey; Caregiver-Teacher Report Form 2-5). Burlington, VT: University of Vermont, Department Psychiatry. Deutsche Fassung über Testzentrale Hogrefe, Göttingen

Arbeitsgruppe Deutsche Child Behavior Checklist (1998) Elternfragebogen über das Verhalten von Kindern und Jugendlichen: deutsche Bearbeitung der Child Behavior Checklist (CBCL/4-18). Einführung und Anleitung zur Handauswertung, 2. Aufl. , Köln (bearbeitet von M. Döpfner, J. Plück, S.

Bölte, K. Lenz, P. Melchers & K. Heim. Arbeitsgruppe Kinder-, Jugend- und Familiendiagnostik (KJFD))

Bech P (2004) Measuring the dimensions of psychological general well-being by the WHO-5. QoL Newsletter 32:15–16

Butwicka A, Fendler W, Zalepa A, Szadkowska A, Mianowska B, Gmitrowicz A, Mlynarski W (2012) Efficacy of metabolic and psychological screening for mood disorders among children with type 1 diabetes. Diabetes Care 35:2133–2139

Channon SJ, Huws-Thomas MV, Rollnick S et al (2007) A multicenter randomized controlled trial of motivational interviewing in teenagers with diabetes. Diabetes Care 30(6):1390–1395

Chisholm V, Atkinson L, Donaldson C, Noyes K, Payne A (2010) Maternal communication style, problem-solving and dietary adherence in young children with type 1 diabetes. Clinical Child Psychology and Psychiatry 16(3):443–458

Cinek O, Zdeněk, de Beaufort C, Rurik I, Vazeou A, László M, Papo NL, Danne T, SWEET group (2012) Heterogeneity in the systems of pediatric diabetes care across the European Union. Pediatr Diabetes 13(S16):5–14

Colton P, Olmsted M, Daneman D, Rydall A, Rodin G (2004) Disturbed eating behavior and eating disorders in preteen and early teenage girls with type 1 diabetes. Diabetes Care 27(7):1654–1659

Colton PA, Olmsted MP, Daneman D et al (2007) Five-year prevalence and persistence of disturbed eating behaviour and eating disorders in girls with type 1 diabetes. Diabetes Care 30(11):2861–2862

Danne T, von Schütz W, Lange K, Nestoris C, Datz N, Kordonouri O (2006) Current practice of insulin therapy in children and adolescents – the hannover recipe. Pediatr Diabetes 7:25–31

Delamater AM (2009) ISPAD Clinical Practice Consensus Guidelines 2009 Compendium. Psychological care of children and adolescents with diabetes. Pediatric Diabetes 10(12):175–184

Döpfner M, Frölich J, Lehmkuhl G (2000) Hyperkinetische Störungen. Hogrefe, Göttingen

Döpfner M, Lehmkuhl G, Steinhausen H-C (2006) KIDS 1: Aufmerksamkeitsdefizit- und Hyperaktivitätsstörung (ADHS). Hogrefe, Göttingen

Döpfner M, Schnabel M, Goletz H, Ollendick TH (2006) PHOKI Phobiefragebogen für Kinder und Jugendliche. Hogrefe, Göttingen

Dt Ges f Kinder- und Jugendpsychiatrie und Psychotherapie et al (Hrsg) (2007) Leitlinien zur Diagnostik und Therapie von psychischen Störungen im Säuglings-, Kindes- und Jugendalter, 3. Aufl. Deutscher Ärzte Verlag, Köln, S 239–254

Engstrom I, Kroon M, Arvidsson C-G, Segnestam K, Snellman K, Aman J (1999) Eating disorders in adolescent girls with insulin-dependent diabetes mellitus: a population-based case-control study. Acta Paediatr 88:175–180

Feltbower RG, Bodansky HJ, Patterson CC, Parslow RC, Stephenson CR, Reynolds C, McKinney PA (2008) Acute complications and drug misuse are important causes of death for children and young adults with type 1 diabetes. Diabetes Care 31(5):922–926

Funnell MM, Brown TL, Childs BP, Haas LB, Hosey GM, Jensen B, Maryniuk M, Peyrot M, Piette JD, Reader D, Siminerio LM, Weinger K, Weiss MA (2012) National standards for diabetes self-management education. Diabetes Care 35(1):101–108

Gonder-Frederick LA, Zrebiec JF, Bauchowitz AU, Ritterband LM, Magee CJ, Cox DJ, Clarke WL (2009) Cognitive function is disrupted by both hypo- and hyperglycemia in school-aged children with type 1 diabetes: a field study. Diabetes Care 32(6):1001–1006

Goodman R (1997) The Strengths and Difficulties Questionnaire: a research note. J Child Psychol Psychiatry 38:581–586

Grey M, Whittemore R, Tamborlane W (2002) Depression in type 1 diabetes in children: natural history and correlates. J Psychosom Res 53:907–911

Hampel P, Petermann F (2012) SPS-J-II Screening psychischer Störungen im Jugendalter – II. Verlag Hans Huber, Bern

Hägglöf B, Blom L, Dahlquist G et al (1991) The Swedish childhood diabetes study: indications of severe psychological stress as a risk factor for type 1 (insulin-dependent) diabetes mellitus in childhood. Diabetologia 34(8):579–583

Hautzinger M, Keller F, Kühner C (2006) Beck Depression Inventar II (BDI 2). Harcourt Test Service, Frankfurt

Harjutsalo V, Forsblom C, Groop P-H (2011) Time trends in mortality in patients with type 1 diabetes: nationwide population based cohort study. BMJ 343:d5364 doi:10.1136/bmj.d5364

Helgeson VS, Snyder PR, Escobar O, Siminerio L, Becker D (2007) Comparison of adolescents with and without diabetes on indices of psychosocial functioning for three years. J Pediatr Psychol 32(7):794–806

Herpertz S, Petrak F, Albus C, Hirsch A, Kruse J, Kulzer B (2003) Evidenzbasierte Diabetes-Leitlinie DDG: Psychosoziale Interventionen bei Patienten mit Diabetes mellitus. Diabet Stoffw 12:35–58

Hölling H, Erhart M, Ravens-Sieberer U, Schlack R (2007) Verhaltensauffälligkeiten bei Kindern und Jugendlichen. Bundesgesundheitsbl 50:784–793

Holterhus PM, Beyer P, Bürger-Büsing J et al (2009) Therapie und Verlaufskontrolle des Diabetes mellitus im Kindes- und Jugendalter. Evidenzbasierte S3-Leitlinie zum Typ 1 Diabetes bei Kindern und Jugendlichen der DDG. Kirchheim, Mainz

Hood KK, Huestis S, Maher A, Butler D, Volkening L, Laffel LM (2006) Depressive symptoms in children and adolescents with type 1 diabetes: association with diabetes-specific characteristics. Diabetes Care 29(6):1389–1391

Hürter P, von Schütz W, Lange K (2012) Kinder und Jugendliche mit Diabetes. Springer, Heidelberg

Jackson C, Richer J, Edge JA (2008) Sibling psychological adjustment to type 1 diabetes mellitus. Pediatr Diabetes 9:308–311

Jones JM, Lawson ML, Daneman D et al (2000) Eating disorders in adolescent females with and without type 1 diabetes: cross sectional study. BMJ 320:1563–1566

Klasen H, Woerner W, Rothenberger A, Goodman R (2003) Die deutsche Fassung des Strengths and Difficulties Questionnaire (SDQ-Deu) – Übersicht und Bewertung erster Validierungs- und Normierungsbefunde. Prax Kinderpsychol Kinderpsychiatr 52:491–502

Korczak DJ, Pereira S, Koulajian K, Matejcek A, Giacca A (2011) Type 1 diabetes mellitus and major depressive disorder: evidence for a biological link. Diabetologia 54:2483–2493

Kovacs M, Goldston D, Obrosky DS, Bonar LK (1997) Psychiatric disorders in youths with IDDM: rates and risk factors. Diabetes Care 20:36–44

Kovacs M, Iyengar S, Goldston D, Obrosky DS, Stewart J, Marsh J (1990) Psychological functioning among mothers of children with insulin-dependent diabetes mellitus: a longitudinal study. J Consult Clin Psychol 58(2):189–195

Kruse J, Kulzer B, Lange K et al (2011) Diabetes mellitus. In: Adler RH, Herzog W, Joraschky P (Hrsg) Psychosomatische Medizin, Theoretische Modelle und klinische Praxis. Urban, München, S 851–863

Laffel LM, Vangsness L, Conell A et al (2003) Impact of ambulatory, family-focused teamwork intervention on glycemic control in youth with type 1 diabetes. J Pediatr 142(4):409–416

Landolt MA, Ribi K, Laimbacher J, Vollrath M, Gnehm HE, Sennhauser FH (2002) Posttraumatic stress disorder in parents of children with newly diagnosed type 1 diabetes. J Pediatr Psychol 27:647–652

Lange K (2008) Psychologische Aspekte des Diabetes in Kindheit und Adoleszenz. Psychosom Konsiliarpsychiatr 2:123–130

Lange K (2010) Kinder und Jugendliche mit Typ 1 Diabetes. Krankheitsspezifische Belastungen und psychosoziale Betreuung. Ärztliche Psychotherapie 2:107–112

Lange K, Klotmann S, Saßmann H et al (2012) A pediatric diabetes toolbox for creating centres of reference. Pediatr Diabetes 13(16):49–61

Lawrence JM, Standiford D, Loots B, Klingensmith G, Williams D, Ruggiero A, Liese A, Bell R, Waitzfelder B, McKeown R (2006) Prevalence and correlates of depressed mood among youth with diabetes: the SEARCH for Diabetes in Youth Study. Pediatrics 117(4):1348–1358

Lindström C, Amaan J, Norberg AL (2011) Parental burnout in relation to sociodemographic, psychosocial and personality factors as well as disease duration and glycaemic control in children with Type 1 diabetes mellitus. Acta Paediatrica 100:1011–1017

Mannucci E, Rotella F, Ricca V et al (2005) Eating disorders in patients with type 1 diabetes: a meta-analysis. J Endocrinol Invest 28:417–419

Miller RW, Rollnick S (2002) Motivational Interviewing: Preparing people for change. Guilford Press, New York

Morgan JF, Reid F, Lacey JH (1999) The SCOFF questionnaire: assessment of a new screening tool for eating disorders. BMJ 319:1467–1468

Murphy HR, Rayman G, Skinner TC (2006) Psycho-educational interventions for children and young people with type 1 diabetes. Diabet Med 23:935–943

Neumark-Sztainer D, Patterson J, Mellin A, Ackard DM, Utter J, Story M, Sockalosky J (2002) Weight control practices and disordered eating behaviors among adolescent females

and males with type 1 diabetes: associations with sociodemographics, weight concerns, familial factors, and metabolic outcomes. Diabetes Care 25(8):1289–1296

Nielsen S, Emborg C, Molbak AG (2002) Mortality in concurrent type 1 diabetes and anorexia nervosa. Diabetes Care 25:309–312

Northam EA, Matthews LK, Anderson PJ, Cameron FJ, Werther GA (2004) Psychiatric morbidity and health outcome in type 1 diabetes – perspectives from a prospective longitudinal study. Diabetic Medicine 22:152–157

Patton SR, Dolan LM, Smith LB, Thomas IH, Powers SW (2011) Pediatric parenting stress and its relation to depressive symptoms and fear of hypoglycemia in parents of young children with type 1 diabetes mellitus. J Clin Psychol Med Settings 18:345–352

Petrak F, Herpertz S (2008) Psychosomatische Aspekte des Diabetes mellitus. Psychotherapeut 4:293–305

Podeswik A, Dräger S, Mayer J, Nagel E (2005) Case Management als Versorgungskonzept für Kinder und Jugendliche mit Diabetes. Case Management 1(2):77–82

Polonsky WH, Anderson BJ, Lohrer PA, Welch G, Jacobson AM, Aponte JE, Schwartz CE (1995) Asessment of diabetes-related distress. Diabetes Care 18:754–760

Powers SW, Byars KC, Mitchell MJ, Patton SR, Standiford DA, Dolan LM (2002) Parent report of mealtime behaviour and parenting stress in young children with type 1 diabetes and in healthy control subjects. Diabetes Care 25:313–318

Rydall AC, Rodin GM, Olmsted MP, Devenyi RG, Daneman D (1997) Disordered eating behavior and microvascular complications in young women with insulin-dependent diabetes mellitus. N Engl J Med 336(26):1849–1854

Saßmann H, de Hair M, Danne T, Lange K (2012) Reducing stress and supporting positive relations in families of young children with type 1 diabetes: A randomized controlled study for evaluating the effects of the DELFIN parenting program BMC Pediatrics. 2012, 12:152. DOI: 10.1186/1471-2431-12-152

Schneider S, Margraf J (2011) DIPS – Diagnostisches Interview bei psychischen Störungen für DSM-IV-TR. Springer, Heidelberg

Sepa A, Wahlberg J, Vaarala O et al (2005) Psychological stress may induce diabetes-related autoimmunity in infancy. Diabetes Care 28(2):290–295

Serra E (2002) Diabetesmanifestiation bei Kindern: die ersten Tage gut begleiten. In: Lange K, Hirsch A (Hrsg) Psychodiabetologie. Kirchheim, Mainz, S 76–91

Skrivarhaug T, Bangstad H-J, Stene LC, Sandvik L, Hanssen KF, Joner G (2006) Long-term mortality in a nationwide cohort of childhood-onset type 1 diabetic patients in Norway. Diabetologia 49:298–305

Sleeman F, Northam EA, Crouch W, Cameron FJ (2010) Psychological adjustment of well siblings of children with type 1 diabetes. Diabet Med 27:1084–1087

Stahl A, Straßburger K, Lange K, Bächle C, Holl RW, Giani G, Rosenbauer J (2012) Health-related quality of life among German youths with early-onset and long-duration type 1 diabetes. Diabetes Care 35:1736–1742

Stiensmeier-Pelster J, Schürmann M, Duda K (2000) DIKJ Depressions-Inventar für Kinder und Jugendliche. Hogrefe, Göttingen

Swift PGF (2009) Diabetes education in children and adolescents. ISPAD clinical practice consensus guidelines 2009 compendium. Pediatr Diabetes 10(12):51–57

The DISABKIDS Group Europe (Hrsg) (2006) The DISABKIDS Questionnaires – Quality of life questionnaires for children with chronic conditions – Handbook. Pabst Science Publishers, Lengerich

The European KIDSCREEN Group (Hrsg) (2006) The KIDSCREEN Questionnaires – Quality of life questionnaires for children and adolescents – Handbook. Pabst Science Publishers, Lengerich

Thernlund GM, Dahlquist G, Hansson K et al (1995) Psychological stress and the onset of IDDM in children. Diabetes Care 18(10):1323–1329

Varni JW, Burwinkle TM, Jacobs JR, Gottschalk M, Kaufman F, Jones KL (2003) The PedsQL™ in Type 1 and Type 2 diabetes: Reliability and validity of the Pediatric Quality of Life Inventory™ Generic Core Scales and Type 1 Diabetes Module. Diabetes Care 26:631–637

Varni JW, Seid M, Rode CA (1999) The PedsQL™: Measurement model for the Pediatric Quality of Life Inventory. Medical Care 37:126–139

Viklund G, Ortqvist E, Wikblad K (2007) Assessment of an empowerment education programme. A randomized study in teenagers with diabetes. Diabet Med 24:550–556

Wright LM, Leahey M (2009) Nurses and families. A guide to family assessment intervention, 5. Aufl. FA Davis Company, Philadelphia, PA

Wysocki T, Harris MA, Buckloh LM et al (2007) Randomized trial of behavioral family systems therapy for diabetes: maintenance of effects on diabetes outcomes in adolescents. Diabetes Care 30(3):555–560

Diabetes und Sexualität

K-M. Rölver

F. Petrak, S. Herpertz (Hrsg.), *Psychodiabetologie*,
DOI 10.1007/978-3-642-29908-7_16, © Springer-Verlag Berlin Heidelberg 2013

Kurzinfo

Der Diabetes mellitus kann vor allem im Rahmen von Folgeerkrankungen die sexuelle Aktivität und die damit verbundene Lebensqualität einschränken. Umgekehrt können sexuelle Probleme bis hin zu Sexualstörungen die Bewältigung des Diabetes negativ beeinflussen.

Bei sexuellen Funktionsstörungen müssen neben der körperlichen Konstitution auch psychische und partnerschaftsbezogene Faktoren im Sinne eines bio-psycho-sozialen Gefüges berücksichtigt werden. Begleit- und Folgeerkrankungen des Diabetes, aber auch diabetesunabhängige Krankheiten sind für die Sexualität von Menschen mit Diabetes von zentraler Bedeutung, wobei von einer Geschlechtsspezifität und Altersabhängigkeit auszugehen ist.

Es ist sinnvoll, Sexualität sowie deren Störbarkeit im Rahmen der Diagnostik und Therapieplanung einschließlich zur Patientenschulung zu berücksichtigen. Trotz eines hohen Leidensdruckes der Betroffenen werden sexuelle Probleme und Störungen oft nicht erkannt und einer adäquaten Behandlung zugeführt, obwohl heute eine Reihe von effektiven Therapieoptionen zur Verfügung steht. Die Mehrzahl der Studien zu Sexualstörungen bei Menschen mit Diabetes widmet sich der Erektionsstörung des Mannes. Bei Frauen ist ein Anstieg der Publikationen zu diesem Thema zu beobachten, wobei insbesondere das Problem der sexuellen Appetenz, Erregbarkeit und Orgasmusfähigkeit bei Frauen mit Diabetes zunehmend Beachtung findet. Von besonderer Bedeutung für die Störbarkeit von Sexualität erweist sich die Komorbidität mit depressiven Erkrankungen. Auch sollten Nebenwirkungen von Medikamenten im Rahmen kardiovaskulärer und neurologischer Komorbiditäten berücksichtigt werden.

16.1   Klassifikation und Häufigkeit

Im Klassifikationssystem ICD-10-GM (DIMDI 2012) wird zwischen einer organischen und einer nichtorganischen Genese der Sexualstörungen unterschieden, wobei eine klare Differenzierung oft schwierig ist. Sinnvoll ist die Unterscheidung sexueller Störungen im Hinblick auf die Geschlechter. Alle F-Diagnosen in der Klassifikation des ICD-10-GM sind krankheitswertig und mit entsprechendem subjektivem Leidensdruck verbunden. Bei fehlendem oder nicht nachhaltigem Leidensdruck ist eher von meist passageren Problemen infolge unzureichender oder fehlender sexueller Aktivität auszugehen.

■ Klassifikation sexueller Störungen

Nach ICD-10-GM werden die sexuellen Störungen folgendermaßen klassifiziert:
- Libidostörungen (F52.0): Störung/Verlust der sexuellen Appetenz, w/m,
- Versagen der genitalen Reaktionen, Erektionsstörung, m (F52.2),
- Erektionsstörung organischer Genese (N48.4),
- Lubrikationsstörung der Frau (F52.2): Mangel an vaginaler Feuchtigkeit,
- Vaginismus (F52.5): Spasmus der Vagina,
- Orgasmusstörung/Anorgasmie w/m (F52.3),
- Ejaculatio praecox, m (F52.4),
- retrograde Ejakulationsstörung, m (F52.4).
- Dyspareunie, w (F52.6): Schmerzen beim Geschlechtsverkehr,
- Dyspareunie bei organischem Ursprung (N94.1).

Es werden akute und chronische Verlaufsformen unterschieden. Vaskuläre, neurologische und endokrinologische Komplikationen stellen das Bindeglied zwischen dem Diabetes und organisch bedingten sexuellen Funktionsstörungen dar. Akute Probleme der Sexualität sind weniger diabetesspezifisch, sondern durch psychische und soziale Faktoren begründet (Tagliabue et al. 2011; Vetter 2008). Häufig spielen Versagensängste eine Rolle, die unter anderem auch Folge psychischer und psychosozial bedingter Krisen oder auch Ausdruck von Kommunikationsstörungen in der Partnerschaft sind.

■ Sexualstörungen bei Frauen

Über 50 % der stoffwechselgesunden, sexuell aktiven Frauen erleben beim Koitus keinen Orgasmus (Kockott 2007; Hartmann 2011). Passagere Libidostörungen sind bei Frauen häufiger als bei Männern zu beobachten (Derogatis 2008; Shifren et al. 2008). Psychische Appetenzstörungen kommen im Vergleich zu somatisch begründeten Erregungs- und Orgasmusstörungen häufiger vor (Rosen u. Barsky 2006). Bei Frauen mit oder ohne Diabetes steht die Störung der Libido (30 %) im Vordergrund, gefolgt von Erregungsstörungen (25 %) und verminderter

Lubrikation (ca. 20 %, (Rosen et al. 1998; Esposito et al. 2010). Gegenüber stoffwechselgesunden Frauen beobachteten Faramel et al. (2012) und Copeland et al. (2012) bei Frauen mit Typ-2-Diabetes ein signifikant geringeres sexuelles Interesse und sexuelle Erregbarkeit, aber häufiger einen schmerzhaften Koitus. Zu ähnlichen Ergebnissen kamen Dimitropoulos et al. (2012) bei Frauen mit Typ-1-Diabetes im mittleren Lebensalter (vor der Menopause).

Bei Frauen mit langjährigem Typ-1-Diabetes (> 30 Jahre) konnten Enzlin et al. (2002) bei 30 % eine symptomatische autonome Neuropathie nachweisen. Neuropathische und vaskuläre Erkrankungen können der Grund für eine Lubrikationsstörung sein und zu Schmerzen beim Koitus führen. Diese Schmerzerfahrung bzw. deren angstvolle Antizipation ist nicht selten Ursache sexueller Unsicherheit und eines Rückzugverhaltens bis hin zu einer Dyspareunie (Philippisohn u. Hartmann 2009).

Im Alter nimmt die sexuelle Aktivität häufig ab, wobei die Streuung insbesondere bei Frauen nach der Menopause groß ist. Auch verändert sich die Sexualität abhängig von der individuellen körperlichen Konstitution und der Partnerschaft. Die klinische Erfahrung zeigt, dass in der haus- oder fachärztlichen Praxis Sexualstörungen zu wenig erkannt werden. Screeninguntersuchungen fehlen in der Regel. Dies gilt für stoffwechselgesunde Menschen im Allgemeinen und Patienten mit Diabetes im Besonderen, obwohl pathophysiologische Zusammenhänge eine solche Abklärung nahe legen.

■ **Sexualstörungen bei Männern**
Die **Erektionsstörung** ist die häufigste Sexualstörung bei Männern. Sie entwickelt sich langsam progredient und ist meist multikausal bedingt. Im angloamerikanischen Raum wird zwischen einer moderaten Erektionsstörung („erectile dysfunction") und einer vollständigen Fehlfunktion („erectile disorder") differenziert. In der Klassifikation des ICD-10 wird zwischen einem Versagen der genitalen Reaktionen (F52.2) und der Impotenz organischen Ursprungs (N48.4) unterschieden.

In einer großen amerikanischen Studie (Massachusetts Male Aging Study, MMAS) fanden Feldman et al. (1994) in einer Stichprobe von 40–70-jährigen Männern bei 25 % eine moderate und bei 10 % eine vollständige Erektionsstörung. In zwei deutschen Studien

zeigte sich eine altersabhängige Zunahme von Erektionsstörungen. Im Alter unter 39 Jahren litten 2,3 % der Befragten an einer vollständigen Erektionsstörung, bei den über 60-jährigen waren es ca. 35 % (Braun et al. 2000; Engert et al. 2007). Neuere Ergebnisse bestätigen eine höhere Prävalenz und frühere Erstdiagnosen von Erektionsstörungen bei Männern mit Diabetes mellitus (Phre u. Roupret 2012; Thorve et al. 2011), was auf vaskuläre und/oder neurologische Folgeerkrankungen des Diabetes zurückgeführt wird. So ist bei multimorbiden Patienten z. B. mit diabetischem Fußsyndrom von einer deutlich höheren Prävalenz von Erektionsstörungen auszugehen (Federle 2005).

■■ **Symptomatik der Erektionsstörungen**
- Verlust der Spontanerektion (nächtlich/morgendlich),
- als Reaktion auf sexuelle Stimulation bleibt die Versteifung des Penis (Tumeszenz) aus,
- die Erektion ist nur kurzfristig und/oder unvollständig, halbsteif, ohne dass es zum Orgasmus kommen kann,
- die Tumeszenz lässt während des Koitus nach.

Die Zufriedenheit mit der eigenen Sexualität ist abhängig vom Lebensalter, dem Schweregrad der diabetischen Begleit- und Folgeerkrankungen sowie der subjektiv erlebten Defizite. Althof et al. (2005) beschreiben bei jüngeren Männern (< 30 Jahre) mit einer sexuellen Dysfunktion schwerwiegende Störungen des Selbstwerts und der eigenen Attraktivität (vgl. Hartmann 2011).

Ejakulationsstörungen (fehlendes Pumpgefühl, frühzeitiger Samenerguss) sind häufige Sexualfunktionsstörungen des jungen Mannes und führen in der Regel zu einer deutlichen Minderung der sexuellen Zufriedenheit und des Selbstbewusstseins (Rowland et al. 2012). Studien zu Ejakulationsstörungen bei jungen Männern mit Diabetes liegen nicht vor.

16.2 Ätiologie

Eine monokausale Ursachenzuschreibung der Sexualstörungen (psychische, psychosoziale, somatische, iatrogene Faktoren) für die Entwicklung von sexuellen Funktionsstörungen bei Männern und Frauen ist wegen deren enger Interdependenz kaum möglich. Beier und Loewitt (2011) plädieren bei Sexualstörungen für ein bio-psycho-soziales Ursachenverständnis. Dies gilt auch für Menschen mit Diabetes, trotz der besonderen Relevanz somatischer Ursachenfaktoren.

16.2.1 Somatische Ursachen

Bei Menschen mit Diabetes ist ein komplexes Gefüge von Bedingungsfaktoren für die Entwicklung von sexuellen Funktionsstörungen ursächlich. Die somatogenen Faktoren sind dabei von besonderer Relevanz (Neubauer u. Altwein 1999; Zitzmann 2011).

- **Somatogene Faktoren bei Diabetikern**
  - Schlechte Stoffwechseleinstellung,
  - vaskuläre und/oder neurologische Komplikationen,
  - endokrine Faktoren (Testosteron-, Östrogenmangel),
  - iatrogene Faktoren (Wechselwirkungen mit Medikamenten wie Antihypertensiva, Lipidsenker, Antikonvulsiva, Psychopharmaka),
  - Verletzungen und/oder Operationsfolgen (z. B. Komplikationen nach Prostataresektion),
  - Substanzmissbrauch, Substanzabhängigkeit.

Bei Frauen mit Diabetes besteht insbesondere bei einer unzureichenden Stoffwechsellage die Gefahr häufig auftretender Scheidenentzündungen, bei Männern kann es aufgrund neuromuskulärer Fehlsteuerungen zu einer retrograden Ejakulationsstörung („trockener Orgasmus") kommen. Dabei wird die Samenflüssigkeit rückwärts in die Harnröhre abgegeben. Besonders im Rahmen der diabetischen Neuropathie ist bei Männern und Frauen mit Diabetes eine Innervationsstörung der genitalen Durchblutung häufig zu beobachten. Schmerzhafte Polyneuropathien wie auch Sensibilitätsstörungen reduzieren in der Regel die sexuelle Aktivität erheblich (NVL 2012).

Bei Patienten mit Typ-2-Diabetes und ausgeprägter Adipositas ergeben sich aufgrund des massiven Übergewichts sexuelle Einschränkungen.

Akute diabetische Stoffwechselentgleisungen (Hypoglykämie und Hyperglykämie) sind zwar reversibel und von vorübergehender Natur, allerdings können diese zu erheblichen Ängsten mit Vermeidungsverhalten führen.

16.2.2 Psychische Faktoren

Zufriedenheit mit der eigenen Sexualität ist ein wichtiger Faktor für das Wohlbefinden und das Selbstbild. Das Ausmaß der sexuellen Aktivität und Zufriedenheit ist individuell sehr verschieden und unterliegt einer großen Streubreite (Vetter 2008). Wissensdefizite, eingebettet in nicht fundierte Krankheitstheorien zu Sexualstörungen können zu Libidoverlust und Vermeidung der Sexualität führen. Subjektive Krankheitstheorien zu Sexualstörungen sind häufig von einem Leistungs- oder Machbarkeitsmythos geprägt. Idealisierte Vorstellungen kollidieren mit der alltäglichen Wirklichkeit, hinzu kommt nicht selten ein unzureichendes Wissen über die Wechselwirkung mit dem Diabetes. Zudem führt die Angst vor sexuellem Versagen zu einer gesteigerten Interozeption mit Selbstbeobachtung, was einen weiteren Verlust an Libido im Sinne eines Teufelskreises zur Folge hat. Der sich daraus entwickelnde psychische Stress dürfte ebenfalls einer sexueller Appetenz entgegenwirken (Hartmann 2011).

Die Trias problematische Erfahrungen, forcierte Selbstbeobachtung und ängstliche Erwartung sind häufig die entscheidenden Elemente in der Psychogenese einer Sexualstörung. Wissensdefizite des Partners und fehlende Kommunikation mit ihm können zu einem weiteren Vermeidungsverhalten mit der Gefahr der Chronifizierung führen (Vetter 2008).

16.2.3 Soziale und partnerschaftsbezogene Faktoren

Die koronare Herzkrankheit und der Myokardinfarkt sind häufige somatische Komorbiditäten bei Menschen mit Diabetes. Der Betroffene kann verängstig sein. Im durch Unsicherheit geprägten sexuellen Rückzug wird er auch von seiner unmittelbaren Umwelt unterstützt. Nicht selten wird ihm auch von Seiten des Sexualpartners ein Schonverhalten bis hin zur sexuellen Abstinenz „verordnet". Auch bei jungen Menschen mit Diabetes, die an keinerlei diabetischen Folgeerkrankungen leiden, kann es zu Fehlattributionen auf den Diabetes und Somatisierungstendenzen kommen.

Angst vor peri- oder postkoitalen Unterzuckerungen können Menschen mit Diabetes und deren Partner verunsichern und einen sexuellen Rückzug provozieren. Ausgeprägte Hypoglykämieängste führen nicht selten zu einer sexuellen Vermeidungshaltung, insbesondere wenn der Partner diese Ängste nicht auffangen kann, sondern im Gegenteil das Vermeidungsverhalten unterstützt. Schließlich können Lubrikationsstörungen und Schmerzen beim Koitus, aber auch deren angstvolle Antizipation, bei Frauen mit Diabetes einen Scheidenkrampf zur Folge haben. In ausgeprägter und dauerhafter Form kann dies zum Vaginismus (automatisierter Scheidenkrampf mit ausgeprägter Vermeidung eines Koitus) führen.

Bei Menschen mit Diabetes ist von einer erhöhten Prävalenz von Belastungsstörungen, subklinischen und klinischen Depressionen auszugehen (Hermanns et al. 2005). Die Wechselwirkung von affektiven Störungen und Diabetes ist wiederholt in Studien belegt worden (vgl. ▶ Kap. 11). Die Komorbidität mit psychischen Störungen, etwa einer Depression oder einer posttraumatischen Belastungsstörung beeinträchtigt nicht nur die Selbstwertregulation, sondern führt auch zu einer deutlichen Minderung der sexuellen Appetenz (Tagliabue et al. 2011) und stellt einen Risikofaktor für die Entwicklung einer sexuellen Funktionsstörung dar. Umgekehrt stellen sexuelle Funktionsstörungen problemverschärfende Bedingungen bei Anpassungsstörungen, depressiven Störungen oder problematischem Alkoholkonsum dar. Antidepressiva können zu sexuellen Appetenzstörungen und Libidoverlust führen. Therapie der Wahl bei komorbiden depressiven Menschen mit Diabetes sind Serotonin- und Noradrenalin-Wiederaufnahmehemmer (SSRI bzw. SSNRI) (Petrak 2008; Herpertz et al. 2003). Allerdings können auch diese Medikamente die Erregungsphase verzögern und eine Orgasmusstörung bewirken. Andere Psychopharmaka (Sedativa oder Neuroleptika) sind häufig Ursache eines Prolaktinanstiegs, welcher sowohl Erektionsstörungen als auch Libidoverlust bewirken kann.

16.3 Diagnostik

Grundlage aller diagnostischen und therapeutischen Maßnahmen ist das dialogische Gespräch mit dem Patienten und das Paargespräch. Eine fundierte Sexualanamnese bei Menschen mit Diabetes sollte dem vielschichtigen bio-psycho-sozialen Bedingungsgefüge bei der Ursachenklärung sexueller Probleme bzw. Sexualstörungen Rechnung tragen. Die Ursachenklärung lässt sich auf drei Ebenen abbilden:

- körperliche Konstitution,
- situative Auslöser,
- chronifizierende Faktoren.

16.3.1 Körperliche Untersuchung

Die körperliche Untersuchung ist wichtig, um Komplikationen und Folgeerkrankungen des Diabetes auszuschließen, welche die sexuelle Funktionsfähigkeit und das sexuelle Erleben beeinträchtigen können. So sind zur Abklärung von Erektionsstörungen folgende Untersuchungen sinnvoll:

- Abklärung der Gefäßsituation (Schwellkörperinjektionstest, sog. SKIT, Dopplersonographie etc.),
- neurologische Abklärung (z. B. Ausschluss von Störungen des autonomen Nervensystems),
- Labor: Hormonbestimmungen (z. B. Testosteron, Östrogen, Schilddrüsenhormone, Prolaktin),
- Ausschluss pharmakologischer Nebenwirkungen (z. B. blutdrucksenkende Medikamente wie Betablocker, Psychopharmaka etc.).

16.3.2 Sreeninguntersuchung

Das Screening auf Sexualstörungen bei Menschen mit Diabetes sollte integraler Bestandteil der Früherkennungs- und Behandlungsplanung in der diabetologischen Routine sein. Bei den Besprechungen der aktuellen Befunde sollte bei Menschen mit Diabetes ab dem mittleren Erwachsenenalter einmal jährlich die Zufriedenheit mit der eigenen Sexualität als „Catchfrage" angesprochen sein. Bei positiven Befunden zur autonomen Neuropathie sollten sexuelle Funktionsstörungen ebenfalls thematisiert werden (NVL

2012). Bei älteren und multimorbiden Patienten sollte keinesfalls auf eine regelmäßige Erfragung der Zufriedenheit mit der sexuellen Praxis verzichtet werden.

Neben den therapeutischen Einzelkontakten sollte das Thema „sexuelle Funktionsstörungen" in den strukturierten Schulungsprogrammen fest verankert sein. Um zu einer Enttabuisierung beizutragen, ist es sinnvoll, das Thema „Sexualität bei Mann und Frau mit Diabetes" in selbstverständlicher Weise als natürlichen Bestandteil des Lebens anzusprechen. Auch eine eindeutige Zuständigkeit speziell qualifizierter Ansprechpartner ist hilfreich. Das empathisch geführte, aber auch sachlich fundierte Einzelgespräch mit ausführlicher Darstellung und Klärung der Zusammenhänge hat in der Regel schon einen therapeutischen Effekt. Die Zielsetzung des Screenings sollte erläutert werden. Eine weitergehende Exploration des Sexuallebens mit der Zielsetzung therapeutischer Maßnahmen setzt allerdings das Einverständnis des Patienten voraus.

Es gibt eine Reihe qualifizierter Websites, auf denen profunde Informationen mit der Möglichkeit zum Selbsttest angeboten werden. So bietet das Institut für Sexualgesundheit (www.ISG.de) auf seiner Website die Möglichkeit, geschlechtsspezifische Fragebögen auszufüllen (FRED für den Mann, fünf Fragen ja/nein; STEFFI für die Frau, 12 Fragen ja/nein). Der individuelle Problemscore wird anschließend erläutert.

> **Tipp**
>
> Möglichkeiten, das Thema Sexualität in der Diabetologie anzusprechen:
> - selbstverständliche und unbefangene Thematisierung von Sexualproblemen bei der (Psycho-) diabetologischen Diagnostik und Therapieplanung,
> - Berücksichtigung von Sexualstörungen bei Diabetes in der Schulung und Einarbeitung in das Schulungscurriculum,
> - Bemühen um qualifizierte Ansprechpartner einrichtungsintern oder in Kooperation mit anderen Einrichtungen,
> - Durchführung systematischer Screeninguntersuchungen (z. B. mittels Fragebögen, „Catchfragen" oder Interview),
> - Präsentation von Aushängen und/oder Plakaten,
> - Anbieten von Informationsmaterial

16.3.3 Sexualanamnese

Schriftliche und mündliche Befragungen sind „Herzstück" einer strukturierten Sexualanamnese. Sie stellen eine wesentliche Ergänzung zur somatischen Diagnostik dar. Das klinische Interview ist am zeitaufwändigsten, gibt aber auch am zuverlässigsten Einblick in das komplexe Bedingungsgefüge. Die etablierten Fragebögen können neben der Diagnostik ebenfalls zur Evaluation von Therapiemaßnahmen genutzt werden.

- **Diagnostiktools**
- **Fragebögen** zur zeitökonomischen Erfassung oder zur Verlaufsmessung:
  - International Index of Erectile Dysfunktion (IIEF): fünf Items zur Schweregraderfassung (keine, leichte, moderate, schwere) von Erektionsstörungen beim Mann (Rosen et al. 1997),
  - International Index of Female Sexual Dysfunktion (IEFJ, Derogatis et al. 2008)
- **Strukturiertes Interview** als Leitfaden zur multidimensionalen Erfassung:
  - BASIC I.D.: sieben Dimensionen der kognitiv-behavioralen Problemanalyse (Lazarus 2008) im Sinne einer Sexualanamnese

Es sollte vermieden werden, Sexualität unter Leistungsaspekten zu thematisieren. Gerade bei älteren Menschen mit Diabetes sollten Probleme nicht suggeriert werden. Problematische Konsumgewohnheiten von legalen und illegalen Wirkstoffen sollten angesprochen und bei Relevanz eingehender exploriert werden.

16.4   Therapie

Die Kombination von medizinischer Behandlung mit Schulung und Beratung stellt die optimale Versorgung von Patienten mit Diabetes mellitus dar. In eine ähnliche Richtung weist die Sexualmedizin als ein „Paradebeispiel" der „sprechenden Medizin". Eine Sexualstörung ist oft, aber nicht immer, mit einem hohen Leidensdruck verbunden, wobei auch kleine, aber gezielte Maßnahmen wie etwa die Anleitung zur Anwendung eines Gleitmittels bei Lubrikationsstörungen eine große Wirkung zeigen können.

Bei Männern und Frauen mit Diabetes ist die internistisch-diabetologische Behandlung mit dem Ziel der Optimierung des Glukosestoffwechsels und der Kontrolle der Risikoparameter für gestörte Sexualfunktionen (z. B. Hypertonus, Dyslipidämie) von entscheidender Bedeutung.

16.4.1 Pharmakologische Behandlung

Aphrodisiaka wirken maßgeblich appetenzsteigernd, wobei bei Erektionsstörungen mit eindeutig somatischer Begründung keine Wirkung zu erwarten ist (Malviya et al. 2011). Bei Menschen mit Diabetes und Sexualstörungen sind deshalb Aphrodisiaka in der Regel nicht indiziert.

Bei Männern mit Erektionsstörungen hat sich die Medikation von Präparaten aus der Gruppe der PDE-5-Hemmer (Phosphodiesterase-5-Inhibitoren) als sinnvoll erwiesen. Bei ca. 70 % der behandelten Patienten mit Diabetes zeigt sich eine Besserung der Tumeszenz (Schneider et al. 2011). Allerdings sind die Nebenwirkungen und Kontraindikationen (koronare Herzkrankheit, Apoplex etc.) zu berücksichtigen. Zudem sind Wechselwirkungen mit anderen gefäßaktiven Substanzen wie Nitraten und NO-Donatoren (Medikamente, die in der glatten Gefäßmuskulatur Stickstoffmonoxid freisetzen) zu berücksichtigen. Der Einsatz von PDE-5-Hemmern bei Frauen hat sich in Studien nicht bewährt (Rosen u. Barsky 2006). Sexuelle Störungen bei Frauen lassen sich in der Regel auf eine multifaktoriell begründete Appetenzstörung zurückführen (Farzaneh et al. 2012; Philippsohn u. Hartmann 2009).

Eine Testosteronsubstitution sollte beim Mann nur bei einem manifesten Testosteronmangel und Hypogonadismus erfolgen. Eine Testosteronsubstitution ist dann in Erwägung zu ziehen, wenn die Gabe von PDE-5-Hemmern nicht den gewünschten Erfolg zeigt. Die transdermale Zuführung über Pflaster ist gegenüber der oralen Einnahme praktikabler. Bei vorzeitigen männlichen Orgasmus und Ejaculatio praecox kann der Einsatz von SSRI nicht zuletzt wegen deren orgasmus-verzögernder Wirkung diskutiert werden.

- **Medikamentöse Behandlung bei Erektionsstörungen**
- Selektive PDE-5-Inhibitoren (z. B. Sildenafil, Vardenafil, Tadalafil)
  - Wirkung: relaxierender Effekt auf die glatte Gefäßmuskulatur
  - Kontraindikationen: KHK, instabile Angina Pectoris, Apoplex, Lebererkrankung, Einnahme von Nitraten und NO-Donatoren
- Prostaglandin E1: zur Selbstinjektion in den Schwellkörper mittels Injektionshilfe (SKAT) oder als Zäpfchen zur transurethralen Gabe (MUSE)
  - Wirkung: Relaxation der glatten Gefäßmuskulatur
  - Nebenwirkungen: Brennen bei der Applikation
  - Kontraindikationen: Penisprothese, Gerinnungsstörungen, instabile Angina pectoris
- Testosteron: als Tablette, Pflaster oder zur intramuskulären Injektion
  - Wirkung: Förderung der Entstehung bzw. Steigerung von sexuellem Verlangen (Libido) und generell von Antrieb, Ausdauer und „Lebenslust".
  - Kontraindikationen: Leberfunktionsstörungen, als Therapeutikum nur bei manifestem Mangel sinnvoll
- Yohimbin: Extrakt einer afrikanischen Baumrinde, Applikation in Tablettenform
  - Wirkung: durchblutungssteigernd, selektiver α_2-Rezeptorantagonist mit eher appetenzsteigernder Wirkung
  - Kontraindikationen: Schlafstörungen, Blutdruckerkrankungen, Panikstörungen.

16.4.2 Nichtmedikamentöse Verfahren

Bei den nichtmedikamentösen Verfahren stellt die Penisvakuumpumpe eine Alternative dar. Ein Penisring verhindert den schnellen venösen Blutabfluss aus den Schwellkörpern. Bei Frauen mit Lubrikationsproblemen und Dyspareunien erweist sich der Einsatz von Gleitcremes als hilfreich.

16.4.3 Invasive Maßnahmen

Im Falle von Kontraindikationen oder ausbleibender Wirkung von PDE-5-Hemmern ist die Schwellkörperinjektionstherapie zu diskutieren. Dabei wird das Prostaglandinderivat Alprostadil in den Penis injiziert. Dieser Wirkstoff wird auch bei der ärztlich durchgeführten Überprüfung der Schwellkörperfunktion eingesetzt. Bei Nachweis einer Schwellkörperfunktionsstörung und dem gelungenen Herbeiführen einer Erektion kann der Patient angeleitet werden, den Wirkstoff mittels einer Selbstinjektion (SKAT) zu geben. Komplikationen können ein Brennen im Penis und eine durch Überdosierung verursachte Dauererektion sein. Die transurethrale Gabe der erektionsfördernden Substanz Prostaglandin E1 (MUSE: Medicated Urethral System for Erection) ist nur bei befeuchteter Harnröhre schmerzfrei. Zudem können revaskularisierende Maßnahmen oder Gefäßbypässe bei entsprechender Indikation durchgeführt werden. Die Schwellkörperimplantation stellt eine Ultima Ratio dar und sollte erst nach eingehender Sexualanamnese und Versagen aller anderen beschriebenen Maßnahmen in qualifizierten Zentren nach umfassender Aufklärung des Patienten durchgeführt werden.

- **Multimodale Behandlungsansätze bei Patienten mit Diabetes und Erektionsproblemen**
  - diabetologisch-internistische Behandlung,
  - Psychoedukation im Einzel- oder Gruppensetting,
  - individuelle oder partnereinbeziehende Sexualberatung bzw. Sexualtherapie,
  - pharmakologische Therapie (PDE-5-Hemmer, Testosteronsubstitution),
  - nichtmedikamentöse Verfahren (Vakuumpumpe, Penisring),
  - Autoinjektionsverfahren (SKAT),
  - invasive Verfahren (penile Revaskularisation, Arterienbypass, Schwellkörperimplantate).

16.4.4 Behandlung psychischer Begleiterkrankungen

Gehen Sexualstörungen mit einer Depression einher, ist die Behandlung der Depression zunächst einmal vorrangig und sollte entsprechend den Nationalen Versorgungsleitlinien Depression (s. ▶ Kap. 11) behandelt werden, wobei als Therapie der Wahl die Psychotherapie und die Pharmakotherapie im Vordergrund steht. Traumafolgestörungen, wie die posttraumatische Belastungsstörung etwa nach Gewalterfahrung, stellen ebenfalls eine Indikation für eine Psychotherapie dar, wobei Psychopharmaka als adjuvante Maßnahmen z. B. bei komorbider Depression zum Einsatz kommen können. Ebenso ist ein kompensatorischer Konsum bzw. Abusus von legalen und illegalen Drogen zu berücksichtigen. Für genuin nicht diabetesassoziierte Sexualprobleme bzw. -störungen, beispielsweise bei Störungen der sexuellen Präferenz, liegen spezialisierte Therapieverfahren vor (Beier u. Loewit 2011).

16.5 Sexualität in der Diabetikerschulung

Die Diabetesschulung ist weder eine Sexualberatung noch Sexualtherapie. Eine Sexualberatung sollte durch qualifizierte Behandler durchgeführt werden. Ausreichende Informationsvermittlung ist die Grundlage einer Sexualberatung. Innerhalb der Diabetesschulung wird das Thema Sexualität in selbstverständlicher und unkomplizierter Weise angesprochen. Je nach Expertise und Ressourcen kann ein regelmäßiges Angebot von strukturierten Männer- oder Frauenschulungen in Einzel- oder Gruppenschulung angeboten werden. In einer Schulung können sexualrelevante Themen auch an (noch) Nicht-Betroffene vermittelt werden, um mittels der Wissensvermittlung Fehlattributionen und sexuellem Rückzug vorzubeugen.

Innerhalb des Moduls „Folgeschäden" einer Diabetesschulung können Sexualstörungen thematisiert werden. Die Erfahrung zeigt, dass eine themenzentrierte Edukation („Männer-" oder „Frauenrunde") sinnvoll ist, wobei die geschlechtshomogene Zusammensetzung der Gruppe den offenen Austausch der Schulungsteilnehmer untereinander erleichtert. In der Gruppe erweist es sich als vorteilhaft, den Unterricht in einem Vortragsstil zu halten, um die Gruppendynamik besser lenken zu können und ungeschützten, evtl. auch exhibitionistischen Tendenzen einzelner Gruppenteilnehmer entgegenwirken zu können. Ebenso sollte auch das präventive Potenzial eines gesunden Lebensstils (aktives Diabetesmanagement, Nikotinkarenz, moderater Alkoholkonsum) insbesondere im Hinblick auf mögliche Sexualstörungen herausgestellt werden. Der Patient sollte ermutigt werden, sich persönlich an die Behandler zwecks Einzelberatung zu wenden. Die Möglichkeit der Einzelberatung sollte klar strukturiert und an ausgewiesene Behandler delegiert werden. Lösungsorientierte Verfahren stehen bei der Sexualberatung im Vordergrund. Buddeberg (2005) plädiert für ein gestaffeltes Vorgehen von Einverständniserklärung, Edukation und individueller Begleitung bei Verhaltens- und Einstellungsänderung. Denkbar ist auch das Angebot einer „Sexualmedizinischen Sprechstunde" mit einem besonders qualifizierten Personal.

Auch bei der Schulung von Jugendlichen kann das Thema „sexuelle Erfahrungen und Diabetes" angesprochen werden, um problematische Erfahrungen wie angstbedingte, temporäre Erektionsstörungen, insbesondere im Sinne der Entkatastrophisierung zu besprechen und herauszustellen, dass ein Zusammenhang der Erektionsstörung mit dem Diabetes nicht besteht.

Bei Patienten mit Insulinpumpenbehandlung sollten bei der Instruktion in der Handhabung der Pumpe auch mögliche Unsicherheiten im Hinblick auf Intimität und Sexualität besprochen werden. Als vorteilhaft erweist sich auch die Hinzuziehung des Partners des Patienten.

Erlebte oder befürchtete sexuelle Fehlfunktionen sind oft Ursache für mangelnde Medikamentenadhärenz. Zu den Nebenwirkungen von Medikamenten, welche im Rahmen der Therapie des metabolischen Syndroms eingesetzt werden (Antihypertensiva, Statine etc.) zählen nicht selten Libidoverlust oder erektile Dysfunktion bis hin zur Impotenz. In der Schulung sollten diese Nebenwirkungen besprochen werden, um einem problematischem Absetzen der Medikation vorzubeugen.

- **Inhalte einer Einzel-, Paar- und Gruppenschulung für Menschen mit Diabetes mit und ohne Sexualprobleme**
  - ätiologische Faktoren im Sinne des bio-psycho-sozialen Ursachengefüges,
  - Sexualität und deren Bedeutung beim Diabetes,
  - Sexualmythen wie Leistungsdruck und Attraktivitätsideale,
  - Besonderheiten weiblicher und männlicher Sexualität,
  - Aspekte von Sexualität im höheren Lebensalter,
  - Medikamentennebenwirkungen und pharmakologische Wechselwirkungen (z. B. bei Antihypertensiva oder Psychopharmaka), um Adhärenz zu fördern und fatale Nichteinnahme zu vermeiden,
  - Erklärung verschiedener Therapiestrategien (medikamentöse und nichtmedikamentöse Verfahren),
  - Information über weitere diagnostische und therapeutische Möglichkeiten, Vermittlung entsprechender Behandler.

Für männliche Diabetiker liegt eine strukturierte Schulung (Wenus) vor (Kulzer et al. 2003). Bei diesem strukturierten Schulungsprogramm wird mit anschaulichen Lehrmitteln Wissen über die Ursachen und Behandlungsmöglichkeiten bei Erektionsstörungen von Männern mit Diabetes vermittelt.

16.5.1 Paarberatung

Im Hinblick auf die Sexualität geht es bei der Paarberatung oder Paartherapie darum, in einem wertschätzenden und kompetenten Rahmen über ein „besonderes, aber gar nicht so heikles" Thema zu sprechen. Bei der Paarberatung steht die dialogische Exploration mit den Partnern im Vordergrund. Es werden in einem **lösungsausgerichteten Vorgehen** praktische Hilfen vermittelt. Ein Ziel ist die Vermittlung eines fundierten Wissens, um nichtzutreffenden und individuell beeinträchtigenden Erklärungsmustern vorzubeugen. Oft bestehen paarspezifische Verhaltensmuster (Paarkollusionen) über Jahre hinweg und neigen zur Chronifizierung.

Starre Alltagsrituale sind oft der Rahmen für eine „Ermüdung" der gegenseitigen sexuellen Attraktivität. Diabetesbezogene Aspekte stehen nicht immer im Vordergrund, können jedoch bedeutsam sein. Der Berater bzw. Therapeut setzt sich als neutral-kompetenter Vermittler ein. Die etablierten Rollenzuschreibungen und deren sinnhafte wie auch dysfunktionale Aspekte werden thematisiert. Bei Menschen mit Diabetes und koronarer Herzkrankheit, evtl. nach einem Myokardinfarkt, kann es in der Paarberatung insbesondere im Hinblick auf die Sexualität hilfreich sein, einem unnötigen Schutz- bzw. Vermeidungsverhalten entgegenzuwirken, was mit einer deutlichen Besserung der Paarbeziehung wie auch der individuellen Lebensqualität beider Partner einhergeht.

16.5.2 Sexualtherapie

Sind Schulung und lösungsorientierte Gruppen- wie Einzelberatung nicht erfolgreich, ist eine **qualifizierte Sexualtherapie** indiziert. Nach Beier und Loewit (2011) folgt die Sexualtherapie einem bio-psycho-sozialen Störungsverständnis und basiert auf einer störungsorientierten längerfristigen Behandlung mit dem Ziel der Veränderung von dysfunktionalen sexuellen Einstellungs- und Verhaltensmustern. Die Therapie wird einzel- wie paartherapeutisch durchgeführt So hat sich in der Vergangenheit die spezifische Sexual-Psychotherapie (Kockott 2007) auch im Hinblick auf diabetesbedingte Sexualstörungen (z. B. Vaginismus) bewährt. Als Verfahren der spezialisierten Sexualtherapie können kognitive Verfahren (Einstellungs-, Erwartungsänderungen), Edukation (Erklärungen zu aufrechterhaltenden Bedingungen), Kommunikationsversuche mit den Sexualpartnern, praktisches Ausprobieren sowie Selbsterkundungen zum Einsatz kommen (Hoyndorf 2011; Hartmann 2011).

Fazit

Folge- und Begleiterkrankungen des Diabetes haben häufig schwerwiegende Folgen, sowohl für das Sexualleben der Betroffenen wie auch für deren Partnerschaft. Die Thematisierung der Sexualität und deren Störungen in Schulungsprogrammen sind ebenso wichtig wie deren Diagnostik und Behandlung im Rahmen somatischer und psychodiabetologischer Interventionen.

Literatur

Althof SE, Leiblum SR, Chevret-Measson M, Hartmann U, Levine SB, Rodirgues O, Wylie K (2005) Psychological and interpersonal dimensions of sexual function and dysfunktion. J Sex Med 2:793–800

Beier KM, Loewit K (2011) Praxisleitfaden Sexualmedizin. Springer, Berlin

Braun M, Wassmer G, Klotz T, Reifenrath B, Mathers M, Engelmann U (2000) Prevalence of ED: Results of the „Cologne Male Survey". Int J Imp Res 12(6):305–311

Buddeberg C (2005) Sexualitätsberatung. Enke, Stuttgart

Copeland KL, Brown JS, Creaseman JM, Van Den Eeden SK, Subak LL, Thom DH, Ferrara A, Huang AJ (2012) Diabetes and sexual junktion in middle aged and older women. Obstet Gynecol 120(2):331–340

Deutsches Institut für Medizinische Dokumentation und Information (DIMDI) Internationale statistische Klassifikation der Krankheiten und verwandter Gesundheitsprobleme, 10. Revision, German Modification Version 2012, ICD-10-GM Version 2012. Köln

Dimitropoulos K, Bargiota A, Mouzas O, Melekos M, Tsortzis V, Koukoulisw G (2012) Sexual Funktioning and Distress among premenopausal Woman with uncomplicated Type 1 Diabetes. J Sex Med 9(5):1374–1381

Engert HS, Schäfer GA, Ahlers CJ, Beier KM, Willich SN (2007) Prevalence of ED in Germany. Int J Imp Res 19(2):183–188

Enzlin P, Mathieu C, Van Der BA, Bosteels J, Vorderschueren I, Demgettenaere K (2002) Sexual dysfunktion in women with type 1 diabetes. Diab Care 25(4):672–677

Esposito K, Maiorino MI, Bellastella, Giugliano F, Romano M, Giogliano L (2010) Determinants of female sexual dysfunktion in type 2 diabetes. Int j Impot Res 22(3):179–184

Farzaneh S, Mohaddeseh A, Nasser S, Kobra RG, Mohsen RJ (2012) Female sexual Dysfunktion in Type 2 Diabetes. Med Princ Pract, 27,210–115

Federle D (2005) Therapy Insight: sexual and bladder dysfunction associated with diabetes mellitus. Nat Clin Pract Urol 2(6):282–290

Feldman HA, Goldstein I, Hatzichristou, Krane RJ, McKinlay JB (1994) Impotence and ist Correlates: results of the Massachusetts Male Aging. Study J of Urol 151:54–61

Foresta C, Carnetta N, Aversa A, Bettocchi C, Carona G, Mariani S, Rossato M (2004) ED: symptom or disease? J Endocriol Invest 27(1):80–95

Hartmann U (2011) Störungen der psychosexuellen Funktion. In: Krause W, Weiderner W, Sperling H, Diemer T (Hrsg) Andrologie. Thieme, Stuttgart, S 74–83

Hermanns N, Kulzer B, Krichbaum M, Kubiak T, Haak T (2005) Affective and anxiesness disorders in a german sample of diabetic patients: prevalence, comorbidity and risk faktors. Diabet Med 22(3):293–300

Herpertz S, Petrak F, Albus C, Hirsch A, Kruse J, Kulzer B (2003) Evidenzbasierte Leitlinie „Psychosoziales und Diabetes" :DDG u DKGM. Kirchheim, Mainz

Hoyndorf SHU (2011) Sexuelle Funktionsstörungen. In: Hautzinger M (Hrsg) Kognitive Verhaltenstherapie. Beltz, Weinheim, S 251–267

Kennedy SH, Rizvi S (2009) Sexualdysfunktion, depression and the impact of antidepressants. J Clin Psychopharmacol 29(2):157–164

Kockott G (2007) Sexualtherapie. Bundesgesundheitsblatt 59(1):11–18

Kulzer B, Maier B, Herrmanns N (2003) Wenus – Wieder normal und spontan Sexualität erleben. Kirchheim, Mainz

Lazarus AA (2008) BasicID. In Linden M, Hautzinger S: Verhaltenstherapiemanual, 6. Aufl. Springer, Heidelberg, S 44–64

Neubauer M, Altwein JE et al (1999) Sexuelle Störungen. In: Mehnert H (Hrsg) Diabetologie in Klinik und Praxis, 4. Aufl. Thieme, Stuttgart, S 523–531

NVZ (2012) „Neuropathie bei Diabetes im Erwachsenenalter" AWMF-Register Nr.: nvl-001e

Malviya N, Jain S, Gupta VB, Vyas S (2011) Recent studies on aphrodisiac herbs for the management of male sexual dysfunction – a review. Acta Pol Pharm 68(1):3–8

Petrak F (2008) Behandlung depressiver Störungen bei Diabetes mellitus. Psychosomatik u Konsiliarpsychiatrie 2:151–159

Petrak F, Herpetz F (2009) Treatment of depression in diabetes: an update. Curr Opinion in Psychiatry 22:211–217

Phre V, Roupret M (2012) Erectile dysfunction and diabetes: a review. Diab Metab 38(1):1–13

Philippisohn S, Hartmann U (2009) Determinants of sexual satisfaction in a sample of germen women. J Sex Med 6(4):1001–1010

Rosen RC, Barsky JL (2006) Normal sexual response in Women. Obstet Gynecol Clin North Am 33(4):515–526

Rosen RC, Fisher WA, Eardley I, Niederberger C, Nadel A, Sand M (2004) The Males Study: Prevalence of ED. Int Cur Med Res and Op 20(5):607–617

Rosen RC, Riley A, Wagner C, Osterloh IH (1997) The international Index of ED. Urology 49:822–830

Rowland DL (2011) Psychological impact of premature ejaculation and barriers to its recognition and treatment. Curr Med Res Opin 27(8):1509–1518

Schneider T, Gleissner J, Merfort F, Hermanns M, Beneke M, Ulbrich E (2011) Efficacy and safety of vardenafil for the treatment of erectile dysfunktion in men with metabolic syndrome. J Sex Med 8(10):2904–2911

Shifren JL, Monz BU, Russo PA, Segreti A, Johannes CB (2008) Sexual problems and distress in US women: prevalence and correlates. Obstretics and Gynecology 112:970–979

Tagliabue M, Gottero C, Zuffarenieri M, Negro M, Carletto S, Picci RL, Tomelini M, Bertiana S, Pucci E, Trento M, Osstalio L (2011) Sexual function in women with type 1 Diabetes: depressive and psychosocial aspects. J Sex Med 8(6):1694–1700

Thorve VS, Kshirsager AD, Vyawahare NS, Joshi VS, Ingale KG, Mohite RJ (2011) Diabetes-induced ED: epidemiology, pathophysiology and management. J Diab Compl 25(2):129–136

Vetter B (2008) Sexuelle Störungen. Huber, Bern

Zitzmann M (2011) Sexuelle Dysfunktion. In: Häring HU, Gallwitz B, Müller-Wieland D, Usadel K, Mehnert H (Hrsg) Diabetologie. Thieme, Stuttgart, S 542–552

Alkohol- und Tabakmissbrauch bei Diabetes

B. Kulzer

F. Petrak, S. Herpertz (Hrsg.), *Psychodiabetologie*,
DOI 10.1007/978-3-642-29908-7_17, © Springer-Verlag Berlin Heidelberg 2013

Kurzinfo

Der Konsum von Alkohol ist für Menschen mit Diabetes durchaus möglich, wenn eine entsprechende Schulung erfolgt und ein Patient den Effekt von Alkohol auf den Stoffwechsel abschätzen kann. Ein mäßiger, risikoarmer Alkoholgenuss ist mit einer guten Stoffwechseleinstellung gut vereinbar und weist langfristig sogar gesundheitliche Vorteile auf. Allerdings besteht bei Alkoholkonsum ein erhöhtes Risiko für Hypoglykämien. Als Grenzwerte für einen risikoarmen Konsum gelten 12 g Alkohol pro Tag bei Frauen und 24 g Alkohol pro Tag bei Männern. Oberhalb dieser Grenzwerte spricht man von einem schädlichen/riskanten Alkoholkonsum, der in dem ICD-10 in der Kategorie „F1 Psychische und Verhaltensstörungen durch psychotrope Substanzen" abgebildet wird. Übermäßiger Alkoholkonsum ist eine Barriere für eine gute Diabetesbehandlung und mit einem erhöhten Risiko für Folge- und Begleiterkrankungen sowie einer erhöhten Mortalität assoziiert. Wegen der gesundheitlichen Gefahren durch die Abhängigkeit und ihrer negativen Auswirkung auf die Diabetesbehandlung hat die Therapie einer Alkoholabhängigkeitserkrankung bei Patienten mit Diabetes eine besondere Wichtigkeit. Für Formen geringen bis mäßigen Alkoholkonsums oder bei gelegentlichem „binge-drinking" gelten verhaltensmedizinische Kurzzeitinterventionen als angemessen, während für schwerere Formen einer Alkoholabhängigkeit bzw. eines Alkoholmissbrauchs spezielle Suchttherapien notwendig sind.

Rauchen erhöht bei Personen mit einem erhöhten Typ-2-Diabetesrisiko sowohl das Risiko für die Entwicklung einer gestörten Glukosetoleranz, als auch für die Manifestation eines Typ-2-Diabetes. Bei Menschen mit Diabetes ist Rauchen ein bedeutsamer – und potenziell gut vermeidbarer – Risikofaktor für die Entwicklung von Folgekomplikationen des Diabetes. Menschen mit Diabetes sollen daher darüber aufgeklärt werden, dass Rauchen das Risiko kardiovaskulärer Erkrankungen wie Schlaganfall, Herzinfarkt oder koronare Herzkrankheit erhöht, ein Rauchverzicht auf der anderen Seite nachweisbare positive gesundheitliche Auswirkungen hat. Wegen der Bedeutung des Rauchens für die Prognose des Diabetes sollte jeder Mensch mit Diabetes in der klinischen Praxis regelmäßig – mindestens 1x jährlich – nach dem Tabakkonsum befragt werden und eine mögliche Tabakabhängigkeit festgestellt werden. Hierfür stehen für die Praxis entsprechende Screening- und

diagnostische Inventare zur Verfügung. Für die Therapie der Tabakabhängigkeit gibt es psychoedukative Verfahren, psychologische/psychotherapeutische Interventionen sowie medikamentöse Verfahren.

17.1　Schädlicher Gebrauch und Abhängigkeitserkrankungen: Alkohol und Tabak

In der Praxis ist es eine nicht einfache Aufgabe, zwischen einem gesundheitlich unbedenklichen Konsum von Alkohol oder Tabak und einem schädlichen Gebrauch oder sogar einer Abhängigkeit zu unterscheiden. Maßgeblich für die Unterscheidung sind sowohl die Konsummenge, das Konsumverhalten wie auch die Konsequenzen des Konsums.

Übermäßiger Alkohol- oder Tabakkonsum mit einem Krankheitswert wird in der internationalen Klassifikation psychischer Störungen (ICD-10) der Weltgesundheitsorganisation (WHO) in der Kategorie „F1 Psychische und Verhaltensstörungen durch psychotrope Substanzen" abgebildet (DIMDI 2012; WHO 2006). An zweiter Stelle werden die Substanzen kodiert: Alkohol wird als F10, Tabak als F17 klassifiziert. An dritter Stelle stehen die verschiedenen Formen substanzinduzierter Störungen.

- **Schädlicher Gebrauch (F1x.1)**

Unter dem schädlichen Gebrauch von Tabak oder Alkohol wird ein Konsummuster verstanden, welches zu einer körperlichen und/oder psychischen Gesundheitsschädigung führt. Mit diesem Begriff, der dasselbe ausdrückt wie der umgangssprachlich häufig verwendete Begriff „Alkohol- oder Tabakmissbrauch", wird ein Tabak- oder Alkoholkonsum mit einer nachweislich schädlichen körperlichen und/oder psychischen Wirkung bezeichnet, ohne dass eine Abhängigkeit vorliegt. Dabei sollte die Schädigung klar bezeichnet werden können und der schädliche Konsum mindestens seit einem Monat bestehen oder wiederholt in den letzten zwölf Monaten aufgetreten sein.

- **Abhängigkeitssyndrom (F1x.2)**

Der wertneutrale Begriff „Abhängigkeit" steht heute für den früher häufig gebrauchten Terminus „Sucht". Hierbei müssen drei oder mehr der folgenden Kriterien mindestens einen Monat oder innerhalb von zwölf Monaten wiederholt bestanden haben:

- starkes Verlangen oder eine Art Zwang, ein Suchtmittel zu konsumieren,
- verminderte Kontrolle über den Substanzgebrauch bezüglich des Beginns, der Beendigung und der Menge des Konsums,
- körperliches Entzugssyndrom bei Beendigung oder Reduktion des Konsums,
- Toleranzentwicklung gegenüber den Substanzeffekten,
- fortschreitende Vernachlässigung anderer Interessen und Vergnügen zugunsten des Suchtmittelkonsums und/oder erhöhter Zeitaufwand, um die Substanz zu beschaffen, zu konsumieren oder sich von den Folgen zu erholen,
- anhaltender Konsum trotz eindeutig bestehender schädlicher Folgen und der Bewusstheit über das Ausmaß des Schadens.

Alkohol und Tabak sind die beiden bedeutsamsten Substanzklassen, deren negative Auswirkungen bei schädlichem Gebrauch oder einer Abhängigkeit bei Menschen mit Diabetes belegt sind. Bisher gibt es dagegen nur wenige Studien, die den Effekt anderer Substanzen wie Opioide (F11), Cannabinoide (F12), Sedativa oder Hypnotika (F13), Kokain (F14), Stimulanzien incl. Koffein (F15) oder Halluzinogene (F16) auf die Therapie und den langfristigen Verlauf des Diabetes untersucht haben. Es ist jedoch zu erwarten, dass sowohl der schädliche Gebrauch wie auch eine Abhängigkeitserkrankung dieser Substanzen ebenfalls summativ negative Effekte in Hinblick auf den Diabetes aufweist.

17.2   Alkohol

Während früher Alkoholgenuss für Menschen mit Diabetes aufgrund des Kohlenhydratgehalts und der Unterzuckerungsgefahr als Tabu galt, wird heute ein moderater Alkoholkonsum sogar als gesundheitsfördernde Bedingung angesehen, da dieser mit einem geringeren Risiko für das Auftreten von Herz-Kreislauf-Erkrankungen assoziiert ist. Bei der Bewertung, ob Alkohol eine eher gesundheitsfördernde oder eine schädliche Wirkung aufweist, ist

sowohl die Trinkmenge wie auch das Trinkverhalten entscheidend. Schon Paracelsus hatte dies erkannt, der schrieb: „Alle Dinge sind Gift, und nichts ist ohne Gift. Allein die Dosis macht, dass ein Ding kein Gift ist" (Hiller 1996).

17.2.1   Riskanter Konsum von Alkohol

Die Deutsche Hauptstelle für Suchtfragen gibt als Grenzwerte für einen risikoarmen Konsum 12 g Alkohol pro Tag bei Frauen und 24 g Alkohol pro Tag bei Männern an. Bei Männern entspricht dies in etwa 0,5 l Bier oder 0,25 l Wein, bei Frauen 0,25 l Bier oder einem kleinen Glas Wein (etwa 0,12 l). Die WHO definiert einen Konsum von 10 g Alkohol pro Tag bei Frauen und 30 g Alkohol pro Tag als risikoarm. Oberhalb dieser Grenzwerte spricht man von einem schädlichen/riskanten Alkoholkonsum (WHO 2011). Eine Übersicht mit dem Alkoholgehalt verschiedener alkoholischer Getränke findet sich in den Online-Materialien.

17.2.2   Epidemiologie

Alkoholabhängigkeit tritt bei Menschen mit Diabetes nicht häufiger auf als in der Allgemeinbevölkerung (Kruse et al. 2003), so dass davon auszugehen ist, dass in Deutschland bei Personen mit Diabetes ähnliche Zahlen wie in der Allgemeinbevölkerung auftreten (Pabst et al. 2010):

- **Alkoholabstinenz:** 2,9 % der deutschen Bevölkerung geben an, lebenslang abstinent zu sein, 7,3 % während des letzten Jahres und 13,4 % während der letzten 30 Tage.
- **Risikoarmer Konsum:** Drei Viertel der Bevölkerung konsumieren regelmäßig Alkohol. Dabei weisen 59,9 % einen risikoarmen Konsum auf.
- **Schädlicher Gebrauch, Abhängigkeit:** 16,5 % der Bevölkerung zählen zu den riskanten Konsumenten, mit einer Menge des in der Regel pro Tag zu sich genommenen Alkohols von mehr als 24 g bei Männern (> 0,6 l Bier bzw. > 0,25 l Wein) und 12 g bei Frauen (> 0,3 l Bier bzw. 0,12 l Wein). Hierbei ist der Anteil der Männer deutlich höher als derjenige der Frauen, wobei

das Konsumverhalten stark über die verschiedenen Altersgruppen schwankt. Rauschtrinken (Konsum von 5 oder mehr Gläsern Alkohol zu einer Gelegenheit, „binge-drinking") berichten ein Drittel der Befragten. Bei 12,5 % tritt dieses Trinkmuster regelmäßig (mehr als 4mal in den letzten 30 Tagen) auf. Problematischer Alkoholkonsum tritt bei 21,1 % der Konsumenten auf. Sowohl bei Rauschtrinken wie auch bei problematischem Alkoholkonsum zeigt sich ein signifikanter Alters- und Geschlechtereffekt: Das Risiko für gesundheitsschädliches Konsumverhalten ist für Männer 4-5-mal höher als für Frauen und mit zunehmendem Alter nimmt die Prävalenz deutlich ab.

▬ **Komorbidität:** Häufig bestehen bei Menschen mit einer Abhängigkeitserkrankung psychische Komorbiditäten. Entsprechend den Ergebnissen des Bundesgesundheitssurveys erhöht sich bei Betroffenen das Risiko für Depressionen um das 2,7-fache, für Angststörungen um das 2,5-fache und für somatoforme Störungen um das 1,9-fache (Jacobi et al. 2004).

17.2.3 Wechselwirkung von Alkoholabhängigkeit/-missbrauch oder schädlichem Gebrauch und Diabetes

Alkohol, metabolisches Syndrom und Diabetes

Ein moderater Alkoholkonsum scheint im Vergleich zu einem geringen Konsum oder zu einer Abstinenz in Hinblick auf die Entstehung eines Typ-2-Diabetes eine protektive Wirkung zu besitzen (Baliunas et al. 2009; Carlsson et al. 2005; Koppes et al. 2005), dies gilt auch für ältere Menschen (Djousse et al. 2007). Der schützende Effekt des mäßigen Alkoholkonsums kann durch eine höhere Insulinsensitivität erklärt werden (Davies et al. 2002; Joosten et al. 2008). Verschiedene Studien zeigen, dass das Ausmaß der Insulinresistenz bei Menschen mit regelmäßigem moderatem Alkoholkonsum am geringsten ist, sich hingegen sowohl bei starken Trinkern wie auch bei Menschen, die abstinent leben, erhöht (Bell et al. 2000; Kiechl et al. 1996; Magis et al. 2003). Diese Beziehung trifft jedoch nicht bei Personen mit er-

höhtem BMI, einer bereits bestehenden Insulinresistenz (Yokoyama 2011) oder bei Rauchern (Wakabayashi 2010) zu. Auch der Effekt von Alkohol auf den Blutdruck wird durch das Körpergewicht moderiert (Wakabayashi 2009).

Die Datenlage zum Risiko eines metabolischen Syndroms ist heterogen: Während verschiedene Studien zu dem Ergebnis kamen, dass mäßiger Alkoholkonsums einen protektiven Effekt in Hinblick auf das metabolische Syndrom aufweist (Alkerwi et al. 2009; Djousse et al. 2004; Freiberg et al. 2004; Yoon et al. 2004), konnte sich dieser Zusammenhang in anderen Studien nicht bestätigen (Baik u. Shin 2008; Buja et al. 2010; Hamaguchi et al. 2012).

Gesichert ist jedoch, dass bei einer bestehenden chronischen bzw. alkoholbedingten chronischen Pankreatitis sich bei fortgesetztem Alkoholkonsum das Risiko einer Manifestation des Diabetes mellitus deutlich erhöht (Balakrishnan et al. 2008; Choudhuri et al. 2009).

Alkohol und Stoffwechsel

Die Auswirkungen des Alkoholgenusses auf den Blutzuckerverlauf sind komplex und müssen daher dem Patienten differenziert vermittelt werden.

■ **Wirkung des Alkohols auf den Glukosestoffwechsel bei stoffwechselgesunden Personen**
Bei Menschen ohne Diabetes führt der Konsum von Alkohol zu einer Mahlzeit zu besseren postprandialen Glukosewerten, sowie zu niedrigeren postprandialen Insulinspiegeln (Brand-Miller et al. 2007).

■ **Wirkung des Alkohols auf den Glukosestoffwechsel bei Diabetikern**
Bei Menschen mit Diabetes zeigt sich ein linearer und inverser Zusammenhang zwischen regelmäßigem Alkoholkonsum und dem HbA_{1c} (Ahmed et al. 2008). Der Konsum von einem Glas Wein am Tag (150 ml oder 13 g Alkohol) über einen Zeitraum von drei Monaten führte im Vergleich zu einer Kontrollgruppe, die ein Glas alkoholfreies Bier pro Tag konsumierte, zu einer signifikanten Reduktion der Nüchternglukose ohne die postprandialen Glukosewerte zu verschlechtern. Ein positiver Effekt auf den HbA_{1c} war am größten in der Gruppe mit dem höheren Ausgangs-HbA_{1c}. In der kontrollierten Studie

von Bantle et al. (2008) konnte bei einem Konsum von ein bis zwei Gläsern Wein pro Tag (120–240 ml oder 18 g Alkohol) über einen Zeitraum von vier Wochen kein negativer Einfluss auf metabolische Parameter (Nüchternglukose, Lipide), jedoch ein signifikant positiver Effekt auf den Nüchternserum-insulinspiegel festgestellt werden.

- **Unterzuckerungsrisiko**

Der Genuss von Alkohol erhöht das Risiko für Unterzuckerungen (Avogaro et al. 1993; Turner et al. 2001; Richardson et al. 2005). Bei etwa jeder fünften schweren Hypoglykämie, die zu einer Krankenhauseinweisung führt, ist die Ursache Alkoholkonsum (Pedersen-Bjergaard et al. 2005; Strachan 2007). Der Haupteffekt von Alkohol dürfte jedoch in der Bewusstseinseinschränkung liegen, die zu einer eingeschränkten Wahrnehmung von Unterzuckerungen führt und Betroffene daran hindert, angemessen zu reagieren (Richardson u. Kerr 2007). Zu berücksichtigen sind auch mögliche Wechselwirkungen mit diversen Medikamenten. Dieser Aspekt ist gerade bei älteren multimorbiden Diabetikern, die oft eine polypharmazeutische Therapie durchführen, von hoher klinischer Relevanz (Fravel et al. 2011; Gadsby et al. 2012).

> **Tipp**
>
> Menschen mit Diabetes sollen in der Beratung und Schulung darüber aufgeklärt werden, dass ein mäßiger, risikoarmer Alkoholgenuss mit einer guten Stoffwechseleinstellung gut vereinbar ist und eventuell sogar langfristig gesundheitliche Vorteile aufweist. Auf der anderen Seite sollten sie aber auch darüber informiert werden, dass bei Alkoholkonsum (besonders bei nächtlichem Konsum) ein erhöhtes Risiko für Hypoglykämien besteht. Eine Liste verschiedener Aufklärungsbroschüren über schädlichen Konsum bzw. Alkoholmissbrauch findet sich in den Online-Materialien

Übermäßiger Alkoholkonsum als Barriere der Diabetesbehandlung

In der klinischen Praxis erschwert der übermäßige Konsum von Alkohol den Betroffenen die Durch-

führung der Diabetesbehandlung mit langfristig negativen Konsequenzen bezüglich der Blutzuckereinstellung und der Entwicklung von Folgekomplikationen. So setzten Menschen mit Diabetes mit einem übermäßigen oder riskanten Alkoholkonsum weniger häufig Therapieempfehlungen zum Bewegungsverhalten, der Ernährung, der Medikamenteneinnahme, zur Blutzuckerselbstkontrolle oder der regelmäßigen HbA_{1c}-Kontrolle um. Je höher hierbei die Trinkmenge war, desto seltener wurden Therapieempfehlungen umgesetzt (Ahmed et al. 2006; Karter et al. 2000). Menschen mit Diabetes, die keinen Alkohol mehr trinken (früher aber Alkohol getrunken haben), wiesen hingegen in allen Aspekten der Diabetesselbstbehandlung – außer dem Rauchen – die größte Adhärenz zu den Therapieempfehlungen auf (Ahmed et al. 2006). Auch konnte gezeigt werden, dass Personen mit Diabetes, die regelmäßig Alkohol konsumieren, im Vergleich zu Patienten, die keinen Alkohol trinken, weniger häufig ihren Blutzucker messen, weniger häufig zum Arzt gehen und seltener ihre Augen kontrollieren lassen (Chew et al. 2005). Weiterhin weisen mehr Patienten mit Fußulzera einen erhöhten Alkoholkonsum auf als Patienten ohne Fußprobleme (Altenburg et al. 2011).

Folge- und Begleiterkrankungen und Mortalität

Übermäßiger Alkoholkonsum ist weltweit für ca. 3,8 % aller Todesfälle mitverantwortlich, wobei über die Hälfte im Zusammenhang mit nichtübertragbaren Krankheiten, wie kardiovaskuläre Erkrankungen, Krebs, chronische Lungenerkrankungen und Diabetes auftreten (WHO 2011). In dem Bericht der WHO wird geschätzt, dass ca. 26.000 verhinderten Sterbefällen aufgrund der kardioprotektiven Wirkung mäßigen Alkoholkonsums 90.000 zusätzliche Todesfälle durch chronischen Alkoholmissbrauch bei anderen Erkrankungen gegenüberstehen (Danaei et al. 2009).

- **Protektiver Effekt mäßigen Alkoholkonsums**

Nach einer aktuellen Metaanalyse (WHO 2011) reduziert mäßiger Alkoholkonsum das Risiko für das Auftreten koronarer Herzerkrankungen (–29 %) sowie für die kardiovaskuläre Mortalität und die

KHK-Mortalität (jeweils −25 %) signifikant, die Auswirkungen auf das Schlaganfallrisiko (Inzidenz −2 %; Mortalität +6 %) sind dagegen nicht signifikant. Für die Gesamtmortalität ergibt sich für Menschen mit regelmäßigem, moderatem Alkoholkonsum im Vergleich zu Menschen, die keinen Alkohol trinken, eine Risikoreduktion um 13 %. Auch in der EURODIAB Prospective Complications Study war ein mäßiger Konsum von 30–70 g Alkohol pro Woche mit einer Reduktion des Risiko für eine proliferative Retinopathie um 40 %, einer diabetischen Neuropathie um 39 % und einer Makroalbuminurie um 64 % assoziiert. Allerdings ergaben sich in der EPIC (European Prospective Investigation into Cancer and Nutrition) Studie zwischen den Patientengruppen mit unterschiedlichem Konsumverhalten (geringer Konsum: 0–6 g Alkohol/Tag; mäßiger Konsum: 6–12 g Alkohol/Tag; starker Konsum: > 12 g Alkohol/Tag) keine signifikanten Unterschiede hinsichtlich der Sterblichkeit (Sluik et al. 2011).

- **Schädlicher Effekt übermäßigen Alkoholkonsums**

Bei Patienten mit erhöhter Gamma-Glutamyl-Transferase (γ-GT), die als Marker für eine Lebererkrankung und chronischen Alkoholmissbrauch gilt, ist das Risiko kardiovaskulärer Erkrankungen und das Sterblichkeitsrisiko signifikant erhöht (Targher 2010; Stojakovic et al. 2010). Dies zeigt sich auch in einer Analyse der Daten einer deutsch-niederländischen Kohorte der EPIC Studie: Bei 35–70-jährigen Diabetikern mit erhöhter γ-GT zeigt sich für das höchste Quartil ein 4-fach erhöhtes Sterblichkeitsrisiko (Sluik et al. 2012). Das erhöhte gesundheitliche Risiko von schädlichem Alkoholkonsum zeigte sich auch in einer Untersuchung zu Todesfällen bei Menschen mit Typ-1-Diabetes. In 50 % der Sterbefälle im Zusammenhang mit Hypoglykämien, Ketoazidosen oder plötzlichen unerklärten Todesfällen (engl. sudden death) konnte ein chronischer Alkoholmissbrauch oder eine akute Intoxikation nachgewiesen werden, während dies nur bei 16 % anderer natürlicher Todesursachen der Fall war (Borch-Johnsen u. Helweg-Larsen 1993).

> **Tipp**
>
> Menschen mit Diabetes mit einem riskanten Alkoholkonsum bzw. einer Alkoholabhängigkeit sollten über die Gefahren des Alkohols, speziell auch in Bezug auf eine verschlechterte Stoffwechseleinstellung sowie die Gefahr von Folgeerkrankungen aufgeklärt werden.

17.2.4 Screening und Diagnostik von Alkoholabhängigkeit/-missbrauch oder schädlichem Gebrauch

Da sowohl der schädliche Gebrauch wie auch der Alkoholmissbrauch bzw. die Alkoholabhängigkeit negative Auswirkungen auf die Diabetestherapie haben, ist eine frühzeitige Diagnose wichtig. Es ist Teil des Krankheitsbilds, dass betroffene Personen eine Alkoholabhängigkeit bzw. einen Alkoholmissbrauch und dessen negative Auswirkungen über lange Zeit leugnen, was im diagnostischen Prozess mit berücksichtigt werden muss.

Screening

Für das Screening auf eine Alkoholabhängigkeit bzw. einen Alkoholmissbrauch oder auf schädlichen bzw. riskanten Alkoholkonsum stehen verschiedene deutschsprachige Instrumente zur Verfügung:
- Münchner Alkoholismustest (MALT),
- Trierer Alkoholismusinventar (TAI),
- CAGE Fragebogen (CAGE-G),
- Lübecker Alkoholabhängigkeits- und -missbrauchs-Screening-Test (LAST).

Der Alcohol Use Disorders Identification Test (AUDIT, AUDIT-C) oder das Brief Alcohol Screening Instrument for primary Care (BASIC) zielen eher auf die Erkennung von riskantem oder schädlichem Alkoholkonsum ab.

In der Praxis haben sich zum Screening eines schädlichen Alkoholkonsums die vier Fragen des CAGE-G Fragebogens (CAGE-G) bewährt, die entweder schriftlich in Form eines Kurzfragebogens oder mündlich gestellt werden können:

- „Haben Sie schon einmal das Gefühl gehabt, dass Sie Ihren Alkoholkonsum verringern sollten?"
- „Haben Sie sich schon einmal darüber geärgert, dass Sie von anderen wegen Ihres Alkoholkonsums kritisiert wurden?"
- „Haben Sie schon einmal wegen Ihres Alkoholtrinkens ein schlechtes Gewissen gehabt, oder sich schuldig gefühlt?"
- „Haben Sie schon einmal morgens als erstes Alkohol getrunken, um sich nervlich wieder ins Gleichgewicht zu bringen oder einen Kater loszuwerden?"

Wird eine der Fragen mit „Ja" beantwortet, besteht der Verdacht auf ein Alkoholproblem, bei zwei oder mehr „Ja-Antworten" ist ein schädlicher Konsum bzw. ein Alkoholmissbrauch oder eine Alkoholabhängigkeit wahrscheinlich.

Diagnostik

Eine differenzialdiagnostische Einordnung entsprechend den operationalisierten Kriterien des DSM-IV oder des ICD-10 erlauben strukturierte klinische Interviews wie das DIPS (Schneider u. Margraf 2011), M-CIDI (Wittchen et al. 1996) oder das SKID-1 (Wittchen et al. 1997).

Für eine diagnostische Abklärung entsprechend den ICD-10 Kriterien eignen sich in der Praxis die 6 spezifischen Fragen, die in den Online-Materialien für Behandler zusammengefasst sind und als Arbeitsblatt ausgedruckt werden können.

Für die Ermittlung des riskanten Alkoholkonsums gibt es in den Online-Materialien einen einfachen Fragebogen für Patienten, welcher ebenfalls als Arbeitsblatt ausgedruckt werden kann.

Zur individuellen Diagnose bedarf es neben einer körperlichen Untersuchung zusätzlich einer ausführlichen Anamnese der Trinkgewohnheiten sowie von körperlichen und psychischen Begleitproblemen. Laborindikatoren für eine Alkoholabhängigkeit wie beispielsweise Gamma-Glutamyltransferase (γ-GT), Carbohydrate-Deficient-Transferrin (CDT) oder mittleres korpuskuläres Volumen der roten Blutkörperchen (MCV) können eine Diagnose untermauern, sind alleine jedoch nicht sensitiv genug, um in der klinischen Praxis Patienten mit einer Alkoholabhängigkeit zu entdecken (Rist et al. 2004).

Weiterhin kann es sinnvoll sein, bei Betroffenen zusätzlich ein Screening auf somatoforme Störungen, Depressionen oder Angststörungen durchzuführen, da bei vielen Menschen mit einer Abhängigkeitsproblematik häufig psychische Komorbiditäten bestehen (Jacobi et al. 2004).

17.2.5 Therapie

Wegen der erhöhten gesundheitlichen Gefahren durch die Abhängigkeit und ihrer negativen Auswirkung auf die Diabetesbehandlung hat die Therapie einer Abhängigkeitserkrankung bei Patienten mit Diabetes eine besondere Wichtigkeit. Für Formen geringen bis mäßigen Alkoholkonsums oder gelegentliches „binge-drinking" gelten Kurzzeitinterventionen (verhaltensmedizinische Interventionen) als angemessen, während für schwerere Formen einer Alkoholabhängigkeit oder eines Alkoholmissbrauchs spezielle Suchttherapien notwendig sind (Jepson et al. 2010).

Während bei Kurzinterventionen auf das Trinkverhalten bei Menschen mit einem problematischen Konsumverhalten klinisch bedeutsame Effekte nachweisbar sind, besteht nur eine geringe Evidenz für die Effektivität solcher niederschwelligen Angebote für Patienten, die eine Abhängigkeits- oder Missbrauchsproblematik aufweisen (Saitz 2010). Für diese Patientengruppe ist eine spezialisierte, in der Regel stationäre Behandlung, welche Alkoholentzug, Rückfallprophylaxe und soziale Rehabilitation einschließt, notwendig. Auch eine begleitende pharmakologische Behandlung spielt in der Behandlung psychiatrischer Komorbiditäen wie auch in der Rehabilitation einer Alkoholabhängigkeit eine wichtige Rolle (Anderson et al. 2009; Room et al. 2005).

Interventionen für Menschen mit einem problematischen Alkoholkonsum bzw. Trinkverhalten

Die Effektivität von Kurzinterventionen wurde sowohl für Menschen ohne Diabetes als auch für Diabetiker überzeugend nachgewiesen. Kurzinterventionen bei problematischem Alkoholkonsum zielen auf eine positive Beziehungsaufnahme, die Thematisierung des problematischen Alkoholkonsums, eine Diagnosestellung sowie die Förderung der Bereitschaft zur Auseinandersetzung mit dem eigenen Umgang mit Alkohol. Gemeinsam mit dem Patienten werden Veränderungsziele entwickelt, Verhaltensalternativen zum Alkoholkonsum sowie Techniken und Bewältigungsstrategien zum besseren Umgang mit Alkohol erarbeitet. Kurzkontakte zur Kontrolle des Änderungsplans und ggf. dessen Korrektur sowie die regelmäßige Begleitung und Betreuung sollen die Aufrechterhaltung neuer Fertigkeiten unterstützen und einen Beitrag zur Rückfallprävention leisten.

Interventionen bei Abhängigkeit bzw. Missbrauch

Während die Akutbehandlung (stationärer Entzug bzw. Entgiftung) alkoholbezogener Störungen alle Maßnahmen umfasst, die unmittelbar ihrer Beseitigung oder Milderung dienen, hat die Postakutbehandlung (Entwöhnung mit dem Ziel der Abstinenz, Rehabilitation) das Ziel der Vermeidung oder Minderung von aus alkoholbezogenen Störungen folgenden Behinderungen/Einschränkungen im Sinne der International Classification of Functioning, Disability and Health der WHO (ICF, Mundle et al. 2003). Es liegen keine speziellen Therapiestudien zur Behandlung von alkoholabhängigen Patienten mit Diabetes vor. Zur Therapie der Alkoholabhängigkeit sollten daher die in aktuellen Leitlinien zur Alkoholabhängigkeit (Mundle et al. 2009; Schmidt et al. 2006) empfohlenen Interventionen angewandt werden.

17.3   Rauchen

Im Gegensatz zum Alkoholkonsum gibt es bei Diabetikern bezüglich des Rauchens keinen gesundheitsfördernden Effekt. Rauchen ist neben Hypertonie und Hyperlipidämie ein bedeutsamer – und vermeidbarer – Risikofaktor für die Entwicklung von Folgekomplikationen des Diabetes.

17.3.1 Epidemiologie

Tendenziell geht der Anteil der Raucher in der Gesamtbevölkerung in den letzten Jahren kontinuierlich zurück (Hayes et al. 2011; Kraus et al. 2010). In Deutschland geben insgesamt 29,2 % der 18–64-jährigen Bundesbürger an zu rauchen, während sich 44,8 % als Nichtraucher und 26,0 % als Ex-Raucher bezeichnen (Pabst et al. 2010). Eine Nikotinabhängigkeit weisen 6,3 % der Gesamtstichprobe bzw. 29,9 % der aktuellen Konsumenten auf. Die meisten aktuellen Raucher finden sich in der Altersgruppe von 21–29 Jahren. Knapp 30 % der Raucher geben an, nicht täglich zu rauchen, ein Viertel der Raucher konsumiert mehr als 20 Zigaretten/Tag. Mit zunehmendem Alter nimmt der Anteil der aktiven Raucher ab, wohingegen der Anteil der starken Raucher deutlich ansteigt (Pabst et al. 2010).

Die Tendenz zur Abnahme des Rauchens zeigt sich auch bei Menschen mit Diabetes. Während 2005 in Deutschland (DMP Nordrhein) noch 15,4 % (Männer 19,7 %; Frauen 12,4 %) der Typ-2-Diabetiker Raucher waren (Altenhofen et al. 2006), betrug dieser Anteil 2009 nur noch etwa 12,7 % (Männer 15,7 %; Frauen 9,7 %; Hagen et al. 2010). Der Anteil der Raucher liegt bei Typ-1-Diabetikern mit 21,4 % (Männer 23,5 %; Frauen 18,9 %) hingegen deutlich höher (Hagen et al. 2010), was allerdings zum Teil durch die Altersverteilung des Rauchens bedingt ist. Tendenziell reduziert sich die Häufigkeit des Rauchens mit dem Alter und mit der Diabetesdauer.

17.3.2 Wechselwirkung Rauchen und Diabetes

Rauchen, metabolisches Syndrom und Diabetes

Rauchen erhöht sowohl das Risiko für die Entwicklung einer gestörten Glukosetoleranz (Nakanishi et al. 2000; Houston et al. 2006; Rafalson et al. 2009), als auch für die Manifestation eines Typ-2-Diabetes (Willi et al. 2007; Sairenchi et al. 2004; Lyssenko et al. 2008; Jee et al. 2010). Je höher der Grad der Tabakabhängigkeit ist, desto deutlicher ist dieser Zusammenhang (Willi et al. 2007; Jee et al. 2010). Das Diabetesrisiko ist für starke Raucher (≥ 20 Zigaretten/Tag) deutlich höher als für leichte Raucher (< 20 Zigaretten/Tag) bzw. für Exraucher (Willi et al. 2007). Das erhöhte Diabetesrisiko für Raucher kann möglicherweise auch durch genetische Faktoren erklärt werden (Ley et al. 2011; Liu et al. 2011). Der direkte Einfluss des Rauchens auf die Blutzuckerwerte ist eher gering (Morgan et al. 2004). Zwar wiesen in verschiedenen Registerstudien Raucher höhere HbA$_{1c}$-Werte auf als Nichtraucher (Nilsson et al. 2004; Sargeant et al. 2001), dies ist jedoch eher dadurch zu erklären, dass Raucher generell ein eher nicht so ausgeprägtes Gesundheitsverhalten aufweisen.

> **Tipp**
>
> Personen mit einem erhöhten Risiko für einen Typ-2-Diabetes sollen darauf hingewiesen werden, dass Rauchen sowohl das Risiko für die Entwicklung einer gestörten Glukosetoleranz als auch für die Manifestation eines Typ-2-Diabetes erhöht.

Rauchen, kardiovaskuläre Risiken und Mortalität

Rauchen erhöht bei Menschen mit Diabetes das Risiko kardiovaskulärer Erkrankungen wie Schlaganfall, Herzinfarkt oder koronare Herzkrankheit (Morrish et al. 1991; Al-Delaimy et al. 2002; Cederholm et al. 2008). Bezogen auf den Herzinfarkt ist das Risiko für tödliche kardiovaskuläre Ereignisse deutlich höher als für nichtletale Ereignisse: Das höchste Risiko haben jüngere (< 60 Jahre) und stärkere Raucher (Nilsson et al. 2009). Für das Risiko kardiovaskulärer Erkrankungen gibt es eine deutliche Dosis-Wirkungs-Beziehung, je höher der tägliche Zigarettenkonsum, desto höher ist das Risiko für kardiovaskulärer Erkrankungen (Al-Delaimy et al. 2002).

Rauchen ist bei Menschen mit Diabetes zudem ein unabhängiger Risikofaktor für die Gesamtmortalität. Im National Health and Nutrition Examination Survey (NHANES) hatten aktive Raucher ein um 79 % (Diabetiker) bzw. um 60 % (Nichtdiabetiker) erhöhtes Mortalitätsrisiko im Vergleich zu Menschen, welche nie in ihrem Leben geraucht hatten (Ford u. Stefano 1991) und auch in der Nurses Health Study (NHS) zeigte sich eine signifikant erhöhte Sterblichkeit sowohl für aktive wie auch für ehemalige Raucherinnen mit Typ-2-Diabetes (Al-Delaimy et al. 2001). Das Mortalitätsrisiko ist hierbei abhängig von der Anzahl der täglich ge-

rauchten Zigaretten sowie von der Dauer des Tabakkonsums.

In der Nurses Health Study konnte aber auch gezeigt werden, dass das Mortalitätsrisiko bei ehemaligen Raucherinnen mit der Zahl der abstinenten Jahre wieder abnimmt. Frauen, die länger als 10 Jahre rauchfrei lebten, hatten nur noch ein leichtes, jedoch nicht signifikant erhöhtes Risiko (Al-Delaimy et al. 2001).

Rauchen und diabetesassoziierte mikro- und makrovaskuläre Erkrankungen

- **Nephropathie**

Vielen Patienten ist nicht bewusst, dass auch das Rauchen ein Risikofaktor für eine Nierenerkrankung ist und ein Rauchstopp eine mögliche Behandlungsoption darstellt (Tan et al. 2010). Tatsächlich ist Rauchen jedoch ein sehr bedeutsamer Risikofaktor für die Entstehung wie auch für die Prognose der Nephropathie (Nilsson et al. 2004; Retnakaran et al. 2006). Der Umstand, früher oder aktuell zu rauchen und die Rauchmenge sind die wesentlichen Einflussfaktoren für die Entwicklung einer diabetischen Nephropathie (Ritz u. Orth 2000; Ritz et al. 2000). Unabhängig von der Kontrolle anderer Risikofaktoren (z. B. Blutdruckkontrolle) beschleunigt Rauchen die Progression einer diabetischen Nephropathie (Chuahirun u. Wesson 2002; Chuahirun et al. 2003; Chuahirun et al. 2004). Diabetiker, die rauchen, weisen eine verringerte glomeruläre Filtrationsrate auf (Rossing et al. 2004; Orth et al. 2005; Phisitkul et al. 2008; Yokoyama et al. 2009).

- **Retinopathie**

Die Befunde zum Zusammenhang von Rauchen und diabetischer Retinopathie sind uneinheitlich: In der EURODIAB IDDM Complications Study hatten aktuelle Raucher ebenso wie Ex-Raucher ein signifikant erhöhtes Risiko für eine Retinopathie (Chaturvedi et al. 1995), in der Studie von Roy u. Affouf (2006) fand sich dagegen im 6-Jahres-Follow-Up kein Zusammenhang zwischen Retinopathie und Rauchen. Im 6-Jahres-Follow-Up der UKPDS Studie ergab sich bei Personen mit Typ-2-Diabetes zwischen der Entstehung einer diabetischen Retinopathie und dem Rauchstatus ein negativer Zusammenhang (Stratton et al. 2001).

- **Neuropathie**

In der EURODIAB Prospective Complications Study ging Rauchen mit einem um 55 % erhöhten Risiko für die Entwicklung einer Neuropathie einher (Tesfaye et al. 2005). Auch in der Studie von Tamer et al. (2006) war die Diagnose einer diabetischen Neuropathie (erfasst über eine elektromyografische Untersuchung), nicht jedoch subjektive neuropathische Beschwerden mit Rauchen assoziiert.

Auswirkungen von Tabakverzicht

Es ist gut belegt, dass ein Rauchverzicht positive Auswirkungen aufweist: In der Cancer Prevention Study hatten ehemalige Raucher nach 5 Jahren (Frauen) bzw. nach 10 Jahren (Männer) Rauchfreiheit das gleiche Diabetesrisiko wie Menschen, die noch nie geraucht haben (Will et al. 2001). Auch in der Nurses Health Study konnte gezeigt werden, dass Frauen mit Diabetes, die länger als 10 Jahre rauchfrei lebten, das gleiche kardiovaskuläre Risiko hatten wie Frauen, die noch nie geraucht haben (Al-Delaimy et al. 2001), ebenso in der Studie von Hur et al. (2007). Bei neu diagnostizierten Typ-2-Diabetikern führte ein Rauchstopp nach einem Jahr zu einer signifikanten Reduktion der Prävalenz einer Mikroalbuminurie, einer peripheren arteriellen Verschlusskrankheit sowie einer Neuropathie (Voulgari et al. 2011). Dieser positive Effekt eines Rauchstopps zeigt sich in weiteren Studien auch für die diabetesbedingte Nephropathie (Chuahirun et al. 2004; Phisitkul et al. 2008). Bei Personen mit Diabetes, die mit Rauchen aufhören, kommt es zu einer signifikanten Verbesserung der Insulinsensitivität und der Cholesterinwerte (Eliasson et al. 1997; Mikhailidis et al. 1998). Auf der anderen Seite wird jedoch auch ein Anstieg der Nüchternglukose, des HbA1c und des Gewichts beobachtet (Iino et al. 2004).

> **Tipp**
>
> Menschen mit Diabetes sollen darüber aufgeklärt werden, dass Rauchen das Risiko kardiovaskulärer Erkrankungen wie Schlaganfall, Herzinfarkt oder koronare Herzkrankheit erhöht, ein Rauchverzicht auf der anderen Seite nachweisbare positive gesundheitliche Auswirkungen hat.

17.3.3 Screening und Diagnostik von Nikotinabhängigkeit

Wegen der Bedeutung des Rauchens auf die Prognose des Diabetes sollte jeder Mensch mit Diabetes in der klinischen Praxis regelmäßig – mindestens 1x jährlich – nach dem Nikotinkonsum befragt werden. Dabei sollte in Betracht gezogen werden, dass Betroffene oft eine Abhängigkeit leugnen und die negativen Auswirkungen bezüglich des Risikos diabetesbedingter bzw. assoziierter Folge- und Begleiterkrankungen unterschätzen (Wakefield et al. 1995).

Screening

Für die Bestimmung der Nikotinabhängigkeit empfiehlt sich der Fagerström-Test (FTND-G, zu finden in den Online-Materialien) mit dem der Schweregrad der Abhängigkeit auf der Basis von 6 Fragen bewertet werden kann. Der Test korreliert mit biochemischen Werten (CO-Gehalt der Ausatemluft, Cotininspiegel) und stellt einen aussagekräftigen Prädiktor zur Vorhersage der kurz- und langfristigen Abstinenz bei Raucherentwöhnung statt.

Diagnostik

Um differenzialdiagnostisch eine Tabakabhängigkeit auszuschließen bzw. zu bestätigen ist eine zusätzliche Diagnostik nach ICD-10 notwendig. Eine differenzialdiagnostische Einordnung entsprechend den operationalisierten Kriterien des DSM-IV oder des ICD-10 erlauben strukturierte klinische Interviews wie das DIPS (Schneider u. Margraf 2011), M-CIDI (Wittchen et al. 1996) oder das SKID-1 (Wittchen et al. 1997). Neben der ausführlichen Anamnese der Rauchgewohnheiten (Zahl der täglich gerauchten Zigaretten, Raucher-Tagesprofil) und einer körperlichen Untersuchung können auch bestimmte biochemische Parameter (z. B. CO-Gehalt der Ausatemluft, Cotininspiegel) zur Diagnose einer Tabakabhängigkeit herangezogen werden.

Für eine diagnostische Abklärung entsprechend den ICD-10 Kriterien in der Praxis eignen sich 6 spezifische Fragen, die in den Online-Materialien für Behandler zusammengefasst sind und als Arbeitsblatt ausgedruckt werden können.

17.3.4 **Therapie**

Wegen der erhöhten gesundheitlichen Gefahren durch die Tabakabhängigkeit und ihrer negativen Auswirkung in Bezug auf die Prognose speziell für Diabetiker hat die Therapie der Abhängigkeitserkrankung bei Patienten mit Diabetes eine besondere Wichtigkeit. Neben einer eher allgemeinen Aufklärung und Information werden als Therapieverfahren psychoedukative Verfahren, psychologische/psychotherapeutische Interventionen sowie medikamentöse Verfahren angewandt. In einer Metaanalyse von 50 randomisierten Studien (davon 2 explizit mit Diabetespatienten) ergaben sich für verschiedene Interventionen jedoch bislang nur mäßige Abstinenzraten (Intervention vs. Kontrolle): Aufklärung/Kurzberatung 8,7 % vs. 6,9 %; Einzelschulung 10,4 % vs. 7,9 %; Gruppenschulung 13,0 % vs. 9,6 %; Telefonische Beratung 10,2 % vs. 7,0 % (Mottillo et al. 2009).

Beratung

Die Problematik des Rauchens – besonders auch bezüglich des Risikos diabetesbedingter bzw. assoziierter Folge- und Begleiterkrankungen – sollte in der Beratung ausreichend thematisiert werden. Bei jedem Diabetespatienten, der raucht, kann in der Praxis das folgende Beratungsprozedere hilfreich sein (Batra et al. 2006):

- **Abfragen des aktuellen Rauchstatus („Ask"):** Ziel ist die Erfassung der Rauchgewohnheiten.
- **Anraten zum Rauchverzicht („Advise"):** Aufklärung über mögliche tabakbedingte Folgeerkrankungen, die Auswirkungen auf den Diabetes, die Erarbeitung möglicher Vorteile einer Tabakabstinenz sowie Empfehlungen zu einem Rauchstopp. Die Empfehlungen sollten an die persönliche Situation des Rauchers angepasst sein.
- **Erfassen der Ausstiegsmotivation („Assess"):** Erhebung und Quantifizierung der Motivation zum Rauchstopp. Dem noch konsonanten Raucher sollte die Relevanz einer möglichen Verhaltensänderung aufgezeigt werden, die Risiken einer Fortführung des Konsums sind zu benennen und der möglichen Gewinn einer Veränderung herauszuarbeiten.

- **Anbieten und Vermitteln von Unterstützung („Assist"):** Dem Patienten sollen die Vor- und Nachteile der verschiedenen therapeutischen Optionen bei einem Verzicht auf Tabak erläutert werden und Hilfestellung bei der Vermittlung angeboten werden. Ebenfalls sollte eine Aufklärung über mögliche Entzugserscheinungen und deren Behandlung erfolgen.
- **Unterstützung bei der Nachbetreuung („Arrange"):** Zur Nachbetreuung sollten Folgetermine in größeren Abständen vereinbart werden. Ziel ist die Unterstützung bis hin zur Aufrechterhaltung der Abstinenz.

Zum Motivationsaufbau bei Rauchern, die (noch) nicht bereit sind aufzuhören, können motivierende Gesprächsführungstechniken nach den sogenannten „5-R-Methode" hilfreich sein: Relevance, Risk, Rewards, Roadblocks, Repetition (Batra et al. 2006):

- **Relevanz** einer möglichen Verhaltensänderung aufzeigen („Relevance"): Dem Raucher sollen die Bedeutung, mit dem Rauchen aufzuhören, noch einmal verdeutlicht werden.
- **Risiken** einer Fortführung des Konsums benennen („Risk"): Dem Raucher sollte bewusst werden, dass das Rauchen im Kontext des Diabetes einen zusätzlichen bedeutsamen Risikofaktor für die Entwicklung von Folgeschäden darstellt.
- Den möglichen **Gewinn** einer Veränderung herausarbeiten („Rewards"): Die nachweisbaren positiven gesundheitlichen Auswirkungen eines Rauchverzichts sollten gemeinsam mit dem Patienten besprochen werden.
- **Verdeutlichung der Hindernisse** für eine Verhaltensänderung („Roadblocks"): Mögliche Barrieren auf Seiten des Patienten wie die Sorge vor einer Gewichtszunahme, vor dem Umgang mit Entzugssymptomen oder vor einer depressiven Stimmung nach einem Rauchstopp sollten besprochen werden.
- **Wiederholung** dieser Schritte („Repetition"): In jedem ärztlich bzw. therapeutischen Kontakt können diese Schritte wiederholt werden, bis ein Übergang in die Vorbereitungsphase, d. h. die Planung einer konkreten Intervention zum Rauchverzicht, erreicht ist.

In den Online-Materialien finden sich Informationen zu Aufklärungsbroschüren und Informationsmöglichkeiten über Tabakkonsum.

Diabetesschulung

Die Ergebnisse der DESMOND-Studie zur Evaluation eines Schulungsprogramms für frischmanifestierte Typ-2-Diabetiker zeigen, dass eine selbstmanagementorientierte Diabetesschulung, die im Gegensatz zu einer konventionellen Schulung auf eine generelle Lebensstiländerung abzielt, neben diabetesspezifischem Selbstbehandlungsverhalten auch Risikofaktoren/-verhalten wie Rauchen positiv verändern kann (Davies et al. 2008). In anderen Studien, in denen ein Nichtrauchertraining in eine eher traditionelle Diabetesschulung integriert wurde, konnten im Vergleich zur Kontrolle keinen signifikanten Effekte auf das Rauchverhalten aufgezeigt werden (Hokanson et al. 2006).

Psychologische bzw. psychotherapeutische Interventionen

Psychologische/psychotherapeutische Interventionen reichen von Formen der Kurzberatung (Aufklärung über Sinnhaftigkeit eines Rauchstopps im Sinne einer Minimalintervention) bis hin zu intensiveren Interventionen in Form von Einzel- oder Gruppenberatung bzw. -schulung. In einer schwedischen Studie hatten nach 12 Monaten 40 % der Teilnehmer eines verhaltenstherapeutischen Gruppenprogramms jedoch nur 7 % der Patienten der Kontrollgruppe mit dem Rauchen aufgehört (Persson u. Hjalmarson 2006). Allerdings war nur etwa jeder fünfte Raucher in den Interventionspraxen bereit, an dem Gruppenprogramm zur Raucherentwöhnung teilzunehmen (Persson u. Hjamarson 2006). Nach 6 Monaten einer verhaltensmedizinischen Intervention, die auch den Einsatz einer unterstützender medikamentösen Nikotinersatztherapie beinhaltete (die von jedem fünften Patienten in Anspruch genommen wurde), hatten 21 % der Diabetespatienten in der Interventionsgruppe, hingegen nur 5 % der Kontrollgruppe mit dem Rauchen aufgehört (Canga et al. 2000).

Medikamentöse Therapieansätze

In der pharmakologischen Therapie werden neben diversen Nikotinersatzpräparaten u. a. der Nikotinrezeptoragonist Vareniclin (Champix®) und der selektive Dopamin- und Noradrenalin-Wiederaufnahme-Hemmer Bupropion (Zyban®) eingesetzt (Eisenberg et al. 2008).

- ■ **Nikotinersatzpräparate**

Zu den Medikamenten erster Wahl gehören diverse Nikotinersatzpräparate (Nikotinkaugummi, Nikotinpflaster, Nikotinnasalspray, Nikotinlutschtabletten etc.), deren Effektivität in einem Cochrane Review nachgewiesen werden konnte (Stead et al. 2008). Unabhängig von der Darreichungsform können Nikotinersatztherapien Menschen dabei unterstützen, mit dem Rauchen aufzuhören und die Abstinenzraten nach 6 Monaten signifikant erhöhen (Nikotinersatztherapie 16,9 % vs. Kontrollen 10,4 %). Für verschiedene Nikotinersatzpräparate ergaben sich nach 6 Monaten folgende Abstinenzraten (Intervention vs. Kontrolle): Kaugummi 18,0 % vs. 11,3 %; Pflaster 15,8 % vs. 9,9 %; Tabletten 16,1 % vs. 8,1 %; Spray 17,1 % vs. 9,0 %, Nasalspray 23,9 % vs. 11,8 % (Stead et al. 2008).

- ■ **Medikamentöse Nikotinersatztherapie**

Für Menschen mit Diabetes liegen keine Langzeitergebnisse für die Wirksamkeit von medikamentösen Nikotinersatztherapien zur Raucherentwöhnung vor.

Für den Einsatz von Champix[*] und Zyban[*] bei Personen mit Diabetes gibt es wichtige Anwendungsbeschränkungen bzw. Warnhinweise, die bei der Verordnung zu beachten sind:

- ▬ Bei dem Noradrenalin-Dopamin-Wiederaufnahmehemmer Bupropion (Zyban[*]) werden als Anwendungsbeschränkung alle Personen mit Diabetes unter einer Insulintherapie oder oralen Therapie aufgeführt, bei gleichzeitiger Komorbidität von Bulimie, Anorexie oder einer bipolaren Erkrankung besteht eine Kontraindikation. Die Wechselwirkungen u. a. mit bestimmten Antidepressiva, Antipsychotika, Betablockern und Alkoholkonsum ist zu beachten (Fachinformation Zyban[*] 150 mg Retardtabletten. Stand: Juli 2011).
- ▬ Für den partiellen Nikotin-Azetylcholin-Rezeptor-Agonisten Vareniclin (Champix[*]) gibt es für alle Patienten mit einer psychischen Erkrankung in der Anamnese (Lebenszeit-

prävalenz) oder aktuell (Punktprävalenz) eine Anwendungsbeschränkung. Es wird als Warnhinweis darauf hingewiesen, dass die Pharmakokinetik bzw. Pharmakodynamik von Insulin verändert werden kann, so dass eine Dosisanpassung erforderlich werden kann (Fachinformation Champix[*] 0,5 mg/1 mg Filmtabletten. Stand: November 2011).

Als Nebenwirkungen können bei beiden Präparaten Denkstörungen, Angstzustände, Stimmungsschwankungen, Psychosen und auch Suizidgedanken oder suizidales Verhalten auftreten. Eine medikamentöse Nikotinersatztherapie kann nur kurzfristig, nicht aber langfristig eine Gewichtszunahme verhindern (Parsons et al. 2009).

Fazit
Schädlicher bzw. riskanter Alkoholkonsum und Rauchen stellen im Kontext der Diabetestherapie eine besondere gesundheitliche Gefährdung für Menschen mit Diabetes dar. Im Rahmen der Therapie sollten daher Patienten – besonders Personen, die häufig Alkohol konsumieren oder rauchen – regelmäßig nach dem Ausmaß ihres Alkoholkonsums wie auch des Rauchstatus befragt werden. Für die klinische Praxis stehen einfache Screeningfragebögen oder diagnostische Tools zur Verfügung, die hierbei eine Unterstützung liefern können. Die Auswirkungen des Alkohol- wie auch Tabakkonsums auf den Diabetes sollten auch Inhalt einer Diabetesschulung darstellen. Die Problematik eines übermäßigen Alkoholkonsums oder des Rauchens bezüglich des erhöhten Risikos diabetesbedingter bzw. assoziierter Folge- und Begleiterkrankungen sollten bei betroffenen Personen im Gespräch mit dem Diabetesteam ebenso thematisiert werden wie auch therapeutische Möglichkeiten bei Abhängigkeitserkrankungen Hierfür gibt es spezielle Techniken zum Aufbau von Veränderungsmotivation, der Verhaltensänderung und -stabilisierung. Für Patienten mit Diabetes und einer komorbiden Abhängigkeitserkrankung stehen darüber hinaus spezielle psychotherapeutische/pharmakologische Maßnahmen zur Verfügung, die bei diesen Patienten wegen der schlechteren Prognose auch seitens des Diabetes besondere Bedeutung haben.

Literatur

Ahmed AT, Karter AJ, Liu J (2006) Alcohol consumption is inversely associated with adherence to diabetes self-care behaviours. Diabet Med 23(7):795–802

Ahmed AT, Karter AJ, Warton EM, Doan JU, Weisner CM (2008) The relationship between alcohol consumption and glycemic control among patients with diabetes: the Kaiser Permanente Northern California Diabetes Registry. J Gen Intern Med 23(3):275–282

Al-Delaimy WK, Manson JE, Solomon CG, Kawachi I, Stampfer MJ, Willett WC et al (2002) Smoking and risk of coronary heart disease among women with type 2 diabetes mellitus. Arch Intern Med 162(3):273–9

Al-Delaimy WK, Willett WC, Manson JE, Speizer FE, Hu FB (2001) Smoking and mortality among women with type 2 diabetes: The Nurses' Health Study cohort. Diabetes Care 24(12):2043–2048

Alkerwi A, Boutsen M, Vaillant M, Barre J, Lair ML, Albert A et al (2009) Alcohol consumption and the prevalence of metabolic syndrome: a meta-analysis of observational studies. Atherosclerosis 204(2):624–635

Altenburg N, Joraschky P, Barthel A, Bittner A, Pohlmann K, Rietzsch H et al (2011) Alcohol consumption and other psycho-social conditions as important factors in the development of diabetic foot ulcers. Diabet Med 28(2):168–174

Altenhofen L, Brenner G, Hagen B, Haß W, Mohr G, Starke D (2006) Qualitätssicherungsbericht 2005. Disease-Management-Programme in Nordrhein. , Düsseldorf

Anderson P, Chisholm D, Fuhr DC (2009) Effectiveness and cost-effectiveness of policies and programmes to reduce the harm caused by alcohol. Lancet 373:2234–2246

Avogaro A, Beltramello P, Gnudi L, Maran A, Valerio A, Miola M et al (1993) Alcohol intake impairs glucose counterregulation during acute insulin-induced hypoglycemia in IDDM patients. Evidence for a critical role of free fatty acids. Diabetes 42(11):1626–1634

Baik I, Shin C (2008) Prospective study of alcohol consumption and metabolic syndrome. Am J Clin Nutr 87(5):1455–1463

Balakrishnan V, Unnikrishnan AG, Thomas V, Choudhuri G, Veeraraju P, Singh SP et al (2008) Chronic pancreatitis. A prospective nationwide study of 1,086 subjects from India. JOP 9(5):593–600

Baliunas DO, Taylor BJ, Irving H, Roerecke M, Patra J, Mohapatra S et al (2009) Alcohol as a risk factor for type 2 diabetes: A systematic review and meta-analysis. Diabetes Care 32(11):2123–2132

Bantle AE, Thomas W, Bantle JP (2008) Metabolic effects of alcohol in the form of wine in persons with type 2 diabetes mellitus. Metabolism 57(2):241–245

Batra A, Schütz CG, Lindinger P (2006) Tabakabhängigkeit. In: Schmidt LG, Gastpar M, Falkai P, Gaebel W (Hrsg) Evidenzbasierte Suchtmedizin. Behandlungsleitlinie Substanzbezogener Störungen. Deutscher Ärzte-Verlag, Köln, S 91–142

Bell RA, Mayer-Davis EJ, Martin MA, D'Agostino RB Jr., Haffner SM (2000) Diabetes Care Nov. Associations between alcohol consumption and insulin sensitivity and cardiovascular disease risk factors: the Insulin Resistance and Atherosclerosis Study 23(11):1630–1636

Borch-Johnsen K, Helweg-Larsen K (1993) Sudden death and human insulin: is there a link? Diabet Med 10(3):255–259

Brand-Miller JC, Fatema K, Middlemiss C, Bare M, Liu V, Atkinson F et al (2007) Effect of alcoholic beverages on postprandial glycemia and insulinemia in lean, young, healthy adults. Am J Clin Nutr 85(6):1545–1551

Buja A, Scafato E, Sergi G, Maggi S, Suhad MA, Rausa G et al (2010) Alcohol consumption and metabolic syndrome in the elderly: results from the Italian longitudinal study on aging. Eur J Clin Nutr 64(3):297–307

Canga N, De Irala J, Vara E, Duaso MJ, Ferrer A, Martinez-Gonzalez MA (2000) Intervention study for smoking cessation in diabetic patients: a randomized controlled trial in both clinical and primary care settings. Diabetes Care 23(10):1455–60

Carlsson S, Hammar N, Grill V (2005) Alcohol consumption and type 2 diabetes – Meta-analysis of epidemiological studies indicates a U-shaped relationship. Diabetologia 48(6):1051–1054

Cederholm J, Eeg-Olofsson K, Eliasson B, Zethelius B, Nilsson PM, Gudbjornsdottir S (2008) Risk prediction of cardiovascular disease in type 2 diabetes: a risk equation from the Swedish National Diabetes Register. Diabetes Care 31(10):2038–2043

Chaturvedi N, Stephenson JM, Fuller JH (1995) The relationship between smoking and microvascular complications in the EURODIAB IDDM Complications Study. Diabetes Care 18(6):785–792

Chew LD, Nelson KM, Young BA, Bradley KA (2005) Association between alcohol consumption and diabetes preventive practices. Fam Med 37(8):589–594

Choudhuri G, Lakshmi CP, Goel A (2009) Pancreatic diabetes. Trop Gastroenterol 30(2):71–5

Chuahirun T, Khanna A, Kimball K, Wesson DE (2003) Cigarette smoking and increased urine albumin excretion are interrelated predictors of nephropathy progression in type 2 diabetes. Am J Kidney Dis 41(1):13–21

Chuahirun T, Simoni J, Hudson C, Seipel T, Khanna A, Harrist RB et al (2004) Cigarette smoking exacerbates and its cessation ameliorates renal injury in type 2 diabetes. Am J Med Sci 327(2):57–67

Chuahirun T, Wesson DE (2002) Cigarette smoking predicts faster progression of type 2 established diabetic nephropathy despite ACE inhibition. Am J Kidney Dis 39(2):376–82

Danaei G, Ding EL, Mozaffarian D, Taylor B, Rehm J, Murray CJ et al (2009) The preventable causes of death in the United States: comparative risk assessment of dietary, lifestyle, and metabolic risk factors. PLoS Med 28(6):4–e1000058

Davies MJ, Baer DJ, Judd JT, Brown ED, Campbell WS, Taylor PR (2002) Effects of moderate alcohol intake on fasting insulin and glucose concentrations and insulin sensitivity in postmenopausal women: a randomized controlled trial. JAMA 287(19):2559–2562

Davies MJ, Heller S, Skinner TC, Campbell MJ, Carey ME, Cradock S et al (2008) Effectiveness of the diabetes education and self management for ongoing and newly diagnosed (DESMOND) programme for people with newly diagnosed type 2 diabetes: cluster randomised controlled trial. BMJ 336(7642):491–495

DIMDI (2012) Die Internationale statistische Klassifikation der Krankheiten und verwandter Gesundheitsprobleme, 10. Revision, German Modification (ICD-10-GM). Deutsches Institut für Medizinische Dokumentation und Information, editor. 6-12-2012. Köln

Djousse L, Arnett DK, Eckfeldt JH, Province MA, Singer MR, Ellison RC (2004) Alcohol consumption and metabolic syndrome: does the type of beverage matter? Obes Res 12(9):1375–1385

Djousse L, Biggs ML, Mukamal KJ, Siscovick DS (2007) Alcohol consumption and type 2 diabetes among older adults: the Cardiovascular Health Study. Obesity (Silver Spring) 15(7):1758–1765

Eisenberg MJ, Filion KB, Yavin D, Belisle P, Mottillo S, Joseph L et al (2008) Pharmacotherapies for smoking cessation: a meta-analysis of randomized controlled trials. CMAJ 179(2):135–144

Eliasson B, Attvall S, Taskinen MR, Smith U (1997) Smoking cessation improves insulin sensitivity in healthy middle-aged men. Eur J Clin Invest 27(5):450–456

Ford ES, De Stefano F (1991) Risk factors for mortality from all causes and from coronary heart disease among persons with diabetes. Findings from the National Health and Nutrition Examination Survey I Epidemiologic Follow-up Study. Am J Epidemiol 133(12):1220–1230

Fravel MA, McDanel DL, Ross MB, Moores KG, Starry MJ (2011) Special considerations for treatment of type 2 diabetes mellitus in the elderly. Am J Health Syst Pharm 68(6):500–509

Freiberg MS, Cabral HJ, Heeren TC, Vasan RS, Curtis ER (2004) Alcohol consumption and the prevalence of the Metabolic Syndrome in the US.: a cross-sectional analysis of data from the Third National Health and Nutrition Examination Survey. Diabetes Care 27(12):2954–2959

Gadsby R, Galloway M, Barker P, Sinclair A (2012) Prescribed medicines for elderly frail people with diabetes resident in nursing homes-issues of polypharmacy and medication costs. Diabet Med 29(1):136–139

Hagen B, Altenhofen L, Blaschy S, Groos S, Kretschmann J, Schmidt A (2010) Qualitätssicherungsbericht 2009. Disease-Management-Programme in Nordrhein. , Düsseldorf

Hamaguchi M, Kojima T, Ohbora A, Takeda N, Fukui M, Kato T (2012) Protective effect of alcohol consumption for fatty liver but not metabolic syndrome. World J Gastroenterol 18(2):156–167

Hayes DK, Fan AZ, Smith RA, Bombard JM (2011) Trends in selected chronic conditions and behavioral risk factors among women of reproductive age, behavioral risk factor surveillance system, 2001–2009. Prev Chronic Dis 8(6):A120

Hiller H (1996) Paracelsus-Lexikon. , Anger

Hokanson JM, Anderson RL, Hennrikus DJ, Lando HA, Kendall DM (2006) Integrated tobacco cessation counseling in a diabetes self-management training program: a randomized trial of diabetes and reduction of tobacco. Diabetes Educ 32(4):562–70

Houston TK, Person SD, Pletcher MJ, Liu K, Iribarren C, Kiefe CI (2006) Active and passive smoking and development of glucose intolerance among young adults in a prospective cohort: CARDIA study. BMJ 332(7549):1064–1069

Hur NW, Kim HC, Nam CM, Jee SH, Lee HC, Suh I (2007) Smoking cessation and risk of type 2 diabetes mellitus: Korea Medical Insurance Corporation Study. Eur J Cardiovasc Prev Rehabil 14(2):244–249

Iino K, Iwase M, Tsutsu N, Iida M (2004) Smoking cessation and glycaemic control in type 2 diabetic patients. Diabetes Obes Metab 6(3):181–186

Jacobi F, Wittchen HU, Holting C, Hofler M, Pfister H, Muller N et al (2004) Prevalence, co-morbidity and correlates of mental disorders in the general population: results from the German Health Interview and Examination Survey (GHS). Psychol Med 34(4):597–611

Jee SH, Foong AW, Hur NW, Samet JM (2010) Smoking and risk for diabetes incidence and mortality in Korean men and women. Diabetes Care 33(12):2567–2572

Jepson RG, Harris FM, Platt S, Tannahill C (2010) The effectiveness of interventions to change six health behaviours: a review of reviews. BMC Public Health 10:538

Joosten MM, Beulens JW, Kersten S, Hendriks HF (2008) Moderate alcohol consumption increases insulin sensitivity and ADIPOQ expression in postmenopausal women: a randomised, crossover trial. Diabetologia 51(8):1375–1381

Karter AJ, Ferrara A, Darbinian JA, Ackerson LM, Selby JV (2000) Self-monitoring of blood glucose: language and financial barriers in a managed care population with diabetes. Diabetes Care 23(4):477–483

Kiechl S, Willeit J, Poewe W, Egger G, Oberhollenzer F, Muggeo M et al (1996) Insulin sensitivity and regular alcohol consumption: large, prospective, cross sectional population study (Bruneck study). BMJ 313(7064):1040–1044

Koppes LL, Dekker JM, Hendriks HF, Bouter LM, Heine RJ (2005) Moderate alcohol consumption lowers the risk of type 2 diabetes: a meta-analysis of prospective observational studies. Diabetes Care 28(3):719–725

Kraus L, Pabst A, Piontek D, Müller S (2010) Trends des Substanzkonsums und substanzbezogener Störungen. Sucht 56(5):337–347

Kruse J, Schmitz N, Thefeld W (2003) On the association between diabetes and mental disorders in a community sample: results from the German National Health Interview and Examination Survey. Diabetes Care 26(6):1841–1846

Ley SH, Hegele RA, Harris SB, Mamakeesick M, Cao H, Connelly PW et al (2011) HNF1 A G319S variant, active cigarette smoking and incident type 2 diabetes in Aboriginal Canadians: a population-based epidemiological study. BMC Med Genet 12:1

Liu T, Chen WQ, David SP, Tyndale RF, Wang H, Chen YM et al (2011) Interaction between heavy smoking and CYP2A6 genotypes on type 2 diabetes and its possible pathways. Eur J Endocrinol 165(6):961–967

Lyssenko V, Jonsson A, Almgren P, Pulizzi N, Isomaa B, Tuomi T et al (2008) Clinical risk factors, DNA variants, and the development of type 2 diabetes. N Engl J Med 359(21):2220–2232

Magis DC, Jandrain BJ, Scheen AJ (2003) Alcohol, insulin sensitivity and diabetes. Rev Med Liege 58(7–8):501–507

Mikhailidis DP, Papadakis JA, Ganotakis ES (1998) Smoking, diabetes and hyperlipidaemia. J R Soc Health 118(2):91–93

Morgan TM, Crawford L, Stoller A, Toth D, Yeo KT, Baron JA (2004) Acute effects of nicotine on serum glucose insulin growth hormone and cortisol in healthy smokers. Metabolism 53(5):578–582

Morrish NJ, Stevens LK, Fuller JH, Jarrett RJ, Keen H (1991) Risk factors for macrovascular disease in diabetes mellitus: the London follow-up to the WHO Multinational Study of Vascular Disease in Diabetics. Diabetologia 34(8):590–594

Mottillo S, Filion KB, Belisle P, O'Loughlin J, Gervais A, Joseph L et al (2009) Behavioural interventions for smoking cessation: a meta-analysis of randomized controlled trials. Eur Heart J 30(6):718–730

Mundle G, Banger M, Mugele B, Stetter F, Soyka M, Veltrup C et al (2003) AWMF-Behandlungsleitlinie: Akutbehandlung alkoholbezogener Störungen. Sucht 49(3):147–167

Nakanishi N, Nakamura K, Matsuo Y, Suzuki K, Tatara K (2000) Cigarette smoking and risk for impaired fasting glucose and type 2 diabetes in middle-aged Japanese men. Ann Intern Med 133(3):183–191

Nilsson PM, Cederholm J, Eeg-Olofsson K, Eliasson B, Zethelius B, Fagard R et al (2009) Smoking as an independent risk factor for myocardial infarction or stroke in type 2 diabetes: a report from the Swedish National Diabetes Register. Eur J Cardiovasc Prev Rehabil 16(4):506–512

Nilsson PM, Gudbjornsdottir S, Eliasson B, Cederholm J (2004) Smoking is associated with increased HbA1c values and microalbuminuria in patients with diabetes – data from the National Diabetes Register in Sweden. Diabetes Metab 30(3):261–268

Orth SR, Schroeder T, Ritz E, Ferrari P (2005) Effects of smoking on renal function in patients with type 1 and type 2 diabetes mellitus. Nephrol Dial Transplant 20(11):2414–2419

Pabst A, Piontek D, Kraus L, Müller S (2010) Substanzkonsum und substanzbezogene Störungen. Sucht 56(5):327–336

Parsons AC, Shraim M, Inglis J, Aveyard P, Hajek P (2009) Interventions for preventing weight gain after smoking cessation. Cochrane Database Syst Rev;(1):CD006219.

Pedersen-Bjergaard U, Reubsaet JL, Nielsen SL, Pedersen-Bjergaard S, Perrild H, Pramming S et al (2005) Psychoactive drugs, alcohol, and severe hypoglycemia in insulin-treated diabetes: analysis of 141 cases. Am J Med 118(3):307–310

Persson LG, Hjalmarson A (2006) Smoking cessation in patients with diabetes mellitus: results from a controlled study of an intervention programme in primary healthcare in Sweden. Scand J Prim Health Care 24(2):75–80

Phisitkul K, Hegazy K, Chuahirun T, Hudson C, Simoni J, Rajab H et al (2008) Continued smoking exacerbates but cessation ameliorates progression of early type 2 diabetic nephropathy. Am J Med Sci 335(4):284–291

Rafalson L, Donahue RP, Dmochowski J, Rejman K, Dorn J, Trevisan M (2009) Cigarette smoking is associated with conversion from normoglycemia to impaired fasting glucose: the Western New York Health Study. Ann Epidemiol 19(6):365–371

Retnakaran R, Cull CA, Thorne KI, Adler AI, Holman RR (2006) Risk factors for renal dysfunction in type 2 diabetes: U.K. Prospective Diabetes Study 74. Diabetes 55(6):1832–1839

Richardson T, Kerr D (2007) Moderators, monitoring and management of hypoglycaemia. In: Frier BM, Fisher M (Hrsg) Hypoglycaemia in Clinical Diabetes, 2. Aufl. John Wiley, Chichester, S 101–120

Richardson T, Weiss M, Thomas P, Kerr D (2005) Day after the night before: influence of evening alcohol on risk of hypoglycemia in patients with type 1 diabetes. Diabetes Care 28(7):1801–1802

Rist F, Demmel R, Hapke U, Kremer G, Rumpf HJ (2004) Riskanter schädlicher und abhängiger Alkoholkonsum: Screening, Diagnostik, Kurzintervention. Leitlinien der AWMF. Sucht 50(2):102–12

Ritz E, Ogata H, Orth SR (2000) Smoking: a factor promoting onset and progression of diabetic nephropathy. Diabetes Metab 26(4):54–63

Ritz E, Orth SR (2000) Adverse effect of smoking on the renal outcome of patients with primary hypertension. Am J Kidney Dis 35(4):767–769

Room R, Babor T, Rehm J (2005) Alcohol and public health. Lancet 365(9458):519–530

Rossing K, Christensen PK, Hovind P, Tarnow L, Rossing P, Parving HH (2004) Progression of nephropathy in type 2 diabetic patients. Kidney Int 66(4):1596–1605

Roy MS, Affouf M (2006) Six-year progression of retinopathy and associated risk factors in African American patients with type 1 diabetes mellitus: the New Jersey 725. Arch Ophthalmol 124(9):1297–1306

Sairenchi T, Iso H, Nishimura A, Hosoda T, Irie F, Saito Y et al (2004) Cigarette smoking and risk of type 2 diabetes mellitus among middle-aged and elderly Japanese men and women. Am J Epidemiol 160(2):158–162

Saitz R (2010) Alcohol screening and brief intervention in primary care: Absence of evidence for efficacy in people with dependence or very heavy drinking. Drug Alcohol Rev 29(6):631–640

Sargeant LA, Khaw KT, Bingham S, Day NE, Luben RN, Oakes S et al (2001) Cigarette smoking and glycaemia: the EPIC-Norfolk Study. European Prospective Investigation into Cancer. Int J Epidemiol 30(3):547–554

Schmidt LG, Gastpar M, Falkai P, Gaebel W (2006) Evidenzbasierte Suchtmedizin. Behandlungsleitlinie Substanzbezogene Störungen. Deutscher Ärzte-Verlag, Köln

Schneider S, Margraf J (2011) Diagnostisches Interview bei psychischen Störungen (DIPS), 4. Aufl. Springer, Berlin (überarbeitete Auflage ed.)

Sluik D, Beulens JW, Weikert C, van Dieren S, Spijkerman AM, van der A DL et al (2012) Gamma-glutamyltransferase,

cardiovascular disease and mortality in individuals with diabetes mellitus. Diabetes Metab Res Rev 28(3):284–288

Sluik D, Boeing H, Bergmann MM, Schutze M, Teucher B, Kaaks R et al (2011) Alcohol consumption and mortality in individuals with diabetes mellitus. Br J Nutr 15:1–9

Stead LF, Perera R, Bullen C, Mant D, Lancaster T (2008) Nicotine replacement therapy for smoking cessation. Cochrane Database Syst Rev;(1):CD000146.

Stojakovic T, Scharnagl H, Trauner M, Pieske B, Wellnitz B, Seelhorst U et al (2010) Serum gamma-glutamyl transferase and mortality in persons undergoing coronary angiography – The Ludwigshafen Risk and Cardiovascular Health Study. Atherosclerosis 208(2):564–571

Strachan MWJ (2007) Frequency, causes and risk factors for hypoglycaemia in type 1 diabetes. In: Frier BM, Fisher M (Hrsg) Hypoglycaemia in Clinical Diabetes, 2. Aufl. John Wiley, Chichester, S 49–81

Stratton IM, Kohner EM, Aldington SJ, Turner RC, Holman RR, Manley SE et al (2001) UKPDS 50: risk factors for incidence and progression of retinopathy in Type II diabetes over 6 years from diagnosis. Diabetologia 44(2):156–163

Tamer A, Yildiz S, Yildiz N, Kanat M, Gunduz H, Tahtaci M et al (2006) The prevalence of neuropathy and relationship with risk factors in diabetic patients: a single-center experience. Med Princ Pract 15(3):190–194

Tan AU, Hoffman B, Rosas SE (2010) Patient perception of risk factors associated with chronic kidney disease morbidity and mortality. Ethn Dis 20(2):106–110

Targher G (2010) Elevated serum gamma-glutamyltransferase activity is associated with increased risk of mortality, incident type 2 diabetes, cardiovascular events, chronic kidney disease and cancer – a narrative review. Clin Chem Lab Med 48(2):147–157

Tesfaye S, Chaturvedi N, Eaton SE, Ward JD, Manes C, Ionescu-Tirgoviste C et al (2005) Vascular risk factors and diabetic neuropathy. N Engl J Med 352(4):341–350

Turner BC, Jenkins E, Kerr D, Sherwin RS, Cavan DA (2001) The effect of evening alcohol consumption on next-morning glucose control in type 1 diabetes. Diabetes Care 24(11):1888–1893

Voulgari C, Katsilambros N, Tentolouris N (2011) Smoking cessation predicts amelioration of microalbuminuria in newly diagnosed type 2 diabetes mellitus: a 1-year prospective study. Metabolism 60(10):1456–1464

Wakabayashi I (2009) Impact of body weight on the relationship between alcohol intake and blood pressure. Alcohol Alcohol 44(2):204–210

Wakabayashi I (2010) Associations between alcohol drinking and multiple risk factors for atherosclerosis in smokers and nonsmokers. Angiology 61(5):495–503

Wakefield M, Wilson D, Phillips P, Kent P, Roberts L, Owen N (1995) Smoking-related beliefs and behaviour of South Australians with diabetes. Aust J Public Health 19(3):309–312

WHO (2006) Internationale Klassifikation psychischer Störungen: ICD-10 Kapitel V (F). Diagnostische Kriterien für Forschung und Praxis, 4. Aufl. Huber, Bern

17

WHO (2011) World Health Organization. Global Status Report on Alcohol and Health. WHO Press, Geneva, Switzerland

WHO (2011) World Health Organization. Global Status Report on Noncommunicable Diseases 2010. WHO Press, Geneva, Switzerland

Will JC, Galuska DA, Ford ES, Mokdad A, Calle EE (2001) Cigarette smoking and diabetes mellitus: evidence of a positive association from a large prospective cohort study. Int J Epidemiol 30(3):540–546

Willi C, Bodenmann P, Ghali WA, Faris PD, Cornuz J (2007) Active smoking and the risk of type 2 diabetes: a systematic review and meta-analysis. JAMA 298(22):2654–2664

Wittchen H-U, Lachner G, Perkonigg A, Schuster P, Pfister H, Beloch E et al (1996) Muenchner Composite International Diagnostic Interview (M-CIDI). Swets, Frankfurt

Wittchen H-U, Zaudig M, Fydrich T (1997) SKID. Strukturiertes Klinisches Interview für DSM-IV. Achse I und II. Handanweisung. Hogrefe, Göttingen

Yokoyama H, Sone H, Oishi M, Kawai K, Fukumoto Y, Kobayashi M (2009) Prevalence of albuminuria and renal insufficiency and associated clinical factors in type 2 diabetes: the Japan Diabetes Clinical Data Management study (JDDM15). Nephrol Dial Transplant 24(4):1212–1219

Yokoyama H (2011) Beneficial effects of ethanol consumption on insulin resistance are only applicable to subjects without obesity or insulin resistance; drinking is not necessarily a remedy for metabolic syndrome. Int J Environ Res Public Health 8(7):3019–3031

Yoon YS, Oh SW, Baik HW, Park HS, Kim WY (2004) Alcohol consumption and the metabolic syndrome in Korean adults: the 1998 Korean National Health and Nutrition Examination Survey. Am J Clin Nutr 80(1):217–224

Schizophrenie und Diabetes

F. Lederbogen

F. Petrak, S. Herpertz (Hrsg.), *Psychodiabetologie*,
DOI 10.1007/978-3-642-29908-7_18, © Springer-Verlag Berlin Heidelberg 2013

Kurzinfo

Das Risiko, an einem Typ-2-Diabetes zu erkranken, ist bei Patienten mit Schizophrenie fast doppelt so hoch. Die Ursache hierfür ist multifaktoriell und unter anderem mit einem ungünstigen Lebensstil (vermehrte Nahrungszufuhr und verminderte körperliche Aktivität) sowie mit der Behandlung mit bestimmten atypischen Antipsychotika verbunden. Eine sorgfältige und regelmäßige Überwachung von Gewicht, Nüchternblutzucker, Serumcholesterinkonzentration etc. ist nötig, um metabolische Risiken und Erkrankungen zu erkennen und um geeignete Therapiemaßnahmen ergreifen zu können.

18.1   Schizophrenie

Die zehnte Version des Diagnosesystems „International Classification of Diseases (ICD-10)" beschreibt in Gruppe F2 des Kapitels V die Schizophrenie sowie schizotype und wahnhafte Störungen. Da von diesen Erkrankungen die meisten Daten zu dem Zusammenhang zwischen Schizophrenie und Diabetes vorhanden sind, beschränkt sich das vorliegende Kapitel auf dieses Thema.

Die Schizophrenie stellt eine chronische Erkrankung dar, die die Lebensführung der betroffenen Menschen erheblich beeinträchtigt. Ihre Punktprävalenz, d. h. die Zahl der Erkrankten zu einem bestimmten Untersuchungszeitpunkt, liegt weltweit zwischen 1,4 und 7,0 pro 1000 Einwohner. Die Lebenszeitprävalenz, d. h. die Zahl der Personen, die irgendwann in ihrem Leben an einer Schizophrenie erkranken, liegt zwischen 0,1 und 1,9 % (Jablensky 1995). Die Erkrankung manifestiert sich in der Regel zwischen dem 15. und 35. Lebensjahr in gleicher Häufigkeit bei Männern und Frauen; Männer erkranken jedoch durchschnittlich 3–4 Jahre früher. Die Ursachen der Schizophrenie sind unklar. Neuere Erkenntnisse weisen darauf hin, dass eine Störung von Entwicklung und Reifung des Gehirns einen wichtigen Aspekt der Pathogenese darstellt (Insel 2010).

Bei der klinischen Präsentation findet sich in der Regel ein charakteristisches Syndrom mit paranoidem Erleben und akustischen Halluzinationen. Symptome, die bei entsprechender Dauer und Intensität krankheitsdefinierend sind, umfassen unter anderem Ich-Störungen, Beeinträchtigungswahn, kommentierende oder dialogische Stimmen und bizarre Wahninhalte. Als weitere relevante Symptome sind formale Denkstörungen, Apathie, Sprachverarmung und Affektverflachung zu nennen.

Bei der Behandlung der Schizophrenie sind wichtige Fortschritte erzielt worden, dennoch sind die derzeit verfügbaren Mittel bei Prävention, Früherkennung und Therapie unzureichend. Nur 14 % der Patienten mit einer ersten Episode einer Schizophrenie erreichen eine über 5 Jahre andauernde Remission (Robinson et al. 2004). Bei den eingesetzten Medikamenten erhalten die atypischen Antipsychotika (AAP) in der Regel den Vorzug vor den klassischen Antipsychotika, da sie in geringerem Maße extrapyramidalmotorische Nebenwirkungen hervorrufen. Die modernen Antipsychotika reduzieren zuverlässig Positivsymptome wie Halluzinationen oder paranoides Erleben, verbessern jedoch nur wenig Negativsymptome wie Störung von Antrieb, Affekt, Aufmerksamkeit und Gedächtnis. Letztere sind jedoch bestimmend für die Prognose.

Menschen mit Schizophrenie sehen sich häufig einer erheblichen Stigmatisierung und Diskriminierung ausgesetzt. Neben den eigentlichen Krankheitssymptomen erschweren diese den Zugang zu medizinischen und psychosozialen Maßnahmen und bedeuten eine zusätzliche Last für die betroffenen Patienten.

> **Tipp**
>
> Da es wegen der Stigmatisierung der Schizophrenie manchen Patienten schwerfällt, offen die Diagnose zu nennen, sind einfühlsames Nachfragen und gegebenenfalls das Anfordern entsprechender Unterlagen nötig.

Wichtige Aspekte der Komorbidität Schizophrenie und Diabetes mellitus finden sich in zwei Bereichen. Zum einen ist die Diabetes-Prävalenz bei Patienten mit Schizophrenie auf zirka das Doppelte erhöht; zum anderen ist die Therapie der Stoffwechselerkrankung durch Symptome der Schizophrenie häufig erschwert. Keine Hinweise gibt es dafür, dass Menschen, die primär an einem Diabetes mellitus leiden, ein höheres Risiko aufweisen an einer Schizophrenie zu erkranken. Eine typische Abfolge besteht vielmehr darin, dass ein Patient zuerst an einer Schizophrenie erkrankt und dann später an einem Typ-2-Diabetes. In der Regel bestimmt zunächst die psychiatrische Erkrankung die Krankengeschichte.

18.2 Erhöhte Diabetes-Prävalenz bei Schizophrenie

Die Prävalenz des Typ-2-Diabetes bei Patienten mit Schizophrenie wurde in einer Vielzahl von Studien analysiert; entsprechend der Metaanalyse von Osborn et al. (2008) ist die Häufigkeit auf das 1,9-fache erhöht. Die Ursache für diese Assoziation ist multifaktoriell. Ein wesentlicher Aspekt besteht darin, dass Patienten mit Schizophrenie häufiger übergewichtig oder adipös sind – ein Umstand, der mit ungünstigem Diätverhalten und geringerer körperlicher Aktivität in Verbindung steht (Peet 2004). Adipositas wiederum stellt einen wichtigen Risikofaktor für die Entwicklung des Typ-2-Diabetes dar. Andererseits wurde beobachtet, dass normalgewichtige unbehandelte Patienten bei Erstmanifestation der Schizophrenie häufiger als vergleichbare gesunde Personen eine Störung des Glukosestoffwechsels aufweisen (Ryan et al. 2003). Die Ursachen für diesen Befund sind unklar; denkbar wäre, dass beide Erkrankungen auf eine gemeinsame Hintergrundvariable zurückgeführt werden können. Ein weiterer Faktor, der Gewichtszunahme und Diabetesinzidenz bei Menschen mit Schizophrenie begünstigt, ist die Therapie mit bestimmten AAP.

18.3 Auswirkungen von Antipsychotika auf Gewicht und Diabetesinzidenz

Die atypischen Antipsychotika stellen eine heterogene Substanzklasse dar. Wichtige Vertreter sind Amisulpirid, Aripiprazol, Clozapin, Olanzapin, Paliperidon, Quetiapin, Risperidon, Sertindol und Ziprasidon. Manche dieser Substanzen führen dosisabhängig (Simon et al. 2009) zu einer Zunahme von Appetit und Körpergewicht; dieser Effekt ist ausgeprägt für Clozapin und Olanzapin, mittelgradig für Quetiapin und Risperidon sowie gering bis

fehlend für Amisulpirid, Aripiprazol und Ziprasidon. Die durchschnittliche Gewichtszunahme nach 10 Wochen Behandlung liegt für Clozapin bei 4,5 kg, Olanzapin bei 4,2 kg, Risperidon bei 2,1 kg und Ziprasidon bei 0,04 kg (Allison et al. 1999). Das Risiko eines neu entdeckten Diabetes mellitus ist unter Behandlung mit AAP gegenüber der Therapie mit konventionellen Antipsychotika um den Faktor 1,3 erhöht (Smith et al. 2008). Diese Risikoerhöhung erscheint deutlich ausgeprägt für die Substanzen Clozapin und Olanzapin und ist unklar hinsichtlich der Substanzen Quetiapin und Risperidon; für die Behandlung mit Amisulpirid, Aripiprazol und Ziprasidon wurde kein erhöhtes Diabetesrisiko beschrieben (Jin et al. 2004). Auch die Gefahr, an einer diabetischen Ketoazidose zu erkranken, ist für Patienten unter Behandlung mit AAP erhöht; die höchste Gefährdung wurde für die Substanzen Clozapin und Olanzapin gefunden (10-fach erhöhtes Risiko) (Henderson et al. 2007).

Mit der erhöhten Diabetesneigung assoziiert ist das Risiko, dass sich weitere Erkrankungen manifestieren, die zusammen mit dem Diabetes das Metabolische Syndrom bilden. Bei diesen Erkrankungen handelt es sich um die arterielle Hypertonie, bestimmte Fettstoffwechselstörungen und um die viszerale Adipositas. Entsprechend der Erhebungen der Clinical Antipsychotic Trials of Intervention Effectiveness (CATIE) Studie (McEvoy et al. 2005) lag die Prävalenz des Metabolischen Syndroms für Patienten mit Schizophrenie bei 36 % bzw. 52 % (Männer bzw. Frauen), bei vergleichbaren Personen der Allgemeinbevölkerung nur bei 20 % bzw. 25 %. Die große Bedeutung dieses Befundes wird deutlich, wenn man bedenkt, dass das Metabolische Syndrom einen erheblichen Risikofaktor für die Entstehung von Arteriosklerose und koronarer Herzkrankheit darstellt. Zusammen tragen diese Faktoren dazu bei, dass die Lebenserwartung von Menschen mit Schizophrenie gegenüber der Allgemeinbevölkerung um im Mittel 25 Jahre verkürzt ist. Entsprechend den Ergebnissen einer US-amerikanischen Studie (Hennekens 2007) liegt die durchschnittliche Lebenserwartung schizophrener Patienten bei 61 Jahren (zum Vergleich die Allgemeinbevölkerung: 76 Jahre). Die Hauptursache für diesen Unterschied liegt in der höheren Prävalenz von Herzkreislauferkrankungen, deren Entstehung, wie oben bereits ausgeführt, durch Diabetes und Metabolisches Syndrom erheblich begünstigt wird.

Vor diesem Hintergrund sind Vor- und Nachteile der Therapie mit AAP, deren Einsatz mit einer deutlichen Zunahme von Gewicht und Diabetesrisiko einhergeht, sorgfältig abzuwägen. Bislang ist unklar, ob der Effekt einer unzureichend behandelten Schizophrenie auf die Mortalität geringer oder größer ist als die endokrin-metabolischen Effekte einer wirksamen antipsychotischen Therapie. Neuere Beobachtungen sprechen dafür, dass die Behandlung mit Antipsychotika mit einem Rückgang der Mortalität verbunden ist (Tiihonen et al. 2009). Offensichtlich überwiegen die mit einer verbesserten Behandlung einhergehenden Vorteile gegenüber den oben beschriebenen Risiken. Es ist von Interesse, dass die Substanz Clozapin, welche in metabolischer Hinsicht das ungünstigste Nebenwirkungsprofil aufweist, in dieser Untersuchung mit der niedrigsten Mortalität verbunden war. In der CATIE–Studie zeigte sich, dass die Anwendung der dem Clozapin verwandten Substanz Olanzapin ebenfalls mit einer Gewichtszunahme verbunden war, von den behandelten Patienten aber am zuverlässigsten eingenommen wurde (Lieberman et al. 2005). Um dieses Dilemma aufzulösen, ist es dringend nötig, neue Antipsychotika zu entwickeln, die sowohl hoch wirksam die Symptome der Schizophrenie bessern als auch ein neutrales metabolisches Profil aufweisen.

18.4 Screening und diagnostische Maßnahmen

Nachdem das erhöhte metabolische Risiko von Patienten mit Schizophrenie erkannt wurde, forderten Experten geeignete Maßnahmen hinsichtlich Screening und Diagnostik. Es wurde vorgeschlagen (ADA 2004), insbesondere nach Einleitung einer Behandlung mit AAP, regelmäßige Untersuchungen zum Erkennen von Gewichtszunahme, Glukose- und Fettstoffwechselstörungen und anderer Risiken durchzuführen (s. ◻ Tab. 18.1).

In der täglichen Praxis zeigte sich jedoch, dass diese Maßnahmen zu selten durchgeführt wurden (Morrato et al. 2009). So wurden bei Patienten mit Schizophrenie seltener als bei Patienten mit einer HIV-Erkrankung Screeninguntersuchungen auf erhöhte Blutzucker- und Blutfettwerte vorgenommen (Jennex u. Gardner 2008). Bei Durchführung von Screeningmaßnahmen sollte auch bedacht werden, dass diese nur in Verbindung mit festen Algorithmen sinnvoll sind, die das Vorgehen bei Überschreiten eines vorher festgelegten Grenzwertes beschreiben. Die oben genannten Screeningmaßnahmen werden von einem breiten Expertenkonsens getragen; Ergebnisse kontrollierter Untersuchungen, die eindeutig den Nutzen dieser Maßnahmen in Hinblick auf die Reduktion von Gewichtszunahme und Diabetesinzidenz nachweisen, fehlen jedoch.

> **Tipp**
>
> Zeigt sich unter der Therapie mit AAP eine rasche deutliche Gewichtszunahme, sollte dieses frühzeitig mit dem Patienten besprochen werden. Häufig ist es schwierig, eine erfolgte Gewichtszunahme wieder rückgängig zu machen.

18.5 Therapie

Bei der Therapie der Schizophrenie sollte erwogen werden, bei komorbider Adipositas oder Diabetes mellitus primär eine Substanz einzusetzen, deren Anwendung nicht mit einer Gewichtszunahme verbunden ist. Sollte sich unter Behandlung mit AAP eine nicht tolerable Gewichtszunahme oder die Manifestation eines Diabetes mellitus einstellen, so ist ein Wechsel des Präparats zu bedenken. Vor- und Nachteile einer solchen Maßnahme, insbesondere das Diskontinuieren einer möglicherweise erfolgreichen antipsychotischen Therapie, insbesondere mit Clozapin, sind jedoch sorgfältig abzuwägen (Gaebel et al. 2006).

Die Behandlung des Diabetes mellitus bei Patienten mit Schizophrenie soll evidenzbasiert nach den aktuellen Leitlinien (Arzneimittelkommission der Deutschen Ärzteschaft 2009; Böhm et al. 2011) durchgeführt werden. Eine erfolgreiche Behandlung der Schizophrenie verbessert die Voraussetzungen für die Umsetzungen der Diabetestherapie. Allerdings ist die Beeinflussung der zu dem Negativsyndrom gerechneten Symptome wie Störung von Kognition und Antrieb nicht immer in dem gewünschten

Tab. 18.1 Empfohlene Untersuchungen unter Therapie mit AAP					
Untersuchung	Beginn der Therapie	nach 4 und 8 Wochen	nach 3 Monaten	alle 3 Monate	jährlich
Anamnese	X				X
Körpergewicht (BMI)	X	X	X	X	
Taillenumfang	X				X
Blutdruck	X		X		X
Nüchterblutzucker	X		X		X
Nüchternblutfette	X		X		X
Modifiziert nach ADA 2004					

Maß möglich. Die Behandlungsziele des Diabetes mellitus müssen dieser Tatsache sowie der verfügbaren Unterstützung durch das Umfeld des Patienten Rechnung tragen; sowohl zu hoch angesetzte Ziele als auch therapeutischer Nihilismus sind zu vermeiden. Eine gute Kommunikation zwischen Hausarzt, Psychiater und Diabetologe ist unumgänglich, um eine angemessene Behandlung zu gewährleisten. Mitunter übernimmt der Psychiater, insbesondere bei langjähriger und vertrauensvoller Behandlung, einen Teil der Hausarztfunktion. In diesem Fall sind auf seiner Seite ausreichende Kenntnisse der Diabetesbehandlung nötig, um eine adäquate Behandlung der Stoffwechselerkrankung zu gewährleisten.

Tipp

Bei der Diabetesbehandlung des Menschen mit Schizophrenie ist es in der Regel hilfreich, nahestehende Personen wie Angehörige, Betreuer oder Pflegepersonen in das Erarbeiten von Therapiezielen und in das Krankheitsmanagement einzubeziehen.

Bei der Diabetestherapie des Patienten mit Schizophrenie erweist es sich mitunter als schwierig, den Patienten für eine Diabetesschulung zu motivieren. Die Patientenschulung stellt aber ein zentrales Element der Diabetesbehandlung dar; sie dient dazu, das notwendige Ausmaß an krankheitsbezogenem Wissen und Fertigkeiten zu vermitteln, damit der Patient die wesentlichen Therapiemaßnahmen des Diabetes in seinem persönlichen Alltag dauerhaft und eigenverantwortlich umsetzen kann (Herpertz et al. 2003). Der Erfolg standardisierter Schulungsprogramme bei Patienten mit Schizophrenie wurde in einer überschaubaren Zahl von Untersuchungen getestet. Dabei waren die Gruppengrößen oftmals klein und die Dauer der Nachbeobachtungen kurz. Die durch derartige Maßnahmen nach 6 Monaten erreichte Gewichtsabnahme lag bei 2,5–4,5 kg. Bei komorbidem Diabetes mellitus konnte zwar eine Zunahme von Diabeteswissen und eine Abnahme des Körpergewichts erreicht werden, ein Effekt auf die Stoffwechseleinstellung (Nüchternblutzucker, HbA_{1c}) konnte jedoch nicht nachgewiesen werden (Mauri et al. 2008; McKibbin et al. 2006; Weber u. Wyne 2006).

Es wurden auch medikamentöse Ansätze untersucht, die das Ziel hatten, Gewichtszunahme und Diabetesinzidenz bei Patienten mit Schizophrenie, insbesondere bei bestehender Therapie mit AAP, zu vermindern. Am häufigsten wurde die Substanz Metformin verwandt, die schon bei anderen Kohorten mit einem hohen Diabetesrisiko erfolgreich eingesetzt worden war. Diese medikamentöse Intervention wurde in der Regel parallel zu Lebensstilmodifikation und Gewichtsreduktion durchgeführt; im Mittel war sie mit einer Gewichtsabnahme von 3,2 kg verbunden (Ehret et al. 2010). Parameter, die die Güte des Glukosestoffwechsel anzeigten, verbesserten sich ebenfalls; die Inzidenz des Diabetes mellitus veränderte sich nicht. Der Einsatz von Metformin bei Nichtdiabetikern fällt unter den „Off-Label"-Gebrauch.

Fazit

Die Prävalenz des Typ-2-Diabetes bei Patienten mit Schizophrenie ist auf das 1,9-fache erhöht. Das Risiko eines neu entdeckten Diabetes mellitus ist unter Behandlung mit atypischen Antipsychotika erhöht, am deutlichsten unter den Substanzen Clozapin und Olanzapin. Die konsequente Behandlung der Schizophrenie mit Antipsychotika ist mit einem Rückgang der Mortalität verbunden, diese Assoziation ist am deutlichsten für Clozapin. Um dem erhöhten metabolischen Risiko von Patienten mit Schizophrenie zu begegnen, sollten regelmäßige Untersuchungen zum Erkennen von Gewichtszunahme, Glucose- und Fettstoffwechselstörungen durchgeführt werden. Bei der Therapie der Schizophrenie sollte erwogen werden, bei komorbider Adipositas oder Diabetes mellitus primär eine Substanz einzusetzen, deren Anwendung nicht mit einer Gewichtszunahme verbunden ist. Die Behandlung des Diabetes mellitus bei Patienten mit Schizophrenie soll evidenzbasiert nach den aktuellen Leitlinien durchgeführt werden. Standardisierte Schulungsprogramme bei Patienten mit Schizophrenie zeigen einen Effekt auf das Körpergewicht, nicht jedoch auf die Stoffwechseleinstellung (Nüchternblutzucker, HbA_{1c}).

Literatur

Allison DB, Mentore JL, Heo M et al (1999) Antipsychotic-induced weight gain: a comprehensive research synthesis. Am J Psychiatry 156:1686–1696

ADA (2004) American Diabetes Association: Consensus development conference on antipsychotic drugs and obesity and diabetes. Diabetes Care 27:596–601

Arzneimittelkommission der Deutschen Ärzteschaft (2009) Diabetes Mellitus. Empfehlungen zur antihyperglykämischen Therapie des Diabetes mellitus Typ 2. 2. Auflage. http://www.akdae.de/Arzneimitteltherapie/TE/A-Z/PDF/Diabetes2.pdf

Böhm BO, Dreyer M, Fritsche A et al. (2011) S3-Leitlinie Therapie des Typ-1-Diabetes – Version 1.0. http://www.deutsche-diabetes-gesellschaft.de/redaktion/news/Aktualisierung-TherapieTyp1Diabetes_1_201102140 f.pdf

Ehret M, Goethe J, Lanosa M et al (2010) The effect of metformin on anthropometrics and insulin resistance in patients receiving atypical antipsychotic agents: a meta-analysis. J Clin Psychiatry 71:1286–1292

Gaebel WFP, Weinmann S, Wobrock T (2006) S3 – Praxisleitlinien in Psychiatrie und Psychotherapie Behandlungsleitlinie Schizophrenie. Steinkopff-Verlag, Heidelberg

Henderson DC, Cagliero E, Copeland PM et al (2007) Elevated hemoglobin A1c as a possible indicator of diabetes mellitus and diabetic ketoacidosis in schizophrenia patients receiving atypical antipsychotics. J Clin Psychiatry 68:533–541

Hennekens CH (2007) Increasing global burden of cardiovascular disease in general populations and patients with schizophrenia. J Clin Psychiatry 68 Suppl 4:4–7

Herpertz S, Petrak F, Albus C et al (2003) Psychosoziales und Diabetes mellitus. Diabetes und Stoffwechsel 12:35–58

Insel TR (2010) Rethinking schizophrenia. Nature 468:187–193

Jablensky A (1995) Schizophrenia: recent epidemiologic issues. Epidemiol Rev 17:10–20

Jennex A, Gardner DM (2008) Monitoring and management of metabolic risk factors in outpatients taking antipsychotic drugs: a controlled study. Can J Psychiatry 53:34–42

Jin H, Meyer JM, Jeste DV (2004) Atypical antipsychotics and glucose dysregulation: a systematic review. Schizophr Res 71:195–212

Lieberman JA, Stroup TS, McEvoy JP et al (2005) Effectiveness of antipsychotic drugs in patients with chronic schizophrenia. N Engl J Med 353:1209–1223

Mauri M, Simoncini M, Castrogiovanni S et al (2008) A psychoeducational program for weight loss in patients who have experienced weight gain during antipsychotic treatment with olanzapine. Pharmacopsychiatry 41:17–23

McEvoy JP, Meyer JM, Goff DC et al (2005) Prevalence of the metabolic syndrome in patients with schizophrenia: baseline results from the Clinical Antipsychotic Trials of Intervention Effectiveness (CATIE) schizophrenia trial and comparison with national estimates from NHANES III. Schizophr Res 80:19–32

McKibbin CL, Patterson TL, Norman G et al (2006) A lifestyle intervention for older schizophrenia patients with diabetes mellitus: a randomized controlled trial. Schizophr Res 86:36–44

Morrato EH, Newcomer JW, Kamat S et al (2009) Metabolic screening after the American Diabetes Association's consensus statement on antipsychotic drugs and diabetes. Diabetes Care 32:1037–1042

Osborn DP, Wright CA, Levy G et al (2008) Relative risk of diabetes, dyslipidaemia, hypertension and the metabolic syndrome in people with severe mental illnesses: systematic review and metaanalysis. BMC Psychiatry 8:84

Peet M (2004) Diet, diabetes and schizophrenia: review and hypothesis. Br J Psychiatry Suppl 47:S102–S105

Robinson DG, Woerner MG, McMeniman M et al (2004) Symptomatic and functional recovery from a first episode of schizophrenia or schizoaffective disorder. Am J Psychiatry 161:473–479

Ryan MC, Collins P, Thakore JH (2003) Impaired fasting glucose tolerance in first-episode, drug-naive patients with schizophrenia. Am J Psychiatry 160:284–289

Simon V, van Winkel R, De Hert M (2009) Are weight gain and metabolic side effects of atypical antipsychotics dose dependent? A literature review. J Clin Psychiatry 70:1041–1050

Smith M, Hopkins D, Peveler RC et al (2008) First- v. second-generation antipsychotics and risk for diabetes in schizophrenia: systematic review and meta-analysis. Br J Psychiatry 192:406–411

Tiihonen J, Lonnqvist J, Wahlbeck K et al (2009) 11-year follow-up of mortality in patients with schizophrenia: a population-based cohort study (FIN11 study). Lancet 374:620–627

Weber M, Wyne K (2006) A cognitive/behavioral group intervention for weight loss in patients treated with atypical antipsychotics. Schizophr Res 83:95–101

Demenz und Diabetes mellitus

B. Fatke, H. Förstl

F. Petrak, S. Herpertz (Hrsg.), *Psychodiabetologie*,
DOI 10.1007/978-3-642-29908-7_19, © Springer-Verlag Berlin Heidelberg 2013

Kurzinfo

Demenz ist ein Verlust geistiger Leistungen von solcher Schwere, dass der Alltag nicht mehr wie gewohnt allein bewältigt werden kann. Ursache sind überwiegend neurodegenerative und vaskuläre Hirnveränderungen. Ein Diabetes mellitus steigert das Risiko für alle Arten einer Demenz. In mehreren epidemiologischen Studien konnte eine Assoziation von Diabetes mellitus mit kognitiven Störungen nachgewiesen werden. Darüber hinaus wurde ein Zusammenhang von Diabetes mit Demenzerkrankungen allgemein sowie insbesondere mit der vaskulären Demenz und der Alzheimer-Demenz nachgewiesen. Die meisten Studien zeigen eine Risikoerhöhung für die vaskuläre Demenz etwa von 100–150 % und für die Alzheimer-Demenz von 50–100 % im Vergleich zu Menschen ohne Diabetes mellitus. Dabei erhöht sich das Risiko umso mehr, je länger der Diabetes besteht und je länger er nicht suffizient behandelt wird.

Diabetes mellitus begünstigt die Neuropathologie der Alzheimer-Erkrankung. Die diabetische Makro- und Mikroangiopathie und eine pathologische Angiogenese stimulieren inflammatorische Prozesse, führen zu einer chronischen Hypoxie und fördern die Bildung von β-Amyloid-Plaques und Neurofibrillenbündeln. Der gestörte Glukosemetabolismus führt zur Bildung reaktiver Sauerstoff- und Stickstoffspezies, die ebenfalls inflammatorische Vorgänge begünstigen, Zellen direkt schädigen, und die Bildung von β-Amyloid und hyperphosphoryliertem T-Protein fördern. Glykation führt zu mitochondrialer Dysfunktion und hat die Bildung von β-Amyloid-Plaques und die Akkumulation von Neurofibrillen aus T-Protein zur Folge. Chronische Hyperglykämie wie auch hypoglykämische Episoden beeinträchtigen kognitive Fähigkeiten auf Dauer. Insulin konkurriert mit β-Amyloid um ein Insulin-abbauendes Enzym (IDE). Durch die Hyperinsulinämie wird somit der Abbau von β-Amyloid gestört. Zahl und Sensitivität der Insulinrezeptoren nehmen auch im Gehirn ab. Durch die verringerte Insulinwirkung kommt es ebenfalls zu einer T-Hyperphosphorylierung, der Abbau von Amyloid-Vorläufer-Protein wird zudem behindert. β-Amyloid wiederum erhöht die Insulinresistenz im Gehirn, so dass die pathophysiologischen Prozesse von Diabetes mellitus und Alzheimer-Demenz sich teilweise gegenseitig verstärken.

Ein Lebensstil mit regelmäßiger körperlicher Aktivität und mediterraner Diät ist mit einem geringeren Risiko auch für Demenz assoziiert. Antidiabetika wie Metformin und Insulinsensitizer zeigen eine positive Wirkung auf kognitive Leistungen. Die intranasale Insulingabe hat in Studien bereits einen positiven Effekt auf die kognitive Leistungsfähigkeit gezeigt und ist ein vielversprechender neuer Ansatz in der Therapie der Alzheimer-Demenz. Aufgrund seiner hohen Inzidenz hat der Diabetes mellitus eine wichtige epidemiologische Rolle bei der Entstehung der Demenz. Angesichts derzeit weltweit über 30 Mio. an Alzheimer-Demenz Erkrankten, kommt dem Diabetes bei der Prävention und Therapie eine besondere Bedeutung zu.

19.1   Epidemiologie

Demenz ist ein Verlust geistiger Leistungen von solcher Schwere, dass der Alltag nicht mehr wie gewohnt allein bewältigt werden kann. Ursache einer Demenz sind überwiegend neurodegenerative und vaskuläre Hirnveränderungen, die im höheren Lebensalter meist gemeinsam auftreten (O'Brien 2011).

Diabetes mellitus und andere kardiovaskuläre Risikofaktoren steigern nicht nur das Risiko für eine sogenannte vaskuläre Demenz, sondern auch für die Alzheimer-Demenz (AD, Viswanathan et al. 2009; Luchsinger 2010).

Die Rotterdam-Studie war eine der ersten großen Untersuchungen, die einen epidemiologischen Zusammenhang zwischen Atherosklerose und Demenz zeigte, wobei dieser sowohl für die vaskuläre Demenz als auch für die AD galt (Hofman et al. 1997). Eine weitere Datenanalyse der Rotterdam-Studie belegte eine Risikoerhöhung bei Vorliegen eines Diabetes für Demenz allgemein und für AD jeweils um 90 % (Ott et al. 1999). Seither wurde in einigen großen Untersuchungen und Metaanalysen bestätigt, dass ein Diabetes mellitus mit einem erhöhten Risiko für eine Beeinträchtigung kognitiver Leistungen insgesamt und für Demenz einhergeht.

19.1.1 Leichte kognitive Störung

Kognitive Beeinträchtigungen, die nicht die Kriterien einer Demenz erfüllen, aber für die jeweilige Altersgruppe ausgeprägter als erwartet ausfallen, werden leichte kognitive Störung (engl. „mild cognitive impairment", MCI) genannt. Ein MCI ist

19

◻ Tab. 19.1 Übersicht über wichtige epidemiologische Studien zum Zusammenhang von Diabetes mellitus und kognitiven Störungen

Studie	Untersuchungsgruppe	Ergebnisse
Gregg et al. 2000	9679 Teilnehmerinnen der Osteoporotic Fractures Research Group (> 65 J.)	OR 1,6 (95 %-KI 1,2–2,2)
Logroscino et al. 2004	16.596 Teilnehmerinnen der Nurses' Health Study (durchschnittlich 74 J.)	OR 1,3 (1,1–1,6)
Yaffe et al. 2004	7027 Probandinnen (durchschnittlich 66 J.)	OR 1,8 (1,1–2,8)
Luchsinger et al. 2007	918 Probanden (durchschnittlich 76 J.)	OR 1,4 (1,1–1,8)
Okereke et al. 2008	12.233 Teilnehmer der Physician's Health Study und der Women's Health Study (m.: durchschnittlich 74 J., w.: durchschnittlich 72 J.)	Veränderung des Punktwerts im Telefoninterview zur kognitiven Leistungsfähigkeit –0,7 (–1,1 bis –0,4)
Cherbuin et al. 2009	2082 Personen (60–64 J.), DM, MCI, andere kognitive Störung	OR (kognitive Störung) 2,1 (1,0–4,3)
Yaffe et al. 2009	2509 Personen (70–79 J.), DM	OR (leichte kognitive Verschlechterung) 0,9 (0,6–1,3), OR (leichte zu schwere kognitive Verschlechterung) 1,4 (0,9–2,0)

Abkürzungen: DM (Diabetes mellitus), J. (Jahre), m. (männlich), MCI (mild cognitive impairment), OR (Odds Ratio), w. (weiblich), 95 %-KI (95 % Konfidenzintervall)

in einer Studie bei 70 % der Patienten mit Typ-2-Diabetes gefunden worden (durchschnittliches Alter 56 Jahre). Bei Patienten mit Typ-2-Diabetes und arterieller Hypertonie beträgt diese Rate 88 % bei einem durchschnittlichen Alter von 53 Jahren (Petrova et al. 2010). Mehrere prospektive Kohortenstudien zeigten eine Assoziation von MCI und Diabetes (s. ◻ Tab. 19.1). In einer großen Kohortenstudie wurde gezeigt, dass die Quote von Frauen, die sowohl einen Diabetes wie auch kognitive Störungen zeigten, um 63 % höher war als jene ohne Diabetes. Zudem stieg das Risiko von kognitiven Beeinträchtigungen mit der Dauer der Diabeteserkrankung (Gregg et al. 2000). Ein ähnliches Ergebnis zeigte die „Nurses Health Study": Hier ergab sich eine um 34 % höhere Quote von Probandinnen mit kognitiven Defiziten bei einem über 15 Jahre bestehenden Typ-2-Diabetes im Vergleich zu Probandinnen ohne Typ-2-Diabetes (Logroscino et al. 2004). In einer weiteren Studie mit weiblichen Teilnehmerinnen war das Risiko eines MCI bei gestörter Glukosetoleranz oder bei einem Diabetes fast doppelt so hoch wie bei Probandinnen ohne gestörten Glukosemetabolismus (Yaffe et al. 2004). In der „Physician's Health Study" und der „Women's Health Study" hatten Probanden mit Typ-2-Diabetes signifikant höhere Einbußen im Punktwert eines telefonischen Interviews zur kognitiven Leistungsfähigkeit als Probanden ohne Diabetes. Auch hier war die Dauer der Diabeteserkrankung mit größeren kognitiven Defiziten assoziiert (Okereke et al. 2008). Ferner belegte eine Metaanalyse aus 33 Studien zu Typ-1-Diabetes ein höheres Ausmaß an kognitiven Leistungseinbußen als bei Probanden ohne Typ-1-Diabets. Besonders betroffen waren die Funktionsbereiche Informationsverarbeitungsgeschwindigkeit und Flexibilität, wohingegen Lernen und Gedächtnis nicht beeinträchtigt waren (Brands et al. 2005).

19.1.2 Demenz

Die Assoziation von Diabetes mellitus und Demenz wurde in systematischen Übersichtsarbeiten belegt (s. ◻ Tab. 19.2). Biessels et al. (2006) schlossen elf Kohortenstudien in ihre Übersicht ein (insgesamt 101.972 Probanden). Die eingeschlossenen Studien unterschieden nicht zwischen Typ-1-Diabetes und

Typ-2-Diabetes. Aufgrund des mittleren bis höheren Alters der Probanden kann jedoch von einem überwiegenden Teil von Typ-2-Diabetes ausgegangen werden. Neun von zehn Studien berichteten ein erhöhtes Risiko einer AD mit relativem Risiko, Odds Ratio oder Hazard Ratio von über eins (1,2–2,4) im Vergleich zu den Kontrollgruppen ohne Diabetes. In fünf dieser Studien war das 95 %-Konfidenzintervall > 1. Lu et al. (2009) schlossen zwei weitere Kohortenstudien ein. In dieser Übersichtsarbeit wurde eine Metaanalyse des gewichteten relativen Risikos für die Entwicklung einer AD bei bestehendem Diabetes mellitus durchgeführt. Das kombinierte relative Risiko betrug 139 % im Vergleich zu Menschen ohne Diabetes. Für die vaskuläre Demenz war das Risiko mit 238 % noch deutlich höher (Lu et al. 2009).

Die Bedeutung des Diabetes mellitus als Risikofaktor für die Entwicklung einer Demenz wird darüber hinaus durch die Betrachtung des größten bekannten genetischen Risikofaktors, des ApoE4-Allels, veranschaulicht. Apolipoprotein E (ApoE) spielt eine wichtige Rolle im Fettstoffwechsel. Es treten drei Allele auf: E2, E3 und E4. E3 gilt als die „normale Variante", E4 hingegen erhöht das Risiko für das Auftreten einer AD. Personen mit zwei ApoE4-Allelen haben ein vielfach erhöhtes Risiko, an Alzheimer-Demenz zu erkranken.

Bei gleichzeitigem Vorliegen eines Typ-2-Diabetes und mindestens eines ApoE4-Allels erhöht sich das Demenzrisiko um circa das fünffache im Vergleich zu Probanden ohne diese Risikofaktoren (Peila et al. 2002; Irie et al. 2008). Die statistisch signifikante, aber insgesamt moderate Erhöhung des Demenzrisikos durch Diabetes mellitus gewinnt ihre volle Bedeutung durch die hohe Diabetesprävalenz. Die Frequenz das ApoE4Allels ist jedoch nicht sehr hoch. Daher schätzen einige Autoren, dass das Demenzrisiko für die Bevölkerung, das dem Diabetes zuzuschreiben ist – das populationsattribuierbare Risiko – die epidemiologische Bedeutung von ApoE4 übersteigt (Viswanathan et al. 2009; Barnes u. Yaffe 2011).

Allerdings gibt es auch widersprechende Daten aus prospektiven Populationsstudien zur Assoziation von Diabetes und Demenz. Die „Interdisciplinary Longitudinal Study on Adult Development and Aging" untersuchte eine repräsentative Kohorte von 381 Personen, die zwischen 1930 und 1932 in Deutschland geboren worden waren. Verglichen mit Gesunden zeigten Personen mit MCI oder AD ähnliche Prävalenzraten für Typ-2-Diabetes (Toro et al. 2009). In einer Untersuchung des Kungsholmen-Projekts wurde ebenfalls kein erhöhtes Risiko für AD bei Diabetes gefunden. In einer Subgruppenanalyse zeigte sich jedoch ein erheblich erhöhtes Risiko für AD bei Patienten mit bisher undiagnostiziertem Diabetes im Vergleich zu Probanden ohne Diabetes (Xu et al. 2009b).

Entsprechend den Daten zu Diabetes mellitus und MCI hat die Dauer der Diabeteserkrankung offenbar ebenfalls Einfluss auf das Risiko einer AD. In einer Fall-Kontroll-Studie war die Wahrscheinlichkeit, an einer Demenz zu leiden bei Menschen mit Diabetes um 69 % höher als bei Menschen ohne Diabetes. Darüber hinaus konnte gezeigt werden, dass der Beginn einer Diabeteserkrankung im mittleren Alter mit einem ungefähr doppelt so hohen Risiko für AD einherging wie bei einer Diabeteserkrankung ab einem Alter von 65 Jahren (Xu et al. 2009a). Dieser Befund wird durch weitere Untersuchungen unterstützt, die einen Zusammenhang zwischen vaskulären Risikofaktoren im mittleren Alter und einer AD, die meist erst Jahrzehnte später auftritt, zeigten (Launer et al. 2000; Kivipelto et al. 2002; Kivipelto et al. 2005; Whitmer et al. 2005).

Ein Diabetes erhöht zudem die Wahrscheinlichkeit eines Fortschreitens von MCI zu AD. Eine prospektive Studie an 103 älteren Probanden mit MCI ergab für Probanden mit Typ-2-Diabetes ein höheres Risiko eine AD zu entwickeln, als für jene ohne Diabetes (Velayudhan et al. 2010).

> **Tipp**
>
> Klären Sie Patienten mit Diabetes mellitus über das erhöhte Risiko einer späteren Demenz auf. Achten Sie auf beginnende kognitive Defizite und empfehlen Sie Patienten bei begründetem Verdacht die Vorstellung in einer Gedächtnisambulanz.

19.2 Pathophysiologie

Die Neuropathologie der AD ist gekennzeichnet durch die Fehlfunktion und den Verlust von Neuro-

◻ **Tab. 19.2** Übersicht über wichtige epidemiologische Studien zum Zusammenhang von Diabetes mellitus und Demenz

Studie	Untersuchungsgruppe	Ergebnisse
Leibson et al. 1997	Demenzraten von 1455 Personen (> 45 J.) mit T2D verglichen mit Normalbevölkerung	RR (Demenz gesamt) 1,7 (95 %-KI 1,3–2,1)
		RR (AD) 2,3 (1,6–3,3) für Männer und 1,4 (0,9–2,0) für Frauen
Brayne et al. 1998	2609 Personen (> 75 J.), T2D	OR (Demenz gesamt) 2,6 (0,9–7,8)
		OR (AD) 1,4 (1,1–17,0)
Ott et al. 1999	6370 Personen (> 55 J.), T2D	RR (Demenz gesamt) 1,9 (1,3–2,8)
		RR (AD) 1,9 (1,2–3,1)
Curb et al. 1999	3774 Personen (45–68 J. bei Diagnose T2D, 71–93 J. bei Demenzbeurteilung)	RR (VD) 1,5 (0,8–2,8)
		RR (AD) 1,0 (0,2–12,0)
Peila et al. 2002	2574 Teilnehmer der Honolulu-Asia-Aging-Study (durchschnittlich 77 J.), T2D	RR (Demenz gesamt) 1,5 (1,0–2,2)
		RR (AD) 1,8 (1,1–2,9)
		RR (VD) 2,3 (1,1–5,0)
		RR (AD bei T2D u. APOEe4) 5,5 (2,2–13,7)
Arvanitakis et al. 2004	824 Personen (> 55 J.), T2D	HR (AD) 1,7 (1,1–2,5)
Schneider-Beeri et al. 2004	1892 Personen (40–65 J.), T2D, Demenzbeurteilung 30 J. später	OR (Demenz gesamt) 2,8 (1,4–5,7)
Xu et al. 2004	1301 Personen (> 75 J.), T2D	HR (Demenz gesamt) 1,5 (1,0–2,1)
		HR (VD) 2,6 (1,2–6,1)
		HR (AD) 1,3 (0,9–2,1)
Luchsinger et al. 2005	1138 Personen (> 65 J.), T2D	HR (AD) 2,4 (1,8–3,2)
Whitmer et al. 2005	8845 Personen (40–44 J.), T2D	HR (Demenz gesamt) 1,5 (1,2–1,8)
Xu et al. 2007	1173 Personen ohne bekannten T2D (> 75 J.), Borderline-T2D	HR (Demenz gesamt) 1,7 (1,0–2,7)
		HR (AD) 1,8 (1,1–3,0)
Irie et al. 2008	2547 Teilnehmer der Cardiovascular Health Study (> 65 J.), DM	RR (AD) 1,4 (1,0–2,0)
		RR (AD bei DM u. APOEe4) 4,5 (2,5–8,3)
Xu et al. 2009b	1248 Teilnehmer des Kungsholmen Projekts (> 75 J.), T2D	HR (AD bei Borderline-T2D ohne vaskuläre Komorbidität) 2,9 (1,3–6,3)
		HR (AD bei undiagnostiziertem T2D ohne vaskuläre Komorbidität) 4,7 (1,1–18,5)
Cheng et al. 2011	1488 Personen (> 65 J.)	HR (Demenz gesamt) 1,7 (1,4–2,9)
		HR (AD mit spätem Beginn) 1,6 (1,0–2,6)
		HR (AD) 1,3 (0,8–2,2)

Abkürzungen: AD (Alzheimer Demenz), HR (hazard ratio) J. (Jahre), DM (Diabetes mellitus), OR (odds ratio), RR (relatives Risiko), T2D (Typ-2-Diabetes), VD (vaskuläre Demenz), 95 %-KI (95 %-Konfidenzintervall).

nen im Kortex und in subkortikalen Kerngebieten. Daran sind die Akkumulation von extrazellulären β-Amyloid-Plaques und intrazellulären Neurofibrillen mit hyperphosphoryliertem T-Protein beteiligt. β-Amyloid ist ein Protein, das enzymatisch aus dem Amyloid-Vorläufer-Protein (engl. „amyloid precursor protein" APP) gebildet wird. Bei AD kommt es zu einer fehlerhaften Faltung des β-Amyloids, was seine Aggregation begünstigt. Die so entstehenden Ablagerungen (oder Plaques) haben neurotoxische Effekte. Das T-Protein stabilisiert intrazelluläre Zytoskelettproteine, sogenannte Mikrotubuli oder Neurofibrillen. Bei der AD tritt eine Hyperphosphorylierung des T-Proteins auf, weshalb es nicht mehr mit den Mikrotubuli interagieren kann. Infolgedessen aggregieren die T-Proteine und es entstehen intrazelluläre dysfunktionale Neurofibrillenbündel. Der Diabetes begünstigt bzw. beschleunigt durch verschiedene Mechanismen die neuropathologischen Veränderungen der AD.

19.2.1 Vaskuläre Schädigung

Diabetes erhöht das Schlaganfallrisiko um das Doppelte (Luitse et al. 2012). Zerebrale Infarkte wiederum haben häufig kognitive Störungen bis hin zu MCI und Demenz als Folge (Pasi et al. 2012). Über diese offensichtliche Assoziation von Diabetes und kognitiver Beeinträchtigung hinaus begünstigen eine Reihe von Mechanismen der Pathophysiologie des Diabetes mellitus die bei AD auftretende Neuropathologie durch die Schädigung der Blutgefäße und Blutzirkulation.

Diabetische Mikroangiopathie

Beim Diabetes mellitus kommt es zu einer Erkrankung der kleinen Blutgefäße, der sogenannten diabetischen Mikroangiopathie. Sie führt zur Verdickung der Kapillarmembran, zur Dysfunktion des Endothels (Gefäßwand) und zu Mikroinfarkten (Taguchi 2009). Die dadurch behinderte zerebrale Mikrozirkulation hat eine chronische Ischämie zur Folge, was wiederum zum Zelluntergang und über Veränderungen in der neuronalen Proteinsynthese zu neuronaler Dysfunktion führt und derart die kognitive Leistungsfähigkeit beeinträchtigen kann. Eine Studie untersuchte post mortem Hirngewebeproben

von Fällen mit AD. Patienten, die zusätzlich an Diabetes erkrankt waren, hatten eher mikrovaskuläre Infarkte, wohingegen die Fälle ohne Diabetes mehr β-Amyloid zeigten. Unter den Fällen mit Diabetes mellitus war die Anzahl der mikrovaskulären Infarkte bei jenen größer, deren Diabetes behandelt wurde. Die unbehandelten Diabetiker hingegen hatten mehr β-Amyloid-Plaques (Sonnen et al. 2009). Diese Daten zeigen, dass Patienten mit Diabetes mellitus neben den unmittelbar durch die Mikroangiopathie verursachten Schäden neuropathologische Zeichen einer AD aufweisen. Dies trifft insbesondere auf unbehandelte Diabetiker zu. Die Datenlage ist jedoch hier nicht eindeutig. Eine weitere Studie zeigte erhöhte Konzentration von β-Amyloid bei Diabetikern im Vergleich zu Gesunden (Valente et al. 2010).

Pathologische Angiogenese

Diabetes mellitus verursacht über Hypoperfusion und chronische Inflammation Endothelschäden der kleinen Gefäße. Als Folge findet eine pathologische Angiogenese statt. Deren morphologische Korrelate mit erhöhter Kapillardichte, Bildung von Gefäßschlingen und glomeruloiden Gefäßstrukturen wurden in Gehirnen von Patienten mit AD gefunden (Buee et al. 1997). Fünf ineinandergreifende Mechanismen spielen dabei eine Rolle:

- Eine durch Hypoperfusion bedingte Hypoxie induziert die Expression vasoaktiver Botenstoffe wie NO (Stickstoffmonoxid), HIF-1α („hypoxia-inducible-factor-1α") und VEGF („vascular endothelial growth factor"). Eine erhöhte Expression von VEGF wurde in Astrozyten (Sternzellen/Spinnenzellen des Gehirns, zu den Gliazellen gehörend) und perivaskulären Ablagerungen bei Patienten mit AD gefunden (Kalaria et al. 1998).
- Neurofibrillen enthalten Heparansulfatproteoglykane, die als Substrat an bFGF („basic fibroblast growth factor") binden, ein weiterer angiogenetisch wirksamer Botenstoff (Siedlak et al. 1991).
- Durch die Endothelschädigung wird Thrombin freigesetzt, das ein direkter Stimulator der Angiogenese ist (Tsopanoglou u. Maragoudakis 1999). Darüber hinaus führt es in Endothelzellen zur Freisetzung von APP (Ciallella et al. 1999).

- Durch die Bindung von β-Amyloid an C1q des Komplementsystems (System von Plasmaproteinen, das im Rahmen der Immunantwort auf zahlreichen Oberflächen von Mikroorganismen aktiviert werden kann), durch das Absterben von Neuronen und durch Endothelschäden werden weitere Entzündungsmediatoren freigesetzt, wie beispielsweise Tumornekrosefaktor α (TNFα), Interleukin 6 und CCL2 („chemokine ligand 2"). Diese Substanzen wurden in Gehirnen bei AD gefunden (Grammas u. Ovase 2001). Sie stimulieren ebenfalls die Angiogenese. Einwandernde Monozyten und Makrophagen (Immunzellen) setzen darüber hinaus bFGF, VEGF und PDGF („platelet-derived growth factor") frei.
- Thrombospondin, ein Inhibitor der Angiogenese, wird in der Nähe von β-Amyloid-Plaques vermindert exprimiert (Buee et al. 1992).

Diese Prozesse stimulieren die Bildung von APP und die Entstehung von β-Amyloid-Plaques. Es wurde postuliert, dass das Endothel im Gehirn bei AD genotypische und phänotypische Eigenschaften hat, die sich vom Endothel in gesunden Gehirnen unterscheiden, wodurch eine pathologische Angiogenese bei AD zu den oben beschriebenen neuropathologischen Veränderungen führt (Vagnucci u. Li 2003).

19.2.2 Gestörter Glukosemetabolismus

Oxidativer Stress

Der pathologische Glukosemetabolismus bei Diabetes mellitus führt zur Produktion freier Radikale wie reaktive Sauerstoffspezies (engl. „reactive oxygen species", ROS) und reaktive Stickstoffspezies (engl. „reactive nitrogen species", RNS). Das ist die Ursache für oxidativen Stress, der ein Merkmal sowohl von Typ-1-Diabetes als auch Typ-2-Diabetes ist und zur diabetischen Neuropathie beiträgt (Russell et al. 2008). ROS und RNS induzieren die Peroxidation von Lipiden und Proteinen. Diese Peroxide können zum Absterben von Zellen führen. Man hat sie in erhöhtem Maß sowohl bei Patienten mit AD als auch bei solchen mit Diabe-

tes mellitus gefunden (Pratico u. Sung 2004). Bei Patienten mit MCI findet man vermehrt peroxidierte Proteine im Frontal- und Parietallappen und im Hippokampus (Butterfield et al. 2007). In Tiermodellen konnte zudem eine Beteiligung von oxidativem Stress und Lipidperoxidation an der Akkumulation von β-Amyloid nachgewiesen werden (Resende et al. 2008). Ein vermehrtes Auftreten von β-Amyloid hat wiederum eine erhöhte Produktion von ROS zur Folge, indem β-Amyloid den Elektronentransport der Mitochondrien stört (Reddy u. Beal 2008).

Oxidativer Stress aktiviert inflammatorische Botenstoffe wie CRP (C-reaktives Protein) und Interleukin 6. Durch aktivierte Mikroglia und Astrozyten in der Umgebung von β-Amyloid-Plaques werden lokale Entzündungsprozesse angestoßen, die die Komplementkaskade aktivieren und zu neuronalen Schäden führen (Akiyama et al. 2000).

Glykation

Hyperglykämie führt über Glykation zur Bildung von Kohlenhydratverbindungen mit Proteinen, Lipiden oder Nukleinsäuren, sogenannten „advanced glycation end products" (AGE). AGE treten im normalen Alterungsprozess auf, sind jedoch bei Patienten mit Diabetes mellitus häufiger. Sie stören die Funktion von Mitochondrien und haben Anteil an Entzündungsprozessen. In post mortem untersuchten Hirngewebeproben von Patienten mit AD wurden bei jenen mit gleichzeitig vorliegendem Diabetes im Vergleich zu Fällen ohne Diabetes mellitus vermehrt Zellen mit Rezeptoren für AGE, höhere AGE-Konzentrationen, höhere T-Konzentrationen, mehr β-Amyloid-Plaques und stärkere Aktivierung von Mikroglia gefunden (Valente et al. 2010). Die Glykierung von β-Amyloid und T-Protein verursacht zudem die Aggregation von β-Amyloid zu Plaques beziehungsweise die Bildung intrazellulärer Neurofibrillenbündel aus T-Protein (Ledesma et al. 1994).

Gestörte Glukoseaufnahme

Die beim Diabetes gestörte Glukoseaufnahme im Gehirn begünstigt möglicherweise die Hyperposphorylierung von T-Protein, wie Ergebnisse einer Studie an menschlichen Gewebeproben und Tierversuche nahe legen. Dabei konnte gezeigt werden, dass eine bestimmte Form der enzymatischen An-

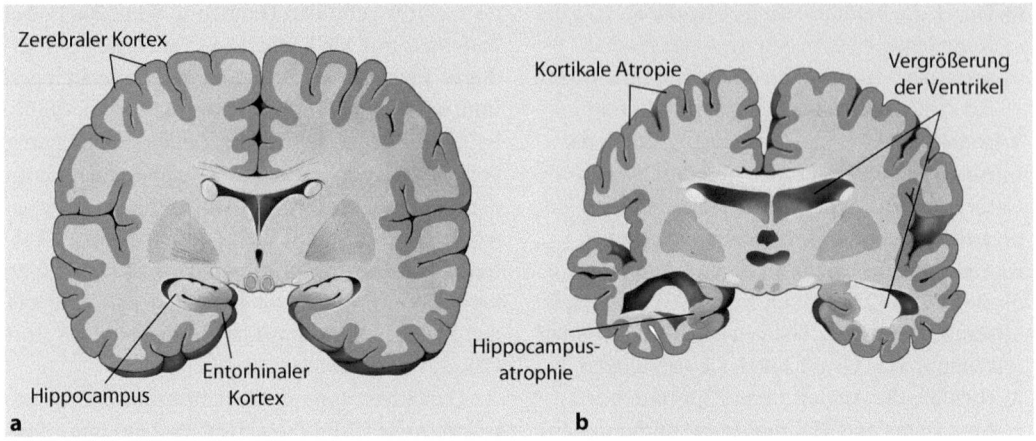

Abb. 19.1 Übersicht über die wichtigsten bei AD betroffenen Hirnregionen: **a** koronarer Schnitt durch ein gesundes Gehirn, **b** ein von Alzheimer betroffenes Gehirn in der gleichen Schnittebene. (Adaptiert nach National Institute on Aging/National Institutes of Health 20)

lagerung von Glukose, die O-GlcNAc-Glykosylierung, die Phosphorylierung von T-Protein hemmt. Eine verringerte Glukoseaufnahme ins Gehirn bewirkt eine verminderte O-GlcNAc-Glykosylierung und in der Konsequenz eine Hyperphosphorylierung von T-Protein (Liu et al. 2004).

Chronische Hyperglykämie

Tiermodelle für Typ-1- und Typ-2-Diabetes sind unter anderem durch eine chronische Hyperglykämie charakterisiert. Man findet bei Nagern mit chronischer Hyperglykämie eine verminderte kognitive Leistungsfähigkeit, insbesondere des Kurzzeitgedächtnisses (Biessels u. Gispen 2005). Zudem zeigte sich in einer Studie eine verringerte Dichte insbesondere an glutamatergen synaptischen Endigungen und eine Astrogliose im Hippocampus (Duarte et al. 2012).

Hypoglykämie

Hypoglykämie beeinträchtigt nicht nur kurzfristig kognitive und mnestische Fähigkeiten. Langfristig erhöhen schwere hypoglykämische Episoden das Risiko einer Demenz (Strachan et al. 2011). In einer longitudinalen Kohortenstudie mit 16.667 Teilnehmern konnte gezeigt werden, dass schwere hypoglykämische Episoden das Risiko einer späteren Demenz signifikant erhöhen. Das Risiko steigt mit der Zahl der Episoden (1 Episode: 126 %, 2 Episoden: 180 %, 3 und mehr Episoden: 194 % (Whitmer et al. 2009).

19.2.3 Insulinresistenz

Ein integraler Bestandteil der Pathophysiologie des Typ-2-Diabetes sind die Insulinresistenz verschiedener Gewebe und die resultierende Hyperinsulinämie. Das betrifft auch das Gehirn.

Insulinresistenz des Gehirns

Insulin wird aktiv über die Blut-Hirn-Schranke transportiert. In Strukturen, die bei AD besonders betroffen sind, wie Hippocampus, entorhinaler und frontaler Kortex (**Abb. 19.1**), ist die Dichte an Insulinrezeptoren besonders hoch (Craft u. Watson 2004). Der Transport von Insulin in das Gehirn ist bei chronischer peripherer Hyperinsulinämie verringert (Baura et al. 1996). Daraus resultiert ein Insulinmangel im Gehirn. Darüber hinaus sind die Expression und die Sensitivität von Insulinrezeptoren vermindert (Hoyer 2004). Einige Autoren bezeichnen die AD daher auch als **Typ-3-Diabetes** (Steen et al. 2005). Die Insulinresistenz des Gehirns führt zu einer erhöhten Aktivierung der Glykogensynthasekinase 3β (GSK-3β), die zur Hyperphosphorylierung von T-Protein beiträgt (Bhat et al. 2003). Die gestörte Signaltransduktion von Insulin behindert den Abbau von APP (Messier u. Teutenberg 2005). APP und β-Amyloid wiederum konkurrieren mit Insulin um seinen Rezeptor und reduzieren die Bindungsaffinität von Insulin und die Sensitivität und Anzahl seiner Rezeptoren. Die intrazelluläre Signalübertragung von Insulin wird dadurch gestört (Xie et al. 2002). Diese pathophysiologischen Prozesse verstärken sich auf diese Weise selbst.

Vasoaktiver Effekt

Insulin übt einen balancierenden Effekt auf den Gefäßtonus auf, indem es Einfluss auf die Sekretion mehrerer vasodilatierender und vasokonstringierender Botenstoffe hat. So ist bei Diabetes die über NO und EDHF („endothelium-derived hyperpolarizing factor") vermittelte Vasodilatation gestört. Gleichzeitig stimuliert Insulin jedoch die Ausschüttung von Endothelin-1, einem potenten vasokonstringierenden Peptid. Bei Diabetes mellitus findet man eine verminderte Produktion und einen erhöhten Abbau von Vasodilatoren und eine erhöhte Produktion von und Sensitivität für Vasokonstriktoren, wodurch das Gleichgewicht insgesamt zur Vasokonstriktion verschoben ist (Zhang et al. 2012). Die dadurch gehemmte Blutzirkulation trägt zur chronischen Hypoxie im Gehirn bei und begünstigt Zelluntergang, chronische Entzündungsprozesse und pathologische Angiogenese.

Insulin und β-Amyloid

Extrazelluläres β-Amyloid wird durch Proteolyse mittels des Insulin-degrading-enzyme (IDE) abgebaut. Insulin konkurriert mit β-Amyloid um dieses Enzym und hemmt dadurch dessen extrazellulären Abbau (Gasparini u. Xu 2003). Zudem stimuliert Insulin die Sekretion von β-Amyloid. IDE-Knockout-Mäuse zeigen Hyperinsulinämie, Glukoseintoleranz und vermehrte Akkumulation von β-Amyloid (Farris et al. 2003). Bei Patienten mit Alzheimer-Erkrankung ist die Expression von IDE im Hippokampus im Vergleich zu gesunden Probanden deutlich verringert, insbesondere bei Patienten mit ApoE4-Allel. Es scheint eine genetische Assoziation zwischen bestimmten IDE-Polymorphismen und AD mit spätem Beginn zu geben, wobei die Daten hierzu inkonsistent sind bzw. Metaanalysen keine Signifikanz erreichten (Bertram et al. 2007). Es wurde jedoch eine Variante des IDE-Gens identifiziert, die zu einer erhöhten Expression von IDE führt. Diese Variante ist mit verringerten Plasmakonzentrationen von β-Amyloid und einem verringerten Risiko für AD mit spätem Beginn assoziiert (Carrasquillo et al. 2010).

19.2.4 Mitochondriale Dysfunktion

Bei Diabetes mellitus findet man erhöhte intrazelluläre Kalziumkonzentrationen. Mitochondrien sind bei der Aufrechterhaltung der Kalziumhomöostase von großer Bedeutung. Sowohl bei Diabetes als auch bei AD findet man eine mitochondriale Dysfunktion (Moreira et al. 2007). Dabei kommt es zu einer exzessiven Kalziumaufnahme in die Mitochondrien, Hemmung der Synthese von ATP (Adenosintriphosphat, ein energiereiches Molekül), Ausschüttung von Cytochrom c (für die Energiegewinnung wichtiger Elektronentransporter in den Mitochondrien), zu einer Erhöhung der Membranpermeabilität von Mitochondrien und letztlich zum Untergang von Neuronen (Brustovetsky et al. 2002). APP und β-Amyloid sammeln sich in Mitochondrien bzw. in deren Membran an und behindern den mitochondrialen Elektronentransport (Anandatheerthavarada et al. 2003). Die Folge der mitochondrialen Dysfunktion ist eine gestörte Kalziumhomöostase. Im Hirngewebe von Patienten mit AD hat man erhöhte Kalziumkonzentrationen gefunden. Intrazelluläre Kalziumkonzentrationen sind höher in Neuronen mit Neurofibrillenbündeln (Murray et al. 1992). Kalzium aktiviert das Enzym Transglutaminase, das die Quervernetzung von T-Proteinen induziert (Johnson et al. 1997). Darüber hinaus zeigen Zellen mit erhöhtem Kalziumeinstrom eine vermehrte Produktion von β-Amyloid (Querfurth u. Selkoe 1994).

Die grundlegenden pathophysiologischen Prozesse Hyperinsulinämie bzw. Insulinresistenz, Hyperglykämie, Makro- und Mikroangiopathie führen über Glykation, ROS, RNS, mitochondriale Dysfunktion, inflammatorische Prozesse, pathologische Angiogenese und Vasokonstriktion zu T-Hyperphosphorylierung und Bildung von Neurofibrillenbündeln und zu Bildung und Akkumulation von β-Amyloid. Die Folge sind neuronale Dysfunktion und Zelluntergang (◻ Abb. 19.2).

19.3 Therapeutische Ansätze

Auf Grundlage dieser Erkenntnisse zur Pathophysiologie bei Diabetes und AD sind verschiedene

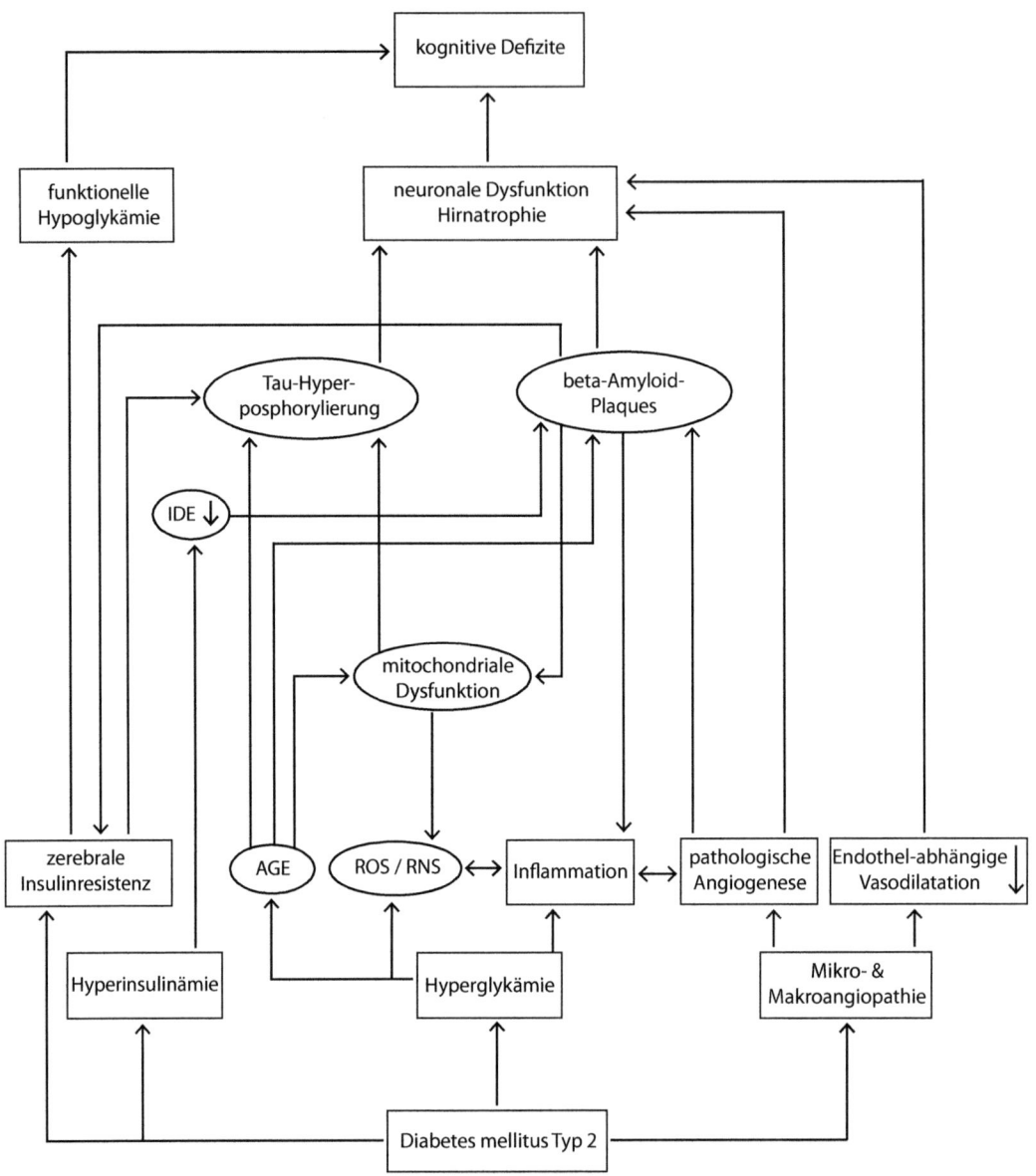

◻ Abb. 19.2 Übersicht über die wesentlichen pathophysiologischen Prozesse, über die Diabetes mellitus an der Entstehung von Demenz beteiligt ist. (*AGE* advanced glycation end products, *IDE* Insulin-degrading enzyme, *RNS* reaktive Stickstoffspezies, *ROS* reaktive Sauerstoffspezies)

therapeutische Ansätze untersucht worden. Im Vordergrund steht dabei die Frage, ob Therapien, die bei Diabetes mellitus helfen – Diät, körperliche Aktivität, orale Antidiabetika oder Insulin – wirksam bei der Alzheimer-Erkrankung sind.

19.3.1 Lebensstil

Eine Anpassung des Lebensstils, die regelmäßige körperliche Aktivität, Ausdauersport und mediterrane Kost beinhaltet, ist ein wirksames Mittel der Primär- und Tertiärprävention beim Diabetes mellitus. Es konnte gezeigt werden, dass ein aktiver

Lebensstil mit regelmäßiger körperlicher Aktivität einen gewissen Schutz gegen kognitive Defizite bei Älteren bietet (Nash u. Fillit 2006). In einem Mausmodell für AD verbesserten körperliche Aktivität und eine anregende Umgebung trotz hohen Ausmaßes an β-Amyloid im Gehirn Leistungen in Lern- und Gedächtnisaufgaben (Wolf et al. 2006). Neuere Studien konnten moderate Verbesserungen der kognitiven Leistungsfähigkeit bei Patienten mit MCI belegen, die an Programmen mit regelmäßiger aerober Aktivität teilnahmen (Lautenschlager et al. 2008; Baker et al. 2010). Für zwei große Studien, die belegen konnten, dass Lebensstiländerungen die Entwicklung von Typ-2-Diabetes bei gefährdeten Personen verhindern (Tuomilehto et al. 2001; Knowler et al. 2009), sind Folgeuntersuchungen mit neurokognitiven Testbatterien geplant. Dies wird Antworten darauf geben können, ob die Prävention von Typ-2-Diabetes mittels Lebensstiländerungen auch eine wirksame Prävention von Demenz ist (Luchsinger 2010). Mediterrane Kost, die zur Prävention von Typ-2-Diabetes wirksam ist, ist protektiv wirksam bezüglich kognitiver Defizite (Etgen et al. 2011). Koffein, ein gemischter Antagonist an Adenosin-A1- und Adenosin-A2 A-Rezeptoren, reduziert das Risiko von Typ-2-Diabetes und von kognitiven Leistungseinbußen. Im Mausmodell für Typ-2-Diabetes konnte gezeigt werden, dass Koffein die Gedächtnisleistung verbessert und den Verlust von Synapsen und die Astrogliose aufhebt (Duarte et al. 2012). Zudem gibt es immer mehr Hinweise darauf, dass die Supplementierung mit Vitamin D – sofern ein Mangel vorliegt – sowohl das Risiko für Typ-2-Diabetes als auch für Demenz senkt (Grant 2009).

19.3.2 Metformin

Metformin hemmt die Glukoneogenese und verbessert die Glukoseaufnahme und die Insulinwirkung. Es erhöht zwar möglicherweise intra- und extrazelluläres β-Amyloid durch eine erhöhte Aktivität von β-Sekretase-1. Wenn es hingegen mit Insulin zusammen gegeben wird, werden β-Amyloid im Gewebe und die dadurch vermittelte Herabregulierung der Insulinrezeptoren reduziert (Chen et al. 2009). In einer großen Studie zur Diabetesprävention wird der Effekt von Metformin auf die Kognition derzeit geprüft (NCT00620191).

19.3.3 Insulinsensitizer

Peroxisom-Proliferator-aktivierte Rezeptoren (PPAR) sind ligandenaktivierte intrazelluläre Rezeptoren, die als Transkriptionsfaktoren die Insulinempfindlichkeit erhöhen, den Glukose- und Lipidmetabolismus modulieren, die Mitochondrienfunktion stimulieren und antiinflammatorisch wirken. In mehreren Studien wurden Hinweise darauf gefunden, dass PPAR-Agonisten im Tiermodell und bei Patienten mit AD oder MCI die kognitive Leistungsfähigkeit günstig beeinflussen (de la Monte 2012). Am besten untersucht ist in dieser Hinsicht Rosiglitazon, ein PPARγ-Agonist. Im Mausmodell verbesserte Rosiglitazon nicht bei allen Gruppen die Kognition. Die Verbesserung hing von der Dauer der Erkrankung ab und zeigte keine Assoziation mit der Regulation des peripheren Glukosemetabolismus (Rodriguez-Rivera et al. 2011). Mehrere klinische Studien ergaben widersprüchliche Ergebnisse für die Wirksamkeit der PPARγ-Agonisten Rosiglitazon und Pioglitazon in der Prävention von kognitiven Störungen. Pioglitazon konnte im Vergleich zur Kontrollgruppe kognitive Leistungen verbessern (Hanyu et al. 2009; Sato et al. 2009). Von Rosiglitazon scheinen hingegen nur Patienten ohne ApoE4-Allel zu profitieren (Risner et al. 2006). Eine neuere Phase-III-Studie mit 693 Teilnehmern konnte jedoch weder für ApoE4-positive noch für ApoE4-negative Probanden einen positiven Effekt bezogen auf die kognitive Leistungsfähigkeit nachweisen (Gold et al. 2010). Das kann ein Hinweis darauf sein, dass eine Monotherapie mit einem PPAR-Agonisten nicht ausreicht, sondern in Kombination mit Insulin und Metformin eventuell bessere Ergebnisse erzielt werden können (de la Monte 2012). Möglicherweise sind hinsichtlich der kognitiven Leistungsfähigkeit auch PPARδ-Agonisten die besseren Therapeutika, da PPARδ in stärkerem Ausmaß im Gehirn exprimiert wird und neurokognitive Defizite sowie für AD typische neuropathologische Veränderungen eventuell effektiver verhindern kann als PPARα- und PPARγ-Agonisten (de la Monte et al. 2006).

19.3.4 Insulin

Eine suffiziente Insulintherapie hat bei Patienten mit Diabetes melltius signifikante Verbesserungen bei Gedächtnisleistungen und ein langsameres klinisches Fortschreiten einer AD zur Folge. Zudem wurde bei Patienten mit Diabetes und AD eine geringere Dichte an β-Amyloid-Plaques nachgewiesen. Die Gabe von Insulin verbessert die kognitive Leistungsfähigkeit bei AD. Dieser Befund korreliert mit erhöhten Noradrenalinkonzentrationen in Plasma und Liquor (Watson et al. 2006). Da bei Hyperinsulinämie die Insulinaufnahme über die Blut-Hirn-Schranke allerdings gestört ist, ist die periphere Insulingabe womöglich keine optimale Therapieoption. Patienten mit einer AD ohne Diabetes mellitus systemisch mit Insulin zu behandeln, birgt zudem das Risiko einer Hypoglykämie. Daher hat man in neueren Studien Patienten mit Alzheimer-Erkrankung Insulin nasal appliziert, das über den Riechnerv direkt in das Gehirn transportiert wird. Eine Studie an Patienten mit AD und MCI konnte zeigen, dass die tägliche intranasale Gabe von Insulin über drei Wochen Gedächtnisfunktionen verbesserte. Allerdings profitierten lediglich ApoE4-negative Probanden von der Insulingabe, jene mit ApoE4-Allel zeigten keine Verbesserung (Reger et al. 2008). Eine darauffolgende, über vier Monate angelegte Studie konnte einen positiven Effekt der intranasalen Insulintherapie auf die kognitive Leistungsfähigkeit bei Patienten mit MCI und AD belegen. Insulin hatte in dieser Studie Auswirkungen auf die β-Amyloid-Konzentration im Liquor, auch wenn diese nicht signifikant waren und zeigte im FDG-PET (Positronenemissionstomographie mit Fluordesoxyglukose) Verbesserungen im Glukosemetabolismus im Vergleich zur Placebogruppe (Craft et al. 2011).

Fazit

Die Erkenntnisse über den Zusammenhang von Diabetes mellitus und Demenzerkrankungen ermöglichen neue Ansatzpunkte in der Behandlung der Demenz. Zum einen bieten sich – beispielsweise über die intranasale Insulingabe – neue Therapieoptionen für Patienten mit AD, die nicht an einem Diabetes leiden. Auch sie könnten von neuen Behandlungsmöglichkeiten profitieren.

Zum anderen können die Entwicklung beziehungsweise das Fortschreiten der Demenzerkrankung durch eine effektive Diagnostik und Therapie des Diabetes mellitus mit hoher Wahrscheinlichkeit verzögert werden. Weil die meisten Demenzerkrankungen ältere Patienten betreffen, könnte epidemiologisch selbst eine geringe Verzögerung der Demenzentwicklung eine große Reduktion der Inzidenz bedeuten. Zur Zeit leiden schätzungsweise 34 Mio. Menschen weltweit an AD und es wird eine Verdreifachung der Prävalenz in den nächsten 40 Jahren erwartet. Diabetes gilt als einer von sieben behandelbaren Risikofaktoren, auf die womöglich bis zur Hälfte der Alzheimer-Erkrankungen zurückzuführen sind (Barnes u. Yaffe 2011). Es wird geschätzt, dass von den 106 Mio. Demenzfällen, die weltweit im Jahr 2050 erwartet werden, ca. 23 Mio. vermieden werden könnten, wenn es gelänge, den Beginn der Erkrankung um zwei Jahre zu verzögern (Brookmeyer et al. 2007). Dem Diabetes mellitus kommt angesichts seiner weltweit zunehmenden Inzidenz vor diesem Hintergrund eine besondere Bedeutung zu.

Literatur

Akiyama H, Barger S, Barnum S, Bradt B, Cooper NR, Cole GM, Bauer J et al (2000) Inflammation and Alzheimer's disease. Neurobiol Aging 21(3):383–421

Anandatheerthavarada HK, Biswas G, Robin MA, Avadhani NG (2003) Mitochondrial targeting and a novel transmembrane arrest of Alzheimer's amyloid precursor protein impairs mitochondrial function in neuronal cells. J Cell Biol 161(1):41–54

Arvanitakis Z, Wilson RS, Bienias JL, Evans DA, Bennett DA (2004) Diabetes mellitus and risk of Alzheimer disease and decline in cognitive function. Arch Neurol 61(5):661–666

Baker LD, Frank LL, Foster-Schubert K, Green PS, Plymate SR, McTiernan A, Wilkinson CW et al (2010) Effects of aerobic exercise on mild cognitive impairment: a controlled trial. Arch Neurol 67(1):71–79

Barnes DE, Yaffe K (2011) The projected effect of risk factor reduction on Alzheimer's disease prevalence. Lancet Neurol 10(9):819–828

Baura GD, Foster DM, Kaiyala K, Porte D Jr., Kahn SE, Schwartz MW (1996) Insulin transport from plasma into the central nervous system is inhibited by dexamethasone in dogs. Diabetes 45(1):86–90

Bertram L, McQueen MB, Mullin K, Blacker D, Tanzi RE (2007) Systematic meta-analyses of Alzheimer disease genetic association studies: the AlzGene database. Nat Genet 39(1):17–23

Bhat R, Xue Y, Berg S, Hellberg S, Ormo M, Nilsson Y, Radesater AC, Jerning E et al (2003) Structural insights and biological effects of glycogen synthase kinase 3-specific inhibitor AR-A014418. J Biol Chem 278(46):45937–45945

Biessels GJ, Gispen WH (2005) The impact of diabetes on cognition: what can be learned from rodent models? Neurobiol Aging 26(1):36–41

Biessels GJ, Staekenborg S, Brunner E, Brayne C, Scheltens P (2006) Risk of dementia in diabetes mellitus: a systematic review. Lancet Neurol 5(1):64–74

Brands AM, Biessels GJ, de Haan EH, Kappelle LJ, Kessels RP (2005) The effects of type 1 diabetes on cognitive performance: a meta-analysis. Diabetes Care 28(3):726–735

Brayne C, Gill C, Huppert FA, Barkley C, Gehlhaar E, Girling DM, O'Connor DW, Paykel ES (1998) Vascular risks and incident dementia: results from a cohort study of the very old. Dement Geriatr Cogn Disord 9(3):175–180

Brookmeyer R, Johnson E, Ziegler-Graham K, Arrighi HM (2007) Forecasting the global burden of Alzheimer's disease. Alzheimers Dement 3(3):186–191

Brustovetsky N, Brustovetsky T, Jemmerson R, Dubinsky JM (2002) Calcium-induced cytochrome c release from CNS mitochondria is associated with the permeability transition and rupture of the outer membrane. J Neurochem 80(2):207–218

Buee L, Hof PR, Roberts DD, Delacourte A, Morrison JH, Fillit HM (1992) Immunohistochemical identification of thrombospondin in normal human brain and in Alzheimer's disease. Am J Pathol 141(4):783–788

Buee L, Hof PR, Delacourte A (1997) Brain microvascular changes in Alzheimer's disease and other dementias. Ann N Y Acad Sci 826:7–24

Butterfield DA, Reed TT, Perluigi M, De Marco C, Coccia R, Keller JN, Markesbery WR, Sultana R (2007) Elevated levels of 3-nitrotyrosine in brain from subjects with amnestic mild cognitive impairment: implications for the role of nitration in the progression of Alzheimer's disease. Brain Res 1148:243–248

Carrasquillo MM, Belbin O, Zou F, Allen M, Ertekin-Taner N, Ansari M, Wilcox SL et al (2010) Concordant association of insulin degrading enzyme gene (IDE) variants with IDE mRNA, Abeta, and Alzheimer's disease. PLoS One 5(1):8764

Chen Y, Zhou K, Wang R, Liu Y, Kwak YD, Ma T, Thompson RC et al (2009) Antidiabetic drug metformin (GlucophageR) increases biogenesis of Alzheimer's amyloid peptides via up-regulating BACE1 transcription. Proc Natl Acad Sci U S A 106(10):3907–3912

Cheng D, Noble J, Tang MX, Schupf N, Mayeux R, Luchsinger JA (2011) Type 2 diabetes and late-onset Alzheimer's disease. Dement Geriatr Cogn Disord 31(6):424–430

Cherbuin N, Reglade-Meslin C, Kumar R, Jacomb P, Easteal S, Christensen H, Sachdev P, Anstey KJ (2009) Risk factors of transition from normal cognition to mild cognitive disorder: the PATH through Life Study. Dement Geriatr Cogn Disord 28(1):47–55

Ciallella JR, Figueiredo H, Smith-Swintosky V, McGillis JP (1999) Thrombin induces surface and intracellular secretion of amyloid precursor protein from human endothelial cells. Thromb Haemost 81(4):630–637

Craft S, Watson GS (2004) Insulin and neurodegenerative disease: shared and specific mechanisms. Lancet Neurol 3(3):169–178

Craft S, Baker LD, Montine TJ, Minoshima S, Arbuckle M, Claxton A, Watson GS et al (2011) Intranasal insulin therapy for Alzheimer disease and amnestic mild cognitive impairment: a pilot clinical trial. Arch Neurol 69(1):29–38

Curb JD, Rodriguez BL, Abbott RD, Petrovitch H, Foley D, Masaki KH, Ross GW et al (1999) Longitudinal association of vascular and Alzheimer's dementias, diabetes, and glucose tolerance. Neurology 52(5):971–975

de la Monte SM, Tong M, Lester-Coll N, Plater M Jr., Wands JR (2006) Therapeutic rescue of neurodegeneration in experimental type 3 diabetes: relevance to Alzheimer's disease. J Alzheimers Dis 10(1):89–109

de la Monte SM (2012) Contributions of brain insulin resistance and deficiency in amyloid-related neurodegeneration in Alzheimer's disease. Drugs 72(1):49–66

Duarte JM, Agostinho PM, Carvalho RA, Cunha RA (2012) Caffeine consumption prevents diabetes-induced memory impairment and synaptotoxicity in the hippocampus of NONcZNO10/LTJ mice. PLoS One 7(4):e21899

Etgen T, Sander D, Bickel H, Förstl H (2011) Mild cognitive impairment and dementia: the importance of modifiable risk factors. Dtsch Arztebl Int 108(44):743–750

Farris W, Mansourian S, Chang Y, Lindsley L, Eckman CB, Frosch MP, Eckman EA et al (2003) Insulin-degrading enzyme regulates the levels of insulin, amyloid beta-protein, and the beta-amyloid precursor protein intracellular domain in vivo. Proc Natl Acad Sci U S A 100(7):4162–4167

Gasparini L, Xu H (2003) Potential roles of insulin and IGF-1 in Alzheimer's disease. Trends Neurosci 26(8):404–406

Gold M, Alderton C, Zvartau-Hind M, Egginton S, Craft S, Irizarry M, Saunders AM et al (2010) Rosiglitazone monotherapy in mild-to-moderate Alzheimer's disease: results from a randomized, double-blind, placebo-controlled phase III study. Dement Geriatr Cogn Disord 30(2):131–146

Grammas P, Ovase R (2001) Inflammatory factors are elevated in brain microvessels in Alzheimer's disease. Neurobiol Aging 22(6):837–842

Grant WB (2009) Does vitamin D reduce the risk of dementia? J Alzheimers Dis 17(1):151–159

Gregg EW, Yaffe K, Cauley JA, Rolka DB, Blackwell TL, Narayan KM, Cummings SR (2000) Is diabetes associated with cognitive impairment and cognitive decline among older women? Study of Osteoporotic Fractures Research Group. Arch Intern Med 160(2):174–180

Hanyu H, Sato T, Kiuchi A, Sakurai H, Iwamoto T (2009) Pioglitazone improved cognition in a pilot study on patients with Alzheimer's disease and mild cognitive impairment with diabetes mellitus. J Am Geriatr Soc 57(1):177–179

Hofman A, Ott A, Breteler MM, Bots ML, van Duijn CN, van Harskamp F, Slooter AJ et al (1997) „Atherosclerosis, apolipoprotein E, and prevalence of dementia and Alzheimer's disease in the Rotterdam Study. Lancet 349(9046):151–154

Hoyer S (2004) Glucose metabolism and insulin receptor signal transduction in Alzheimer disease. Eur J Pharmacol 490:115–125

Irie F, Fitzpatrick AL, Lopez OL, Kuller LH, Peila R, Newman AB, Launer LJ (2008) Enhanced risk for Alzheimer disease in persons with type 2 diabetes and APOE epsilon4: the Cardiovascular Health Study Cognition Study. Arch Neurol 65(1):89–93

Johnson GV, Cox TM, Lockhart JP, Zinnerman MD, Miller ML, Powers RE (1997) Transglutaminase activity is increased in Alzheimer's disease brain. Brain Res 751(2):323–329

Kalaria RN, Cohen DL, Premkumar DR, Nag S, LaManna JC, Lust WD (1998) Vascular endothelial growth factor in Alzheimer's disease and experimental cerebral ischemia. Brain Res Mol Brain Res 62(1):101–105

Kivipelto M, Helkala EL, Laakso MP, Hanninen T, Hallikainen M, Alhainen K, Iivonen S et al (2002) Apolipoprotein E epsilon4 allele, elevated midlife total cholesterol level, and high midlife systolic blood pressure are independent risk factors for late-life Alzheimer disease. Ann Intern Med 137(3):149–155

Kivipelto M, Ngandu T, Fratiglioni L, Viitanen M, Helkala EL, Winblad B, Kareholt I et al (2005) Obesity and vascular risk factors at midlife and the risk of dementia and Alzheimer disease. Arch Neurol 62(10):1556–1560

Knowler WC, Fowler SE, Hamman RF, Christophi CA, Hoffman HJ, Brenneman AT, Brown-Friday JO et al (2009) 10-year follow-up of diabetes incidence and weight loss in the Diabetes Prevention Program Outcomes Study. Lancet 374(9702):1677–1686

Launer LJ, Ross GW, Petrovitch H, Masaki K, Foley D, White LR, Havlik RJ (2000) Midlife blood pressure and dementia: the Honolulu-Asia aging study. Neurobiol Aging 21(1):49–55

Lautenschlager NT, Cox KL, Flicker L, Foster JK, van Bockxmeer FM, Xiao J, Greenop KR, Almeida OP (2008) Effect of physical activity on cognitive function in older adults at risk for Alzheimer disease: a randomized trial. Jama 300(9):1027–1037

Ledesma MD, Bonay P, Colaco C, Avila J (1994) Analysis of microtubule-associated protein tau glycation in paired helical filaments. J Biol Chem 269(34):21614–21619

Leibson CL, Rocca WA, Hanson VA, Cha R, Kokmen E, O'Brien PC, Palumbo PJ (1997) Risk of dementia among persons with diabetes mellitus: a population-based cohort study. Am J Epidemiol 145(4):301–308

Liu F, Iqbal K, Grundke-Iqbal I, Hart GW, Gong CX (2004) O-GlcNAcylation regulates phosphorylation of tau: a mechanism involved in Alzheimer's disease. Proc Natl Acad Sci U S A 101(29):10804–10809

Logroscino G, Kang JH, Grodstein F (2004) Prospective study of type 2 diabetes and cognitive decline in women aged 70–81 years. BMJ 328(7439):548

Lu FP, Lin KP, Kuo HK (2009) Diabetes and the risk of multisystem aging phenotypes: a systematic review and meta-analysis. PLoS One 4(1):e4144

Luchsinger JA, Reitz C, Honig LS, Tang MX, Shea S, Mayeux R (2005) Aggregation of vascular risk factors and risk of incident Alzheimer disease. Neurology 65(4):545–551

Luchsinger JA, Reitz C, Patel B, Tang MX, Manly JJ, Mayeux R (2007) Relation of diabetes to mild cognitive impairment. Arch Neurol 64(4):570–575

Luchsinger JA (2010) Diabetes, related conditions, and dementia. J Neurol Sci 1–2(299):35–38

Luitse MJ, Biessels GJ, Rutten GE, Kappelle LJ (2012) Diabetes, hyperglycaemia, and acute ischaemic stroke. Lancet Neurol 11(3):261–271

Messier C, Teutenberg K (2005) The role of insulin, insulin growth factor, and insulin-degrading enzyme in brain aging and Alzheimer's disease. Neural Plast 12(4):311–328

Moreira PI, Santos MS, Seica R, Oliveira CR (2007) Brain mitochondrial dysfunction as a link between Alzheimer's disease and diabetes. J Neurol Sci 257(1–2):206–214

Murray FE, Landsberg JP, Williams RJ, Esiri MM, Watt F (1992) Elemental analysis of neurofibrillary tangles in Alzheimer's disease using proton-induced X-ray analysis. Ciba Found Symp 169:201–210 (discussion 210–206)

National Institute of Aging/National Institutes of Health. (http://www.nia.nih.gov)

Nash DT, Fillit H (2006) Cardiovascular disease risk factors and cognitive impairment. Am J Cardiol 97(8):1262–1265

O'Brien RJ (2011) Vascular dementia: atherosclerosis, cognition and Alzheimer's disease. Curr Alzheimer Res 8(4):341–344

Okereke OI, Kang JH, Cook NR, Gaziano JM, Manson JE, Buring JE, Grodstein F (2008) Type 2 diabetes mellitus and cognitive decline in two large cohorts of community-dwelling older adults. J Am Geriatr Soc 56(6):1028–1036

Ott A, Stolk RP, van Harskamp F, Pols HA, Hofman A, Breteler MM (1999) Diabetes mellitus and the risk of dementia: The Rotterdam Study. Neurology 53(9):1937–1942

Pasi M, Poggesi A, Salvadori E, Pantoni L (2012) Post-stroke dementia and cognitive impairment. Front Neurol Neurosci 30:65–69

Peila R, Rodriguez BL, Launer LJ (2002) Type 2 diabetes, APOE gene, and the risk for dementia and related pathologies: The Honolulu-Asia Aging Study. Diabetes 51(4):1256–1262

Petrova M, Prokopenko S, Pronina E, Mozheyko E (2010) Diabetes type 2, hypertension and cognitive dysfunction in middle age women. J Neurol Sci 1–2(299):39–41

Pratico D, Sung S (2004) Lipid peroxidation and oxidative imbalance: early functional events in Alzheimer's disease. J Alzheimers Dis 6(2):171–175

Querfurth HW, Selkoe DJ (1994) Calcium ionophore increases amyloid beta peptide production by cultured cells. Biochemistry 33(15):4550–4561

Reddy PH, Beal MF (2008) Amyloid beta, mitochondrial dysfunction and synaptic damage: implications for cognitive decline in aging and Alzheimer's disease. Trends Mol Med 14(2):45–53

Reger MA, Watson GS, Green PS, Baker LD, Plymate SR, Fishel MA, Cholerton B et al (2008) Intranasal insulin administration dose-dependently modulates verbal memory and plasma amyloid-beta in memory-impaired older adults. J Alzheimers Dis 13(3):323–331

Resende R, Moreira PI, Proenca T, Deshpande A, Busciglio J, Pereira C, Oliveira CR (2008) Brain oxidative stress in a triple-transgenic mouse model of Alzheimer disease. Free Radic Biol Med 44(12):2051–2057

Risner ME, Saunders AM, Altman JF, Ormandy GC, Zvartau-Hind ME, Foley IM, Craft S et al (2006) Efficacy of rosiglitazone in a genetically defined population with mild-to-moderate Alzheimer's disease. Pharmacogenomics J 6(4):246–254

Rodriguez-Rivera J, Denner L, Dineley KT (2011) Rosiglitazone reversal of Tg2576 cognitive deficits is independent of peripheral gluco-regulatory status. Behav Brain Res 216(1):255–261

Russell JW, Berent-Spillson A, Vincent AM, Freimann CL, Sullivan KA, Feldman EL (2008) Oxidative injury and neuropathy in diabetes and impaired glucose tolerance. Neurobiol Dis 30(3):420–429

Sato T, Hanyu H, Hirao K, Kanetaka H, Sakurai H, Iwamoto T (2009) Efficacy of PPAR-gamma agonist pioglitazone in mild Alzheimer disease. Neurobiol Aging 32(9):1626–1633

Schnaider-Beeri M, Goldbourt U, Silverman JM, Noy S, Schmeidler J, Ravona-Springer R, Sverdlick A, Davidson M (2004) Diabetes mellitus in midlife and the risk of dementia three decades later. Neurology 63(10):1902–1907

Siedlak SL, Cras P, Kawai M, Richey P, Perry G (1991) Basic fibroblast growth factor binding is a marker for extracellular neurofibrillary tangles in Alzheimer disease. J Histochem Cytochem 39(7):899–904

Sonnen JA, Larson EB, Brickell K, Crane PK, Woltjer R, Montine TJ, Craft S (2009) Different patterns of cerebral injury in dementia with or without diabetes. Arch Neurol 66(3):315–322

Steen E, Terry BM, Rivera EJ, Cannon JL, Neely TR, Tavares R, Xu XJ et al (2005) Impaired insulin and insulin-like growth factor expression and signaling mechanisms in Alzheimer's disease – is this type 3 diabetes? J Alzheimers Dis 7(1):63–80

Strachan MW, Reynolds RM, Marioni RE, Price JF (2011) Cognitive function, dementia and type 2 diabetes mellitus in the elderly. Nat Rev Endocrinol 7(2):108–114

Taguchi A (2009) Vascular factors in diabetes and Alzheimer's disease. J Alzheimers Dis 16(4):859–864

Toro P, Schönknecht P, Schröder J (2009) Type II diabetes in mild cognitive impairment and Alzheimer's disease: results from a prospective population-based study in Germany. J Alzheimers Dis 16(4):687–691

Tsopanoglou NE, Maragoudakis ME (1999) On the mechanism of thrombin-induced angiogenesis. Potentiation of vascular endothelial growth factor activity on endothelial cells by up-regulation of its receptors. J Biol Chem 274(34):23969–23976

Tuomilehto J, Lindstrom J, Eriksson JG, Valle TT, Hamalainen H, Ilanne-Parikka P, Keinanen-Kiukaanniemi S (2001) Prevention of type 2 diabetes mellitus by changes in lifestyle among subjects with impaired glucose tolerance. N Engl J Med 344(18):1343–1350

Vagnucci AH Jr., Li WW (2003) Alzheimer's disease and angiogenesis. Lancet 361(9357):605–608

Valente T, Gella A, Fernandez-Busquets X, Unzeta M, Durany N (2010) Immunohistochemical analysis of human brain suggests pathological synergism of Alzheimer's disease and diabetes mellitus. Neurobiol Dis 37(1):67–76

Velayudhan L, Poppe M, Archer N, Proitsi P, Brown RG, Lovestone S (2010) Risk of developing dementia in people with diabetes and mild cognitive impairment. Br J Psychiatry 196(1):36–40

Viswanathan A, Rocca WA, Tzourio C (2009) Vascular risk factors and dementia: how to move forward? Neurology 72(4):368–374

Watson GS, Bernhardt T, Reger MA, Cholerton BA, Asthana SS, Peskind ER, Baker LD et al (2006) Insulin effects on CSF norepinephrine and cognition in Alzheimer's disease. Neurobiol Aging 27(1):38–41

Whitmer RA, Sidney S, Selby J, Johnston SC, Yaffe K (2005) Midlife cardiovascular risk factors and risk of dementia in late life. Neurology 64(2):277–281

Whitmer RA, Karter AJ, Yaffe K, Quesenberry CP Jr., Selby JV (2009) Hypoglycemic episodes and risk of dementia in older patients with type 2 diabetes mellitus. Jama 301(15):1565–1572

Wolf SA, Kronenberg G, Lehmann K, Blankenship A, Overall R, Staufenbiel M, Kempermann G (2006) Cognitive and physical activity differently modulate disease progression in the amyloid precursor protein (APP)-23 model of Alzheimer's disease. Biol Psychiatry 60(12):1314–1323

Xie L, Helmerhorst E, Taddei K, Plewright B, Van Bronswijk W, Martins R (2002) Alzheimer's beta-amyloid peptides compete for insulin binding to the insulin receptor. J Neurosci 22(10):RC221

Xu W, Qiu C, Winblad B, Fratiglioni L (2007) The effect of borderline diabetes on the risk of dementia and Alzheimer's disease. Diabetes 56(1):211–216

Xu WL, Qiu CX, Wahlin A, Winblad B, Fratiglioni L (2004) Diabetes mellitus and risk of dementia in the Kungsholmen project: a 6-year follow-up study. Neurology 63(7):1181–1186

Xu WL, Qiu C, Gatz M, Pedersen NL, Johansson B, Fratiglioni L (2009) Mid- and late-life diabetes in relation to the risk of dementia: a population-based twin study. Diabetes 58(1):71–77

Xu WL, von Strauss E, Qiu CX, Winblad B, Fratiglioni L (2009) Uncontrolled diabetes increases the risk of Alzheimer's disease: a population-based cohort study. Diabetologia 52(6):1031–1039

Yaffe K, Blackwell T, Kanaya AM, Davidowitz N, Barrett-Connor E, Krueger K (2004) Diabetes, impaired fasting glucose, and development of cognitive impairment in older women. Neurology 63(4):658–663

Yaffe K, Fiocco AJ, Lindquist K, Vittinghoff E, Satterfield S, Newman AB, Simonsick EM et al (2009) Predictors of maintaining cognitive function in older adults: the Health ABC study. Neurology 72(23):2029–2035

Zhang H, Dellsperger KC, Zhang C (2012) The link between metabolic abnormalities and endothelial dysfunction in type 2 diabetes: an update. Basic Res Cardiol 107(1):237

Psychoedukation

Patientenschulung bei Diabetes mellitus

B. Kulzer

F. Petrak, S. Herpertz (Hrsg.), *Psychodiabetologie*,
DOI 10.1007/978-3-642-29908-7_20, © Springer-Verlag Berlin Heidelberg 2013

Kurzinfo

Die strukturierte Schulung ist bei Menschen mit Diabetes mellitus ein wesentlicher und unverzichtbarer Bestandteil jeder Diabetestherapie und sollte in Zusammenhang mit der medizinischen Behandlung erfolgen. Daher spricht man bei der Diabetesschulung in der Regel von „Schulungs- und Behandlungsprogrammen", die sich im Gegensatz zur Beratung durch eine nachvollziehbare, zielorientierte Struktur in der Vermittlung der Schulungsinhalte auszeichnen.

Insgesamt kann man in Deutschland von guten Voraussetzungen für die Anwendung von strukturierten Schulungs- und Behandlungsprogrammen für Diabetes ausgehen. Es ist das einzige Land weltweit, das durch die Disease-Management-Programme (DMP) den Anspruch auf Zugang zu strukturierter Diabetesschulung formal verankert hat. Für die Durchführung der Schulung stehen in Deutschland qualifizierte Schulungskräfte (Diabetesberaterinnen und -assistentinnen) sowie eine Reihe von evaluierten Schulungs- und Behandlungsprogrammen für verschiedene Zielgruppen zur Verfügung. Eine zeitgemäße Diabetesschulung wird auch als „Selbstmanagement-Schulung" bezeichnet. Basierend auf dem Selbstmanagement- und Empowerment-Ansatz verfolgt sie neben der Vermittlung von Wissen und Fertigkeiten das übergeordnete Ziel, Menschen mit Diabetes in die Lage zu versetzen, auf der Basis eigener Entscheidungen den Diabetes bestmöglich in das eigene Leben zu integrieren. Im Rahmen der Patientenschulung sollen Patienten motiviert werden, persönliche Behandlungsziele zu formulieren und es sollen ihnen angemessene Hilfestellungen angeboten werden, damit sie diese Ziele erreichen können.

Für die Patientenschulung bei Diabetes liegt eine gute Evidenz bezüglich der Effektivität, wie auch der Effizienz vor. In evidenzbasierten Leitlinien wird das aktuelle Wissen über die Schulung bei Diabetes zusammengefasst und Empfehlungen für die Umsetzung in der klinischen Praxis gemacht. Die Qualität der Schulung sollte in der Praxis immer wieder in Bezug auf die Struktur-, Prozess- und Ergebnisqualität überprüft werden.

20.1　Bedeutung der Patientenschulung bei Diabetes

Eine erfolgreiche Behandlung des Diabetes mellitus setzt die aktive Mitarbeit des Patienten voraus, da Menschen mit Diabetes die Therapiemaßnahmen im Alltag eigenverantwortlich durchführen müssen. Der Verlauf und die Prognose des Diabetes wird entscheidend davon geprägt, wie gut dies dem Patienten gelingt. Hierzu wird ein gewisses Ausmaß an krankheitsbezogenem Wissen und Fertigkeiten zur Selbstbehandlung, die ihm im Rahmen von strukturierten Schulungs- und Behandlungsprogrammen sowie in Einzelschulungen vermittelt werden, benötigt. Durch den Erwerb von Kenntnissen und Fertigkeiten über die Erkrankung und deren Behandlung in einer Diabetesschulung sollen die Betroffenen in die Lage versetzt werden, auf der Basis eigener Entscheidungen den Diabetes bestmöglich in das eigene Leben zu integrieren, akute und/oder langfristige negative Konsequenzen des Diabetes zu vermeiden und eine befriedigende Lebensqualität zu erhalten.

Die Patientenschulung stellt daher ein wesentliches und unverzichtbares Element der Diabetestherapie dar. Da Patienten mit Diabetes die Therapiemaßnahmen, die bei falscher Umsetzung oder Anwendung auch mit teilweise gravierenden gesundheitlichen Risiken einhergehen können (z. B. Risiken aufgrund einer Über- oder Unterdosierung von Insulin), im Alltag eigenverantwortlich durchführen müssen, ist es alleine aus ethischen Gründen zwingend notwendig, sie im Rahmen einer Patientenschulung über die richtige Form und mögliche Risiken der Behandlung aufzuklären und sie in die Lage zu versetzen, möglichst selbständig und sicher mit der Erkrankung zurechtzukommen.

20.2　Entwicklung der Diabetesschulung (s. ◘ Abb. 20.1)

Elliot P. Joslin et al. (1922) hatte schon in dem ersten Behandlungsleitfaden zur Anwendung der Insulintherapie eine Unterweisung des Patienten gefordert, damit dieser länger und glücklicher leben kann (heute würde man dazu Lebensqualität sagen). Von ihm stammt auch der Satz „Insulin sei nichts für die Dummen, sondern die Gescheiten" – mit dem Zusatz, dies gelte sowohl für den Patienten, der geschult werden müsse, als auch gleichermaßen für den Arzt, der ebenfalls eine Unterweisung im Umgang mit der Insulintherapie benötige. Viele Experten wurden aufgrund

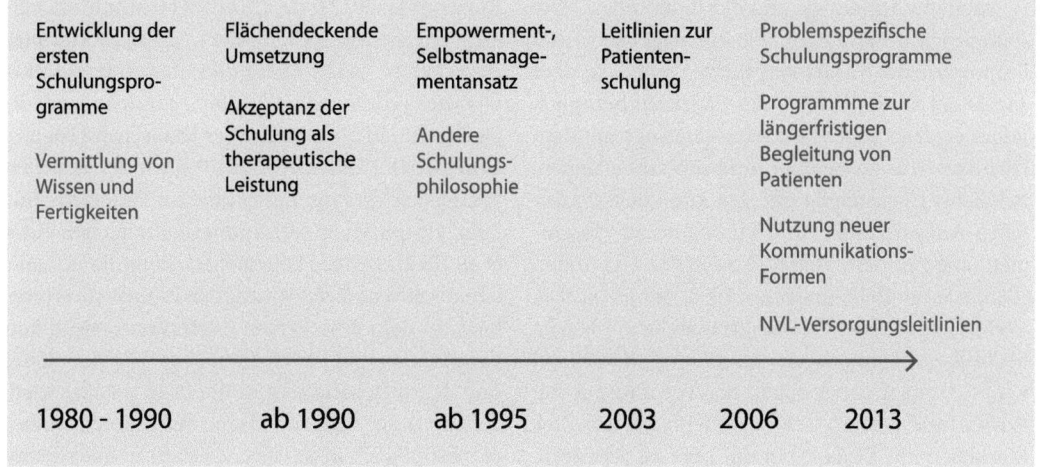

Entwicklung der ersten Schulungsprogramme	Flächendeckende Umsetzung	Empowerment-, Selbstmanagementansatz	Leitlinien zur Patientenschulung	Problemspezifische Schulungsprogramme
	Akzeptanz der Schulung als therapeutische Leistung			Programme zur längerfristigen Begleitung von Patienten
Vermittlung von Wissen und Fertigkeiten		Andere Schulungsphilosophie		
				Nutzung neuer Kommunikations-Formen
				NVL-Versorgungsleitlinien
1980 - 1990	ab 1990	ab 1995	2003	2006	2013

◻ Abb. 20.1 Entwicklung der Patientenschulung bei Diabetes in Deutschland

der Arbeiten von Miller u. Goldstein et al. (1978) sowie von Davidson et al. (1984) von der Effektivität und Effizienz einer Diabetesschulung überzeugt. Beide Arbeitsgruppen hatten fast zeitgleich Ende der 1960er Jahre strukturierte Schulungsprogramme für Diabetiker in ihren Krankenhäusern eingeführt. In beiden Krankenhäusern sank nach Einführung der Schulungsmaßnahmen für Diabetiker die Zahl diabetischer Akut- und Spätkomplikationen drastisch.

In Deutschland war die Patientenschulung von namhaften Diabetologen wie Karl Stolte (1891–1953) oder Gerhard Katsch (1887–1961) bereits frühzeitig als wesentliche Voraussetzung der „Patientenführung" – dem damals häufig benutzten terminus technicus für Schulung – gefördert worden. In den 1970er Jahren wurde die Diabetesschulung in Deutschland vor allem durch die Arbeitsgruppe um Prof. Michael Berger, Prof. Ingrid Mühlhauser und Dr. Viktor Jörgens etabliert. Im Jahre 1978 wurde ein strukturiertes 5-tägiges Schulungsprogramm für Typ-1-Diabetes-Patienten entwickelt (Berger et al. 1987) und Ende der 1980er Jahre wurde ein 4-stündiges strukturiertes Behandlungs- und Schulungsprogramm für Menschen mit einem Typ-2-Diabetes erarbeitet (Berger et al. 1989), das nach der Publikation der Ergebnisse flächendeckend in Deutschland umgesetzt wurde. Das Ziel dieser frühen Schulungsprogramme bestand vor allem in der Vermittlung von Wissen und Fertigkeiten im Umgang mit dem Diabetes, um die aktive Mitarbeit und Compliance des Patienten zu erhöhen.

In den Schulungsprogrammen aus dieser Zeitepoche hatte der Schulende eine sehr aktive Rolle, der Patient eine eher rezeptive, passive Rolle. Dieser traditionelle Ansatz, welcher auch als „Compliance-Modell" bezeichnet wird, greift angesichts der Komplexität der Therapie und den mannigfachen Barrieren und Hindernissen bei der Therapiedurchführung im Alltag zu kurz. Bereits Mitte der 1990er Jahre kam Clement in einem Übersichtsartikel im Auftrag des amerikanischen „National Diabetes Advisory Board" über die Wirksamkeit von verschiedenen Schulungsansätzen zu dem eindeutigen Schluss, dass das Ziel der Diabetesschulung nicht darin bestehen könne, dem Patienten Empfehlungen zu geben, wie er bestmöglich mit seiner Krankheit umgehen sollte (Clement 1995). In der Literatur gab es nur sehr schwache Belege dafür, dass mit einer primären Vermittlung von Wissen und Fertigkeiten eine langfristige Verhaltensveränderung erreicht werden kann, da sich durchweg sehr geringe oder sogar negative Korrelationen zwischen dem Wissensstand über die Diabeteserkrankung und der Reduktion von Risikofaktoren (z. B. HbA_{1c}, Blutdruck. Lipide) fanden (Nagasawa et al. 1990; Norris et al. 2002a). Dagegen konnte gezeigt werden, dass Prozessvariablen wie Selbstwirksamkeit, Problemlösestrategien und Bewältigungsstrategien eine viel größere Bedeutung für den Schulungserfolg aufweisen (Clement 1995; Glasgow u. Osteen 1992; Glasgow 1995).

Moderne Schulungs- und Behandlungskonzepte sollten sich daher einem Selbstmanagement- und Empowerment-Ansatz verpflichtet sehen, in dem angestrebt wird, die Ziele des Patienten bezüglich seines eigenen Lebens und des Umgangs mit dem Diabetes ernst zu nehmen und ihn zu befähigen, möglichst eigenständig mit den krankheitsspezifischen Anforderungen und Problemen im Zusammenhang mit dem Diabetes zurecht zu kommen (Funnell et al. 1991; Anderson 1995; Anderson et al. 1995). Eine zeitgemäße Diabetesschulung – welche heute als „Selbstmanagementschulung" bezeichnet wird – verfolgt daher neben der Vermittlung von Wissen und Fertigkeiten das übergeordnete Ziel, Menschen mit Diabetes in die Lage zu versetzen, auf der Basis eigener Entscheidungen den Diabetes bestmöglich in das eigene Leben zu integrieren. Im Rahmen der Patientenschulung sollen Patienten motiviert werden, persönliche Behandlungsziele zu formulieren, und im Verlauf der Schulung sollen angemessene Hilfestellungen angeboten werden, damit Patienten diese Ziele erreichen können.

20.3 Definition der Patientenschulung

Da die strukturierte Patientenschulung einen nachweisbaren positiven Effekt auf die Therapie und Prognose des Diabetes hat, wird diese weltweit als eine bedeutsame, unverzichtbare Therapiemaßnahme bei Menschen mit Diabetes angesehen. Es besteht auch Konsens darüber, dass die Schulung von Menschen mit Diabetes einen essenziellen Bestandteil der Therapie des Diabetes darstellt und nicht unabhängig von der medizinischen Behandlung erfolgen sollte. Daher spricht man in der Regel von Schulungs- und Behandlungsprogrammen, die sich im Gegensatz zur Beratung durch eine nachvollziehbare, zielorientierte Struktur in der Vermittlung der Schulungsinhalte auszeichnen. In der Regel bedeutet dies, dass die wesentlichen Inhalte, Ziele, Methodik und Didaktik in einem Curriculum beschrieben sind und entsprechende Unterlagen und Arbeitsmaterialien für den Schulenden sowie für den Geschulten zur Verfügung stehen.

Die verschiedenen Empfehlungen und Leitlinien wie die der „Deutschen Diabetes Gesellschaft"; Kulzer et al. 2013), des „National Institute for Clinical Excellence" (NICE), der „American Diabetes Association" (ADA 2013) oder der „International Diabetes Federation" (IDF 2005) stimmen hier völlig überein. In der Leitlinie der Deutschen Diabetes Gesellschaft (Kulzer et al. 2013) sowie der aktuellen Nationalen Versorgungsleitlinie zur Patientenschulung (http://www.versorgungsleitlinien.de; BÄK et al. 2012) wird die Patientenschulung als ein „systematischer und zielorientierter Prozess [beschrieben], in dem eine Person durch den Erwerb von Kenntnissen und Fertigkeiten über die Erkrankung und deren Behandlung in die Lage versetzt wird, auf der Basis eigener Entscheidungen den Diabetes bestmöglich in das eigene Leben zu integrieren, akute oder langfristige negative Konsequenzen des Diabetes zu vermeiden und die Lebensqualität zu erhalten." (BÄK et al. 2012, S. 17)

> **Tipp**
>
> Patientenschulungen sind nach § 137f SGB V obligater Bestandteil der Disease-Management-Programme (DMP). Patienten, die an den DMP-Programmen Typ-1- und Typ-2-Diabetes teilnehmen, haben das Recht, Zugang zu einem strukturierten, evaluierten, zielgruppenspezifischen und publizierten Schulungs- und Behandlungsprogramm zu erhalten. Diese sollen dem Versicherten zur besseren Bewältigung des Krankheitsverlaufs und zu informierten Patientenentscheidungen dienen. In Deutschland gibt es verschiedene Schulungs- und Behandlungsprogramme für Menschen mit Diabetes mellitus, die vom Bundesversicherungsamt (BVA) und von der Deutschen Diabetes Gesellschaft (DDG) zertifiziert werden. Für die Vergütung eines Schulungs- und Behandlungsprogramms im Rahmen der DMPs ist die formelle Anerkennung durch das BVA eine zwar notwendige, aber keine hinreichende Bedingung. Nach der Anerkennung eines Programms durch das BVA können die jeweiligen Vertragspartner (z. B. Kassenärztliche Vereinigung und Krankenkasse) diese Schulung als Bestandteil eines DMP-Vertrages aufnehmen.

In Übereinstimmung mit den Leitlinien der Internationalen Diabetes-Vereinigung (IDF 2005) sollte jeder Mensch mit Diabetes im Rahmen der Diabetestherapie eine entsprechende Schulung erhalten. Diese sollte unmittelbar nach Diagnosestellung und bei Bedarf erneut im Verlauf der Erkrankung angeboten werden. Die Zielgruppe für eine Diabetesschulung sind somit alle an Diabetes mellitus erkrankten Personen sowie deren Angehörige bzw. Bezugspersonen. Bei Patienten, die ihre Diabetestherapie nicht selbstständig und sicher umsetzen können (z. B. Personen mit kognitiven Einschränkungen, geriatrische Patienten), sollte auch den entsprechenden Betreuungspersonen (z. B. Pflegepersonal) eine Schulung angeboten werden.

20.4 Ziele einer strukturierten Patientenschulung

Eine zeitgemäße Diabetesschulung verfolgt das übergeordnete Ziel, nicht nur Wissen und Fertigkeiten im Zusammenhang mit der Erkrankung zu vermitteln, sondern Menschen mit Diabetes in die Lage zu versetzen, auf der Basis eigener Entscheidungen den Diabetes bestmöglich in das eigene Leben zu integrieren und negative körperliche, psychische oder soziale Konsequenzen der Erkrankung zu vermeiden (s. ◘ Abb. 20.2). Neben Informationen über den Diabetes, mögliche Begleiterkrankungen, Komplikationen, geeignete Therapiemaßnahmen sowie dem Einüben von Fertigkeiten zur Umsetzung der Therapie und Selbstbehandlung im Alltag stehen bei zeitgemäßen Schulungskonzepten die Motivierung zu einem gesundheitsförderlichem Lebensstil sowie die Förderung von sozialer Kompetenz, Bewältigungsfertigkeiten und Strategien zum Erhalt der Lebensqualität im Vordergrund. Da viele Patienten Schwierigkeiten bei der Umsetzung der Therapiemaßnahmen haben, ist darauf zu achten, dass in der Schulung genügend Raum für die Unterstützung bei Problemen im Zusammenhang mit dem Diabetes vorhanden ist und gemeinsam mit dem Patienten adäquate Hilfestellungen erarbeitet werden.

- **Allgemeine Ziele der Diabetesschulung**
- Information und Aufklärung über die Krankheit Diabetes, mögliche Begleiterkrankungen und Komplikationen.
- Hilfestellung zur Krankheitsakzeptanz, Aufbau einer adäquaten Behandlungsmotivation und Unterstützung zum eigenverantwortlichen Umgang mit dem Diabetes.
- Förderung einer aktiven, selbstbestimmten Rolle des Patienten im Therapieprozess, Unterstützung der eigenständigen Entscheidungsfähigkeit des Patienten.
- Förderung der alltagsrelevanten therapieunterstützenden Maßnahmen (z. B. Ernährung, Bewegung).
- Unterstützung bei der Formulierung von Behandlungszielen.
- Vermittlung von Wissen, Fertigkeiten und Fähigkeiten zur aktiven Umsetzung von geeigneten Therapiemaßnahmen zur Behandlung des Diabetes, möglicher Begleiterkrankungen und Komplikationen.
- Vermeidung von Akut- und Folgekomplikationen des Diabetes.
- Förderung von sozialer Kompetenz, Bewältigungsfertigkeiten und Strategien zum Erhalt der Lebensqualität.
- Überprüfung der Kenntnisse, Fähigkeiten und Fertigkeiten im Zusammenhang mit dem Selbstbehandlungsverhalten des Patienten.
- Hilfestellung zu Inanspruchnahme von sozialer Unterstützung im Zusammenhang mit der Erkrankung (z. B. Familienangehörige, Selbsthilfegruppen).
- Praxisrelevante Unterstützung bei Problemen im Zusammenhang mit der Umsetzung der Diabetestherapie.
- Vermeidung negativer sozialer Konsequenzen und Diskriminierung aufgrund der Erkrankung.

Um diese Ziele zu erreichen, müssen bei der Auswahl der geeigneten Schulungsform in angemessener Weise der Diabetestyp, die Therapieform, der bisherige Kenntnis- und Schulungsstand, das Risikoprofil und die Prognose der Erkrankung sowie motivationale, kognitive, verhaltensbezogene, psychische und besondere kulturelle Voraussetzungen der Patienten oder spezielle Problemsituationen im Zusammenhang mit der Erkrankung Berücksichtigung finden. Die Ziele sind auch an die spezielle Form der Schulung (Basisschulung, problemspe-

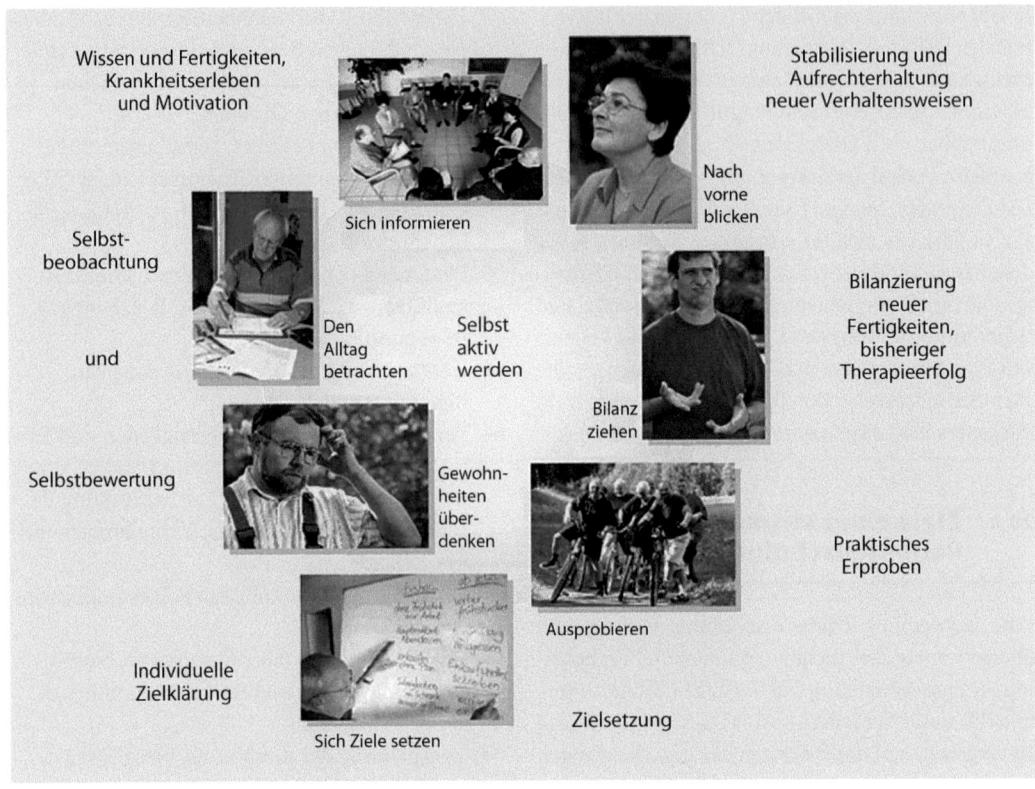

Wissen und Fertigkeiten, Krankheitserleben und Motivation

Stabilisierung und Aufrechterhaltung neuer Verhaltensweisen

Nach vorne blicken

Sich informieren

Selbst-beobachtung

Bilanzierung neuer Fertigkeiten, bisheriger Therapieerfolg

und

Den Alltag betrachten

Selbst aktiv werden

Bilanz ziehen

Selbstbewertung

Gewohn-heiten über-denken

Praktisches Erproben

Ausprobieren

Individuelle Zielklärung

Zielsetzung

Sich Ziele setzen

⊡ Abb. 20.2 Selbstmanagementschulung

zifische Schulung, Wiederholungsschulung) anzu-passen. Eine ausführliche Zusammenstellung der Inhalte von Basisschulungen für Typ-1- und Typ-2-Diabetiker findet sich in den Online-Materialien.

20.5   Formen der Diabetesschulung

In Deutschland gibt es verschiedene Schulungs- und Behandlungsprogramme für unterschiedliche Zielgruppen und Therapieformen (⊡ Abb. 20.3). Die Voraussetzung für eine Vergütung eines Program-mes im Rahmen der Disease-Management-Pro-gramme (DMP) ist die Akkreditierung durch das Bundesversicherungsamt (BVA). Es gibt zudem eine Zertifizierung durch die Deutsche Diabetes Gesell-schaft (DDG). Als Zertifizierungsbedingung gilt für beide Institutionen eine Evaluation des Schulungs-programms, vorzugsweise durch eine kontrollierte, möglichst randomisierte Studie guter Qualität, die in einer Zeitschrift mit peer-review-Verfahren pu-

bliziert sein muss. Zudem muss das Programm all-gemein verfügbar sein.

20.5.1   Basisschulungs- und Behandlungsprogramme

In Basisschulungs- und Behandlungsprogrammen, die möglichst unmittelbar nach der Diabetesma-nifestation bzw. der Umstellung auf ein anderes Therapieregime durchgeführt werden sollen, wer-den gemeinsam mit dem Patienten grundlegende Kenntnisse und Fertigkeiten zur Umsetzung der Diabetestherapie, zur informierten Entscheidungs-fähigkeit und zur Bewältigung der Erkrankung er-arbeitet. Die Schulung sollte in einer strukturierten Form in homogenen Gruppen erfolgen.

Für die Basisschulung von Kindern zwischen 6 und 12 Jahren gibt es im deutschsprachigen Raum das Programm „Diabetes bei Kindern: ein Behandlungs- und Schulungsprogramm" (Hürter

20

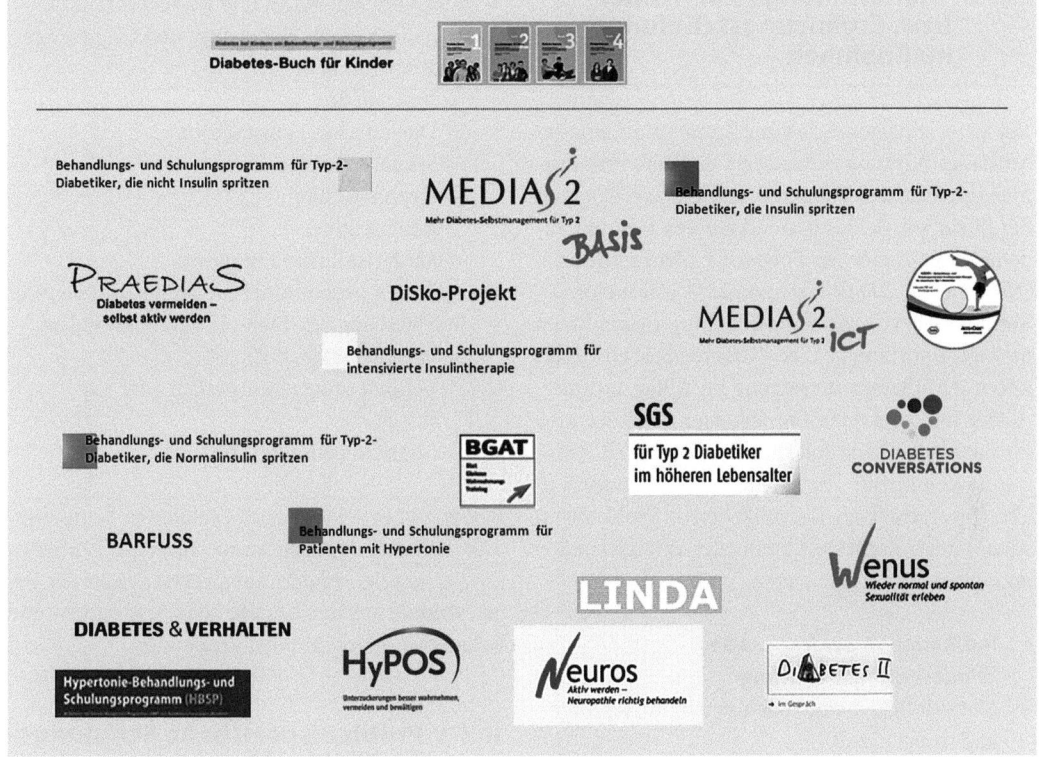

Abb. 20.3 Schulungs- und Behandlungsprogramme in Deutschland

et al. 2005), welches sowohl in der Einzel- als auch Gruppenschulung eingesetzt werden kann. Für Jugendliche steht ebenfalls ein modernes Schulungs- und Behandlungsprogramm „Diabetes bei Jugendlichen: Ein Schulungs- und Behandlungsprogramm" (Lange et al. 2009) zur Verfügung.

Als Basisschulungsprogramm für Menschen mit Typ-1-Diabetes kann das „Behandlungs- und Schulungsprogramm für intensivierte Insulintherapie für Typ-1-Diabetiker" (Berger et al. 2009) verwendet werden; seit 2012 steht auch das neuentwickelte Schulungsprogramm PRIMAS „Schulungs- und Behandlungsprogramm für ein selbstbestimmtes Leben mit Typ-1-Diabetes" (Kulzer et al. 2012) zur Verfügung. Das Programm „LINDA: Selbstmanagement-Programm für Menschen mit Typ-1 oder Typ-2-Diabetes" (Feulner-Krakow u. Krakow 1997) kann sowohl bei Typ-1- als auch Typ-2-Diabetes eingesetzt werden.

Für Menschen mit Typ-2-Diabetes gibt es entsprechend den sehr unterschiedlichen Therapie-

formen eine ganze Reihe von Basisschulungsprogrammen: „Behandlungs- und Schulungsprogramm für Typ-2-Diabetiker, die nicht Insulin spritzen" (Berger et al. 2010a), „Behandlungs- und Schulungsprogramm für Typ-2-Diabetiker, die Insulin spritzen (konventionelle Insulintherapie)" (Berger et al. 2010b), „Behandlungs- und Schulungsprogramm für Typ-2-Diabetiker, die Normalinsulin spritzen (praeprandiale Insulintherapie)" (Berger et al. 2011), „MEDIAS 2 Basis – Ein Schulungs- und Behandlungsprogramm für Menschen mit nichtinsulinpflichtigem Typ-2-Diabetes" (Kulzer et al. 2011), „MEDIAS 2 ICT – Ein Schulungs- und Behandlungsprogramm für Menschen mit Typ-2-Diabetes und intensivierter Insulintherapie" (Kulzer et al. 2012), „Diabetes II im Gespräch – Therapieprogramm für Typ-II-Diabetiker, die nicht Insulin spritzen" (Brinkmeier et al. 1998), „Diabetes & Verhalten, Schulungsprogramm für Menschen mit Typ-2-Diabetes, die Insulin spritzen" (Brinkmeier et al. 2009).

20.5.2 Wiederholungs-, Refresher- bzw. Ergänzungsschulungs- maßnahmen

Mit einer einzigen Schulung kann kaum eine lebenslange Wirkung in Bezug auf das Diabetesselbstmanagement des Patienten erreicht werden und der Effekt von Schulungsmaßnahmen lässt mit zunehmender Dauer des Follow-Up-Zeitraums nach (Norris et al. 2004). Sogenannte Wiederholungs-, Refresher- bzw. Ergänzungsschulungsmaßnahmen haben das vorrangige Ziel, Patienten bei Schwierigkeiten der Therapieumsetzung im Alltag zu unterstützen und konkrete Hilfestellungen bei Problemen im Zusammenhang mit dem Diabetes (z. B. mangelnde Kenntnisse, Fertigkeiten, Problempunkte in Therapieergebnissen, Komplikationen, Probleme im Alltag) unter Berücksichtigung der Veränderungen im Lebensverlauf anzubieten.

- **Indikationen zur Nach- oder Wiederholungsschulung**
- Notwendigkeit von bedeutsamen Therapieveränderungen, z. B.
  - Umstellung auf eine Insulintherapie,
- Probleme bei der Umsetzung der Diabetestherapie im Alltag, z. B.
  - Veränderung von Lebensgewohnheiten,
  - Insulindosierung,
  - Umgang mit Hypoglykämien,
  - Ernährung,
  - Insulinresistenz durch Gewichtszunahme,
- Nichterreichen der vereinbarten Therapieziele, z. B.
  - dauerhaft erhöhte Werte von Blutzucker, Blutfetten und/oder Blutdruck,
  - Körpergewicht (BMI oder Taillenumfang),
  - Hypoglykämien,
- Verschlechterung der Stoffwechsellage, z. B.
  - erhöhter HbA_{1c}-Wert,
  - rezidivierende Hypoglykämien,
- Erfordernis spezieller Kenntnisse und Fähigkeiten für besondere Lebenssituationen, z. B.
  - Beruf,
  - Krankheit,
  - Reisen,

- Auftreten von Folge- und Begleiterkrankungen, die spezielle Kenntnisse und Fähigkeiten erfordern, z. B.
  - Neuropathie,
  - Diabetisches Fußsyndrom,
  - Sexualstörungen,
  - Nephropathie,
  - Retinopathie,
  - kardiovaskuläre Ereignisse,
- Auftreten bedeutsamer Motivationsprobleme,
- Erschwerung der Therapie durch besondere Lebensumstände, z. B.
  - Behinderungen (körperlich oder psychisch),
  - Migrationshintergrund.

Bisher gibt es keine speziell evaluierten Schulungs- und Behandlungsprogramme für eine Widerholungsschulung, sondern hierbei werden in der Regel Module aus den bestehenden Schulungs- und Behandlungsprogrammen verwendet.

20.5.3 Problemspezifische Schulungs- und Behandlungsprogramme

Problemspezifische Schulungs- und Behandlungsprogramme richten sich an Patienten in besonderen Problemsituationen im Zusammenhang mit dem Diabetes (z. B. im Zusammenhang mit dem Auftreten von Folgeerkrankungen oder speziellen Problemen wie Hypoglykämieprobleme).

- **Indikationen für problemspezifische Schulungs- und Behandlungsprogramme**
- Umstellung auf eine neue Therapieform, z. B.
  - Insulinpumpe,
  - kontinuierliches Glukosemonitoring,
- Probleme im Zusammenhang mit Akutkomplikationen, z. B.
  - Hypoglykämiewahrmehmungsstörung,
- Probleme im Zusammenhang mit Folgekomplikationen, z. B.
  - Neuropathie,
  - Diabetisches Fußsyndrom,
  - Sexualstörungen,
  - Nephropathie,
  - Retinopathie,

- kardiovaskuläre Ereignisse,
- Erschwerung der Therapie durch Besonderheiten im Alltag, z. B.
  - Schichtarbeit,
  - Fasten,
  - ausgeprägte körperliche Aktivität,
- Erschwerung der Therapie durch besondere Lebensumstände, z. B.
  - soziale Probleme (z. B. im Beruf),
  - psychische Probleme (z. B. Depressivität).

Die folgenden Schulungs- und Behandlungsprogramme wurden vom Bundesversicherungsamt bzw. der Deutschen Diabetes-Gesellschaft akkreditiert: „Blutglukosewahrnehmungstraining für Patienten mit Typ-1-Diabetes (BGAT)" (Fehm-Wolfsdorf et al. 1997), „Hypoglykämie – Positives Selbstmanagement: Unterzuckerungen besser wahrnehmen, vermeiden und bewältigen (HyPOS)" (Kulzer et al. 2006), „Strukturiertes Behandlungs- und Schulungsprogramm für Menschen mit Diabetes und einem diabetischen Fußsyndrom: Den Füssen zu liebe (BARFUSS)" (Anlauf-Wilhelm et al. 1999), „Fit bleiben und älter werden mit Diabetes (SGS) – Strukturiertes Schulungsprogramm für Typ-2-Diabetiker im höheren Lebensalter, die Insulin spritzen" (Zeyfang u. Feucht 2007) und „DiSko-Schulung (DiSko: wie Diabetiker zum Sport kommen)" (Siegrist et al. 2004).

20.5.4 Einzelschulung

In bestimmten Situationen kann auch eine Einzelschulung sinnvoll sein.

- **Indikationen für Einzelschulungen**
- Nichtverfügbarkeit einer Gruppenschulung,
- mangelnde Eignung des Patienten für eine Gruppenschulung, z. B. wegen Sprachproblemen,
- Erfordernis einer unmittelbaren Vermittlung spezifischer Inhalte der Diabetestherapie, z. B.
  - Erstmanifestation des Typ-1-Diabetes,
  - Umstellung auf Insulin bei Typ-2-Diabetes,
- Auftreten individueller Probleme, z. B.
  - Adhärenzprobleme,
  - Therapiebesonderheiten,

- Alltagsprobleme, die die Therapieumsetzung erschweren.

In einer Einzelschulung kann eine noch genauere Passung zwischen den Bedürfnissen des Patienten und dem Angebot des Schulenden erreicht werden. Auf der anderen Seite fehlt bei dieser Form der Schulung der Austausch mit anderen Menschen mit Diabetes („Modelllernen"). Diese Form der Schulung ist zudem teurer als eine Gruppenschulung.

☐ Tab. 20.1 zeigt eine Übersicht über die in Deutschland anerkannten und zertifizierten Schulungs- und Behandlungsprogramme. Eine ausführliche Beschreibung und Darstellung der Evidenz der einzelnen Programme findet sich in der Nationalen Versorgungsleitlinie Diabetes Strukturierte Schulungsprogramme (http://www.versorgungsleitlinien.de; BÄK et al. 2012) und in den Online-Materialien.

20.6 Schulung und Psychotherapie

Neben der Vermittlung instrumenteller Fähigkeiten im Umgang mit der Erkrankung wird in einer guten Schulung auch der gefühlsmäßige Umgang mit der Erkrankung thematisiert. Zudem sollte der Umgang mit typischen diabetesassoziierten Belastungen (z. B. Angst vor Unterzuckerungen, Sorge vor möglichen Folgekomplikationen, Motivationsverlust) Inhalt der Schulung sein. Der Austausch mit gleichermaßen Betroffenen in einer Schulung und die Auseinandersetzung mit gewinnbringenden Erfahrungen anderer im Zusammenhang mit der Erkrankung können zudem dazu beitragen, die eigenen Einstellungen zur Erkrankung zu relativieren.

Aufgrund der Ausbildung der Schulungskräfte sind jedoch gezielte psychotherapeutische Interventionen innerhalb eines Schulungssettings zumeist nicht möglich. Die Indikation für psychotherapeutische Interventionen bei Diabetespatienten besteht in der Regel, wenn komorbide psychische Erkrankungen (z. B. Depression, Angst, Essstörungen) oder psychische Störungen und/oder Verhaltensprobleme im Zusammenhang mit der Erkrankung vorliegen. Diese können in Bezug auf die Therapie des Diabetes Behandlungsbarrieren darstellen, die es dem Patienten erschweren, sich auf die Erkran-

◘ **Tab. 20.1** Schulungsprogramme

Schulungsprogramm	Bezugsnachweis / Info
Kinder und Jugendliche	
Diabetes bei Kindern: ein Behandlungs- und Schulungsprogramm (Diabetes-Buch für Kinder). Hürter P, Jastram HU, Regling B et al. (3. Aufl. 2005)	Mainz: Kirchheim-Verlag www.kirchheim-verlag.de
Diabetes bei Jugendlichen: ein Behandlungs- und Schulungsprogramm. Lange K, Burger W, Holl R et al. (2. Aufl. 2009)	Mainz: Kirchheim-Verlag www.kirchheim-verlag.de
Typ-1-Diabetes	
Behandlungs- und Schulungsprogramm für intensivierte Insulintherapie (Typ-1-Diabetiker). Berger M, Grüßer M, Jörgens V. et al. (5. Aufl. 2009)	**Köln: Deutscher Ärzteverlag www.aerzteverlag.de**
LINDA – Das Schulungsprogramm für Menschen mit Typ-1- oder Typ-2-Diabetes. Feulner-Krakow G, Krakow D. (1. Aufl. 1997)	Forchheim: Diabetespraxis Forchheim www.linda1.de
Typ-2-Diabetes	
Behandlungs- und Schulungsprogramm für Typ-2-Diabetiker, die nicht Insulin spritzen. Berger M, Grüßer M, Jörgens V et al. (2010a)	Köln: Deutscher Ärzteverlag www.aerzteverlag.de
Behandlungs- und Schulungsprogramm für Typ-2-Diabetiker, die Insulin spritzen (konventionelle Insulintherapie). Berger M, Grüßer M, Jörgens V et al. (2010b)	Köln: Deutscher Ärzteverlag www.aerzteverlag.de
Behandlungs- und Schulungsprogramm für Typ-2-Diabetiker, die Normalinsulin spritzen (praeprandiale Insulintherapie). Berger M, Grüßer M, Jörgens V et al. (2011)	Köln: Deutscher Ärzteverlag www.aerzteverlag.de
MEDIAS 2 – Mehr Diabetes Selbstmanagement für Typ 2. Ein Schulungs- und Behandlungsprogramm für Menschen mit nicht-insulinpflichtigem Typ-2-Diabetes (MEDIAS 2 Basis). Kulzer B, Hermanns N, Maier B et al. (5. Aufl. 2011)	Mainz: Kirchheim-Verlag www.diabetes-schulungspro-gramme.de www.kirchheim-verlag.de
MEDIAS 2 – Mehr Diabetes Selbstmanagement für Typ 2. Ein Schulungs- und Behandlungsprogramm für Menschen mit Typ-2-Diabetes und intensivierter Insulintherapie (MEDIAS 2 ICT). Kulzer B, Hermanns N, Maier B et al. (1. Aufl. 2012)	Mainz: Kirchheim-Verlag www.diabetes-schulungspro-gramme.de www.kirchheim-verlag.de
Diabetes II im Gespräch – Therapieprogramm für Typ-II-Diabetiker, die nicht Insulin spritzen. Brinkmeier U, Frank M, Tewes U. (1. Aufl. 1998)	Spektrum Akademischer Verlag 1998 *Vergriffen*
Diabetes & Verhalten, Schulungsprogramm für Menschen mit Typ-2-Diabetes, die Insulin spritzen. Brinkmeier U, Frank M, Tewes A, Tegtbur U. (1. Aufl. 2009)	Mainz: Kirchheim-Verlag www.kirchheim-verlag.de
Lebensnah_interaktiv_neu_differenziert_aktivierend (LINDA) – Das Schulungsprogramm für Menschen mit Typ-1- oder Typ-2-Diabetes. Feulner-Krakow G, Krakow D. (1. Aufl. 1997)	Forchheim: Diabetespraxis Forchheim www.linda1.de
Problemspezifische Schulungsprogramme	
Den Füssen zu liebe (BARFUSS) – Strukturiertes Behandlungs- und Schulungsprogramm für Menschen mit Diabetes und einem diabetischen Fußsyndrom. Anlauf-Wilhelm B, Fisch R, Gralki A et al. (1. Aufl. 1999)	Bezug über den VDBD www.vdbd.de
Blutglukosewahrnehmungstraining für Typ 1 Diabetiker (BGAT). (deutsche Version des „Blood Glucose Awareness Training" von Cox et al.). Fehm-Wolfdorf G, Kerner W, Peters A. (1. Aufl. 1997)	Lübeck: Lübecker Institut für Verhaltensmedizin www.bgat.de

Tab. 20.1 (*Fortsetzung*) Schulungsprogramme	
Schulungsprogramm	**Bezugsnachweis / Info**
HyPOS – Unterzuckerungen besser wahrnehmen, vermeiden und bewältigen. Ein strukturiertes Schulungs- und Behandlungsprogramm für insulinpflichtige Diabetiker mit Hypoglykämieproblemen. Kulzer B, Hermanns N, Kubiak T et al. (1. Aufl. 2006)	Mainz: Kirchheim-Verlag www.diabetes-schulungsprogramme.de www.kirchheim-verlag.de
Fit bleiben und älter werden mit Diabetes (SGS) – Strukturiertes Schulungsprogramm für Typ-2-Diabetiker im höheren Lebensalter, die Insulin spritzen. Zeyfang A, Feucht I. (1. Aufl. 2007)	Elsevier Verlag http://shop.elsevier.de
DiSko: wie Diabetiker zum Sport kommen. Siegrist M, Zimmer P, Klare, WR et al. (1. Aufl. 2004)	Bezug über den VDBD www.vdbd.de; www.diabetes-sport.de

kung einzustellen. Es ist bekannt, dass diese in der Regel mit einem deutlich erhöhten Risiko für eine schlechte glykämische Kontrolle und/oder das Auftreten von Folgekomplikationen assoziiert sind.

Vor Einleitung einer Psychotherapie, insbesondere bei Patienten mit Anpassungsstörungen, sollte daher stets geprüft werden, ob ein Patient bereits über ausreichende Kenntnisse und Strategien in Bezug auf seinen Diabetes verfügt oder ob hier noch Optimierungspotenzial besteht. Auch im Verlauf einer Psychotherapie ist zu prüfen, ob eine spezifische Schulung eine unterstützende Maßnahme für den Erfolg einer Psychotherapie darstellen könnte.

Tipp
Vor Einleitung und gegebenenfalls auch im Verlauf einer Psychotherapie ist zu klären, ob die Patientin/der Patient ausreichend im Umgang mit seiner Erkrankung geschult ist.

20.7 Wirksamkeit der Patientenschulung

Mittlerweile existiert eine große Fülle an Publikationen zur Effektivität und Effizienz der Diabetesschulung, darunter mehrere Metaanalysen (Norris et al. 2002a; Deakin et al. 2005; Duke et al. 2009; Ellis et al. 2004; Loveman et al. 2008; Norris et al. 2002b). Im Vergleich zu anderen Behandlungsmaßnahmen des Diabetes ist der Evidenzgrad der

Schulung ausgesprochen gut. Es liegen sowohl für Basisschulungen bei Typ-1- und Typ-2-Diabetes, als auch für eine Reihe problemspezifischer Schulungs- und Behandlungsprogramme positive Wirksamkeitsnachweise vor. Einen aktuellen Überblick zur Evidenz von Patientenschulung liefert die Nationale Versorgungsleitlinie zur Patientenschulung (http://www.versorgungsleitlinien.de; BÄK et al. 2012).

20.7.1 Effektivität der Diabetesschulung

Im Vergleich zum Typ-1-Diabetes ist die Schulung bei Typ-2-Diabetes deutlich besser untersucht. In einem Cochrane Review (Deakin et al. 2005) zur Effektivität von Gruppenschulungen bei Typ-2-Diabetes wird der signifikant positive Effekt auf die glykämische Kontrolle belegt. Im Durchschnitt lag der HbA_{1c} 12–14 Monate nach einer Diabetesschulung um 0,8 % niedriger als in der Kontrollgruppe, was als ein klinisch bedeutsamer Befund angesehen werden kann. Das Gewicht verbesserte sich in diesem Zeitraum im Vergleich zur Kontrollgruppe um 1,6 kg, der systolische Blutdruck um 2,6 mmHg, ebenfalls das Diabeteswissen, nicht jedoch die Lipide. Norris et al. (2002a) ermittelten in ihrer Metaanalyse als entscheidenden Wirkfaktor für eine nachhaltige Reduktion des HbA_{1c} die Dauer eines Schulungsprogramms. Eine Schulungsanzahl von 12 Stunden ergab eine zusätzliche Verbesserung des HbA_{1c} von 0,5 %, eine Schulungsanzahl von 24 Stunden von 1 %. Zusätzlich konnte die Arbeitsgruppe um Norris nachweisen, dass Schulungsprogramme auf der Basis eines Selbstmanagementansatzes bessere Ergebnisse erbrachten als traditionelle Ansätze, die primär auf die Vermittlung von Wissen und Kenntnissen über die Erkrankung abzielen. In der Analyse möglicher Einflussfaktoren kamen Ellis und Mitarbeiter (2004) zu dem Ergebnis, dass Schulungsformen, welche Elemente wie Gruppendiskussionen, individuelle Zielvereinbarungen, praktische Übungen und Hausaufgaben integrierten, deutlich bessere Ergebnisse bezüglich des HbA_{1c}-Wertes aufwiesen und diese Faktoren immerhin 44 % der Varianz erklärten.

Minet et al. (2010) stellten in einer Metaanalyse, in die 47 Studien zur Evaluation von Selbstmanagement-Schulungen bei erwachsenen Typ-2-Diabetikern eingeschlossen wurden, ebenfalls einen signifikanten Unterschied in der HbA_{1c}-Reduktion zwischen den Interventions- und Kontrollgruppen (−0,36 %) fest. Eine kleinere Stichprobengröße ($n < 100$, Effektstärke 0,42) und die Länge des Follow-Up-Zeitraums (bis zu 12 Monaten, Effektstärke 0,49) waren signifikante Prädiktoren des Schulungserfolgs. Die einzige randomisierte kontrollierte Studie zum Langzeiteffekt einer strukturierten Schulung basierend auf dem Selbstmanagementansatz bei Typ-2-Diabetes ergab nach 5 Jahren einen adjustierten mittleren Unterschied des HbA_{1c}-Werts von −1,37 % zwischen Interventions- und Kontrollgruppe (Hörnsten et al. 2008).

20.7.2 Effizienz der Diabetesschulung

In einem systematischen Review werteten Boren et al. (2009) 26 Publikationen zur Diabetesschulung bezüglich der ökonomische Vorteile und Kosten aus. Sie analysierten und bewerteten die Kosten, die Kosten-Nutzen-Relation und die Kosten-Effektivität. In 18 der 26 Artikel fand sich ein Zusammenhang der strukturierten Diabetesschulung zu sinkenden Kosten, Kosteneinsparungen, Kosteneffektivität oder positiven Renditen. Vier Studien berichteten neutrale Ergebnisse, eine Studie ergab steigende Kosten. In einem Review über Studien mit Selbstmanagement-Schulungsprogrammen, die im ambulanten Bereich in eher benachteiligten Gebieten mit deutlichen Gesundheitsunterschieden im-

plementiert wurden, wurde deren Kosteneffektivität auf der Basis der Ergebnissen der UKPDS-Studie überprüft. Die in dieser Studie analysierten Interventionen führten zu einer Reduktion des HbA_{1c} um 0,5 % und des Gesamtcholesterins um 10 %; beim Blutdruck ergaben sich keine Verbesserungen. In der Modellberechnung führen die Interventionen zu einer Reduktion der Behandlungskosten. Die Reduktion von Folgeerkrankungen führt zu einer deutlichen Steigerung der qualitätsgleichen Lebensjahre (Quality Adjusted Life Years, QALYs), weshalb die untersuchten Interventionen als kostengünstig einzustufen sind (Boren et al. 2009). Eine Auswertung der 1-Jahres-Daten der britischen DESMOND-Studie, bei der Typ 2-Diabetiker strukturiert geschult wurden, ergab pro Person bei zusätzlichen Kosten der Schulung im Vergleich zur Routinebehandlung ebenfalls einen Gewinn qualitätsadjustierter Lebensjahre (QALYs), weshalb die Intervention ebenfalls als sehr kostengünstig einzuschätzen ist. Selbst unter der Annahme, dass in der Routineversorgung die Ergebnisse der Schulung schlechter ausfallen sollten, erwies sich die Schulung noch immer als sehr effizient (Gillett et al. 2010). Für den deutschsprachigen Raum liegen keine dezidierten Ergebnisse von Studien zur Effizienz der Schulung vor.

20.8   Qualität der Diabetesschulung

Da die Schulung von Menschen mit Diabetes einen integralen Bestandteil der Diabetestherapie darstellt, unterliegt sie wie alle Therapiemaßnahmen nach § 135a SGB V auch grundsätzlich der Pflicht zur Qualitätssicherung. Die Qualität einer Schulung von Diabetespatienten sollte entsprechend den Kriterien der Struktur-, Prozess und Ergebnisqualität regelmäßig überprüft werden.

20.8.1   Strukturqualität

Unter der Strukturqualität der Diabetesschulung ist neben räumlichen, organisatorischen, inhaltlichen, methodischen und didaktischen Voraussetzungen auch der Grad der Umsetzung rechtlicher oder vertraglicher Bestimmungen zu verstehen.

Für eine Einrichtung, die Patientenschulung anbietet, sind die folgenden Kriterien Merkmale einer guten Strukturqualität:

- **Beschreibung der Zielgruppe:**
  - Es sollte dargelegt werden, für welche Patienten eine spezielle Schulungs- und Behandlungsmaßnahme angeboten wird (z.B. Typ-1- und Typ-2-Diabetes getrennt oder zusammen, spezielle Altersgruppen, Therapieform, spezielles Problem). Auch sollte eine Einrichtung deutlich machen, für welche Patienten es ein Schulungsangebot gibt und welche Patienten nicht adäquat geschult werden können (z. B. Migranten, Fremdsprache). Zudem sollten spezielle Ein- und Ausschlusskriterien für den Besuch eines Schulungs- und Behandlungsprogramms genannt werden (z. B. Teilnahme an einem DMP-Programm).
- **Setting:**
  - Es sollte beschrieben werden, in welchem Setting die Schulung angeboten wird (z. B. stationär, ambulant, in Praxisgemeinschaft, Schulungsverein). Zudem sollte aufgeführt werden, ob es sich um eine Einzel- oder Gruppenschulung handelt und ob Angehörige in die Schulungsmaßnahme integriert werden.
- **Beschreibung der Anzahl und des zeitlichen Verlaufs der Schulungseinheiten:**
  - Der Zeitraum, wie auch die Dauer der Schulung sollte angegeben werden, ebenso, ob es nach der Schulung noch das Angebot spezieller Auffrischungssitzungen („Boostersessions") gibt.
- **Schulungsprogramme:**
  - Eine Einrichtung sollte angeben, welche Schulungsprogramme angeboten und in welcher Gruppengröße diese durchgeführt werden. Zudem sollte beschrieben werden, welche verschiedenen Schulungsmaterialien und Patientenunterlagen vorhanden sind.
- **Darlegung der räumlichen Voraussetzungen:**
  - In den Zertifizierungskriterien zur „Basisanerkennung DDG" bzw. „Diabetologikum DDG mit diabetesspezifischem Qualitätsmanagement" wird gefordert, dass ein Raum vorhanden sein muss, der aus-

schließlich für die Patientenschulung zur Verfügung steht. Es sollte auch beschrieben werden, welche technischen Voraussetzungen zur Schulung vorhanden sind (z. B. Beamer, Flipchart, Kochmöglichkeiten).
- **Qualifikation der Schulenden:**
  - Die Angabe der Qualifikation der Schulenden ist ein wesentliches Merkmal der Strukturqualität der Diabetesschulung. Die Schulung sollte nach Möglichkeit nur durch entsprechend qualifiziertes Personal durchgeführt werden.
- **Qualitätssichernde Maßnahmen zur Sicherung des Schulungserfolges:**
  - Eine Beschreibung aller Maßnahmen zur Qualitätssicherung der Schulung sollte ebenfalls Teil eines Qualitätsmanagements der Schulung darstellen (z. B. Hospitationen, Befragung der Teilnehmer und Einweiser zur Schulung, Evaluierung der Schulung).

20.8.2 Prozessqualität

Ein wichtiges Merkmal der Prozessqualität ist die adäquate Durchführung der Diabetesschulung entsprechend den Leitlinien und den Vorgaben des Curriculums. Hierbei ist ein wichtiges Merkmal der Prozessqualität das Vorhandensein entsprechender Schulender, die den Patienten zu einem aktiven Diabetesselbstmanagement befähigen. Diese sollten in der Lage sein, Patienten zu motivieren, persönliche Behandlungsziele zu formulieren und angemessene Hilfestellungen anzubieten, wie Patienten die selbst festgelegten Ziele erreichen können. Da die meisten Schulungen in Kleingruppen stattfinden, muss die Schulungskraft über Fertigkeiten verfügen, eine Gruppe so zu moderieren, dass eine produktive und förderliche Gruppenatmosphäre entsteht.

In Deutschland wurden bislang etwa 3300 Diabetesberater/innen (DDG) sowie 5700 Diabetesassistenten/innen (DDG) ausgebildet, die in einer berufsbegleitenden Weiterbildung spezielle Kenntnisse und Fähigkeiten zur Durchführung der Diabetesschulung erlernt haben. Eine weitere Maßnahme zur Qualitätssicherung sind Trainingsseminare, in denen die Schulenden die Durchführung des jeweiligen Schulungsprogramms erlernen. Die Vergütung einer Schulung im Rahmen eines DMP-Vertrags setzt in der Regel voraus, dass der Arzt und die Schulungskraft an einem Einführungsseminar zum jeweiligen Programm teilgenommen haben.

Ein weiteres wichtiges Merkmal einer guten Prozessqualität sind regelmäßige passive oder aktive Hospitationen. In der NVL-Leitlinie zur Diabetesschulung wird gefordert, dass die Struktur- und Prozessqualität einer Schulungseinrichtung durch eine aktive und passive Hospitation mindestens alle fünf Jahre evaluiert werden sollte.

Während der Hospitation sollten die folgenden Punkte überprüft werden:

- **Rahmenbedingungen:**
  - Wie ist die Ausstattung des Schulungsraums?
  - Findet die Schulung in geschlossenen Gruppen statt?
  - Wie viele Personen sind in der Schulung integriert, wie groß ist das Schulungsteam?
  - Wie ist die Organisation der Schulung?
  - Wie ist die Kontinuität der Schulung bei wechselndem Schulungspersonal, im Krankheitsfall oder während des Urlaubs geregelt?
- **Lernzielkatalog und Umsetzung:**
  - Welche Curricula, Medien, Materialien existieren?
  - Findet die Schulung strukturiert, entsprechend des Curriculums statt?
  - Sind praktische Übungen und Lernzielkontrollen in die Schulung integriert?
  - Wird auf die besonderen Bedingungen, Ziele, Wünsche und Bedürfnisse der Teilnehmer eingegangen?
  - In welchem Ausmaß wird der Patient in die Schulung aktiv miteinbezogen?
- **Pädagogik:**
  - Wie ist das Leiterverhalten des Gruppenleiters (Atmosphäre, Gespür für Ängste/Wünsche der Teilnehmer, Lautstärke, Sprechgeschwindigkeit, Fremdwörter, Erklärungen)?
  - Gelingt es dem Leiter eine gute Gruppenatmosphäre herzustellen, wie wohl fühlen sich die Teilnehmer?
  - Hat der Leiter gleichermaßen alle Teilnehmer im Blick?

- **Teaminteraktion:**
  - Gibt es vor der Schulung Informationen über den Patienten, findet im Team ein Austausch über die Schulung statt?
  - Welche Wertigkeit hat die Patientenschulung im Kontext der Diabetesbehandlung?
  - Wie ist die Kritikfähigkeit, wie wird mit Konflikten umgegangen?
- **Hospitationsakzeptanz:**
  - In welcher Atmosphäre fand die Hospitation statt?
  - Inwieweit wurde das Vorgehen der Schulungseinrichtung transparent gemacht?
  - Gab es ein abschließendes Gespräch über die Eindrücke und Erfahrungen des Hospitanten?

20.8.3 Ergebnisqualität

Die Diabetikerschulung muss – wie jede andere Therapiemaßname auch – ihre Wirksamkeit, Sicherheit und Kosteneffektivität belegen. Diese ist auch Voraussetzung für die Zertifizierung eines Schulungsprogramms.

In einer Einrichtung sollte die Überprüfung der Ergebnisqualität der Schulung routinemäßig durch das Schulungsteam erfolgen. Hierzu gibt es eine ganze Reihe unterschiedlicher Variablen, die zur Messung des Erfolges eingesetzt werden können.

- **Wissen und Kenntnisse über die Erkrankung und die Therapiemaßnahmen des Diabetes:**
  - Eine Möglichkeit zur Überprüfung des Schulungserfolgs besteht darin, das Wissen der Teilnehmer abzufragen (z. B. BE/KE-Gehalt verschiedener Lebensmittel, richtiges Verhalten bei einer Über-/Unterzuckerung, Insulindosierung in verschiedenen Situationen). Dies kann entweder am Ende jeder Kursstunde, als Arbeitsaufgabe zwischen den Kursstunden oder am Ende des Kurses bzw. in einem gewissen zeitlichen Abstand nach der Schulung erfolgen.
- **Fertigkeiten, praktische Umsetzung von Therapiemaßnahmen:**
  - Besser ist es, nicht reine Wissensinhalte, sondern die konkrete Anwendung des Wissens im Sinne von Fertigkeiten und Fä-

higkeiten zu testen. Dies kann z. B.in Form von Handlingtests geschehen, bei denen ein Patient beispielsweise das richtige Spritzen, die richtige Handhabung eines Insulinpens oder das Verhalten in besonderen Situationen im Zusammenhang mit Diabetes erklärt (z. B. Anwendung eines Insulinkorrekturschemas, Verhalten bei erhöhten Blutzuckerwerten). Hierbei ist besser zu sehen, ob es einem Teilnehmer gelungen ist, die Schulungsinhalte so zu verinnerlichen, dass er sie erfolgreich auf sein eigenes Lebensumfeld erfolgreich übertragen kann.

- **Grad der Verhaltensänderung:**
  - Zur erfolgreichen Behandlung des Diabetes ist es oft erforderlich, grundlegende Verhaltensweisen zu verändern. Für die Messung des Therapieerfolges stehen standardisierte Fragebögen (z. B. Fragebogen zum Essverhalten - FEV oder Freiburger Fragebogen zur körperlichen Aktivität - FFkA) Selbstkontrollaufzeichungen (z. B. Ernährungs- oder Bewegungstagebuch, Gewichtsmessungen) oder auch technische Hilfsmittel (z. B. Schrittzähler) zur Verfügung.

- **Grad der Zielerreichung:**
  - Das Erreichen von Zielen kann skaliert (abgestuft, in Zwischenschritte unterteilt) werden. Solche sogenannten Zielerreichungsskalen („Goal Attainment Scaling") können gemeinsam mit den Patientinnen und Patienten erarbeitet werden und auf die individuellen Ziele des Patienten angepasst werden.

- **Adhärenz:**
  - Die Umsetzung der Therapie scheitert nicht selten an einer zu geringen Therapietreue („Adhärenz"). Das Ausmaß an Adhärenz kann durch eine strukturierte Befragung oder mit Hilfe technischer Hilfsmittel erfolgen. In der Praxis kann das Auslesen von Blutzuckermessgeräten oder die Interpretation von Blutzuckerselbstkontrollaufzeichnungen wichtige Hinweise auf das Ausmaß der Adhärenz geben.

- **Lebensqualität:**
  - Der Erhalt der Lebensqualität trotz und mit der Erkrankung Diabetes ist ein wesentliches Behandlungsziel des Diabetes. Zur Messung der Lebensqualität stehen eine ganze Reihe generischer (z. B. SF-12, WHO-5, EQ-5) wie krankheitsspezifischer Fragebögen (z. B. DSQOLS, DQOL) zur Verfügung.

- **Zufriedenheit:**
  - Die Zufriedenheit mit dem Kurs kann mit einem üblichen Fragebogen zur Qualitätssicherung gemessen werden. Auch für die Messung der Therapiezufriedenheit gibt es standardisierte Messverfahren (z. B. DTSQ).

- **Gesundheitsüberzeugungen (Health beliefs):**
  - Der Schulungserfolg hängt entscheidend auch von psychologischen Variablen ab, die sowohl Aspekte der Motivation, der Kognition als auch des Verhaltens beinhalten können. So kann es ein Schulungserfolg sein, wenn sich die Motivation des Patienten zur Therapieumsetzung oder einer Verhaltensänderung erhöht oder sich die Überzeugung, den Diabetes selbst steuern zu können („Self-efficacy"), verbessert.

- **Diabetesbezogene Belastungen/Depressivität:**
  - Eine Schulung hat auch das Ziel, diabetesbezogene Belastungen zu reduzieren, indem versucht wird, gemeinsam mit dem Patienten Lösungen für Probleme im Umgang mit der Erkrankung zu finden. Zur Messung diabetesbezogener Belastungen gibt es standardisierte Fragbögen (z. B.PAID Langversion, PAID Kurzversion, DDS). Da ein nicht geringer Anteil aller Menschen mit Diabetes an einer erhöhten Depressivität leidet, kann es auch ein Ziel der Schulung sein, diese zu reduzieren, was ebenfalls mit standardisierten Messinstrumenten (z. B. ADS, HDAS) erfasst werden kann.

- **Somatische Parameter:**
  - Natürlich ist es auch das Ziel von Diabetesschulungen, die Stoffwechseleinstellung der Schulungsteilnehmer zu verbessern. Allerdings sind hierfür auch eine Reihe anderer Faktoren (z. B. Therapiewahl, Insulindosierung, Qualität der Betreuung) verantwortlich, so dass die Beziehung zwischen der Schulung und somatischen Parametern

(z. B. HbA$_{1c}$, Blutdruck, Blutfettwerte) nicht direktional ist. Die Auswirkung der Schulung auf härtere Endpunkte (z. B. diabetesassoziierte Akut- und Folgekomplikationen, Morbidität) kann nur in sehr großen und langangelegten Studien untersucht werden.

▬ **Gesundheitsökonomische Aspekte:**
  ▬ Erfasst werden kann auch, ob es in Folge der Schulung zu positiven gesundheitsökonomischen Effekten kommt, wie zu einer Reduktion der Teststreifenmengen aufgrund gezielterer Blutzuckermessungen, einer Verhinderung stationärer Krankenhausaufenthalte oder einer Reduktion krankheitsbedingter Fehlzeiten oder Krankheitstage.

Fazit

Die Patientenschulung ist bei Diabetes ein „Muss" und sollte jedem Patienten unmittelbar nach der Diagnose und im weiteren Verlauf der Erkrankung immer dann angeboten werden, wenn eine Therapieumstellung auf ein neues Therapieregime (z. B. Insulintherapie, Insulinpumpentherapie) erfolgt oder größere Probleme im Umgang mit einer Erkrankung bestehen. Es gibt in Deutschland mittlerweile eine ganze Reihe verschiedener Schulungsprogramme, die eine Zulassung für die DMP-Programme besitzen und daher von den Krankenkassen honoriert werden. Metaanalysen und systematische Reviews konnten aufzeigen, dass Schulungsprogramme auf der Basis eines Selbstmanagementansatzes bessere Ergebnisse erbringen als traditionelle Ansätze, die primär auf die Vermittlung von Wissen und Kenntnissen über die Erkrankung abzielen. Somit spielen eine ganze Reihe psychologischer Faktoren motivationaler, kognitiver, emotionaler wie auch behavioraler Art für den Erfolg einer Schulung eine entscheidende Rolle. Die Praxis der Schulung sollte immer wieder im Sinne der Qualitätssicherung überprüft werden. Hierbei stehen eine ganze Reihe praxistauglicher Instrumente zur Verfügung.

Literatur

ADA (2013) Standards of Medical Care in Diabetes – 2013. Diabetes Care 36(1):S11–S66

Anderson RM (1995) Patient empowerment and the traditional medical model. A case of irreconcilable differences? Diabetes Care 18(3):412–415

Anderson RM, Funnell MM, Butler PM, Arnold MS, Fitzgerald JT, Feste CC (1995) Patient empowerment. Results of a randomized controlled trial. Diabetes Care 18(7):943–949

Anlauf-Wilhelm B, Fisch R, Gralki A, Schöning D, Schulze B, Zander A et al (1999) Den Füssen zu liebe (BARFUSS) – Strukturiertes Behandlungs- und Schulungsprogramm für Menschen mit Diabetes und einem diabetischen Fußsyndrom. VDBD

BÄK, KBV, AWMF (2012) Nationale VersorgungsLeitlinie Diabetes. Strukturierte Schulungsprogramme – Langfassung. Version 1.0. (http://www.versorgungsleitlinien.de/themen/diabetes2/dm2_schulung; zuletzt aufgerufen am 21.12.2012)

Berger M, Gruesser M, Jörgens V (1987) Behandlungs- und Schulungsprogramm für intensivierte Insulintherapie. Deutscher Ärzteverlag, Köln

Berger M, Gruesser M, Jörgens V, Kronsbein P, Mühlhauser I (1989) Behandlungs- und Schulungsprogramm für Typ-2-Diabetiker, die Insulin spritzen. Deutscher Ärzteverlag, Köln

Berger M, Gruesser M, Jörgens V (2009) Behandlungs- und Schulungsprogramm für intensivierte Insulintherapie, 5. Aufl. Deutscher Ärzteverlag, Köln

Berger M, Gruesser M, Jörgens V, Kronsbein P, Mühlhauser I (2010) Behandlungs- und Schulungsprogramm für Typ-2-Diabetiker, die nicht Insulin spritzen. Deutscher Ärzteverlag, Köln

Berger M, Gruesser M, Jörgens V, Kronsbein P, Mühlhauser I (2010) Behandlungs- und Schulungsprogramm für Typ-2-Diabetiker, die Insulin spritzen (konventionelle Insulintherapie). Deutscher Ärzteverlag, Köln

Berger M, Gruesser M, Jörgens V (2011) Behandlungs- und Schulungsprogramm für Typ-2-Diabetiker, die Normalinsulin spritzen (praeprandiale Insulintherapie). Deutscher Ärzteverlag, Köln

Boren SA, Fitzner KA, Panhalkar PS, Specker JE (2009) Costs and benefits associated with diabetes education: a review of the literature. Diabetes Educ 35(1):72–96

Brinkmeier U, Frank M, Tewes U (1998) Diabetes II im Gespräch – Therapieprogramm für Typ-II-Diabetiker, die nicht Insulin spritzen. Spektrum Akademischer Verlag, Heidelberg

Brinkmeier U, Frank M, Tewes U, Tegtbur U (2009) Diabetes & Verhalten – Schulungsprogramm für Typ-2-Diabetiker, die Insulin spritzen, 1. Aufl. Kirchheim-Verlag, Mainz

Clement S (1995) Diabetes self-management education. Diabetes Care 18(8):1204–1214

Davidson JK, Vander Zwaag R, Cox CL, Baggett H, Mainzer I, Delcher HK et al (1984) The Memphis and Atlanta continuing care programs for diabetes-II. Comparative analyses of demographic characteristics, treatment methods, and outcomes over a 9–10-year follow-up period. Diabetes Care 7:25–31

Deakin T, McShane CE, Cade JE, Williams RD (2005) Group based training for self-management strategies in people with type 2 diabetes mellitus. Cochrane Database Syst Rev (2): CD003417

Duke SA, Colagiuri S, Colagiuri R (2009) Individual patient education for people with type 2 diabetes mellitus. Cochrane Database Syst Rev (1): CD005268

Ellis SE, Speroff T, Dittus RS, Brown A, Pichert JW, Elasy TA (2004) Diabetes patient education: a meta-analysis and meta-regression. Patient Educ Couns 52(1):97–105

Fehm-Wolfsdorf G, Kerner W, Peters A (1997) Blutglukosewahrnehmungstraining für Typ 1 Diabetiker (BGAT). (deutsche Version des „Blood Glucose Awareness Training" von Cox et al.). Lübecker Institut für Verhaltensmedizin, Lübeck

Feulner-Krakow G, Krakow D (1997) LINDA – Diabetes-Selbstmanagementschulung. Das Selbstmanagement-Programm für Menschen mit Typ-1- oder Typ-2-Diabetes, 1. Aufl. Diabetespraxis Forchheim, Forchheim

Funnell MM, Anderson RM, Arnold MS, Barr PA, Donnelly Mea (1991) Empowerment: An idea whose time has come in diabetes education. Diabetes Educator 17:37–41

Gillett M, Dallosso HM, Dixon S, Brennan A, Carey ME, Campbell MJ et al (2010) Delivering the diabetes education and self management for ongoing and newly diagnosed (DESMOND) programme for people with newly diagnosed type 2 diabetes: cost effectiveness analysis. BMJ 341:c4093

Glasgow RE, Osteen V (1992) Evaluating diabetes education. Are we measuring the most important outcomes? Diabetes Care 15(10):1423–1432

Glasgow RE (1995) A practical model of diabetes management and education. Diabetes Care 18(1):117–126

Hörnsten A, Stenlund H, Lundman B, Sandström H (2008) Improvements in HbA1c remain after 5 years – a follow up of an educational intervention focusing on patients' personal understandings of type 2 diabetes. Diab Res Clin Practice 81(1):50–55

Hürter P, Jastram HU, Regling B, Weber B, Lange K, Toeller M et al (2005) Diabetes bei Kindern: ein Behandlungs- und Schulungsprogramm (Diabetes-Buch für Kinder), 3. Auf. Kirchheim-Verlag, Mainz

IDF (2005) Clinical Guidelines Task Force. Global guidelines for type 2 diabetes. Brussels: International Diabetes Federation

Joslin EP, Gray H, Root HF (1922) Insulin in hospital and home. J Metab Res 2:651–699

Kulzer B, Albus C, Herpertz S, Kruse J, Lange K, Lederbogen F, Petrak F (2013) Evidenzbasierte Diabetes-Leitlinie DDG. Psychosoziales und Diabetes mellitus. (http://www.deutsche-diabetes-gesellschaft.de; zuletzt aufgerufen am 01.03.2013)

Kulzer B, Hermanns N, Ehrmann D, Bergis N, Haak T (2012) PRIMAS – Leben mit Typ-1-Diabetes. Schulungs- und Behandlungsprogramm für ein selbstbestimmtes Leben mit Typ-1-Diabetes, 1. Aufl. Kirchheim-Verlag, Mainz

Kulzer B, Hermanns N, Kubiak T, Krichbaum M, Haak T (2006) HyPOS – Unterzuckerungen besser wahrnehmen, vermeiden und bewältigen. Ein strukturiertes Schulungs- und Behandlungsprogramm für insulinpflichtige Diabetiker mit Hypoglykämieproblemen. Kirchheim-Verlag, Mainz

Kulzer B, Hermanns N, Maier B, Haak T, Reinecker H (2011) MEDIAS 2 – Mehr Diabetes Selbstmanagement für Typ 2. Ein Schulungs- und Behandlungsprogramm für Menschen mit nicht-insulinpflichtigem Typ-2-Diabetes (MEDIAS 2 Basis, 5. Aufl. Kirchheim-Verlag, Mainz

Kulzer B, Hermanns N, Maier B, Mahr M, Haak T, Reinecker H (2012) MEDIAS 2 – Mehr Diabetes Selbstmanagement für Typ 2. Ein Schulungs- und Behandlungsprogramm für Menschen mit Typ-2-Diabetes und intensivierter Insulintherapie (MEDIAS 2 ICT, 1. Aufl. Kirchheim-Verlag, Mainz

Lange K, Burger W, Holl R, von Schütz W, Saßmann H, Hürter P et al (2009) Jugendliche mit Diabetes: ein Schulungsprogramm, 2. Aufl. Kirchheim-Verlag, Mainz

Loveman E, Frampton GK, Clegg AJ (2008) The clinical and cost-effectiveness of diabetes education models for type 2 diabetes: a systematic review. Health Technology Assessment 12(9):1–136

Miller LV, Goldstein J, Nicolaisen G (1978) Evaluation of patients' knowledge of diabetes self-care. Diabetes Care 1:275–281

Minet L, Moller S, Vach W, Wagner L, Henriksen JE (2010) Mediating the effect of self-care management intervention in type 2 diabetes: a meta-analysis of 47 randomised controlled trials. Patient Educ Couns 80(1):29–41

Nagasawa M, Smith MC, Barnes JH, Fincham JE (1990) Meta-Analysis of correlates of diabetes patients' compliance with prescribed medications. The Diabetes Educator 16:192–200

Norris SL, Lau J, Smith SJ, Schmid CH, Engelgau MM (2002) Self-Management Education for Adults With Type 2 Diabetes: A meta-analysis of the effect on glycemic control. Diabetes Care 25(7):1159–1171

Norris SL, Nichols PJ, Caspersen CJ, Glasgow RE, Engelgau MM, Jack L et al (2002) The effectiveness of disease and case management for people with diabetes. A systematic review. Am J Prev Med 22(4):15–38

Norris SL, Zhang X, Avenell A, Gregg E, Bowman B, Serdula M et al (2004) Long-term effectiveness of lifestyle and behavioral weight loss interventions in adults with type 2 diabetes: a meta-analysis. Am J Med 117(10):762–774

Siegrist M, Zimmer P, Klare WR et al. (2004) DiSko: wie Diabetiker zum Sport kommen. VDBD

Zeyfang A, Feucht I, Arbeitsgemeinschaft Diabetes und Geriatrie der Deutschen Diabetes-Gesellschaft (2007) Fit bleiben und älter werden mit Diabetes. Strukturiertes Schulungsprogramm (SGS) für Typ-2-Diabetiker im höheren Lebensalter. Elsevier, München

Hypoglykämiewahrnehmungsstörung: Wenn der Unterzucker nicht mehr wahrgenommen wird

P. Grewe

F. Petrak, S. Herpertz (Hrsg.), *Psychodiabetologie*,
DOI 10.1007/978-3-642-29908-7_21, © Springer-Verlag Berlin Heidelberg 2013

Kurzinfo

Das Diabetesselbstmanagement ist ein ständiger Balanceakt zwischen dem Risiko, diabetestypische Folgeerkrankungen zu erleiden und dem vermehrten Auftreten von Hypoglykämien (Unterzuckerungen). Hypoglykämien und deren ängstliche Antizipation werden von den Betroffenen und deren Angehörigen als eine der größten Belastungen der Behandlung des Diabetes erlebt. Auch die Behandler erleben die Hypoglykämie als schwerwiegenden limitierenden Faktor. Die Schwierigkeiten einer sinnvollen Diabetesbehandlung werden durch Einschränkungen der Wahrnehmung von Hypoglykämien aggraviert. Die Folgen der Hypoglykämien können sich auf sämtliche Lebensbereiche auswirken und die Lebensqualität der Betroffenen spürbar einschränken.

Das Problem der Wahrnehmung und der erfolgreichen Bewältigung von Hypoglykämien muss auf unterschiedlichen Stufen betrachtet werden, beginnend mit der Pathophysiologie einer Unterzuckerung, deren entsprechender Symptomatik und Wahrnehmung sowie der richtigen Interpretation durch den Betroffenen bis hin zur Entscheidung und Ausführung gegenregulatorischer Maßnahmen. Zwecks Optimierung der Hypoglykämiewahrnehmung wurden in der Vergangenheit unterschiedliche Strategien entwickelt, die im Einzelnen dargestellt werden sollen.

21.1 Was ist eine Hypoglykämie?

Entsprechend den Leitlinien der Deutschen Diabetes Gesellschaft (DDG) versteht man unter einer Hypoglykämie einen Blutglukosespiegel < 50 mg/dl (2,8 mmol/l). Die American Diabetes Association (ADA) schlägt 70 mg/dl (3,9 mmol/l) als Grenzwert vor, da erste hormonelle gegenregulierende Steuerungsmechanismen in diesem Bereich einsetzen (Herpertz et al. 2003). Blutglukosekonzentrationen < 40 mg/dl (2,2 mmol/l) werden als Unterzuckerung bezeichnet, auch wenn keine Symptome vorliegen. Blutzuckerkonzentrationen von 50–60 mg/dl (2,8–3,3 mmol/l) sind auch bei stoffwechselgesunden Menschen anzutreffen, z. B. in Fastenphasen.

Entsprechend der **klinischen Symptomatik** wird eine Unterscheidung in **leichte, schwere und sehr schwere Hypoglykämien** vorgenommen. Während der Patient sich bei leichten Hypoglykä-

mien durch die Zufuhr von Kohlenhydraten selbst helfen kann, sind schwere Hypoglykämien auf fremde Hilfe (z. B. Glukagoninjektion durch Angehörige) angewiesen. Sehr schwere Hypoglykämien mit Bewusstlosigkeit und Krämpfen sind nur durch ärztliche Maßnahmen zu beheben.

> **Tipp**
>
> Im Rahmen der Anamneseerhebung ist bei der Evaluation der Häufigkeit und Schweregrade der Hypoglykämien die Begriffsklärung mit dem Patienten wichtig. Nicht selten weicht das subjektive Erleben einer Hypoglykämie von objektiven Schweregraden ab (Krichbaum u. Kulzer 2011).

21.2 Was ist Wahrnehmung?

Nach Margraf u. Müller-Spahn (2008) ist Wahrnehmung die „Bezeichnung für den komplexen Prozess des integralen Informationsgewinns aus Umwelt- und Körperreizen einschließlich der damit verbundenen Emotionen und der Modifikationen durch Lernen und Erfahrung". Unter Wahrnehmung werden aber auch die Sinnesfunktionen, die Lenkung der Aufmerksamkeit und die Habituation (Gewöhnung) verstanden mit dem Ziel der „Interpretation der wahrgenommenen Empfindung". Bezogen auf die Hypoglykämie lässt sich „Wahrnehmung" an der folgenden Kasuistik anschaulich beschreiben.

- **Kasuistik veränderter Hypopglykämiewahrnehmung**
- Frau W ist eine 48-jährige Patientin, die seit mehr als 40 Jahren an einem Typ-1-Diabetes erkrankt ist. Seit 20 Jahren leidet sie an einer diabetischen Retinopathie und hat zunehmend Angst vor einer Erblindung oder einer Erkrankung der Nieren. Die Patientin klagt über wiederkehrende schwere Hypoglykämien, ohne dass sie diese ausreichend wahrnehmen kann. Anfangs bemerkte sie die typischen Symptome einer Unterzuckerung wie Herzklopfen, Zittern und Schwitzen zwar frühzeitig, dennoch entwickelte sie eine

große Angst vor einer Unterzuckerung mit der Folge eines ausgeprägten Vermeidungsverhaltens. Folgt man ihren Angaben, so habe sie sich nicht mehr in der Lage gesehen, das Therapieziel normnaher Blutzuckerwerte zu verfolgen. Einerseits könne sie die hohen Blutzuckerwerte nicht akzeptieren, andererseits fürchte sie die Hypoglykämien. Um einer Verschlechterung ihrer Retinopathie vorzubeugen, sei sie bereit, häufig auftretende leichte Unterzuckerungen zu tolerieren. In der Vergangenheit habe sie wiederholt nächtliche Hypoglykämien gehabt, bei denen sie auf Hilfe angewiesen gewesen sei. Einmal sei sogar eine stationäre Aufnahme notwendig gewesen. Ihr Mann könne ihre Meinung nicht teilen. Er sei beruflich häufig auf Reisen und sorge sich insbesondere nachts um sie. Es komme gehäuft zu Auseinandersetzungen mit ihm, insbesondere reagiere sie zunehmend trotzig und ärgerlich auf dessen Ratschläge. Auch an ihrem Arbeitsplatz habe sie Unterzuckerungen nicht wahrgenommen und sei auf die Hilfe ihrer Kollegen angewiesen gewesen. Bei genauerem Nachdenken habe sie sehr wohl Symptome verspürt, aber sie sei der Meinung gewesen „das schaffe ich jetzt noch!"

Das Beispiel macht die Vielschichtigkeit des Problems der Patientin deutlich. Einerseits fehlen aufgrund der langen Anamnese ihres Diabetes die typischen sympathikotonen Symptome der Hypoglykämie. Die durchaus von ihr wahrgenommenen Symptome der Neuroglykopenie als Ausdruck der Unterversorgung des Gehirns mit Glukose (z. B. Leistungsabfall) werden von ihr nicht beachtet, nicht erkannt, fehlinterpretiert oder geradezu trotzig ignoriert. Moderiert wird dies durch die kognitive Bewertung, welcher Zielbereich in der Stoffwechseleinstellung ihrerseits akzeptabel ist. Das verbleibende Zeitfenster für eine angemessene Maßnahme ist dann häufig zu klein, um eigenverantwortlich reagieren zu können. Zwangsläufig wirken sich die Hypoglykämien belastend sowohl auf die Partnerschaft wie auch das Berufsleben aus und schränken die Lebensqualität ein. Auch mindern sie das Vertrauen in die eigenen Möglichkeiten der Blutzuckerkontrolle.

21.3 Wie entstehen Hypoglykämien und ihre Symptome?

Der menschliche Organismus und insbesondere das Gehirn ist auf die Zufuhr von Glukose angewiesen und gegen einen Mangel über unterschiedliche Mechanismen gut abgesichert. Einen Überblick über diese Mechanismen und den Unterschied zwischen gegenregulatorischen Maßnahmen bei stoffwechselgesunden Menschen und bei Menschen mit langjährigem Diabetes gibt die ◘ Abb. 21.1 (nach Kern 2011) wieder.

Die Konzentration von Glukose im Blut wird beim gesunden Menschen im Nüchternzustand zwischen 60–110 mg/dl (3,3–6,1 mmol/l) konstant gehalten, nach einer Mahlzeit steigt sie kurzzeitig an. Zu gegenregulatorischen Maßnahmen greift der gesunde Organismus im Wachzustand bei Blutglukosekonzentrationen bereits unter 80 mg/dl (4,4 mmol/l).

Physiologisch wird zunächst die Insulinproduktion gedrosselt, was ein wichtiges Signal für die Ausschüttung von Glukagon darstellt. Bei einer Blutglukosekonzentration um 65 mg/dl (3,6 mmol/l) wird das autonome Nervensystem aktiviert und Katecholamine und Glukagon freigesetzt. Zittern, kalter Schweiß, Herzklopfen, Blässe, schneller Atem und Unruhe bis hin zur Panik sind typische Anzeichen der Gegenregulation des autonomen Nervensystems und Menschen mit Diabetes mellitus schon seit dem Beginn ihres Diabetes bekannt. Die Symptome ähneln denen einer **physiologischen Angstreaktion**. Bei Bedarf kommt es zu einer gesteigerten Ausschüttung von Noradrenalin, Kortisol und Wachstumshormon, um die Wirkung des Insulins zu reduzieren und eine Glukoseversorgung über die Leber zu ermöglichen (Krichbaum u. Kulzer 2011).

Bereits eine leichte Unterversorgung des Gehirns mit Glukose < 60 mg/dl; 3,3 mmol/l) führt zu ersten **neuroglykopenischen Symptomen** als Ausdruck einer Störung kortikaler und subkortikaler Strukturen (z. B. Kopfschmerzen, verschwommenes Sehen, Doppelbilder, Schwäche, Schwindel, Verwirrtheit, Aggressivität, transiente Hemiplegie, Aphasie, Parästhesien, Epilepsie, Krämpfe, Koma).

Die Hypoglykämie bei Diabetes lässt sich als **Reaktionskette** beschreiben, deren Ausgangspunkt die Unterdrückung der körpereigenen Insu-

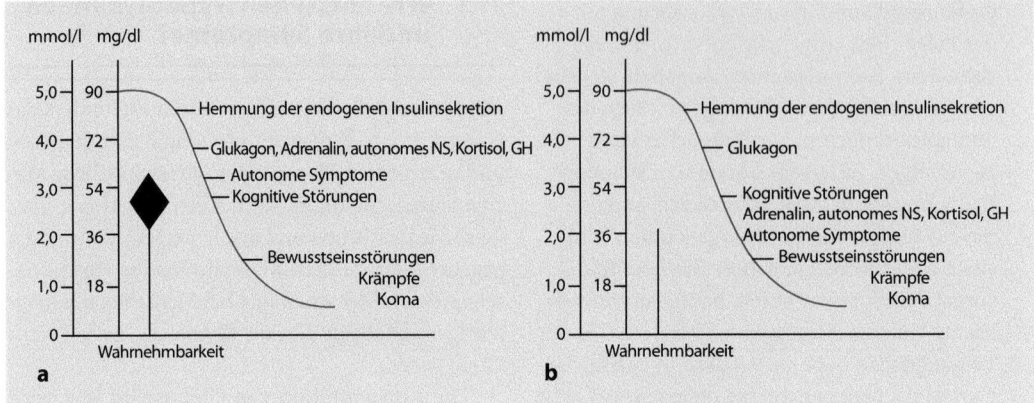

◘ Abb. 21.1 Hypoglykämieabwehr, Symptome bei Gesunden (a) und Menschen mit langjährigem Diabetes (b). (Adaptiert nach Kern 2011)

linproduktion ist, welche bei Typ-1-Diabetes und auch bei langjährigem Typ-2-Diabetes als Signal verloren geht und damit die Reaktionskette stört. Dies beeinträchtigt die Wahrnehmung von Hypoglykämien und führt möglicherweise auch zu einer **Verschiebung der Wahrnehmungsschwelle.** So ist es zu erklären, dass kurzfristig nach einer Hypoglykämie die Wahrscheinlichkeit weiterer Hypoglykämien erhöht ist. Die Hypoglykämieassoziierte autonome Fehlfunktion (HAAF) ist abgeschwächt. Auch in die entgegengesetzte Richtung kommt es zu Anpassungsprozessen. Menschen mit durchgängig erhöhten Blutzuckerkonzentrationen entwickeln schon bei normwertigen Konzentrationen Symptome einer Hypoglykämie, sog. Pseudohypoglykämie (Kern 2011). Eine strikte Vermeidung von niedrigen Blutzuckerkonzentrationen hat zur Folge, dass häufig nach etwa drei Monaten die Hypoglykämiesymptome durch eine Verbesserung der Adrenalinantwort wieder auftreten.

Eine Sonderrolle nehmen **nächtliche Hypoglykämien** ein, da die hormonelle Gegenregulation in der Nacht abgeschwächt ist. Insbesondere die schweren Hypoglykämien treten zu mehr als der Hälfte in der Nacht auf. Nach einer Studie von Schultes et al. (2007) wacht nachts nur jeder sechste Patient mit Typ-1-Diabetes bei einer künstlich induzierten Blutglukosekonzentration von 40 mg/dl (2,22 mmol/l) auf. Auch das „death-in-bed-syndrom", bei dem Menschen mit Diabetes nachts vermutlich aufgrund unentdeckter Hypoglykämien schwere kardiale Zwischenfälle erleiden und ver-

sterben, wird in diesem Zusammenhang diskutiert und erforscht. Erschwert wird der Nachweis eines Zusammenhangs durch das Absinken der Blutglukose post mortem (Kern 2011).

Es stellt sich die Frage, ob der hier beschriebene Sachverhalt durch den Begriff „Hypoglykämiewahrnehmung" oder eher durch das englische Wort „awareness" mit der Betonung einer aktiven Haltung im Sinne von „Aufmerksamkeit" treffender wiedergegeben wird. Die Wahrnehmung der Unterzuckerung stellt lediglich einen Teilaspekt des Geschehens dar. Ganzheitlich betrachtet handelt es sich um ein siebenstufiges „biopsychobehaviorales Kaskadenmodell" (Gonder-Frederick et al. 1997).

> **Tipp**
>
> Fragen Sie genau nach: handelt es sich um ein Wahrnehmungs- oder ein Aufmerksamkeitsproblem?

Nach Krichbaum und Kulzer (2011) kann die Hypoglykämie als Prozess in sieben Stufen beschrieben werden:

- **Stufe 1:** Eine Hypoglykämie tritt ein.
- **Stufe 2:** Hypoglykämiesymptome entstehen.
- **Stufe 3:** Hypoglykämiesymptome werden wahrgenommen.
- **Stufe 4:** Symptome werden als Hypoglykämiesymptome erkannt.

- **Stufe 5**: Der Betroffene entscheidet sich zu handeln.
- **Stufe 6**: Entsprechende Maßnahmen werden getroffen.
- **Stufe 7**: Ursachensuche.

21.4 Die Wahrnehmung und richtige Interpretation der Symptome

Die Hypoglykämiewahrnehmung ist ein komplexer Vorgang, der die Informationen der Sinnesorgane mit den Bewertungen und Empfindungen des Individuums und seinen persönlichen Erfahrungen verknüpft, aber auch Verzerrungen unterliegt. Zunächst müssen die Signale des Körpers wahrgenommen und interpretiert werden. Es liegt auf der Hand, dass die Signale einer Unterzuckerung schneller verspürt werden, wenn der Betroffene seine Aufmerksamkeit auf den Körper lenkt und die Möglichkeit einer Hypoglykämie in Betracht zieht. Ist die Aufmerksamkeit jedoch abgelenkt, sinkt die Wahrscheinlichkeit der frühzeitigen Wahrnehmung und adäquaten Interpretation der Unterzuckerung. Auch wird die Wahrnehmung/Interpretation durch die Überzeugung gemindert, dass der Blutzuckerspiegel im Zielbereich liegt. Die Symptome können sich im Verlauf der Diabeteserkrankung verändern, bestimmte Symptome verschwinden, andere treten neu auf, was die Zuverlässigkeit von deren Wahrnehmung und Interpretation erschwert.

In der Hypoglykämieforschung wurde experimentell die Hypoglykämiewahrnehmung durch Veränderungen von Einstellungen, Gefühlen und Gedanken der Probanden manipuliert, um hinderliche und förderliche Faktoren für die frühzeitige Wahrnehmung und Interpretation von Hypoglykämiesymptomen („Hypoanzeichen") aufzuzeigen (Gonder-Frederick et al. 1997). Demnach erhöht eine ausgeprägte und spezifische Symptomatik die Wahrscheinlichkeit der frühzeitigen und richtigen Wahrnehmung einer Unterzuckerung. Förderliche Faktoren sind eine gute Körperwahrnehmung, die Fähigkeit, den eigenen Körper zu „lesen", eine umfassende Diabetesschulung sowie eine gute soziale Unterstützung etwa durch Hinweise anderer Menschen auf Symptome einer Unterzuckerung. Auch das Gefühl, die Stoffwechselkontrolle zu

beherrschen (interne Kontrollüberzeugung), Gefahren ausreichend bewerten zu können und eine Erfolgserwartung sind nach Gonder-Frederick et al. (1997) fördernde Faktoren der Hypoglykämiewahrnehmung. Diese Faktoren haben Eingang gefunden in entsprechende störungsspezifische Module von Diabetesschulungen wie das Blood Glucose Awareness Training (nach Cox et al. 2006, deutsche Übersetzung Fehm-Wolfsdorf et al. 1997) und das HyPOS (Hermanns et al. 2007).

21.5 Therapieoptionen

Die Grundlage einer jeden Therapie der Hypoglykämiewahrnehmungsstörung bildet eine sorgfältige Bestandsaufnahme des Problems. Für die genaue Evaluation der Wahrnehmungsstörung bietet sich die oben angeführte Einteilung von Krichbaum und Kulzer (2011) entlang der vorgeschlagenen Stufen an. Stufenabhängig können dann entsprechende Maßnahmen ergriffen werden. Die zur Hypoglykämie führende Imbalance zwischen Glukosezufuhr und Verbrauch vollzieht sich auf der ersten Stufe. Der Betroffene muss stets eine Vielzahl unterschiedlicher Einflüsse auf seinen Blutzucker wie Kohlenhydrat- und Insulinmenge, Wirkprofile seiner Insuline, deren potenzielle Überlappungseffekte, seine körperliche Aktivität oder z. B. die Auswirkungen von Krankheit oder Alkohol ins Kalkül ziehen, wozu insbesondere bei angestrebter normnaher Stoffwechseleinstellung ein solider Wissenstand und damit eine ausreichende Schulung unerlässlich ist.

21.5.1 Die Anamnese und Diagnostik

Eine sorgfältige Anamnese mit gezieltem Nachfragen nach hypoglykämischen Symptomen und entsprechenden Blutzuckermesswerten ist obligat. Punktuelle Messungen des Blutzuckers oder deren sporadische Dokumentation geben unzureichend Aufschluss. Im Bedarfsfall ist es notwendig, weitere Messungen zum Beispiel in der Nacht durchzuführen. Durch die Möglichkeit des „Kontinuierlichen Blutglukosemonitorings" (CGM) sind in schwierigen Fällen zusätzliche Informationen auch über nächtliche Verläufe zu gewinnen.

Nicht alle Patienten mit Diabetes mellitus sind gleichermaßen von Hypoglykämien betroffen. In einer Stichprobe von Patienten mit Typ-1-Diabetes zeigten etwa ⅓ in einem siebenjährigen Beobachtungsintervall keine Hypogklykämien. 22 % der Patienten hatten mindestens fünf sehr schwere Hypoglykämien in diesem Zeitraum (DCCT 1997). Die Annahme einer Risikogruppe für schwere Hypoglykämien erscheint berechtigt. Bei einer steigenden Prävalenz des Typ-2-Diabetes und frühem Beginn einer Insulintherapie ist insgesamt mit einer Zunahme von Hypoglykämien zu rechnen.

Bei Typ-2-Diabetes sind spezifische Risikofaktoren wie Dauer des Diabetes und der Insulintherapie sowie hohes Lebensalter zu nennen. Bei Patienten mit Typ-1-Diabetes nennen Kulzer et al. (2004) weitere Risikofaktoren wie normnahe HbA_{1c}-Werte, vorausgegangene Hypoglykämien und fehlende Insulinrestsekretion. Unzureichende Hypoglykämiewahrnehmung ist für beide Diabetestypen ein Risikofaktor (Kulzer et al. 2004).

Erweitert werden kann die Diagnostik durch gezielte Selbstbeobachtungsaufgaben, z. B. anhand einer Symptomliste den Körper abzusuchen oder gezielt auf die Veränderung der Stimmung oder Konzentration zu achten. Diese Aufgaben lenken die Aufmerksamkeit auf bestimmte Zusammenhänge. Einige solche Aufgaben sind in den Online-Materialien zu diesem Kapitel zusammengestellt.

> **Tipp**
>
> Identifizieren Sie Risikopatienten.

21.5.2 Ursachensuche

Die letzte Stufe des Modells von Krichbaum und Kulzer (2011) nach einer Hypoglykämie beinhaltet die Fehlersuche, um Unterzuckerungen vorzubeugen.

- **Ursachensuche nach Hypoglykämien bzw. Vermeidung von Hypoglykämien**
- Schulungsdefizite oder Behandlungsfehler:
  - falsche Einschätzung der Kohlenhydrate,
  - Nichtbeachten des glykämischen Index,

  - ungünstiger Spritz-Ess-Abstand,
  - zu hohe oder doppelte Dosierung des Insulins,
  - Überlappungseffekte des Insulins bei Mehrfachinjektionen oder zwei Insulinen,
  - unzureichende Behandlung von Hypoglykämien.
- Insulinprobleme und Injektionsfehler:
  - Schwankungen der Insulinwirkung durch Lipodystrophien,
  - Verwechslung von Insulinen,
  - veränderte Abstände bei der Basalinsulininjektion,
  - Veränderung der Insulindurchmischung,
  - unphysiologische Insulinverteilung,
  - zu ehrgeiziger Zielwert,
- Körperliche Aktivität:
  - zuviel oder ungewohnte körperliche Aktivität (auch „normale Aktivität" wie Einkaufen, Gartenarbeit, Tanzen, Unterhaltung mit der Spielekonsole, Sexualität),
  - Nichtbeachtung potenzieller Langzeiteffekte der körperlichen Aktivität.
- Alkohol und Medikamente:
  - Hemmung der Gluconeogenese der Leber nach Alkoholkonsum (auch noch um Stunden verzögert),
  - verminderte Wahrnehmung durch Alkohol oder Medikamente (z. B. Benzodiazepine, Valproinsäure, Morphine)
- Organische Veränderungen und Erkrankungen:
  - veränderter Insulinbedarf bei Gewichtsabnahme,
  - autonome Neuropathie (z. B. Gastroparese),
  - Leber- oder Nierenerkrankungen,
  - verzögerter Abbau von insulinotropen Medikamenten.
- Mangelnde Aufmerksamkeit gegenüber Körpersignalen:
  - Mangelhafte Fähigkeit zur Interozeption,
  - Fehlinterpretation der Symptome.
- Psychische Probleme:
  - sekundärer Krankheitsgewinn,
  - euphorisierende Wirkung von Hypoglykämien („Hyposurfen"),
  - übersteigerte Angst vor Folgeerkrankungen.

21.5.3 **Wahrnehmungstraining**

Mit dem Blood Glucose Awareness Training (BGAT) (Cox, deutsche Übersetzung Fehm-Wolfsdorf et al. 2003) und HyPOS (Kulzer et al. 2006) stehen zwei gut evaluierte Behandlungsprogramme zur Verfügung, die der Verbesserung der Hypoglykämiewahrnehmung mittels protokollierter Selbstbeobachtungsaufgaben dienen. Beide Programme gehen jedoch über das Wahrnehmungstraining hinaus und fördern die Reflektion der Einstellung zum Diabetes, verbessern die Kommunikation über Hypoglykämien z. B. in der Partnerschaft und verbessern die Kontrollmöglichkeiten sowie die Selbstwirksamkeitserwartungen des Betroffenen.

Das BGAT bietet ein gut evaluiertes Verhaltenstraining in acht Einheiten, welches für Menschen mit Typ-1-Diabetes konzipiert wurde. Die deutschsprachige Version wurde in zwei randomisierten kontrollierten Studien evaluiert und seine Effektivität konnte nachgewiesen werden (Schachinger et al. 2005). Es ist als Einzel- oder Gruppentraining einsetzbar. Im ambulanten Setting profitieren die Teilnehmer sowohl durch die gezielten Selbstbeobachtungsaufgaben als auch durch Übungsmöglichkeiten zwischen den Sitzungen, womit u. a. auch die Praxisnähe gewährleistet ist. Für Trainer steht ein ausführliches Manual zur Verfügung, für Patienten ein umfangreiches Handbuch. „Train-the-Trainer"-Seminare werden regelmäßig für Ärzte, Diabetesberater und Psychologen angeboten.

- **Ziele des BGAT**
- Vermeidung von Hypoglykämien,
- frühzeitige Entdeckung persönlicher Anzeichen,
- Treffen einer Behandlungsentscheidung,
- Identifikation unzuverlässiger Symptome,
- angemessene Behandlung einer Hypoglykämie,
- Beachten der Auswirkung von Stress auf den Blutzucker,
- Bemerken von Stimmungsveränderungen im Zusammenhang mit Hypoglykämien,
- Beachten der Wechselwirkung von Insulin, Nahrung und Sport,
- Treffen guter Entscheidungen in Bezug auf das Autofahren,

- Verbesserung der Partnerschaft und der Kommunikation über Hypoglykämien,
- Nutzen von Leistungseinbußen als Signal,
- Ziehen individueller Schlussfolgerungen.

Hypoglykämie – Positives Selbstmanagement (HyPOS, Kulzer et al. 2006) wurde in Deutschland entwickelt und ist mit fünf Schulungseinheiten als Modulschulung vorgesehen. Diabetesteams (Arzt, Diabetesberater) werden zu Trainern ausgebildet. Das Programm richtet sich sowohl an Typ-1- und Typ-2-Diabetiker, die in der Diabetesbehandlung geschult sind, wie auch an deren Angehörige. Die Wirksamkeit dieser Schulungseinheiten konnte empirisch bestätigt werden (Hermanns u. Kulzer 2008)

- **Ziele des HyPOS**
- Erläuterung der Hypoglykämieprobleme:
  - Vermittlung eines Erklärungsmodells,
  - Erarbeiten von Gründen für Hypoglykämien,
  - Einführen eines Hypoglykämie-Tagebuchs.
- Wahrnehmung von Hypoglykämien:
  - Anleitung zur Erkennung und Interpretation von Hypoglykämien
  - Vermittlung von Hypoglykämie-Checks,
  - Reflektion über Blutzuckerzielbereiche,
  - Besprechen der Sorgen über Hypoglykämien und deren Folgen.
- Behandlung von Hypoglykämien:
  - Erarbeiten von Strategien zur effektiven Behandlung von Hypoglykämien,
  - Anleitung zur Ursachensuche und Fortsetzen der Hypoglykämie-Checks,
  - Analyse der Insulinwirkung.
- Insulinbehandlung und Hypoglykämien:
  - Abstimmen der Insulinbehandlung auf körperliche Aktivität, unbekannte Nahrungsmittel und Alkoholkonsum,
  - Erkennen von Gefahren, die mit einer Hypoglykämie verbunden sind.
- Leben mit Hypoglykämien und ihren Problemen:
  - Einbeziehung derAngehörigen,
  - Bewältigung der Probleme, die mit Hypoglykämien verbunden sind,
  - Zusammenfassung und Aufzeigen weiterer Perspektiven zum Umgang mit Hypoglykämien.

21

21.5.4 Psychotherapie

Für eine langfristig gute Prognose ist es wichtig, dass der Patient in der Lage ist, dauerhaft die erforderlichen Behandlungsschritte umzusetzen. Nach Petrak u. Zahn (2011) leidet etwa jeder zehnte Patient in einer Diabetes-Schwerpunktpraxis unter ausgeprägten diabetesbezogenen Belastungen wie Überforderung, mangelnde Krankheitsakzeptanz, Sorgen und Ängsten, was sich wiederum nachteilig auf das Selbstmanagement auswirkt.

Eine sorgfältige Verhaltensdiagnostik des Erlebens und Verhaltens bei einer Hypoglykämie stellt einen wesentlichen Aspekt der Psychotherapie dar. Die Situationen, in denen Hypoglykämien auftreten, werden einer genauen Analyse unterzogen und problematische Grundhaltungen, Verhaltensweisen, Kognitionen und Behandlungsfehler (z. B. unangemessene Insulindosis oder Kohlenhydratmangel) ermittelt und bearbeitet. Nicht selten ist die Unterscheidung zwischen einer Hypoglykämieangst und einer unzureichenden Wahrnehmung notwendig. Die Psychotherapie verfolgt das Ziel, die Aufmerksamkeit und die Fähigkeit zur achtsamen Interozeption zu steigern und den Abbau kognitiver Blockaden und die Kommunikation zu verbessern. Letztendlich dient die Psychotherapie der Freisetzung von Ressourcen für ein aktives Selbstmanagement der Diabetestherapie. Das folgende Beispiel zeigt eine Hypoglykämieangst bei erhaltener Wahrnehmung.

- **Kasuistik Hypoglykämieangst bei erhaltener Wahrnehmung**
- Auch Frau S leidet unter Hypoglykämien. Genau wie ihre Mutter erkrankte auch sie in ihrem 40. Lebensjahr an einem Diabetes mellitus Typ 1 (LADA). Als Kind habe sie die Mutter wiederholt hilflos aufgefunden und ihr helfen müssen. Heute leide sie unter ausgeprägten Ängsten vor einer Unterzuckerung. Sie stelle sich vor, in einer Hypoglykämie hilflos zu sein und zu sterben. Sie bemerke „Hypoglykämien" bereits bei Blutzuckerwerten um 120 mg/dl. Vorsichtshalber esse sie manchmal auch mehr oder spritze weniger Insulin als mit ihrem Arzt besprochen. Dass ihr HbA_{1c}-Wert völlig

unzureichend ist, mache ihr Sorgen, zumal sie bereits an einer Polyneuropathie leide.

Das Beispiel von Frau S. verdeutlicht, dass es nicht immer die real auftretenden Hypoglykämien sind, die die Diabetesbehandlung limitieren. Auch die Angst vor Hypoglykämien kann zu einem ausgeprägten Vermeidungsverhalten führen.

Diabetesspezifische Ängste sind selten klinisch voll ausgeprägt. In der Regel gelten die Ängste den Folgeerkrankungen und Hypoglykämien (Petrak u. Herpertz 2008). Die Therapie der Wahl der diabetesspezifischen Ängste ist die Kognitive Verhaltenstherapie (Herpertz et al. 2003). Ein wichtiges Arbeitsmodell der Verhaltenstherapie zur Erklärung der Entstehung und Aufrechterhaltung von Ängsten ist der „Teufelskreis der Angst" (s. ▶ Kap. 12).

Die vegetativen Symptome der Angst und der Hypoglykämie ähneln einander und können vom Patienten häufig nicht unterschieden werden. Hinzu kommen ein unzureichendes Wissen und traumatisierende Erfahrungen mit vorangegangenen Hypoglykämien. Auch konditionierte Stressreaktionen, ausgelöst durch eine Kombination von unspezifischer Angst und niedrigen, normoglykämischen Blutzuckerwerten können zu Hypoglykämieängsten führen. Der Patient wird diesen Symptomen mit wachsender Aufmerksamkeit begegnen und als Hypoglykämie deuten mit der Gefahr der Katastrophisierung. Ein diabetestypisches Vermeidungsverhalten kann die Folge sein, was sich durch bewusst angestrebte höhere Blutzuckerspiegel, Aufnahme von größeren Nahrungsmengen, häufigere Blutzuckerkontrollen oder Vermeidung jeglicher sportlichen Aktivität äußert. Durch die Verschiebung der ersten gegenregulatorischen adrenergen Symptome in den normoglykämischen Bereich spürt der Patient subjektiv die ängstlich vermiedenen Anzeichen einer Unterzuckerung immer früher.

Verhaltenstherapeutische Behandlungsstrategien sind denen der Therapie der Panikstörung entlehnt und beinhalten Verhaltensanalysen, Diskriminations- und Expositionstraining sowie den Abbau des Vermeidungsverhaltens. Ebenso können Therapieelemente der Akzeptanz- und Commitment-Therapie nach Eifert und Forsyth (2008) angewendet werden, indem mittels Achtsamkeitstraining und Fokussierung auf wertgeschätzte Lebensziele die Akzeptanz unangenehmer Gefühle gefördert wird. Gleichfalls gilt dies gegenüber anderen Ängsten z. B. vor diabetischen Folgeerkrankungen (Gregg et al. 2007, s. auch ► Kap. 12).

Fazit

Jede Behandlung einer Hypoglykämie sollte eine genaue Exploration ihrer Entstehung sowie der Wahrnehmung und Interpretation der entsprechenden Symptome beinhalten. Neben physiologischen Mechanismen des Regelkreises spielen Selbstaufmerksamkeit, Kognitionen, Emotionen, Lernerfahrungen sowie die individuelle Einstellung zum Diabetes eine Rolle. Eine genaue Anamnese bildet die Grundlage zielgerichteter medizinischer und psychotherapeutischer Interventionen. Geeignet sind auch diverse Anamneseinstrumente zur Erfassung von Hypoglykämien und/oder Belastungen durch den Diabetes. Darüber hinaus stehen mit BGAT und HyPOS zwei wirksame, problemorientierte Schulungsmodule zur Verfügung, die den Umgang und die Bewältigung von Hypoglykämien verbessern. Hypoglykämieängste können psychotherapeutisch behandelt werden, wobei insbesondere verhaltenstherapeutische Behandlungsstrategien, wie auch Behandlungsansätze der Akzeptanz- und Commitment-Therapie bedeutsam sind.

Literatur

Cox DJ, Gonder-Frederick L, Ritterband L, Patel K, Schächinger H, Fehm-Wolfsdorf G et al. (2006) Blood Glucose Awareness Training: What It Is, Where It Is and Where Is It Going? Diabetes Spectrum, 19/1

Cryer PE (2006) Hypoglycemia: The limiting factor in the glycaemic management of the critically ill? Diabetologica 49:1722–1725

Eifert GH, Forsyth JP (2008) Akzeptanz und Commitment Therapie für Angststörungen. dgvt, Tübingen

Fehm-Wolfsdorf G (2002) Hypoglykämien: gut erkennen und behandeln – und am besten vorhersehen und vermeiden. In: Lange K, Hirsch A (Hrsg) Psychodiabetologie. , Mainz Kirchheim, S 200–215

Fehm-Wolfsdorf G, Kerner W, Peters A (1997) Blutglukosewahrnehmungstraining für Typ 1 Diabetiker (BGAT) (Deutsche Version des „Blood Glucose Awareness Training" von Cox et al.). Lübecker Institut für Verhaltensmedizin, Lübeck

Gonder-Frederick LA, Cox DJ, Kovatchev B, Schlundt D, Clarke W (1997) A biopsychobehavioral model of risk of severe hypoglycemia. Diabetes Care 20:661–669

Gregg JA, Callaghan GM, Hayes SC, Glenn-Lawson JL (2007) Improving Diabetes Self-Management Through Acceptance, Mindfulness, and Values: A Randomized Controlled Trial. J Consult Clin Psychol 75(2):336–343

Hermanns N, Kubiak T, Kulzer B, Haak T (2003) Emotional changes during experimentally induced hypoglycaemia in type 1 Diabetes. Biol Psychol 63:15–44

Hermanns N, Kulzer B, Krichbaum M, Kubiak T, Haak T (2010) Long-term effect of an education program (HyPos) on the incidence of severe hypoglycemia in patients with type 1 diabetes. Diabetes Care 33

Hermanns N, Kulzer B, Kubiak T, Krichbaum M, Haak T (2007) The effect of an education programme (HyPOS) to treat hypoglycaemia problems in patients with type 1 diabetes. Diabetes/Metabolism Res Rev 23:528–538

Hermanns N, Kulzer B (2008) Diabetesschulung. Ein kritischer Überblick. Diabetologe 4:209–226

Herpertz S, Petrak F, Albus C, Hirsch A, Kruse J, Kulzer B (2003) Evidenzbasierte Diabetes-Leitlinie DDG. Psychosoziales und Diabetes mellitus. Diabetes Stoffwechsel 12:35–58

Kern W (2011) Hypoglykämie bei Menschen mit Diabetes mellitus. Diabetologe 7:515–525

Krichbaum M, Kulzer B (2011) Hypoglykämien: Ein ernstzunehmendes Problem in der Diabetesbehandlung. J Klin Endokrin Stoffwechsel 4(3):18–23

Kulzer B, Hermanns N, Kubiak T et al (2006) HyPOS – Unterzuckerungen besser wahrnehmen, vermeiden und bewältigen. Ein strukturiertes Schulungs- und Behandlungsprogramm für insulinpflichtige Diabetiker mit Hypoglykämieproblemen. Kirchheim, Mainz

Kulzer B, Hermanns N, Kubiak T, Haak T (2004) Hypoglykämieprobleme bei Diabetes mellitus – Ätiologie, Diagnostik und Behandlung. Diabetes und Stoffwechsel 13:139–151

Maier B (2012) Die psychologische Dimension des Diabetes. In: Diabetes DE (Hrsg) Deutscher Gesundheitsbericht Diabetes. Kirchheim, Mainz, S 47–53

Margraf J, Müller-Spahn FJ (Hrsg) (2009) Psychrembel. Psychiatrie, Klinische Psychologie, Psychotherapie. Berlin, De Gruyter

Petrak F, Herpertz S (2008). Psychosomatische Aspekte des Diabetes mellitus.Psychotherapeut 331–343

Petrak F, Zahn D (2011) Diabetes mellitus. In: Hautzinger M (Hrsg) Kognitive Verhaltenstherapie. Beltz, Weinheim

Petrak F, Rubio A, Kaltheuner M, Scheper N, von Hübbenet J, Faber-Heinemann G (2011) Psychische Belastungen und Therapieadhärenz von Patienten in DSPen. Diabetes Stoffwechsel Herz 20:7–14

Plack K, Herpertz S, Petrak F (2010) Behavioral medicine interventions in diabetes. Current Opinion in Psychiatry 23:131–138

Schachinger H, Hegar K, Heermanns N et al (2005) Randomized controlled clinical trial of Blood Glucose Awarenesstraining (BGAT III) in Switzerland and Germany. J Behav Med 28:587–594

Schultes B, Jauch-Chara K, Gais S et al (2007) Defective awakening response to nocturnal hypoglycemia in patients with type 1 diabetes. PLoS Med 4:1938–1942

The Diabetes Control and Complications Trial Research Group
    (1997) Hypoglycemia in the Diabetes Control ans Compli-
    cations Trial. Diabetes 46:271–286

Spannungsfelder in der Arzt-Patient-Beziehung

Partizipative Entscheidungsfindung in der Diabetestherapie – Von der guten Absicht zur guten Tat

N. Weymann, J. Dirmaier, M. Härter

F. Petrak, S. Herpertz (Hrsg.), *Psychodiabetologie*,
DOI 10.1007/978-3-642-29908-7_22, © Springer-Verlag Berlin Heidelberg 2013

22

Kurzinfo

Zusammen mit anderen Ansätzen steht die Partizipative Entscheidungsfindung (PEF) für eine aktivere Beteiligung von Patienten an der Gesundheitsversorgung. Im Rahmen der PEF treffen Patient und Behandler im gegenseitigen Austausch eine gemeinsame, „partizipative" Entscheidung, für die sie gemeinsam die Verantwortung tragen.

Gerade bei schwerwiegenden und/oder chronischen Erkrankungen wie Diabetes ist die PEF indiziert, da der Patient die Entscheidung in seinem Alltag im Rahmen seines Selbstmanagements umsetzen und seine Erfahrungen wieder zurück in die Konsultation tragen soll, um die Entscheidung zu reevaluieren. Eine tragfähige, vertrauensvolle Beziehung zwischen Patient und Behandler ist für das Gelingen dieses Prozesses unabdingbare Voraussetzung. PEF-Schulungen für Patienten und Ärzte sowie Entscheidungshilfen als Unterstützung bei konkreten Behandlungsentscheidungen stehen für die Umsetzung der PEF zur Verfügung. Im deutschsprachigen Raum ist die PEF trotz der vor allem patientenseitigen Befürwortung noch nicht flächendeckend im klinischen Alltag angekommen.

22.1   Hintergrund

Die Rolle des Patienten in der Gesundheitsversorgung hat in den vergangenen zwei Dekaden einen grundsätzlichen Wandel durchlaufen. Die noch nicht abgeschlossene Entwicklung wurde maßgeblich von Seiten der Patienten angestoßen, die eine aktivere Rolle für sich einforderten. Auch von politischer Seite wurde vor dem Hintergrund der Zunahme chronischer Erkrankungen verlangt, den Patienten als zentralen, selbstverantwortlichen Akteur stärker in den Mittelpunkt zu stellen. Durch die stärkere Beteiligung sollen das Selbstmanagement gefördert (Forster u. Kranich 2007) und das Gesundheitssystem entlastet werden (Sachverständigenrat für die Konzertierte Aktion im Gesundheitswesen 2003). Das Internet mit seinen Informationsmöglichkeiten hat diese Entwicklung weiter beschleunigt (Fox u. Purcell 2010). Viele Patienten erwarten umfassende Aufklärung über ihre Erkrankung und ihre Therapieoptionen (Levinson et al. 2005) sowie Beteiligung bei Entscheidungsfindung und Behandlung (Coulter u. Magee 2003)

– und die Zahl der Patienten, die beteiligt werden möchten, ist in den letzten Jahren deutlich gestiegen (Chewning et al. 2012). Forschungsergebnisse untermauern diese Erwartungen. So zeigte sich, dass eine stärkere Beteiligung von Patienten das Wissen über die Erkrankung verbessern, Entscheidungskonflikte reduzieren, die Therapieadhärenz erhöhen (Bieber et al. 2007), Gesundheitsverhalten bzw. Selbstmanagement verbessern (Hibbard et al. 2007) und schließlich zu einem besseren Gesundheitsstatus sowie einer verringerten Inanspruchnahme von Gesundheitsleistungen (Coulter u. Ellins 2007) führen kann.

Eine Möglichkeit, Patienten einen aktiveren Umgang mit ihrer Erkrankung und den Behandlungsempfehlungen zu erleichtern, bietet das Konzept der Partizipativen Entscheidungsfindung (PEF, engl. Shared Decision Making, SDM). Zur Förderung der PEF im deutschen Gesundheitswesen hat das Bundesministerium für Gesundheit von 2001–2007 den Förderschwerpunkt „Patient als Partner im medizinischen Entscheidungsprozess" aufgebaut (Härter et al. 2005). Seit 2008 wird der „Förderschwerpunkt zur versorgungsnahen Forschung Chronische Krankheiten und Patientenorientierung" im Bereich der Forschung zu den drei Bereichen Patienteninformationen, effiziente Schulungsprogramme für chronisch kranke Menschen und partizipative Gestaltung der Versorgung unterstützt (http://www.patient-als-partner.de).

Neben dem Ansatz der PEF existieren weitere Ansätze, die eine Partizipation an der Gesundheitsversorgung auf Seiten des Patienten fokussieren. Eine aktive Beteiligung von Patienten an der Behandlung ihrer chronischen Erkrankung ist beispielsweise explizit im Rahmen des Chronic Care Modells verankert (deutsche Adaptation: Gensichen et al. 2006). Neben Aspekten wie der Verwendung evidenzbasierter Leitlinien, strukturierten Arbeitsabläufen, Vernetzung der Versorgungseinrichtung und dem Einsatz klinischer Informationssysteme soll insbesondere über ein verbessertes Selbstmanagement die aktive Rolle des Patienten im Behandlungsverlauf gestärkt werden (Gensichen et al. 2006). Unter Selbstmanagement wird in diesem Zusammenhang die Hilfe zur Selbsthilfe verstanden, um im Sinne eines Empowerments eine Stärkung der Patientenrolle und -kompetenz zu erreichen und

Tab. 22.1 Modelle medizinischer Entscheidungsfindung (nach Charles et al. 1999)

		Paternalistisches Modell	Partizipative Entscheidungsfindung	Informationsmodell
Informationsaustausch	Richtung des Informationsflusses	vom Arzt zum Patienten	vom Arzt zum Patienten und vom Patienten zum Arzt	vom Arzt zum Patienten
	Art der Information	medizinisch	medizinisch und persönlich	medizinisch
	Ausmaß der Information	entsprechend den gesetzlichen Anforderungen	alles für die Entscheidung Relevante	alles für die Entscheidung Relevante
Wer wägt die unterschiedlichen Behandlungen gegeneinander ab?		Arzt alleine	Arzt und Patient	Patient alleine
Wer entscheidet, welche Behandlung durchgeführt wird?		Arzt	Arzt und Patient	Patient

den Patienten zu motivieren, selbstständig Ziele zu setzten, Barrieren und Herausforderungen zu identifizieren und seinen Gesundheitszustand zu überwachen (Gensichen et al. 2006). Selbstmanagement von chronischen Erkrankungen bezieht sich dabei insbesondere auf Bereiche wie Medikamentengebrauch, Lebensstilveränderungen, Verhaltensänderungen zur Prävention von Langzeitkomplikationen oder Adhärenz bezüglich Behandlungsplänen.

Der Beitrag konzentriert sich auf den Teilbereich der PEF. Das Konzept der PEF wird in Abgrenzung zu anderen Modellen medizinischer Entscheidungsfindung dargestellt, die konkrete Umsetzung von PEF im Kontext der Diabetesbehandlung wird vertieft, die Effekte der PEF in der Diabetestherapie werden berichtet sowie Barrieren aufgezeigt, die der Umsetzung im klinischen Alltag entgegenstehen.

22.2 Modelle medizinischer Entscheidungsfindung

Der PEF kommt in Bezug auf das Ausmaß der Verantwortung, die der Patient bei der Entscheidungsfindung übernimmt, eine Mittelstellung zwischen dem Informationsmodell und dem paternalistischen Modell medizinischer Entscheidungsfindung zu (**Tab. 22.1**).

Im Informationsmodell fließt die Information – beispielsweise zu Behandlungsoptionen und deren Vor- und Nachteilen – ausschließlich oder fast ausschließlich vom Behandler zum Patienten. Der Patient soll durch eine möglichst neutrale Informationsvermittlung in die Lage versetzt werden, die Entscheidung – beispielsweise darüber, welche Behandlung begonnen werden soll – zu treffen. Das Informationsmodell geht davon aus, dass der Patient willens und in der Lage ist, alle relevanten medizinischen Informationen zu verstehen und sie vor dem Hintergrund seiner Lebenssituation zu bewerten (Montori et al. 2006). Am anderen Ende des Kontinuums liegt das paternalistische Modell, bei dem der Behandler als medizinischer Experte die Hauptverantwortung für die Entscheidung trägt. Der Patient ist vorwiegend in der Rolle des passiven Empfängers. Seine Präferenzen werden bei der Entscheidungsfindung nicht explizit erfragt und berücksichtigt (Coulter 1999).

Bei der PEF fließen Informationen in beiden Richtungen – vom Behandler zum Patienten und vom Patienten zum Behandler. Der Behandler als Experte für die Diabetestherapie informiert den Patienten über seine Optionen und deren Vor- und Nachteile. Der Patient als Experte für sich und seine Lebenssituation informiert den Behandler über seine Bedürfnisse, Werte und Emotionen in Bezug auf die aufgezeigten Optionen. Im gegenseitigen Austausch soll so eine gemeinsame, „partizipative" Entscheidung getroffen werden, für die die Verantwortung gemeinsam getragen wird (Bieber et al. 2007).

22.3 Partizipative Entscheidungsfindung: Definition und Konzepte

Eine Definition aus dem deutschsprachigen Raum beschreibt PEF als Interaktionsprozess mit dem Ziel, unter gleichberechtigter aktiver Beteiligung von Patient und Arzt auf Basis geteilter Informationen zu einer gemeinsam verantworteten Übereinkunft zu kommen (Härter 2004). International existieren verschiedene Modelle der PEF nebeneinander, Autoren und Arbeitsgruppen setzen unterschiedliche Schwerpunkte und definieren PEF unterschiedlich weit (Légaré et al. 2010, Stacey et al. 2010).

22.3.1 Indikationen für PEF

Die PEF ist besonders bei schwerwiegenden und/oder chronischen Erkrankungen wie Diabetes indiziert. Sie eignet sich auch besonders, wenn mehr als eine gleichwertige, im besten Fall evidenzbasierte Therapieoption zur Wahl steht. Bei vielen Entscheidungen in der Diabetestherapie geht man davon aus, dass es eine medizinisch überlegene Behandlungsalternative gibt – dass beispielsweise die Blutzuckerselbstkontrolle alternativlos ist. Aktuelle Studien zeigen jedoch, dass die Evidenzlage nicht so klar ist wie oft angenommen (Lenz u. Mühlhauser 2009) und stützen damit einmal mehr die Bedeutung von PEF in der Diabetestherapie.

Außerdem ist PEF geeignet, wenn die Wichtigkeit der Entscheidung und der Konsequenzen für den Patienten hoch ist, d. h., wenn es sich – wie beim Diabetes – um eine lebensbegleitende und -verändernde Erkrankung handelt. Whitney (2004) bezeichnet diese beiden relevanten Variablen als „Entscheidungssicherheit" und „Bedeutung der medizinischen Entscheidung für den Patienten" (◘ Abb. 22.1). Zweifellos kann man an dieser Stelle darüber diskutieren, inwieweit Patientenpräferenzen ihre Bedeutung mit zunehmender Evidenz verlieren müssen. Konflikte zwischen Patient und Behandler können sich nach Whitneys Modell dann ergeben, wenn sowohl die subjektive Bedeutung der Erkrankung als auch die medizinische Entscheidungssicherheit hoch sind, die Empfehlung des Arztes al-

lerdings mit dem Behandlungswunsch des Patienten nicht übereinstimmt.

PEF sollte natürlich nur in dem Ausmaß stattfinden, das von Patienten in der jeweiligen Situation tatsächlich gewünscht wird. In Krisen- oder Notfallsituationen oder wenn sich Patienten durch eine Beteiligung überfordert fühlen, ist PEF nach Meinung der meisten Autoren weniger oder gar nicht indiziert (Müller-Engelmann et al. 2010).

Hinsichtlich der Patientenpräferenzen hat sich gezeigt, dass vor allem jüngere Patienten mit höherer Bildung und höherem Einkommen stärker an einer Entscheidungsbeteiligung interessiert sind (Say et al. 2006). Bis zu einem Alter von 45 Jahren steigt die Beteiligungspräferenz (Levinson et al. 2005), ältere Patienten bevorzugen eine eher passive Rolle im Rahmen der Behandlung (Bastiaens et al. 2007). Frauen und weniger belastete Patienten bevorzugen im Vergleich zu Männern und stärker belasteten Patienten eine aktivere Rolle in der Entscheidungsfindung (Levinson et al. 2005). Unterschiede in der Beteiligungspräferenz zwischen Patienten mit akuten und chronischen Erkrankungen konnten bisher nicht erhärtet werden (Hamann et al. 2007).

22.3.2 Ablauf der PEF

In der Literatur wird eine Abfolge von Handlungsschritten formuliert (Härter 2004), die als Orientierungshilfe bei der Umsetzung der PEF zu verstehen ist: Zunächst formuliert der Arzt die Notwendigkeit einer Behandlungsentscheidung und das Angebot einer gleichberechtigten Zusammenarbeit beider Partner bei der Entscheidungsfindung. Im nächsten Schritt erfolgt die Beschreibung der Behandlungsoptionen mit ihren jeweiligen Vor- und Nachteilen. Der Arzt erfragt vom Patienten, ob er die Informationen verstanden hat und exploriert seine Erwartungen und Befürchtungen in Bezug auf die Entscheidung. Schließlich werden die unterschiedlichen Präferenzen von Patient und Arzt ermittelt, es erfolgt ein Abwägen der Behandlungsalternativen und es wird ein Plan zur Umsetzung der gewählten Behandlung beschlossen (Loh u. Härter 2005).

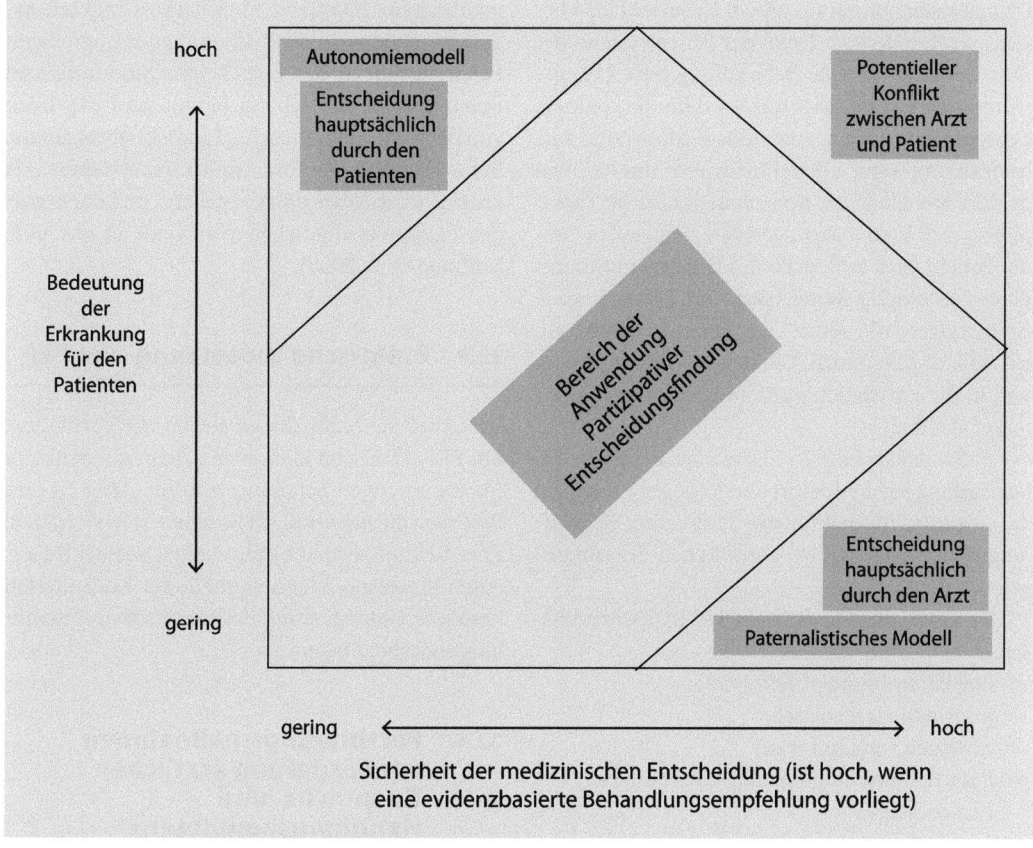

◻ Abb. 22.1 Anwendungsbereiche der PEF (partizipative Entscheidungsfindung) in Abhängigkeit von den Faktoren Bedeutung und Entscheidungsfreiheit. (Adaptiert nach Whitney 2004)

Tipp

Prozessschritte im Rahmen der PEF (nach Härter 2004)
- mitteilen, dass eine Entscheidung ansteht,
- Gleichberechtigung der Partner formulieren,
- über Wahlmöglichkeiten informieren („Equipoise"),
- über Vor- und Nachteile der Optionen informieren,
- Verständnis, Gedanken und Erwartungen erfragen,
- Präferenzen ermitteln,
- aushandeln,
- gemeinsame Entscheidung herbeiführen,
- Vereinbarung zur Umsetzung der Entscheidung treffen.

22.3.3 Besonderheiten der PEF in der Diabetestherapie

Mehr als bei akuten Erkrankungen hat der chronisch kranke Patient eine aktive, verantwortliche Rolle in der Behandlung, denn er soll die Behandlungsentscheidungen über einen langen Zeitraum in seinem Alltag umsetzen und tragen (Adhärenz). Dabei können Entscheidungen – anders als die einmalige Entscheidung beispielsweise für eine Operation – immer wieder hinterfragt, modifiziert und revidiert werden. Die Behandlungsentscheidungen haben auch einen dauerhaften Einfluss auf das soziale Umfeld. Dies gilt für Lebensstilveränderungen wie die Umstellung von Ernährung oder Bewegungsverhalten ebenso wie für Insulinschemata. Den Patienten als aktiven Partner auch bei der Entscheidungsfindung zu sehen, hat in der

Diabetesbehandlung aus diesen Gründen einen besonderen Stellenwert. Denn der Patient, der an der Entscheidung für eine Behandlung oder Lebensstilveränderung beteiligt war, wird für die konkrete Umsetzung im Alltag eine höhere Motivation aufbringen und somit adhärenter agieren. Im Rahmen der PEF werden in der Konsultation oder im Therapiegespräch Voraussetzungen dafür geschaffen, dass der Patient auch außerhalb des Behandlungsraums die Entscheidung weiter trägt – und dass er neue Erfahrungen, die seine Einschätzung verändern, aus seinem Alltag zurück in den Behandlungsraum und in die Entscheidungsfindung einbringt (Montori et al. 2006).

Aufbauend auf diesen Eigenheiten der Diabetesbehandlung legen Montori und Kollegen (2006) ein modifiziertes Modell für das Treffen von Behandlungsentscheidungen bei chronischen Erkrankungen vor.

Sie unterscheiden dabei die idealtypischen Phasen:

- Etablieren einer Partnerschaft,
- Informationsaustausch,
- Abwägen von Optionen,
- Entscheidungsfindung und Umsetzung der Entscheidung.

Insbesondere zwei Punkte werden dabei hervorgehoben: Zum einen wird das Etablieren einer von Vertrauen und Respekt geprägten, tragfähigen Partnerschaft zwischen Patient und Behandler, aber auch zwischen „Patiententeam" (z. B. Freunde, Familie) und Behandlerteam als Basis der Entscheidungsfindung betont. Zum anderen unterstreichen die Autoren den iterativen und prozesshaften Charakter der genannten Phasen. Beispielsweise kann das Treffen und Umsetzen einer Entscheidung die Identifikation von Umsetzungsbarrieren (der Patient berichtet frustriert, er habe sich nicht aufraffen können, wie geplant dreimal pro Woche eine halbe Stunde zu laufen), die Entwicklung und Erprobung von Strategien im Umgang mit diesen Barrieren (Kann er sich mit jemandem zum Laufen verabreden?) oder auch die Reevaluation und Modifikation der Entscheidung (Vielleicht ist Radfahren oder Spaziergehen passender für diesen Patienten?) beinhalten. Der Übergang von PEF zum Krankheitsmanage-

ment scheint hier fließend. Auch von anderen Arbeitsgruppen wird die Bedeutung der tragfähigen Partnerschaft in der Entscheidungsfindung und Behandlung bei Diabetes betont und der Blick von der konkreten Entscheidungssituation auf die Behandler-Patient-Kommunikation erweitert. Als zentral wird dabei das Verstehen der Lebenswelt des Patienten angesehen (Entwistle et al. 2008; Zoffman et al. 2008).

22.4   Praktische Umsetzung von PEF

Verschiedene Maßnahmen stehen zur Verfügung, um PEF stärker im klinischen Alltag zu verankern: Im Rahmen von Schulungen werden Ärzten und Patienten die notwendigen Kompetenzen vermittelt. Entscheidungshilfen bieten Ärzten wie auch Patienten innerhalb oder außerhalb der Konsultation konkrete Unterstützung bei spezifischen Behandlungsentscheidungen.

22.4.1 Fortbildungsmaßnahmen zur Förderung ärztlicher Gesprächs- und Handlungskompetenz

Obwohl einige Ärzte PEF gegenüber anderen Kommunikationsstrategien vorziehen, wird in der Praxis der Diabetestherapie der Großteil der Entscheidungen arztzentriert getroffen (Heisler et al. 2009). In Ärzteschulungen werden Gesprächskompetenzen vermittelt, die bei der Umsetzung von PEF helfen. Aufbauend auf Erfahrungen aus Großbritannien (Elwyn et al. 2004) und Deutschland (Bieber et al. 2008, Bieber et al. 2006; Loh et al. 2004, 2007). wurde ein deutschsprachiges Trainingsmanual zur PEF entwickelt (Bieber et al. 2007). Das Manual enthält eine Einführung in die theoretischen Grundlagen der PEF, die Vermittlung patientenzentrierter Kommunikationsstrategien und die Umsetzung einer PEF in beispielhaften Indikationen. Eines der Beispiele skizziert die hausärztliche Behandlung eines adipösen Patienten mit neu diagnostiziertem Diabetes mellitus Typ 2.

22.4.2 Patientenschulungen zur Vorbereitung auf eine stärkere Beteiligung am Entscheidungsprozess

Patientenschulungen, die schwerpunktmäßig eine Stärkung von Patientenkompetenzen und die Vermittlung kommunikativer Fertigkeiten für das Gespräch mit dem Arzt zum Ziel haben (Towle u. Godolphin 1999), sind anders als klassische Diabetesschulungen nicht krankheitsspezifisch angelegt und vermitteln entsprechend auch keine diabetesspezifischen Inhalte. Stattdessen sollen sie Patienten dazu ermutigen und befähigen, sich an Entscheidungen im Rahmen ihrer medizinischen Entscheidung zu beteiligen. Die Bandbreite reicht von Checklisten oder Vorbereitungsblättern für die Konsultation über DVDs bis hin zu Trainings zur Vermittlung und zum Üben des Arztgesprächs (Brown et al. 1999).

22.4.3 Entscheidungshilfen

Entscheidungshilfen (engl. Decision Aids) sind „Interventionen, die entwickelt wurden, um Betroffenen beim Treffen konkreter, abwägender Entscheidungen [...] zu helfen, indem sie über die Optionen und über die für den Gesundheitsstatus des Betreffenden relevanten Outcomes informieren." (O'Connor et al. 2004, zitiert nach Elwyn et al. 2010, S 702).

Entscheidungshilfen können auf Papier, als DVD, als Computersoftware oder online dargereicht werden. Elwyn und Kollegen (2010) unterscheiden drei Kategorien von Entscheidungshilfen:

- Entscheidungshilfen, die von Behandlern in Konsultationen verwendet werden,
- Entscheidungshilfen, die auch außerhalb von Behandlerkonsultationen verwendet werden können,
- Entscheidungshilfen, die interaktive Technologien, z. B. das Internet, verwenden.

Eine insbesondere in den USA und Kanada mittlerweile häufiger eingesetzte Entscheidungshilfe ist die Unterstützung durch sogenannte „decision coaches" (Stacey et al. 2012). Decision Coaching wird in der Regel durch speziell geschultes medizinisches Fachpersonal wie Pflegekräfte oder MTA angeboten und zielt darauf ab, die Zuversicht und die Kompetenzen von Patienten hinsichtlich der partizipativen Entscheidungsfindung mit dem Arzt zu erhöhen. Decision Coaching kann persönlich oder über Kommunikationsmedien wie das Telefon erfolgen. Entscheidungshilfen können, müssen dabei aber nicht zum Einsatz kommen (Stacey et al. 2008).

Trotz mittlerweile definierter Qualitätsstandards für die Entwicklung (Elwyn et al. 2006), sind die aktuell verfügbaren Entscheidungshilfen bezogen auf Entwicklungsprozess, Präsentation und Evidenzlage von sehr heterogener Qualität (Elwyn et al. 2006). Gegenstand von Diskussion und Forschung sind gegenwärtig insbesondere Fragen der angemessenen Vermittlung medizinischer Fachinformationen und statistischer Kennwerte (Gigerenzer u. Wegwarth 2008), die Suche nach einer umfassenden theoretischen Grundlage für die Entwicklung von Entscheidungshilfen (Durand et al. 2008; Elwyn u. Miron-Shatz 2010) sowie förderliche bzw. hemmende Faktoren im Rahmen Implementierung in der Routineversorgung. ◻ Abb. 22.2 gibt einen Überblick über die aktuell für die Diabetestherapie verfügbaren Entscheidungshilfen.

22.4.4 Diabetesspezifische Ansätze

Für Diabetes liegen zwei englischsprachige Interventionen vor, die jeweils eine Behandlerschulung enthalten, ergänzt durch Arbeitsmaterialien und in einem Fall auch durch eine Patientenschulung.

Die Arbeitsgruppe um Zoffman (Zoffman u. Lauritzen 2006; Zoffman u. Kirkevold 2012) entwickelte eine strukturierte Intervention zur Entscheidungsfindung und Problemlösung (Guided-Self-Determination-Intervention, GSD). Die Behandler – in diesem Fall Diabetesassistentinnen – wurden in Gesprächsführung geschult. Mittels vorgegebener Arbeitsblätter wurden Diabetesassistentinnen und Patienten in fünf Schritten vom Etablieren einer Partnerschaft bis hin zu Verhaltensänderungen und der Entwicklung von Selbstmanagementfertigkeiten geführt.

Anbieter	Name	Entscheidung	Sprache			Art[a]			Medium			Publikationen
			Deutsch	Englisch	Spanisch	Konsultation	außerhalb	interaktiv	Online / Software	Papier	Audio	
Philipps-Universität Marburg, Universität Rostock www.arriba-hausarzt.de	Arriba-lib	Therapieoptionen zur Senkung des Risikos für Herzinfarkt und Schlaganfall	✓			✓			✓	✓		Baum et al. 2002 Sadowski et al. 2005 Simon et al. 2006 Krones et al. 2006 Krones et al. 2006 Keller et al. 2007 Krones et al. 2008
Universität Hamburg http://www.chemie.uni-hamburg.de/igtw/Gesundheit/	Zur Vorbeugung von Herzinfarkt bei Typ 2 Diabetes – Informationen und Entscheidungshilfe für Patienten	Therapieoptionen zur Herzinfarktprävention	✓				✓			✓		Lenz et al. 2009
Mayo Clinic http://diabetesdecisionaid.mayoclinic.org/	Diabetes Mellitus Medication Choice decision aid	Medikamente zur Senkung des Blutzuckers: -Orale Antidiabetika		✓		✓			✓	✓		Breslin et al. 2008 Mullan et al. 2009

◘ **Abb. 22.2** Überblick über vorliegende Entscheidungshilfen

-Insulin

Anbieter / URL	Entscheidungshilfe	Thema							Literatur
Mayo Clinic http://www.mayo.edu/	Statin Choice	Statintherapie	✓	✓ ✓		✓			Montori et al. 2007 Weymiller et al. 2007 Mann et al. 2009 Nannenga et al. 2009 Jones et al. 2009 Abadie et al. 2009
Healthwise http://www.healthwise.net	Diabetes: Should I get pregnant?	Schwangerschaft	✓		✓	✓			-
Agency for Healthcare Research and Quality http://effectivehealthcare.ahrq.gov/	Medicines for Type 2 Diabetes: A Review of the Research for Adults	Medikamente zur Senkung des Blutzuckers: -Orale Antidiabetika	✓ ✓	✓ ✓	✓ ✓	✓ ✓			
Agency for Healthcare Research and Quality http://effectivehealthcare.ahrq.gov/	Premixed Insulin for Type 2 Diabetes: A Guide for Adults	Medikamente zur Senkung des Blutzuckers: -Insulin	✓ ✓	✓	✓	✓	✓	✓	-

◘ Abb. 22.2 *(Fortsetzung)* Überblick über vorliegende Entscheidungshilfen

Quelle	Titel	Thema						
Healthwise http://www.healthwise.net	Diabetes: Should I get an insulin pump?	Medikamente zur Senkung des Blutzuckers: -Insulin	✓	✓	✓	✓	✓	–
Informed Medical Decisions Foundation http://informedmedicaldeci sions.org/ Health Dialog http://www.healthdialog.co m/	Living with Diabetes: Making Lifestyle Changes to Last a Lifetime	Lebensstilveränderung en und Medikamente	✓	✓[b]	✓	✓[c]	✓	–
NICE Medicines and Prescribing Centre http://www.npc.nhs.uk/ther apeutics/	Blood pressure control	Enge Blutdruckkontrolle	✓	✓			✓	–
NICE Medicines and Prescribing Centre http://www.npc.nhs.uk/ther apeutics/	Metformin treatment	Medikamente zur Senkung des Blutzuckers: -Orale Antidiabetika	✓	✓			✓	–
NICE Medicines and Prescribing Centre http://www.npc.nhs.uk/ther	Tight control of blood glucose using sulphonylurea drugs	Medikamente zur Senkung des Blutzuckers:	✓	✓			✓	–

◘ **Abb. 22.2** *(Fortsetzung)* Überblick über vorliegende Entscheidungshilfen

Corser et al. (2007) stellten eine PEF-Kurzintervention zur Erarbeitung realistischer Behandlungsziele für Patienten mit Typ-2-Diabetes in der Hausarztpraxis vor. Bausteine der Intervention sind ein Patientenarbeitsbuch, an diesem Arbeitsbuch orientierte edukative Termine mit Diabetesassistentinnen, die ärztliche Konsultationen vorbereiten, sowie eine Ärzteschulung zu evidenzbasierter Diabetesbehandlung und PEF.

22.5 Effekte der PEF

Da die Datenbasis für Aussagen über die Effekte von PEF bei Diabetes noch relativ gering ist, werden zunächst Übersichtsarbeiten zu den indikationsübergreifenden Effekten von PEF diskutiert. Unter ▶ Abschn. 22.5.4 werden Ergebnisse aus dem Bereich Diabetes dargestellt.

22.5.1 Effekte von Fortbildungsmaßnahmen zur Förderung ärztlicher Gesprächs- und Handlungskompetenz

Ein Cochrane-Review aus dem Jahr 2010 (Légaré et al. 2010) fand in zwei von fünf eingeschlossenen Studien zu beim Arzt ansetzenden Interventionen signifikante Effekte auf PEF. In einer dieser beiden Studien wurde die in der ärztlichen Konsultation verwendete Statin Choice Entscheidungshilfe positiv evaluiert (▶ Abschn. 22.5.4). In der zweiten Studie (Edwards et al. 2004; Elwyn et al. 2004) führte eine Kombination aus Schulungsmaterialien, Schulungstreffen und Feedback für Ärzte zu einer stärkeren Umsetzung von PEF bei einer heterogenen Patientenstichprobe. Weitere Primärstudien zeigen, dass PEF-Schulungen das Wissen der Ärzte über PEF ebenso verbesserten wie ihre Zuversicht, PEF umzusetzen. Die Ärzte gaben an, sich durch die Umsetzung der Fortbildungsinhalte entlastet und zufriedener zu fühlen, und der Umgang mit den Anliegen der Patienten und die Güte der Diagnostik verbesserten sich (Bieber et al. 2008, Bieber et al. 2009). Patienten von geschulten Ärzten sind tatsächlich

---

-Orale Antidiabetika

-Insulin

Medikamente zur

Senkung des

Blutzuckers:

-Insulin

or insulin

PANDAs

Academic Unit of Primary

Medical Care

University of Sheffield

http://www.sheffield.ac.uk/

medicine/research/aupmc

apeutics/

[a] In Anlehnung an Elwyn et al. 2010: „Konsultation" = Entscheidungshilfen, die von Behandlern in Konsultationen verwendet werden; „außerhalb" = Entscheidungshilfen, die auch außerhalb von Behandlerkonsultationen verwendet werden können; „interaktiv" = Entscheidungshilfen, die interaktive Technologien, z.B. das Internet, verwenden.

[b] Spanische Version als Broschüre verfügbar.

[c] DVD und online.

◻ **Abb. 22.2** *(Fortsetzung)* Überblick über vorliegende Entscheidungshilfen stärker an Entscheidungen beteiligt, zufriedener mit der Behandlung und adhärenter bezüglich ihrer Behandlung (Loh et al. 2007). Im Hinblick auf die Effekte von Ärzteschulungen auf das klinische Outcome sind die Ergebnisse bislang uneinheitlich (Deinzer et al. 2006; Krones u. Richter 2008).

22.5.2 Effekte von Patientenschulungen zur Vorbereitung auf eine stärkere Beteiligung am Entscheidungsprozess

Eine systematische Übersichtsarbeit (Kinnersley et al. 2008) fand geringfügige Effekte von patientenseitigen Interventionen auf das Frageverhalten der Patienten in der Konsultation. Keine Effekte zeigten sich in den Bereichen Zufriedenheit, erlebte Angst vor oder nach der Konsultation und Wissen. Weitere Primärstudien fanden, dass Patienten nach einer Schulung mehr Fragen in der Konsultation stellten, ein stärkeres Kontrollerleben bezüglich der eigenen Gesundheit haben, sich bei der Entscheidungsfindung autonomer fühlen und ein stärkeres Partizipationsbedürfnis (Kopke et al. 2011; Loh et al. 2007) angeben. Zudem zeigte sich, dass in PEF geschulte Patienten sich besser an Informationen aus der Konsultation erinnern und die Behandlung sowie Behandlungsempfehlungen besser verstehen (Hamann et al. 2005). Kleine positive Effekte wurden in Bezug auf Selbstwirksamkeit, Gesundheitszustand und Inanspruchnahmeverhalten gefunden (Loh et al. 2007).

22.5.3 Effekte von Entscheidungshilfen

Ein aktuelles Cochrane Review (Stacey et al. 2011) fand, dass Entscheidungshilfen in der Behandlung akuter und chronischer Erkrankungen sowie bei Screening-Entscheidungen die Patient-Behandler-Kommunikation verbessern, die Patientenbeteiligung erhöhen, das Wissen vergrößern und zu realistischeren Ergebniserwartungen für die dargestellten Therapieoptionen führen.

22.5.4 Effekte von PEF in der Diabetestherapie

Ein systematisches Review zu den Effekten von PEF bei verschiedenen chronischen Erkrankungen fand heterogene Ergebnisse und kam zu dem Schluss, dass PEF für Patienten mit chronischen Erkrankungen und bei Behandlungen, die mehr als einen Termin oder eine einzelne Konsultation umfassen, gut geeignet sei (Joosten et al. 2008). Primärstudien zu Effekten bei chronischen Erkrankungen lassen den Schluss zu, dass PEF zu größerem Wissenszuwachs, höherer Patientenzufriedenheit, einer verbesserten Qualität der Behandler-Patient-Interaktion und verbesserter Adhärenz in der medikamentösen Therapie führen kann. Die Ergebnisse in Bezug auf das klinische Outcome sind uneinheitlich (Bieber et al. 2008; Deinzer et al. 2006; Loh et al. 2007; Wilson et al. 2010). Deinzer und Kollegen (2006) fanden in ihrer Arbeit über PEF mit Bluthochdruckpatienten nur bei Patienten mit einem höheren Bedürfnis nach Partizipation einen direkten Zusammenhang zwischen der Zunahme von PEF und dem klinischen Outcome.

Eine Übersichtsarbeit zum Effekt partizipativer Entscheidungsfindung in der Diabetestherapie steht noch aus. Zur randomisiert-kontrollierten Untersuchung der Statin-Choice-Entscheidungshilfe liegen mehrere Publikationen mit unterschiedlichen Schwerpunktsetzungen vor. Im Vergleich zu einer Informationsbroschüre wurde die Entscheidungshilfe von den Patienten als hilfreicher gewertet und führte zu stärkerem Wissenszuwachs, reduziertem Entscheidungskonflikt und zu einem reduzierten kardiovaskulären Risiko (Weymiller et al. 2007). Patienten, die die Entscheidungshilfe genutzt hatten, schätzten ihr kardiovaskuläres Risiko mit und ohne Statineinnahme korrekter ein als Patienten in der Kontrollgruppe. Weder zum 3- noch zum 6-Monats-Follow-Up zeigten sich Effekte bezüglich der Adhärenz (Mann et al. 2010). Nannenga et al. (2009) fanden, dass die Nutzung der Entscheidungshilfe das Vertrauen in den Arzt leicht erhöhte.

Die ebenfalls randomisiert-kontrollierte Evaluation des Diabetes Mellitus Medication Choice Decision Aid (Mullan et al. 2009) zeigte, dass die Entscheidungshilfe von den Patienten als hilfreich bewertet wurde und zu mehr Wissen und einer stärkeren Beteiligung bei der Entscheidungsfindung führte als treatment as usual (TAU). Beim 6-Monats-Follow-Up war die Adhärenz in der TAU-Gruppe besser als in der Gruppe, die die Entscheidungshilfe genutzt hatte. Bezüglich des mittleren Blutzuckerwerts der letzten acht Wochen (HbA$_{1c}$) und des Gesundheitsstatus zeigten sich keine Unterschiede.

22.6 Barrieren bei der Umsetzung von PEF

Der kürzlich vorgelegte Entwurf für ein neues Patientenrechtegesetz, die Formulierung von Patientenorientierung als ein Qualitätsmerkmal von Krankenhäusern und Arztpraxen und die Förderung entsprechender Forschungsvorhaben durch öffentliche Geldgeber zeigen, dass bereits Schritte unternommen wurden. Dennoch ist es noch ein weiter Weg, bis PEF selbstverständlicher Teil des klinischen Alltags ist (Härter et al. 2011).

Obwohl der Einbezug von Patienten in der Diabetestherapie eine vergleichsweise lange Tradition hat, zeigen Studien nach wie vor deutliche Lücken zwischen der guten Absicht, Patienten einzubeziehen, und der tatsächlichen Patientenorientierung in der Praxis (Entwistle et al. 2008; Paterson 2001). Die Mehrzahl der Ärzte (Heisler et al. 2009) und Patienten (Hamann et al. 2007) bevorzugt PEF vor anderen Modellen der medizinischen Entscheidungsfindung. Die von Ärzten am häufigsten genannten Gründe, die der Umsetzung der PEF entgegenstehen, sind Zeitmangel sowie bestimmte Patienteneigenschaften (z. B. Präferenzen, Kompetenzen) und klinische Situationen (z. B. Notfallsituationen, keine gleichwertigen Therapieoptionen). Die von Ärzten am häufigsten genannten fördernden Bedingungen sind die eigene Motivation sowie positive Effekte auf den klinischen Prozess und das klinische Outcome (Légaré et al. 2008). Von Diabetespatienten werden als größte Barriere auf Seiten des Arztes die Kommunikationskompetenz und das Machtgefälle zwischen Arzt und Patient benannt: Es werde keine Beziehung etabliert, in der der Patient sich trauen könne, Fragen zu stellen, ehrlich Auskunft über seine Adhärenz zu geben und eine abweichende Meinung zu äußern (Peek et al. 2009). Auch Studien, in denen Gespräche

aufgezeichnet und Barrieren im Fremdrating identifiziert wurden, nennen das Fehlen eines gemeinsamen Krankheitsverständnisses beider Partner als zentrales Hemmnis (Zoffman u. Kirkevold 2005 u. Zoffman u. Kirkevold 2007; Zoffman et al. 2008).

Auf Seiten des Patienten wird besonders die Gesundheitskompetenz (health literacy) als Einflussgröße diskutiert. Die Weltgesundheitsorganisation (WHO) definiert Gesundheitskompetenz als „die kognitiven und sozialen Fertigkeiten, die die Motivation und Fähigkeit [...] bestimmen, Zugang zu Informationen zu erhalten und sie in einer Weise zu verstehen und zu nutzen, die gute Gesundheit fördert und erhält" (WHO 1998, S 10, eigene Übersetzung). Eine eingeschränkte Gesundheitskompetenz ist weit verbreitet (Paasche-Orlow et al. 2005) und kann sich negativ auf die PEF auswirken (Edwards et al. 2009). Neuere Ansätze der PEF tragen dem verstärkt Rechnung (McCaffery et al. 2010). Auch Patienten benennen eine geringe Gesundheitskompetenz als wichtige Barriere. Daneben nennen sie Angst und Verleugnung (z. B. die Verleugnung aversiver Konsequenzen von geringer Adhärenz) sowie fehlende Selbstwirksamkeitserwartung als Hindernisse für PEF (Peek et al. 2009).

Fazit

Mehr als bei Einmalentscheidungen im Rahmen akuter Erkrankungen spielt in der Diabetestherapie die Qualität der Patient-Behandler-Beziehung und die fortwährende Reevaluation und gegebenenfalls auch Modifikation von Behandlungsentscheidungen eine Rolle. Insbesondere aus dem englischsprachigen Raum liegen PEF-Interventionen vor, die übereinstimmend den Aufbau einer tragfähigen, vertrauensvollen Patient-Behandler-Beziehung und das Schaffen eines gemeinsamen Verständnisses der Erkrankung und der relevanten Lebenswelt des Patienten in den Mittelpunkt stellen.

In der klinischen Praxis ist PEF trotz positiver Effekte sowie Befürwortung durch Patienten und Ärzte sowie von wissenschaftlicher und gesundheitspolitischer Seite bislang kein fester Bestandteil des klinischen Alltags. Erste Schritte wurden von politischer und struktureller Seite getan, PEF und Patientenorientierung in der Diabetestherapie sind beispielsweise im Förderschwerpunkt „Chronische Krankheiten und Patientenorientierung" Gegenstand der Forschung.

Möglichkeiten, die PEF besser zu implementieren, liegen in der Aus- bzw. Weiterbildung von medizinischem Fachpersonal, in der Entwicklung konkreter, alltagstauglicher Interventionen (insbesondere Patienteninformationen, Entscheidungshilfen, Behandler- und Patientenschulungen) sowie einer stärkeren Integration in Qualitätsmanagementsysteme, wie es für den Bereich „Patientenorientierung" im Rahmen der KTQ-Zertifizierungen bereits erfolgt ist (s. www.ktq.de). Eine Herausforderung liegt dabei in der Frage, wie eine gelungene Beziehung, wie sie in diabetesspezifischen Ansätzen als zentral erachtet wird, gefördert werden kann. Zentral für die Praxis ist die Entwicklung von Entscheidungshilfen für den deutschsprachigen Raum. Ein pragmatischer Ansatz, der Entscheidungshilfen relativ zeitnah in Deutschland verfügbar machen könnte, wäre die Adaptation vorliegender Entscheidungshilfen aus den USA und Kanada. Ein erster Versuch mit einer videogestützten Entscheidungshilfe zu operativen Möglichkeiten bei Brustkrebs erbrachte hinsichtlich der Akzeptanz durch Patienten, Behandler und Gesundheitsfachleute gemischte Ergebnisse (Albrecht et al. 2011). Das Augenmerk der Forschung sollte darüber hinaus auf der Entwicklung eines einheitlichen PEF-Konzepts sowie einheitlicher Messverfahren liegen, um Forschungsergebnisse vergleichbarer zu machen.

Literatur

Abadie R, Weymiller AJ, Tilburt J, Shah ND, Charles C, Gafni A, Montori VM (2009) Clinician's use of the Statin Choice decision aid in patients with diabetes: a videographic study nested in a randomized trial. Journal of Evaluation in Clinical Practice 15:492–497

Albrecht K, Simon D, Buchholz A, Reuter K, Frosch D, Seebauer L, Härter M (2011) How does a German audience appraise an American decision aid on early stage breast cancer? Patient Education and Counseling 83:58–63

Bastiaens H, Van Royen P, Pavlic DR, Raposo V, Baker R (2007) Older people's preferences for involvement in their own care: a qualitative study in primary health care in 11 European countries. Patient Educ Couns 68(1):33–42

Baum E, Donner-Banzhoff N (2002) Beratung nach dem ARRIBA-Herz-Konzept Der Lipid-Report 2002 Bd. 3./4.., S 55–56

Bieber C, Loh A, Ringel N, Eich W, Härter M (Hrsg) (2007) Patientenbeteiligung bei medizinischen Entscheidungen – Manual zur Partizipativen Entscheidungsfindung (Shared Decision-making)

Bieber C, Muller KG, Blumenstiel K, Schneider A, Richter A, Wilke S, Hartmann M, Eich W (2006) Long-term effects of a shared decision-making intervention on physician-patient interaction and outcome in fibromyalgia. A qualitative and quantitative 1 year follow-up of a randomized controlled trial. Patient Educ Couns 63(3):357–366

Bieber C, Müller KG, Blumenstiel K, Hochlehnert A, Wilke S, Hartmann M, Eich W (2008) A shared decision-making communication training program for physicians treating fibromyalgia patients: Effects of a randomized controlled trial. Journal of Psychosomatic Research 64:13–20

Bieber C, Nicolai J, Hartmann M, Blumenstiel K, Ringel N, Schneider A, Härter M, Eich, Loh A (2009) Training physicians in shared decision-making-who can be reached and what is achieved? Patient Educ Couns 77(1):48–54

Breslin M, Mullan RJ, Montori VM (2008) The design of a decision aid about diabetes medications for use during the consultation with type 2 diabetes. Patient Education and Counseling 73:465–472

Brown R, Butow PN, Boyer M, Tattersall MH (1999) Promoting patient participation in the cancer consultation: evaluation of a prompt sheet and coaching in question-asking. British Journal of Cancer 80(1–2):242–248

Charles C, Gafni A, Whelan T (1999) Decision-making in the physician-patient encounter: revisiting the shared treatment decision-making model. Social Science & Medicine 49(5):651–661

Chewning B, Bylund CL, Shah B, Arora NK, Gueguen JA, Makoul G (2012) Patient preferences for shared decisions: a systematic review. Patient Education and Counseling 86:9–18

Corser W, Holmes-Rovner M, Lein C, Gossain V (2007) A Shared Decision-Making Primary Care Intervention for Type 2 Diabetes. The Diabetes Educator 33:700–708

Coulter A (1999) Paternalism or partnership? Patients have grown up-and there's no going back. BMJ 319(7212):719–720

Coulter A, Ellins J (2007) Effectiveness of strategies for informing, educating, and involving patients. BMJ 335:24–27

Coulter A, Magee H (Hrsg) (2003) The European Patient of the Future. Open University Press, Maidenhead

Deinzer A, Babel H, Veelken R, Kohnen R, Schmieder RE (2006) „Shared Decision-Making" mit Bluthochdruckpatienten: Ergebnisse einer Implementierung in Deutschland. Deutsche Medizinische Wochenschrift 131:2592–2596

Durand MA, Stiel M, Boivin J, Elwyn G (2008) Where is the theory? Evaluating the theoretical frameworks described in decision support technologies. Patient Education and Counseling 71(1):125–135

Edwards A, Elwyn G, Hood K, Atwell C, Robling M, Houston H et al (2004) Study Steering Group. Patient-based outcome results from a cluster randomized trial of shared decision making skill development and use of risk communication aids in general practice. Family practice 2004 21(4):347–354

Edwards M, Davies M, Edwards A (2009) What are the external influences on information exchange and shared decision-making in healthcare consultations: A meta-synthesis of the literature. Patient Education and Counseling 75(1):37–52

Elwyn G, Edwards A, Hood K, Robling M, Atwell C, Russell I, Wensing M, Grol R (2004) Achieving involvement: process outcomes from a cluster randomized trial of shared decision making skill development and use of risk communication aids in general practice. Family Practice 21(4):337–346

Elwyn G, Frosch D, Rollnick S (2009) Dual equipoise shared decision-making: definitions for decision and behaviour support interventions. Implementation Science 4:75

Elwyn G, Frosch D, Volandes AE, Edwards A, Montori VM (2010) Investing in Deliberation: A Definition and Classification of Decision Support Interventions for People Facing Difficult Health Decisions. Medical Decision Making 30(6):701–711

Elwyn G, O'Connor A, Stacey D, Volk R, Edwards A, Coulter A, Collaboration IPDAS (2006) Developing a quality criteria framework for patient decision aids: Online international Delphi consensus process. BMJ (Clinical Research Ed) 333(7565):417–419

Entwistle V, Prior M, Skea Z, Francis JJ (2008) Involvement in treatment decision-making: Its meaning to people with diabetes and implications for conseptualisation. Social Science 66:362–375

Forster R, Kranich C (2007) Patienten- und Bürgerbeteiligung im Gesundheitssystem – jüngste politische Initiativen in England und Deutschland im Vergleich. Gesundheitswesen 69(2):98–104

Fox S, Purcell K (2010) Chronic Disease and the Internet. Pew Internet and American Life Project. See: http://www.pewinternet.org/Reports/2010/Chronic-Disease.aspx

Gensichen J, Muth C, Butzlaff M, Rosemann T, Raspe H, de Cornejo GM, Beyer M, Härter M, Muller UA, Angermann CE, Gerlach FM, Wagner E (2006) Die Zukunft ist chronisch: das Chronic Care-Modell in der deutschen Primärversorgung: Übergreifende Behandlungsprinzipien einer proaktiven Versorgung fur chronische Kranke. Zeitschrift für ärztliche Fortbildung und Qualität im Gesundheitswesen 100:365–374

Gigerenzer G, Wegwarth O (2008) Risikoabschätzung in der Medizin am Beispiel der Krebsfrüherkennung. Zeitschrift für Evidenz, Fortbildung und Qualität im Gesundheitswesen 102(9):513–519 (discussion 606–518)

Hamann J, Neuner B, Kasper J, Vodermaier A, Loh A, Deinzer A, Heesen C, Kissling W, Busch R, Schmieder R, Spies C, Caspari C, Härter M (2007) Participation preferences of patients with acute and chronic conditions. Health Expectations 10:358–363

Härter M (2004) Editorial – Partizipative Entscheidungsfindung (Shared Decision Making) – ein von Patienten, Ärzten und der Gesundheitspolitik geforderter Ansatz setzt sich durch. Zeitschrift für Evidenz, Fortbildung und Qualität im Gesundheitswesen 98(2):89–92

Härter M, Loh A, Spies C (Hrsg) (2005) Gemeinsam entscheiden – erfolgreich behandeln. Deutscher Ärzte-Verlag, Köln

Härter M, Müller H, Dirmaier J, Donner-Banzhoff N, Bieber C, Eich W (2011) Patient participation and shared decision making in Germany – history, agents and current transfer into practice. Zeitschrift für Evidenz, Fortbildung und Qualität im Gesundheitswesen 105:263–270

Heisler M, Tierney E, Ackermann RT et al (2009) Physicians' participatory decision-making and quality of diabetes care processes and outcomes: results from the triad study. Chronic illness 5(3):165–76

Hibbard JH, Mahoney ER, Stock R, Tusler M (2007) Do increases in patient activation result in improved self-management behaviors? Health Services Research 42(4):1443–1463

Jones LA, Weymiller AJ, Shah N, Bryant SC, Christianson TJH, Guyatt GH, Gafni A, Smith SA, Montori VM (2009) Should Clinicians Deliver Decision Aids? Further Exploration of the Statin Choice Randomized Trial Results. Medical Decision Making 29:468–474

Joosten EAG, De Fuentes-Merilas L, de Weert GH, Sensky T, van der Staak CPF, de Jong CAJ (2008) Systematic Review of the Effects of Shared Decision-Making on Patient Satisfaction, Traetment Adherence and Health STatsu. Psychotherapy and Psychosomatics 77:219–116

Keller H, Krones T, Sönnichsen AC, Sadowski E, Popert U, Rochon J, Kaufmann-Kolle P, Szecsenyi J, Baum E, Donner-Banzhoff N (2007) Medikamentöse Prävention von kardiovaskulären Erkrankungen: Verschreiben Hausärzte risikoangemessen? Zeitschrift für Allgemeinmedizin Z Allg Med 2007 83:359–364

Kinnersley P, Edwards A, Hood K, Ryan R, Prout H, Cadbury N, MacBeth F, Butow P, Butler C (2008) Interventions before consultations to help patients address their information needs by encouraging question asking: systematic review BMJ 337:a485

Kopke S, Richter T, Kasper J, Muhlhauser I, Flachenecker P, Heesen C (2011) Implementation of a patient education program on multiple sclerosis relapse management. Patient Education and Counseling

Krones T, Keller H, Sönnichsen AC, Sadowski EM, Baum E, Donner-Banzhoff N (2006) Partizipative Entscheidungsfindung in der kardiovaskulären Risikoprävention: Ergebnisse der Pilotstudie von ARRIBA-Herz, einer konsultationsbezogenen Entscheidungshilfe für die allgemeinmedizinische Praxis. Zeitschrift für Medizinische Psychologie 2006 15:61–70

Krones T, Keller H, Sönnichsen A, Sadowski EM, Baum E, Wegscheider K, Rochon J, Donner-Banzhoff N (2008) Absolute cardiovascular disease risk and shared decision making in primary care: a randomized controlled trial. The Annals of Family Medicine 2008 6:218–27

Krones T, Richter G (2008) Ärztliche Verantwortung: Das Arzt-Patient-Verhältnis. Bundesgesundheitsblatt Gesundheitsforschung Gesundheitsschutz 51(8):818–826

Légaré F, Ratté S, Gravel K, Graham ID (2008) Barriers and facilitators to implementing shared decision-making in clinical practice: update of a systematic review of health professionals' perceptions. Patient Education and Counseling 73(3):526–535

Légaré F, Ratté S, Stacey D, Kryworuchko J, Gravel K, Graham ID, Turcotte S (2010) Interventions for improving the adoption of shared decision making by healthcare professionals. Cochrane database of systematic reviews 5, Art. No.:

CD006732. DOI: 006710.001002/14651858.CD14006732. pub14651852

Lenz M, Mühlhauser I (2009) Decision aids in diabetes. In: Edwards A, Elwyn G (Hrsg) Shared Decision-Making in Health Care, 2. Aufl. Oxford University Press, Oxford

Lenz M, Kasper J, Mühlhauser I (2009) Development of a patient decision aid for prevention of myocardial infarction in type 2 diabetes - rationale, design and pilot testing. GMS Psycho-Social-Medicine Vol. 6, ISSN 1860–5214

Levinson W, Kao A, Kuby A, Thisted RA (2005) Not all patients want to participate in decision making. A national study of public preferences. Journal of General Internal Medicine 20(6):531–535

Loh A, Meier K, Simon D, Hanselmann S, Jahn H, Niebling M, Härter W (2004) Entwicklung und Evaluation eines Fortbildungsprogramms zur Partizipativen Entscheidungsfindung für die hausärztliche Versorgung depressiver Patienten. Bundesgesundheitsblatt Gesundheitsforschung Gesundheitsschutz 47(10):977–984

Loh A, Härter M (2005) Modellentwicklungen zur Partizipativen Entscheidungsfindung. In: Härter M, Loh A, Spies C (Hrsg) Gemeinsam entscheiden – erfolgreich behandeln. Deutscher Ärzte-Verlag, Köln, S 13–24

Loh A, Simon D, Wills CE, Kriston L, Niebling W, Härter M (2007) The effects of a shared-decision-making intervention in primary care of depression: A cluster-randomized controled trial. Patient Education and Counseling 67:324–332

Mann DM, Ponieman D, Montori VM, Arciniega J, McGinn T (2010) The Statin Choice decision aid in primary care: A randomized trial. Patient Education and Counseling 80:138–140

McCaffery KJ, Smith SK, Wolf M (2010) The challenge of shared decision making among patients with lower literacy: a framework for research and development. Medical Decision Making 30(1):35–44

Montori VM, Gafni A, Charles C (2006) A shared decicion-making approach between patients with chronic conditions and their clinicians: the case of diabetes. Health Expectations 9:25–36

Montori VM, Breslin M, Maleska M, Weymiller AJ (2007) Creating a Conversation: Insights from the Development of a Decision Aid. PloS Medicine 4(8):e233

Müller-Engelmann M, Keller H, Donner-Banzhoff N, Krones T (2010) Shared decision making in medicine: the influence of situational treatment factors. Patient Education and Counseling 82(2):240–246

Mullan RJ, Montori VM, Shah ND, Christianson TJH, Bryant SC, Guyatt GH, Perestelo-Perez LI, Stroebel RJ, Yawn BP, Yapuncich V, Breslin MA, Pencille L, Smith SA (2009) The Diabetes Mellitus Medication Choice Decision Aid: A Randomized Controlled Trial. Health Care Reform 169(17):1560–1568

Nannenga MR, Montori VM, Weymiller AJ, Smith SA, Christianson TJH, Bryant SC, Gafni A, Charles C, Mullan RJ, Jones LA, Bolona ER, Guyatt GH (2009) A treatment decision aid may increase patient trust in the diabetes specialist. The Statin Choice randomized trial. Health Expectations 12:38–44

O'Connor AM, Stacey D, Entwistle V, Llewellyn-Thomas H, Rovner D, Holmes-Rovner M, Tait V, Tetroe J, Fiset V, Barry M, Jones J (2004) Decision aids for people facing health treatment or screening decisions (Cochrane Review) Bd. 1. John Wiley & Sons, Ltd, Chichester, UK

Paasche-Orlow MK, Parker RM, Gazmararian JA, Nielsen-Bohlman LT, Rudd RR (2005) The prevalence of limited health literacy. Journal of General Internal Medicine 20(2):175–184

Paterson B (2001) Myth of empowerment in chronic illness. Journal of Advanced Nursing 34(5):574–581

Peek ME, Wilson SC, Gorawara-Bhat R, Odoms-Young A, Quinn MT, Chin MH (2009) Barriers and Facilitators to Shared Decision-making Among African-Americans with Diabetes. Journal of General Internal Medicine 24(10):1135–1139

Sachverständigenrat für die Konzertierte Aktion im Gesundheitswesen (Hrsg) (2003) Finanzierung und Nutzerorientierung. Gutachten 2003. Nomos Verlagsgesellschaft, Baden Baden

Sadowski EM, Eimer C, Keller H, Krones T, Sönnichsen AC, Baum E, Donner-Banzhoff N (2005) Evaluation komplexer Interventionen: Implementierung von ARRIBA-Herz, einer Beratungsstrategie für die Herz-Kreislaufprävention. Zeitschrift für Allgemeinmedizin 2005 81:429–434

Say R, Murtagh M, Thomson R (2006) Patients' preference for involvement in medical decision making: a narrative review. Patient Education and Counseling 60(2):102–114

Simon D, Schorr G, Wirtz M, Vodermaier A, Caspari C, Neuner B, Spies C, Krones T, Keller H, Edwards A, Loh A, Härter M (2006) Development and first validation of the Shared decision-making Questionnaire (SDM-Q). Patient Education and Counseling 2006 63:319–327

Stacey D, Murray MA, Légaré F, Dunn S, Menard P, O'Connor A (2008) Decision coaching to support shared decision making: a – framework, evidence, and implications for nursing practice, education, and policy. Worldviews on Evidence-Based Nursing 2008 5(1):25–35

Stacey D, Légaré F, Pouliot S, Kryworuchko J, Dunn S (2010) Shared decision making models to inform an interprofessional perspective on decision making: a theory analysis. Patient Education and Counseling 80(2):164–172

Stacey D, Bennett CL, Barry MJ, Col NF, Eden KB, Holmes-Rovner M, Llewellyn-Thomas H, Lyddiatt A, Légaré F, Thomson R (2011) Decision aids for people facing health treatment or screening decisions. Cochrane Database of Systematic Reviews 2011, Issue 10. Art. No.: CD001431. DOI: 10.1002/14651858.CD001431.pub3

Stacey D, Kryworuchko J, Bennett C, Murray MA, Mullan S, Légaré F (2012) Decision Coaching to Prepare Patients for Making Health Decisions: A Systematic Review of Decision Coaching in Trials of Patient Decision Aids, Medical Decision Making, http://mdm.sagepub.com/content/early/2012/04/13/0272989X12443311

Towle A, Godolphin W (1999) Framework for teaching and learning informed shared decision making. BMJ 319(7212):766–771

Weymiller AJ, Montori VM, Jones LA, Gafni A, Guyatt GH, Bryant SC, Christianson TJH, Mullan RJ, Smith SA (2007) Helping

Patients With Type 2 Diabetes Mellitus Make Treatment Decisions: Statin Choice Randomized Trial. Archives of Internal Medicine 167:1076–1082

Whitney SN, McGuire AL, McCullough LB (2004) A typology of shared decision making, informed consent, and simple consent. Annals of Internal Medicine 140(1):54–59

WHO (1998) Health Promotion Glossary. WHO, Genf

Wilson SR, Strub P, Buist AS, Knowles SB, Lavori PW, Lapidis J, Vollmer WM, BOAT, the Better Outcomes of Asthma Treatment Study Group (2010) Shared Treatment Decision Making Improves Adherence and Outcomes in Poorly Controlled Asthma. American Journal of Respiratory and Critical Care Medicine 181:566–577

Zoffman V, Kirkevold M (2005) Life versus disease in difficult diabetes care: Conflicting perspectives disempower patients and professionals in problem solving. Qualitative Health Research 15(6):750–765

Zoffman V, Lauritzen T (2006) Guided self-determination improves life skills with type 1 diabetes and A1C in randomized controlled trial. Patient Education and Counseling 64(1–3):78–86

Zoffman V, Kirkevold M (2007) Relationships and their potential for change: Developed in difficult Type 1 diabetes. Qualitative Health Research 17(5):625–638

Zoffman V, Harder I, Kirkevold M (2008) A Person-Centered Communication and Reflection Model: Sharing Decision-Making in Chronic Care. Qualitative Health Research 18(5):670–685

Zoffman V, Kirkevold M (2012) Realizing Empowerment in Difficult Diabetes Care: A Guided Self-Determination Intervention. Qualitative Health Research 22(1), DOI: 10.1177/1049732311420735

Der „schwierige" Patient mit Diabetes

S. Clever

F. Petrak, S. Herpertz (Hrsg.), *Psychodiabetologie,*
DOI 10.1007/978-3-642-29908-7_23, © Springer-Verlag Berlin Heidelberg 2013

23

Kurzinfo

Der „schwierige" Patient mit Diabetes ist derjenige, der beim Behandler unangenehme Gefühle – meist eine diffuse Anspannung – auslöst. Das Verhalten von schwierigen Patienten ist durch viele psychische und soziale Faktoren begründet, die schon vor der aktuellen medizinischen Situation eingewirkt haben, z. B. bisherige Erfahrungen in medizinischen Settings. Der Behandler betritt ebenfalls die Situation mit einer Reihe von Vorstellungen darüber, wie er sich zu verhalten hat und was als erfolgreich bei seinem Handeln gilt. Beide Partner in der therapeutischen Beziehung treffen sich in dem Rahmen eines medizinischen Settings, das weitere Spannungen wie z. B. Zeitdruck erzeugen kann.

Das Verhalten des Patienten löst bestimmte Gefühle beim Behandler aus, die sein Verhalten beeinflussen. Das dadurch veränderte Verhalten kann die Gefühle und das Verhalten des Patienten verstärken, was wiederum die ursprüngliche Spannung des Behandlers ansteigen lässt. So entstehen Teufelskreise in der Kommunikation, die immer weiter eskalieren können. Um diese aufzulösen, ist es zunächst wichtig, nachzuvollziehen, was ein Patient für Gründe haben könnte, sich auf diese Weise zu verhalten. Auf der Basis dieser Erkenntnisse kann anschließend überlegt werden, was ihm in der Kommunikation fehlt. Hiermit können solche Teufelskreise unterbrochen und eine für beide Seiten entspanntere therapeutische Beziehung ermöglicht werden.

23.1   Einführung

23.1.1   Der Begriff „schwierig"

Als ich den Begriff „der schwierige Patient" 1998 erstmalig als Titel eines Vortrags benutzte, hatte ich Sorge, negative Gefühle gegenüber Patienten zu schüren, die im allgemein unter der Diagnose „Non-Compliance" zusammengefasst werden. Mein Interesse galt aber bestimmten Verhaltensweisen von Patienten, auf die Behandler oft mit unangenehmen Gefühlen reagieren (Im Folgenden werde ich das Wort „Gefühl" als Überbegriff für alle Empfindungen, Affekte und Strebungen benutzen, die in der Behandler-Patient-Beziehung erlebt werden). Das Erleben des Patienten steht im Fokus psychodiabetologischer Überlegungen. Demgegenüber

wird das Erleben des Behandlers meist ausgespart: Wie geht es ihm? Was soll er mit seinen Gefühlen machen? Darf er sich wehren, distanzieren? Darf er Ärger fühlen, gar Ekel? Warum geht es ihm bei bestimmten Patienten so? Und wie kann er die Begegnung ändern, damit es ihm besser geht? Ich konnte in interdisziplinären Teambesprechungen oft beobachten, dass z. B. ein klagender Patient unverhältnismäßig viel Zeit in Anspruch nahm. Das Team gab sich erhebliche Mühe, trotzdem beschwerte sich der Patient zum Schluss bei der Verwaltung. Das Team war verständlicherweise verärgert. Eine andere Patientin wirkte sehr hilflos, viele Teammitglieder bemühten sich besonders um sie, trotzdem verließ sie das Krankenhaus nicht weniger hilflos. Das Team fühlte sich erschöpft und „missbraucht". Mit Ausnahme im Rahmen der Balintgruppenarbeit wird diesem Problem selten nachgegangen. Es gibt nach meinem Kenntnisstand bisher keine institutionalisierten Fallsupervisionen für Diabetesteams. Der ausschließliche Fokus auf den Patienten ist zu einfach, zu einseitig und auch nicht logisch. In der Behandler-Patient-Beziehung begegnen sich zwei Menschen, es entsteht eine Beziehung, in der sich die beiden Menschen gegenseitig beeinflussen. Bei der Beobachtung und Analyse solcher Begegnungen drängten sich mir folgende Fragen auf:

- Was macht Patienten schwierig für Behandler?
- Was passiert mit dem Behandler, wenn er diese Verhaltensweisen erlebt? Wie fühlt sich „schwierig" an?
- Lösen diese Gefühle dann wiederum Verhaltensweisen aus, die für den Patienten „schwierig" sind?
- Wird der Patient daraufhin noch schwieriger? Kann es sein, dass beide - Behandler wie Patient - sich immer weiter in einen kommunikativen Teufelskreis verstricken?
- Wie lassen sich derartige Teufelskreise unterbrechen?

1999 entwickelte ich mit dem damaligen Diabetesteam an der Christian-Albrechts-Universität zu Kiel einen interaktiven Workshop, um Diabetesteams zu helfen, einen anderen Umgang mit ihren „schwierigen" Patienten zu finden. Meine Ausführungen basieren auf meinen eigenen Erfahrungen in stationären und ambulanten Settings und auf den vielen Kasuistiken „schwieriger" Patienten, die mir in Workshops vorgestellt wurden.

23.1.2 Wer ist der „schwierige" Patient?

> **Tipp**
>
> Wenn Sie von sich wissen, dass Sie mit den meisten Patienten gut zurechtkommen und an einem bestimmten Tag sich plötzlich im Kontakt mit einem bestimmten Patienten besonders angespannt fühlen, wissen Sie, wer der „schwierige" Patient ist.

Der „schwierige" Patient präsentiert Probleme, die der Arzt oder das Diabetesteam nicht behandeln können Er lehnt die Therapievorschläge ab, hält sich nicht an die Praxisregeln oder an die üblichen Regeln des netten Miteinanders, er zeigt sich ablehnend, klagend, hilflos, aggressiv. Patienten, die als „schwierig" gelten, scheinen beim Behandler zwei unterschiedliche, meist widersprüchliche Verhaltensmuster auszulösen:

- **Beispiel 1**: Ein Patient kommt mit dem Auftrag „ich möchte abnehmen", lehnt jedoch alle Therapievorschläge ab. Der Behandler ist innerlich hin- und hergerissen zwischen „helfen wollen", was von ihm einerseits aktives Verhalten verlangt, andererseits macht er die Erfahrung: „hier soll nichts verändert werden."
- **Beispiel 2**: Ein Patient kommt ohne eigenen Antrieb mit einem Auftrag („mein Hausarzt hat mich geschickt") und der Behandler soll den Auftrag des Hausarztes an einem unwilligen Menschen „ausführen".
- **Beispiel 3**: Ein Patient hat pathologische Laborwerte (z. B. hohes HbA_{1c} und Cholesterin etc.) oder häufig schwere Hypoglykämien. Er sagt, es ginge ihm gut. Der innere Auftrag des Behandlers („ich sollte meinem Patienten helfen, gesund zu werden") steht im Widerspruch zu der Vorstellung des Patienten, an dem die Behandlung „durchgeführt" werden soll.

23.1.3 Welche Verhaltensweisen werden als schwierig erlebt?

Studien aus den USA berichten, dass ca. 15 % der Patienten von Ärzten als „schwierig" bezeichnet werden (Hahn et al. 1996). Eine neuere Studie (Hinchey u. Jackson 2011) kam zu dem Ergebnis, dass 18 % von 750 ambulanten Patienten von ihren Ärzten als schwierig eingestuft werden. Eine frühe Arbeit von Groves (1978) stellte eine Liste von „verhassten" (engl. hateful) Patienten zusammen, deren Behandlung die „meisten Ärzte scheuten". Er teilte die Patienten ein in

- „abhängige Kletten" (dependent clingers),
- „anspruchsvolle Forderer" (entitled demanders),
- „manipulative Hilfeablehner" (manipulative help-rejectors),
- „selbstdestruktive Verleugner" (self-destructive deniers).

Patienten, die als schwierig erlebt werden, weisen folgende Merkmale auf (Hahn et al. 1996):

- psychische Erkrankungen (insbesondere somatoforme Störungen, Panikstörung, Dysthymie, generalisierte Angststörung, Major Depression und Sucht),
- funktionelle Einschränkungen,
- hohe Nutzung von Gesundheitsressourcen,
- geringe Zufriedenheit mit der medizinischen Versorgung.

In der Studie von Hinchey und Jackson (2011) hatten die als schwierig eingeschätzten Patienten mehr Symptome, schlechteren funktionellen Status, suchten häufiger die Klinik auf und litten häufiger an einer psychischen Störung als Patienten, die als nicht „schwierig" eingestuft wurden. Hinzu kommen die oft beklagten ungepflegten Patienten (englisch: „The Great Unwashed").

23.2 Warum ist ein Patient schwierig?

23.2.1 Die psychische Situation des Patienten

Wenn ein Mensch mit einer chronischen Erkrankung in eine medizinische Situation tritt, wird sein Verhalten von vielen Faktoren beeinflusst, die nicht von dem behandelnden Team kontrolliert werden können. Dazu zählen:

- **Medizinische Vorerfahrungen**

Gerade Menschen, die schon als Kind an Diabetes erkrankten, erfuhren oft Bevormundungen, fühlten sich in Frage gestellt und mit Vorwürfen konfrontiert. Oder sie erhielten unzureichend Hilfe: unpassende Therapien, denen sie sich hilflos ausgeliefert fühlten, Übergriffe wie Fixierung bei der Blutentnahme oder Insulininjektion, emotionale Zusammenbrüche der Eltern. Sie haben also Gründe misstrauisch zu sein, um „Bestrafung" zu vermeiden oder Hilfestellungen zu boykottieren mit dem Ziel ihre Unabhängigkeit zu wahren. Auch haben sie Gründe kühl zu wirken, um andere Menschen nicht mit ihren Gefühlen zu belasten.

- **Negatives Bild von Veränderung**

Viele Menschen machen in ihrem Berufs- oder Sozialleben die Erfahrung, dass die Dinge besser laufen, wenn man sich Mühe gibt. Andere Menschen machen die Erfahrung, dass sie wenig bewirken können und dass das Ergebnis trotz großer Anstrengung negativ ausfällt. Diese Menschen arbeiten an ihrem Gewicht, an ihren Krankheiten, sie bemühen sich um einen Partner, um berufliche Sicherheit, allerdings bleibt ihnen der Erfolg häufig versagt. Sie erleben, dass sie wenig oder keine Kontrolle über das Ergebnis haben. Solche Menschen werden wenig motiviert sein, sich um ihre Krankheit zu kümmern. Aufgrund ihrer bisherigen Erfahrung können sie davon ausgehen, dass es ohnehin schief geht. Diese Patienten reagieren oft desinteressiert, ablehnend oder ausweichend auf Therapievorschläge ihrer Behandler.

- **Schuld und Scham**

Beim Erleben von chronischen Erkrankungen können Scham und/oder Schuld eine wichtige Rolle spielen. Man schämt sich für die vermeintliche Schwäche, für den Diabetes, die Eskalation des Gewichts oder der Komplikationen. Die Scham ist aber nicht einzig mit der Diabeteserkrankung verbunden, sondern hängt häufig mit persönlichen Vorerfahrungen zusammen. Auch Schuldgefühle können als Reaktion auf die Erkrankung auftreten. Das Gespräch über das HbA_{1c} kann für einige Patienten deshalb sehr unangenehm sein. Nicht selten zeigen sie sich kindlich-reumütig oder naiv-unwissend. Bei ihrem Gegenüber lösen sie eine „Beißhemmung" aus, um der „Bestrafung" zu entgehen oder sie verhalten sich abweisend-aggressiv, um sich vor dem Erleben der Wehrlosigkeit, des Kleinseins zu schützen.

- **Angst und Aggression**

Nicht nur die Angst vor der Reaktion des Arztes, sondern auch die Angst vor dem Fortschreiten der Erkrankung kann dazu führen, dass der Arztbesuch als bedrohlich erlebt wird. Für einige Menschen ist es nicht möglich, Angst zu zeigen. Vielleicht haben sie in ihrer Kindheit keine guten Erfahrungen gemacht, wenn sie sich ängstlich oder mit dem Wunsch nach Schutz oder Hilfe an ihre Eltern wandten. Vielleicht denken sie, sie belasten ihre Umwelt, sie werden abgelehnt oder sogar beschämt, wenn sie ihre Angst zeigen. In Angstsituationen sind sie dann sehr angespannt und können sehr empfindlich z. B. auf ein unbedachtes Wort der Arzthelferin am Empfang reagieren. Verschobene Termine, widersprüchliche Praxisabläufe oder das Benutzen vieler Fachbegriffe können die Angst steigern und sie weiter verunsichern und beunruhigen. Mit ihren Gefühlen, für die sie keine hilfreiche Ausdrucksform finden, sind sie dann vielleicht überfordert und reagieren nicht selten schroff, aggressiv und klagend.

23.2.2 Die psychische Situation des Behandlers

- **Humanistische Vorstellungen**

Eine der schönsten Erfahrungen medizinischer und sozialer Berufe ist das Erleben, Menschen helfen oder retten zu können. Es gibt auch viele Gelegenheiten, dies zu tun: der langjährige Typ-1-Diabetiker, der in der Schulung erstmals lernt, wie er

„frei essen" kann; der Fußpatient, der mit seinem Charcot-Fuß lange falsch behandelt wurde und erstmalig richtig diagnostiziert wird; die junge Frau, der lange Zeit wegen schwankender Blutzuckerwerte eine Essstörung unterstellt wurde, der Grund jedoch das wiederholte Spritzen in Lipodystrophien ist. Diese Erinnerungen aus dem Berufsleben hinterlassen beim Behandler ein gutes Gefühl. Leider kann in der Betreuung von chronisch kranken Menschen dieses Gefühl ausbleiben. Die Patienten werden während der Behandlung kränker, erleiden Komplikationen, sind unglücklich oder verzweifelt. Unter diesem Druck droht der Behandler in einen übertriebenen, irrationalen therapeutischen Aktionismus zu verfallen: Er will diesen Menschen helfen, auch wenn deutlich wird, dass er der Krankheit nur wenig entgegensetzen kann.

▪ Katastrophisierung von Hilflosigkeit

Das Ergebnis der Diabetestherapie hängt nur zu einem geringen Anteil vom Behandler ab. Wenn der Patient nicht kann oder wenig Motivation mitbringt, hat der Behandler kaum Möglichkeiten, ihn dazu zu bringen. Bei ausweichenden, ablehnenden Patienten kann ein Gefühl der Hilflosigkeit auftreten. Wenn der Behandler die Vorstellung hat, Hilflosigkeit im Beruf sei etwas Schlimmes, ein Zeichen von Inkompetenz oder von Versagen, reagiert er vielleicht mit Angst, Anspannung oder Ärger. Da solche Gefühle unangenehm sind, lösen sie fast reflexartig ein Mehr an Bemühungen aus, den Patienten doch noch zu einer Verhaltensänderung zu bewegen. Der Druck wird erhöht, mehr Therapievorschläge werden gemacht, Ausweichmanöver des Patienten werden untergraben. Muss der Behandler kapitulieren, ist er erneut mit seiner Hilflosigkeit konfrontiert. Um dieser zu entgehen, kann es der eigenen Entlastung dienen, dem Patienten die Schuld zu geben. Verärgertes oder desinteressiertes Verhalten auf Behandlerseite wäre „erlaubt".

▪ Helfersyndrom

Das Helfersyndrom (Schmidbauer 1977) wird manchmal gerade von DiabetesberaterInnen als Begründung dafür angegeben, warum sie sich für Ihre Patienten so sehr verausgaben. Ich habe MitarbeiterInnen erlebt, die nachts mehrfach aufstehen, um sich Notizen zu machen, was sie am nächsten Tag mit ihren Patienten nicht vergessen dürfen. Sie machen unbezahlte Überstunden, schauen zu Hause BE-Mengen von ungewöhnlichen ausländischen Speisen nach, die der Patient genauso gut selbst hätte eruieren können. Sie kümmern sich um die sozialen und psychischen Belange der Patienten, deren Arbeitsplatzbeschreibung und Ausbildung. Manchmal helfen sie sogar, obwohl dies nicht erwünscht oder sinnvoll ist. Es wird deutlich, dass das Helfen ein ungewöhnliches Ausmaß an Bedeutung angenommen hat. Wenn mehrere DiabetesberaterInnen sich zusammenfinden, lachen sie manchmal gemeinsam über dieses Phänomen, finden es jedoch normal. Ein Helfersyndrom bedeutet laut Schmidbauer, dass der Betroffene versucht ein Ideal zu verkörpern, das er selbst bei seinen Eltern in der Kindheit vermisst hat. Man gibt dem Anderen, was einem selbst fehlt: Zuwendung, Beachtung, liebevolle Fürsorge. Die tragische Konsequenz ist, dass man selbst immer weniger von dem bekommt, was man eigentlich braucht: eine eigene gute Selbstfürsorge im Umgang mit Arbeits- oder anderen Belastungen. Der Behandler läuft Gefahr, sich zu überfordern, vielleicht sogar Symptome eines „Burnout" zu entwickeln. Der Patient mag sich daran gewöhnen, dass ihm geholfen wird. In seiner passiven Rolle wird er bestärkt.

▪ Überwertige Idee „Motivieren"

Eine überwertige Idee im psychiatrischen Sinne ist eine inhaltliche Denkstörung und als ein dauerhaft lebensbestimmender Leitgedanke zu verstehen, der Motivation, Antrieb und Willensbildung beeinflusst und mit intensiver Emotionalität einhergeht. Eine „überwertige Idee", die insbesondere für unerfahrene Behandler eine große Belastung darstellt, ist die empirisch nicht begründete Vorstellung, man könne Menschen zu einem ihnen fremden Verhalten „motivieren". Einen Patienten ohne intrinsische Motivation zu einer Verhaltensänderung zu bewegen, hat in der Regel keinen Erfolg. Genau dies suggerieren Präventionsstudien (z. B. Tuomilehto et al. 2001; Wadden et al. 2011), bei denen bei näherer Betrachtung nur ein gewisser Anteil der Patienten trotz erheblichen Aufwands abnehmen und zwar in einer Größenordnung, die langfristig für viele Patienten wenig psychisch relevant sein wird. Auch viele Fortbildungen regen bei

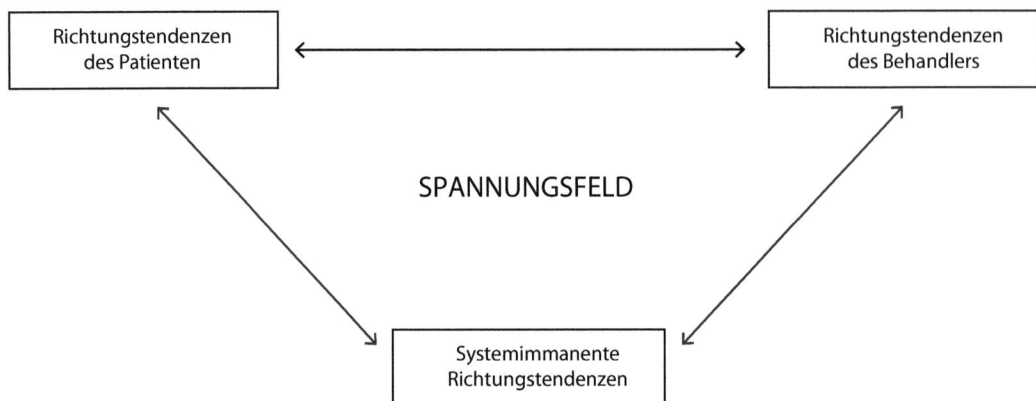

Abb. 23.1 Spannungsfeld Behandler-Patient-System

den Behandlern unrealistische Kontrollphantasien über das Verhalten ihrer Patienten außerhalb der Sprechstunde an. Wenn Behandler Sätze benutzen wie: „ich akzeptiere einen HbA$_{1c}$ von 7,5 %" oder „ich lasse meine Patienten frühstücken" wird es deutlich, dass sie die Vorstellung haben, das Verhalten des Patienten außerhalb der Sprechstunde kontrollieren zu können. Diese Vorstellung – auch dysfunktionale Kognition genannt – suggeriert eine Verantwortung für Therapieendpunkte, die nicht durch Dritte direkt beeinflusst werden können. Letztendlich läuft der Behandler Gefahr zu scheitern, was Versagensängste und berufliche Selbstzweifel zur Folge hat. Er gibt sich immer mehr Mühe zu „motivieren" und wird dabei immer mehr energisch, bemüht, zugewandt, streng, verständnisvoll, drohend.

■ **Pathologisierung von Abwehr**

Die Auswirkungen von emotional bedeutsamen Ereignissen wie die Diagnose einer chronischen Erkrankung oder drohende Komplikationen können je nach psychischer Verfassung des Betroffenen unterschiedlich ausfallen. Unter bestimmten Umständen, z. B. in Anbetracht zahlreicher belastender Ereignisse, einem Mangel an eigenen Ressourcen oder sozialer Unterstützung, kann eine zumindest partielle Realitätsverleugnung zwecks psychischer Stabilisierung sinnvoll sein. Erachtet der Behandler diese Abwehr als pathologisch, so gilt es für ihn, sie zu „durchbrechen". Dies hat die Konsequenz, dass der sinnvolle, für das psychische Wohlbefinden notwendige Schutz des Patienten vor emotionaler

Überschwemmung geschwächt wird. Auch dies drückt sich in der Sprache der Behandler aus: „den Patienten knacken", „an den Patienten rankommen", „aufbrechen", „Abwehr durchbrechen" usw. Der Patient, der sich ohnehin durch die Erkrankung als bedroht erlebt, wird durch den Angriff auf seine Abwehr zusätzlich belastet und wird noch mehr Abwehr entwickeln.

23.2.3 Das Gesundheitssystem

Für die Behandler-Patient-Beziehung spielt das Gesundheits- und Versorgungssystem als Kontext der Beziehung eine wesentliche Rolle. Die Reaktion der Behandler auf „schwierige" Patienten lässt sich auf eine Vielzahl von systemimmanenten Faktoren zurückführen: hohe Arbeitsbelastung, niedrige Arbeitszufriedenheit und unzureichende Ausbildung z. B. in Beratungs- und Kommunikationsfertigkeiten (Mathers et al. 1995). Hat ein Behandler keine zeitlichen Vorgaben (z. B. längere mittlere Verweildauer, große Anzahl von abrechenbaren Zeiteinheiten), keine finanziellen Belastungen und keine Erwartungen von außen (z. B. DMP, Hausarzt an Diabetologen, Diabetologen an Hausarzt, Ehefrau an Hausarzt usw.), wird er eher in der Lage sein, Spannungen und Widersprüche wahrzunehmen, zu benennen und zu überlegen, wie damit umzugehen ist.

Bei Zeitnot, Versagensängsten oder finanziellen Zwängen wird er eher versuchen, Widersprüche zu ignorieren und/oder eine autoritäre Haltung ein-

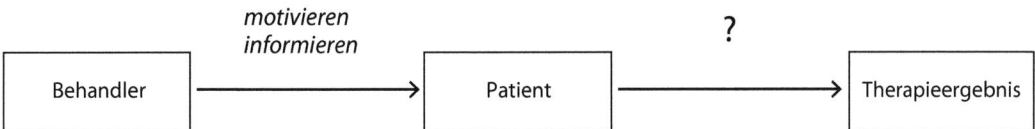

Abb. 23.2 Unilateraler Behandlungsprozess

nehmen, um seine Vorstellungen durchzusetzen. Menschen neigen oftmals in Stresssituationen dazu, alte, meist autoritäre Verhaltensmuster zu aktivieren, was sich insbesondere in der Behandlung von chronisch kranken Menschen als kontraproduktiv erweist.

23.2.4 Spannungsfeld Behandler-Patient-System

Die einseitige Zuschreibung, der Patient sei schwierig, trifft in der Regel nicht das Problem einer unbefriedigenden Kommunikation zwischen Behandler und Patient. Beide treffen sich in einem Spannungsfeld systemimmanenter Erwartungshaltungen (z. B. die Erwartung des Arztes, die teilweise stellvertretend für das medizinische Personal steht versus die Erwartung des Patienten, s. ◘ Abb. 23.1).

Die Erwartungen der einzelnen Akteure sind zudem ambivalent geprägt. So muss der Oberarzt Entscheidungen treffen, die sowohl die mit den Kostenträgern abgestimmte Verweildauer wie auch medizinische Notwendigkeiten berücksichtigt. Der Diabetologe hat sich dem Gedanken des „Empowerment" verschrieben, darf aber die ökonomische Sicherheit seiner Praxis nicht aus dem Auge verlieren. Ähnliches gilt für die Vorgaben der Krankenkassen, die auf der einen Seite Geld sparen möchten, aber auch Kunden halten oder gewinnen wollen.

Die „schwierigen" Verhaltensweisen des Patienten in diesem System haben zur Folge, dass ein dominantes Verhalten des Behandlers (helfen, retten, aber auch zeitliche Abläufe kontrollieren) durchkreuzt wird. Seine Therapievorschläge werden vereitelt und seine Vorstellungen konterkariert. Der Patient erlebt das Verhalten des Behandlers als nicht hilfreich, argumentiert gegen dessen Therapievorschläge („ja, aber") oder lehnt sie ab.

23.3 Teufelskreise

Die Behandler-Patient-Beziehung basiert in der Regel auf einem unilateralen Geschehen. Das Beziehungsangebot des Behandlers gegenüber seinem Patienten und dessen Gestaltung wird primär von seinen Erwartungen, Zielvorstellungen etc. bestimmt (s. ◘ Abb. 23.2). Dabei läuft der Behandler Gefahr, den bidirektionalen Prozess, d. h. dass auch das Verhalten des Patienten auf ihn und seine Beziehungsgestaltung Einfluss hat, außer Acht zu lassen.

Das Verhalten des Patienten kann bestimmte Gefühle beim Behandler auslösen, die sein Verhalten beeinflussen. Sein hierdurch verändertes Verhalten kann wiederum die Gefühle und das Verhalten des Patienten verstärken. Im Verlauf der Zeit kann es zu einer Eskalation kommen, die sich über Jahre wiederholt. Wie in einer langjährigen, unglücklichen Ehe wissen beide Partner zu Beginn des Konsultationsgesprächs, wie es Ihnen am Ende gehen wird.

Solche Teufelskreise in der Behandler-Patient-Beziehung entstehen dadurch, dass die Verhaltensweisen des Einen (Patient) bestimmte Reaktionen im Anderen (Behandler) auslösen: Ekel, Scham, Ärger, Ungeduld, Mitleid, Hilflosigkeit, Unruhe, Unterlegenheit, Besorgtheit usw. Wenn diese Affekte nicht wahrgenommen werden, lösen sie fast regelhaft bestimmte Verhaltensweisen aus. Diese Verhaltensweisen wirken auf den Patienten in für sie oft bekannter Weise: sie fühlen sich unter Druck, hilflos, schuldig, beschämt, passiv, verfolgt. Ihr bisheriges Verhalten wird bestärkt: „Ich hatte recht. Ich muss mich hier schützen". Sie werden noch verschlossener, noch ausweichender, noch unerreichbarer – ein sich stetig verstärkender Kreislauf. Behandler und Patient fühlen sich nicht verstanden, aber ihre Versuche, ihre Interaktion zu verändern, führen zu einer weiteren Eskalation.

Im Folgenden sind einige Kausuistiken beispielhaft aufgeführt, um solche Teufelskreise in der

Kommunikation zwischen Patient und Behandler deutlich zu machen sowie Möglichkeiten aufzuzeigen, diese aufzulösen.

23.4   Wege aus der Schwierigkeit

Es wird Albert Einstein zugeschrieben, dass die Definition von Wahnsinn sei, immer wieder das Gleiche zu tun und unterschiedliche Ergebnisse zu erwarten. Wenn der Behandler aus einem solchen Teufelskreis aussteigen möchte, reicht es nicht, sich neue Verhaltensweisen anzutrainieren, mit denen er der Situation besser begegnen kann. Bleibt die (Erwartungs-)Haltung die gleiche, wird sich die Interaktion zwischen ihm und dem Patienten nicht ändern. Wichtig sind folgende Fragen:

- Was verbirgt sich hinter dem Verhalten des Patienten?
- Wie ist er und sein Verhalten zu verstehen?
- Was sind die Gründe und Motive seines Verhaltens?

23.4.1 Was macht der Patient mit mir?

Das Verhalten, das der Patient in der Behandlungssituation zeigt, ist Ergebnis vieler Faktoren, auf die der Behandler keinen Einfluss hat (s. ▶ Abschn. 23.2.1) Insofern ist er zunächst einmal nicht „schuld", sondern Beobachter eines Phänomens. Diese Beobachtung kann ihm vieles darüber verraten, wie es dem Patienten aktuell geht, was er für Vorerfahrungen hat und somit welche Möglichkeiten, sich auf die Behandlungssituation und die Therapie(-ziele) einzulassen. Die Frage, ob ein älterer Patient in der Lage ist, eine Basis-Bolus-Therapie mit BE-Berechnung und Dosisanpassung durchzuführen, wird nur durch dessen Beobachtung zu beantworten sein. Ebenso ist das Verhalten des Patienten als wichtiges diagnostisches Instrument zu nutzen. Die eigenen Gefühle geben wichtige diagnostische Hinweise: empfindet der Behandler Ekel, Ablehnung, Ungeduld, Ärger, Hilflosigkeit, verliert er den Überblick, fühlt er sich minderwertig oder dazu berufen, etwas Besonderes für den Patienten zu leisten? Seine Gefühle sind nicht falsch oder pathologisch, auch wenn sie

manchmal irrational erscheinen. Sie geben wertvolle Informationen über das Gegenüber. Wenn der Behandler diese Gefühle wahrnimmt und benennt, kann er sie nutzen. Werden sie verboten oder verdrängt, spürt der Behandler nur die Anspannung, die „weg" muss. Auf die Frage, was der Patient macht und was er beim Behandler auslöst, folgt die entscheidende Frage nach seinen Motiven: Warum tut er das?

> **Tipp**
>
> Nutzen Sie die Gefühle, die der Patient in Ihnen auslöst, als diagnostische Information.

23.4.2 Was sind die Gründe für sein Verhalten? Was fehlt ihm?

Die Prämisse, dass Menschen immer gute Gründe haben für das, was sie tun, legt nahe, die Ursachen für anstrengendes, unpassendes Verhalten zu erforschen: was könnte der Grund dafür sein?

> **Tipp**
>
> Der Patient hat immer einen Grund für sein Verhalten.

Henry Wadsworth Longfellow, ein amerikanischer Dichter, sagte einmal: „Wenn wir die geheimen Geschichten unserer Feinde lesen könnten, würden wir in dem Leben eines jeden Mannes Traurigkeit und Leid genug finden, um unsere Feindseligkeit zu entwaffnen." Wenn wir herausfinden, **warum** ein Mensch sich so verhält, können wir ihn verstehen und weitere Interventionen darauf abstimmen.

Anhand von drei Fallbeispielen soll der Versuch unternommen werden, eine Idee davon zu geben, was die Motive für das Verhalten eines Patienten in der Behandlungssituation sein können. Ein Mehr an Wissen über dessen Motive könnte dem Gespräch eine ganz andere Wendung geben, der Teufelskreis könnte aufgelöst werden.

PATIENT   BEHANDLER

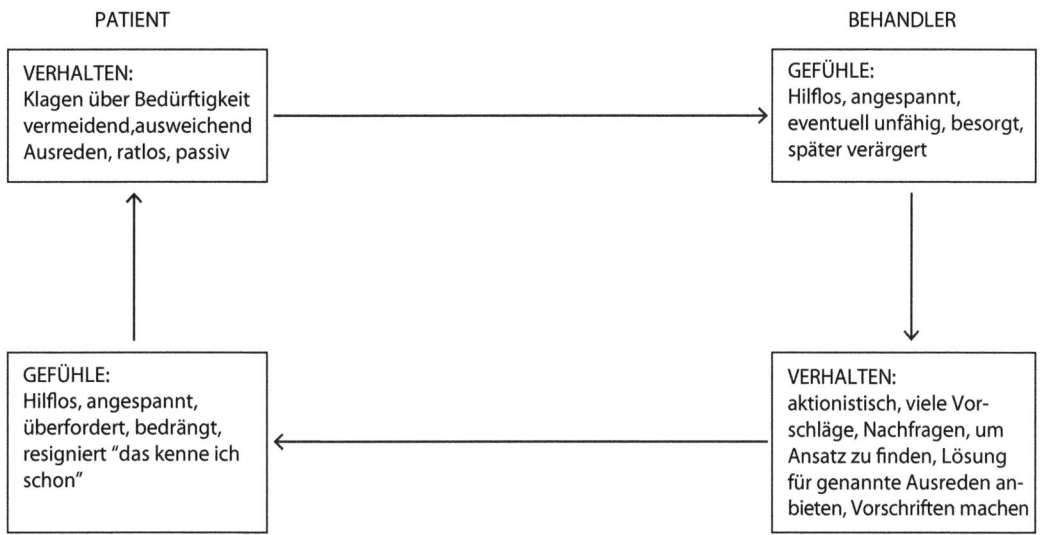

Abb. 23.3 Teufelskreis in der Kommunikation mit hilflosen Patienten

23.4.3 Fallbeispiele

Die hilflose Patientin

Frau S. geht es schlecht. Ihr Gewicht steigt stetig an, trotz vieler nur kurzfristig erfolgreicher Versuche abzunehmen. Ihre Knie tun weh. Der letzte Therapieversuch mit einem GLP1-Analogum ist gescheitert. Es besteht eine erhebliche Insulinresistenz, der HbA_{1c} ist 8,9 %. Die Patientin möchte kein Insulin, da sie eine weitere Gewichtszunahme befürchtet. Allerdings weiß Sie auch nicht, wie es weiter gehen soll.

- **Wie ist das Verhalten der Patientin zu erklären?**

Hilflosigkeit kann durch frühere Erfahrungen des Scheiterns und Versagens entstehen. Auch ein optimistischer Mensch kann durch die Erfahrung, über wichtige Lebensbereiche keine Kontrolle mehr zu haben, eine pessimistische Lebenseinstellung entwickeln, verbunden mit der Überzeugung der Sinnlosigkeit. Eine Patientin, deren Blutzuckerwerte ständigen Schwankungen unterliegen, gibt die Hoffnung auf, ihr Diabetes sei kontrollierbar. Als Konsequenz stellt sie die Kontrolle ihres Blutzuckers ein, in Gesprächen wird ein Vermeidungsverhalten deutlich, dem Thema Blutzuckerkontrolle weicht die Patientin aus. Die Erfahrung der eigenen Unzulänglichkeit und Hilflosigkeit kann unabhängig vom Diabetes

entstanden sein: eine unterfordernde, überprotektive Erziehung kann dazu führen, dass ein Mensch von sich aus nicht das Selbstbild entwickeln konnte, er bekomme seine Probleme selbst in den Griff. Typische Aussagen von den Eltern solcher Patienten waren: „Ich mache das für Dich, Du kannst das nicht" oder „Pass bloß auf!".

In der Beratung wirken Therapievorschläge, die Eigenaktivität erfordern, für Menschen mit solchen Erfahrungen bedrohlich. In dem vorliegenden Fall weicht die Patientin der Angst aus, sie versucht sich zu schützen. Der Behandler nimmt die Patienten zunehmend als schwierig wahr. Die Situation mit dem sich entwickelnden Teufelskreis stellt Abb. 23.3 dar.

- **Was benötigt die Patientin, damit das Gespräch anders verläuft?**

Wenn wir verstehen, warum Menschen hilflos und ausweichend reagieren, wird deutlich, dass ein Mehr an Elan das Problem verstärken kann. Eine Zunahme an Hilfsangeboten wird wahrscheinlich dazu führen, dass die Patientin in ihrer passiven Haltung verstärkt wird. Wenn jemand die Erfahrung gemacht hat, er könne alleine nichts bewältigen, braucht er von seinem Gegenüber Verständnis und Anerkennung für genau diese Erfahrung. Der Behandler sollte sich die Schwierigkeiten schildern lassen, sein Mitgefühl für die Hilflosigkeit zeigen, sie

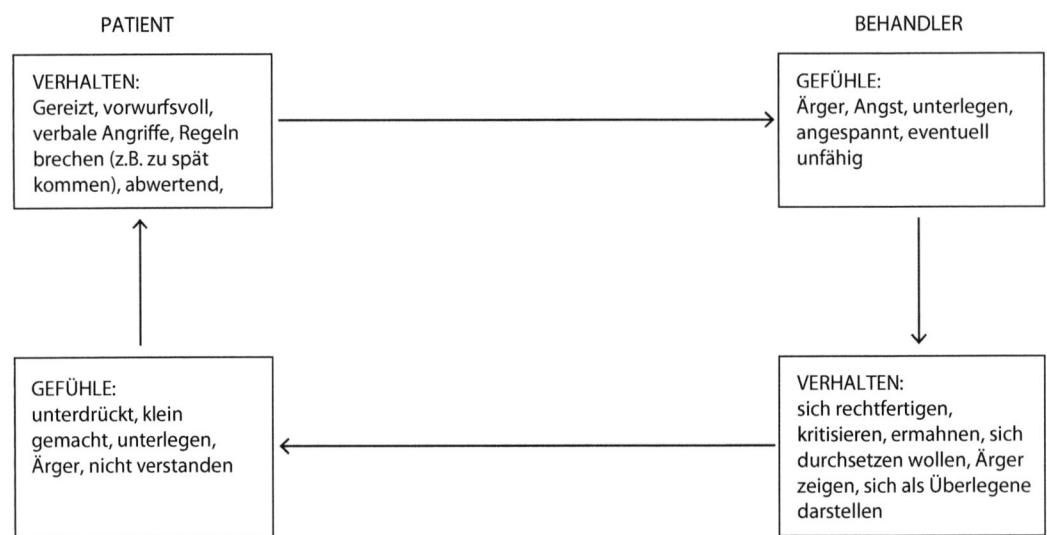

PATIENT

BEHANDLER

VERHALTEN:
Gereizt, vorwurfsvoll, verbale Angriffe, Regeln brechen (z.B. zu spät kommen), abwertend,

GEFÜHLE:
Ärger, Angst, unterlegen, angespannt, eventuell unfähig

GEFÜHLE:
unterdrückt, klein gemacht, unterlegen, Ärger, nicht verstanden

VERHALTEN:
sich rechtfertigen, kritisieren, ermahnen, sich durchsetzen wollen, Ärger zeigen, sich als Überlegene darstellen

◨ **Abb. 23.4** Teufelskreis in der Kommunikation mit aggressiven Patienten

fragen, was ihr helfen könnte. Die Patientin braucht die Erfahrung, dass Hilflosigkeit unter bestimmten Umständen nachvollziehbar ist und dass sie trotzdem handeln und entscheiden kann. Da Eigenaktivität und eigene Entscheidungen ihr schwer fallen, braucht sie Zeit und Ruhe, um auch die Möglichkeit zu haben, etwas auszuprobieren. Aktionismus wäre weder für Sie noch für die Patientin zielführend.

> **Tipp**
>
> Hilflose Patienten benötigen Zeit und Ruhe, um „selbst etwas wollen" zu können. Bleiben Sie entspannt, lehnen Sie sich zurück!

Der aggressive Patient

Herr J. ist selbstständiger Unternehmer. Er führt seinen eigenen Handwerksbetrieb, arbeitet viele Stunden und ist Alleinverdiener in einem 5-köpfigen Haushalt. Durch eine Untersuchung für eine Lebensversicherung hat sein Hausarzt die Diagnose Diabetes gestellt. Der HbA_{1c} liegt bei 10 %. Am nächsten Tag soll er sich in der diabetologischen Schwerpunktpraxis vorstellen. Er kommt ohne Termin, obwohl es sich um eine Bestellpraxis handelt. Er beschwert sich mit lauter Stimme über die Wartezeit. Wenn er seine Firma so führen würde …

■ **Warum verhält der Patient sich auf diese Weise?**

Gerät ein Mensch, der sonst gewohnt ist, Kontrolle über sein Leben zu haben, unfreiwillig in eine Situation, in der er den Überblick verliert und das auch noch in einer für ihn beängstigenden Gefühlslage, dann wird er versuchen, diesen erlebten Kontrollverlust zu reduzieren. Eine Patientin im Krankenhaus, die innerhalb von 2 Wochen die Diagnosen Diabetes und diabetisches Fußsyndrom erfahren hat und schon vorfußamputiert wurde, klagt wiederholt über das Essen. Ein selbstständiger Immobilienmakler, der bisher nie krank war, legt sich mit der jungen Arzthelferin wegen der Wartezeit an. Gegenüber dem Arzt ist er abfällig und arrogant. Tragischerweise lösen solche Patienten oft bei ihrem Gegenüber ebenfalls Aggressionen aus. Grenzüberschreitungen, sei es durch die Lautstärke oder durch den Inhalt des Gesagten, bewirken meist eine Erregung auf der Gegenseite. Dadurch lösen aggressive Patienten genau die Reaktion aus, die sie in ihrer Wahrnehmung bestärkt, hier wird etwas mit mir gemacht, hier muss ich mich durchsetzen. Die Patienten werden also „schwieriger". Die Kommunikationsstruktur eines solchen Gesprächs zeigt ◨ Abb. 23.4. Herr J. hat Angst wegen des Kontrollverlusts, fühlt sich als „Kranker" minderwertig, ist gewohnt, autonom zu sein und erlebt die Behandlungssituation als Fremdbestimmung. Vielleicht fühlt er sich auch durch die Diagnose beruflich bedroht. Bei der Diagnose einer chronischen Krankheit wie dem Diabetes fürchten viele Menschen, die Kontrolle über ihr Leben zu verlieren: sie haben eine Krankheit, die sie nicht wollen, sie haben Angst, nicht mehr „der Alte" zu sein, Angst vor Krankheit, Angst vor Verlust ihrer gesellschaftlichen und familiären Rolle, Angst vor Abhängigkeit usw. Wer nicht hat lernen können, Hilfe anzunehmen, ohne sich klein oder minderwertig zu fühlen, neigt vielleicht dazu, sich größer zu machen, um das beängstigende Gefühl zu reduzieren. Er stellt sich als überlegen – reicher, wichtiger, schöner – dar. Dieses Verhalten löst bei seinem Gegenüber fast automatisch Minderwertigkeitsgefühle aus. Es entsteht eine „Machtwippe", bei der jede Seite versucht oben zu sein, indem sie die andere Seite klein macht.

- **Was braucht der Patient, damit das Gespräch anders verlaufen kann?**

Wer sich fremdbestimmt fühlt, braucht die Möglichkeit, selbst zu bestimmen. Was kann er selbst entscheiden? Wer Angst hat, auch wenn sie aggressiv zum Ausdruck kommt, benötigt Beruhigung und Vertrauen. Es ist schwer, einer aggressiven, lauten Stimme mit einer entspannten, freundlichen Stimme zu begegnen, aber wenn der Behandler seinen Patienten versteht, und nachvollziehen kann, wie es ihm geht, fühlt er sich nicht angegriffen, sondern als Beobachter menschlichen Leids. Wer Angst vor Kontrollverlust hat, benötigt Informationen, um den Überblick zu behalten. Diese Informationen können die Arzthelferinnen geben, indem sie erläutern, was passiert und warum es passiert, z. B. warum jetzt Blut abgenommen wird und ob das für den Patienten in Ordnung sei. Der Patient wird weniger Aggression verspüren, er wird sich beruhigen und zum Behandler Vertrauen fassen. Wer sich klein oder minderwertig fühlt, braucht die Erinnerung an seine gesunden, erwachsenen Anteile. Der Behandler kann den Patienten zum Beispiel nach seinem Beruf fragen und gibt ihm dadurch die Möglichkeit, auch seine starken Anteile in diesem Moment zu aktivieren. Die Notwendigkeit einer kompensatorischen Aggressivität entfällt.

> **Tipp**
>
> Wer sich fremdbestimmt fühlt, braucht die Möglichkeit, selbst zu bestimmen.
> Wer Angst vor Kontrollverlust hat, braucht einen Überblick.
> Wer sich klein oder minderwertig fühlt, braucht die Erfahrung, seine gesunden, erwachsenen Anteile werden wahrgenommen.

Die fordernd-klagende Patientin

Am ersten Tag des stationären Aufenthaltes beklagt sich Frau N., sie sei mittags bei der Blutzuckermessung übergangen worden. Sie sei als Letzte drangekommen. Sie habe ihr Essen verpasst, andere Patienten hätten ihr Schnitzel verzehrt. Frau N. besteht auf ein Einzelzimmer, sie sei zu Hause einem erheblichen Baulärm ausgesetzt und benötige dringend Schlaf. Die Patientin berücksichtigt nicht, dass ihre Krankenversicherung nur den Tarif eines Doppelzimmers bezahlt.

- **Wie ist das Verhalten dieser Patientin zu erklären?**

Wenn Menschen fordern und klagen, ist zu vermuten, dass sie wiederholt die Erfahrung gemacht haben, übergangen oder benachteiligt zu werden. Sich nicht bemerkbar machen hat für sie die Konsequenz, allein gelassen, unversorgt zu bleiben. Tragischerweise lösen Patienten mit diesem Verhalten bei ihrem Gegenüber Ärger aus und das Gefühl, funktionalisiert, ja sogar „missbraucht" zu werden. Die Motivation des Behandlers, dem Patienten zu helfen, schwindet und diese Patienten kommen tatsächlich zu kurz. Die beschriebenen Grundannahmen („wenn ich nicht auf mich aufmerksam mache, komme ich zu kurz") rühren nicht selten aus der Kindheit. Ein Kind, das wiederholt erleben muss, dass ein anderes Geschwister vorgezogen wird, entwickelt die Überzeugung, ich bin nicht besonders liebenswürdig, ich werde nicht gemocht und nicht versorgt. Ich muss das selbst übernehmen. Je mehr sich die Patientin bemüht, versorgt zu werden, desto mehr Ablehnung löst sie in ihrem Umfeld und bei ihren Behandlern aus. Sie erhält wenig Besuch in ihrem Krankenzimmer, in der Arztpraxis rollen alle mit den

23

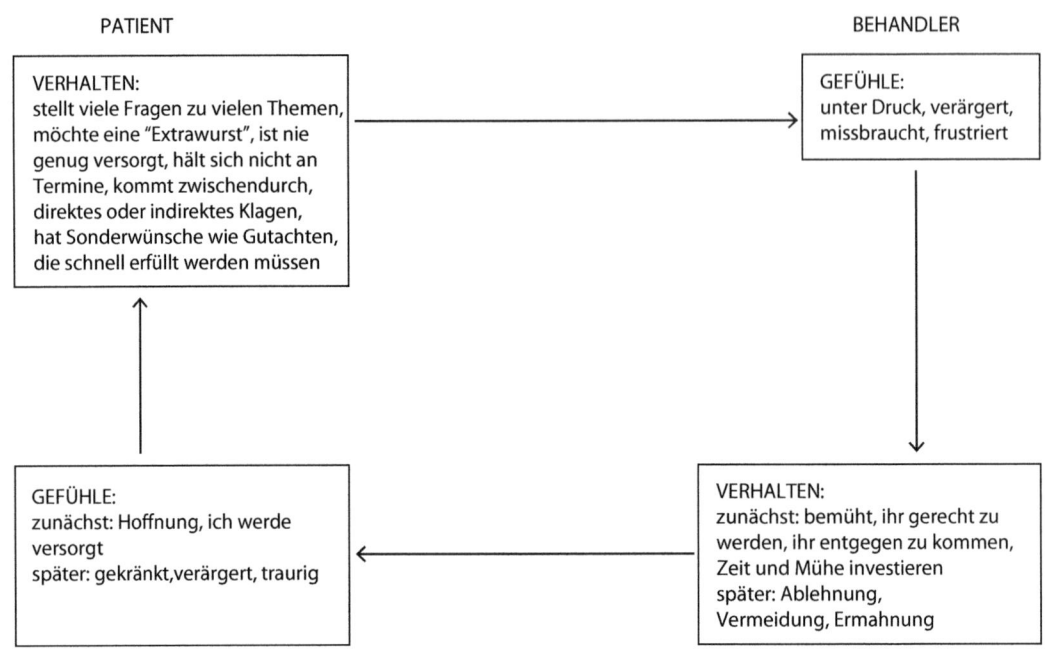

PATIENT

VERHALTEN:
stellt viele Fragen zu vielen Themen,
möchte eine "Extrawurst", ist nie
genug versorgt, hält sich nicht an
Termine, kommt zwischendurch,
direktes oder indirektes Klagen,
hat Sonderwünsche wie Gutachten,
die schnell erfüllt werden müssen

BEHANDLER

GEFÜHLE:
unter Druck, verärgert,
missbraucht, frustriert

GEFÜHLE:
zunächst: Hoffnung, ich werde
versorgt
später: gekränkt, verärgert, traurig

VERHALTEN:
zunächst: bemüht, ihr gerecht zu
werden, ihr entgegen zu kommen,
Zeit und Mühe investieren
später: Ablehnung,
Vermeidung, Ermahnung

◻ **Abb. 23.5** Teufelskreis in der Kommunikation mit fordernd-klagenden Patienten

Augen und versuchen, ihr aus dem Weg zu gehen. Die Versorgungslücke aus ihrer Kindheit wird nie geschlossen. Schon die normale medizinische Versorgung wird sie als Vernachlässigung empfinden, ein Gefühl, welches durch die Abkehr der Behandler verstärkt wird. Die Gesprächssituation ist in ◻ Abb. 23.5 dargestellt.

■ **Was braucht die Patientin, damit das Gespräch anders verlaufen kann?**

Die Persönlichkeit dieser Patientin kann in einer Praxis nicht verändert werden, vielleicht ist sie auch nicht veränderbar. Trotzdem steht der Patientin eine medizinische Versorgung zu, die nicht schlechter sein sollte als die, die anderen Patienten zuteil wird. Wenn sie sich chronisch unterversorgt fühlt, braucht sie tatsächlich im Vergleich zu anderen Patienten ein Mehr an Versorgung. Dies sollte ihr vermittelt werden, insbesondere, da „ein blinder Fleck" in ihrer Wahrnehmung von Versorgung und Versorgtsein anzunehmen ist. Insofern kann es hilfreich sein, freundlich zu benennen, wenn für sie etwas getan wird. Das nicht wahrgenommene Kind in der Patientin braucht die Erfahrung, dass ihm Aufmerksamkeit und Fürsorge zuteil wird. Das

Ziel des Behandlers besteht nicht darin, die Patientin glücklich zu machen, aber vielleicht wird sie die Aufmerksamkeit und Zuwendung wahrnehmen. Indem der Behandler die Forderungen der Patientin mehr als ihr Wahrnehmungsproblem und weniger als Folge einer tatsächlichen Vernachlässigung in der Praxis erlebt, kann er gelassener mit ihr umgehen. Das Engagement des Behandlers sollte allerdings seine eigenen Grenzen nicht überschreiten: Tut er zu viel für die Patientin, so wird er sich ärgern, denn sie wird fortfahren zu klagen. Durch Klagen ist die Patientin mit ihren Mitmenschen verbunden. Die Behandler machen sich umso weniger angreifbar, je professioneller sie arbeiten, sie fühlen sich weniger „ertappt" und können der Patientin sachlich und ruhig erklären, dass z. B. die Wartezeiten allgemein üblich sind und für alle Patienten gelten. Wenn man das ungeliebte Kind trotz seines Verhaltens authentisch anlächelt, mag es zurücklächeln. Aber der Behandler sollte nicht erwarten, dass diese kleine positive Erfahrung seine vielen Vorerfahrungen aus dem Weg räumt. Beim nächsten Mal wird die Patientin vermutlich wieder klagen, aber dem kann er nunmehr mit mehr Gelassenheit begegnen.

> **Tipp**
>
> Menschen, die sich unterversorgt fühlen, brauchen Versorgung.
> Gehen Sie nie über Ihre eigenen Grenzen.

23.5 Was braucht der Behandler?

23.5.1 Auftragsklärung

„Zuhören ist der sicherste Weg zur Diagnose" (Lown 2007). Das gilt nicht nur für die medizinische Diagnose, sondern auch für die Diagnose dessen, was der Patient im medizinischen Setting braucht. Wenn ein Patient sagt, er sei „geschickt" worden, ist bei dem Thema zu verweilen: Warum glaubt er, wurde er geschickt? Sind Ängste oder Ärger herauszuhören? Was ist das Anliegen des Patienten? Erst wenn der Behandler verstanden hat, wie der Auftrag des Patienten lautet, sollte die Beratung oder Behandlung beginnen. Andernfalls besteht die Gefahr, mit „Ja, aber.."-Gesprächen viel Zeit zu verlieren.

> **Tipp**
>
> Verweilen Sie bei der Auftragsklärung bis diese erfolgt ist.

23.5.2 Spannungen zulassen

Spannungen im Behandler sollten wahrgenommener werden. Es ist hilfreicher, Spannungen wahrzunehmen und innerlich zu benennen als zu versuchen, sie zu unterdrücken oder zu ignorieren. Die Spannung und deren Auslöser sind wichtige diagnostische Hinweise, kein Zeichen von Inkompetenz oder Problemen des Behandlers. Das Gefühl von Hilflosigkeit ist eine normale Reaktion auf scheinbar nicht aufzulösende, widersprüchliche Richtungstendenzen. Ärger, Ablehnung, Ungeduld oder Ekel geben viele wichtige Informationen darüber, wie der Patient die Welt erlebt und wie er erlebt wird. Balintgruppenarbeit oder eine Fall-

supervision für das Diabetesteam kann hier sehr hilfreich sein.

> **Tipp**
>
> Nehmen Sie Ihre Reaktionen auf individuelle Patienten wahr und akzeptieren Sie sie!

23.5.3 Abwehr respektieren

Wenn Ihr Patient Ihren Behandlungsvorschlag (z. B. mehr Bewegung im Alltag einzubauen) einordnen könnte und trotzdem ablehnt, fragen Sie am besten nach seinen Gründen. Wenn sich aufgrund dieser Gründe (z. B. er sei Bauer und bewege sich nur zweckgebunden, nun sei er in Rente.) kein Kompromiss anbietet, ist ein weiteres Insistieren meist kontraproduktiv. Das Wort „Nein" und die Worte „Ja, aber" sollten durchaus als Ablehnung eines Therapievorschlags verstanden werden, Überzeugungsarbeit ist hier fehl am Platz. Mit dem Dokumentieren der Empfehlung und deren Ablehnung ist die Aufgabe des Behandlers erfüllt. Der Patient wird zu einem anderen Zeitpunkt eher kompromissbereit sein, wenn er selbst entscheiden kann. Bewahren Sie sich das „Insistieren" für Situationen, in denen wirklich akute Gefahr besteht (z. B. diabetischer Fuß Wagner-Armstrong 3D). Häufig wird der Patient den Unterschied wahrnehmen.

> **Tipp**
>
> Respektieren Sie die Abwehr des Patienten: „Nein" und „Ja, aber" sind keine Einladung, weiter zu machen.

23.5.4 Den guten Grund suchen

Bei Teufelskreisen in der Kommunikation taucht die Frage auf: Warum macht er das? Was könnte er anders in der Kommunikation brauchen? Dies kann alleine, im Team, mit Kollegen oder im Rahmen von Balintgruppen oder Fallsupervisionen erarbeitet werden.

Meistens brauchen Patienten eine von drei Verhaltensweisen, um sich auf den Behandler einzulassen:

- Distanz,
- Autonomie,
- Stabilität.

Das Gleiche gilt für den Behandler, um sich zu schützen. Menschen mit Schamaffekten und Misstrauen benötigen Distanz, die Sicherheit, dass nicht „in sie eingedrungen" wird, dass sie in Ruhe gelassen werden und nicht verfolgt werden, wenn sie ausweichen. Ist diese Distanz gewahrt, können sie sich dem Behandler nähern.

Autonomie benötigen diejenigen, die Angst vor Fremdbestimmung haben. Erst die Autonomie, das Gefühl, selbst entscheiden zu können, versetzt diese Menschen in die Lage, sich auch auf die Ideen und Vorschläge des Behandlers einzulassen.

Stabilität benötigen diejenigen, die überfordert sind. Diesen Patienten sei Respekt vor ihrer harterarbeiteten Homöostase gezollt. Erst wenn diese Patienten nicht den Druck zur Veränderung spüren, wird Veränderung möglich.

> **Tipp**
>
> Viele Patienten, die wir als „schwierig" erleben, brauchen mehr Distanz, mehr Autonomie oder mehr Stabilität.

23.5.5 Klare Strukturen schaffen

Eigentlich gebührt dem „schwierigen" Patienten Dank. Gerade diese Menschen zeigen, wo die Abläufe des Behandlers nicht optimal sind, wo Widersprüche zu finden sind. Je klarer die Absprachen und je eindeutiger die Regeln, desto eher können sich alle Teammitglieder entspannen und sich neugierig auf die menschlichen Begegnungen im Alltag einlassen.

> **Tipp**
>
> Sorgen Sie im Team für klare Absprachen in den Praxis- oder Klinikabläufen (Qualitätsmanagement).

23.5.6 Systemdruck erkennen

Bernhard Lown schreibt in seinem Buch „Die verlorene Kunst des Heilens": „Behandeln ist etwas anderes als Heilen: Ersteres bezieht sich auf ein schlecht funktionierendes Organsystem, Letzteres aber auf ein leidendes menschliches Wesen." Dass unser derzeitiges Gesundheitssystem aktuell weniger auf Heilen als auf Behandeln ausgerichtet ist, muss nicht zwangsläufig bedeuten, dass der Arzt sich darin verliert. Die Fähigkeit, den Spannungsbogen zwischen finanziellen Zwängen und dem Wunsch zu Heilen („Heilberuf") auszuhalten, stellt für den Arzt eine besondere Herausforderung dar. Ein hohes Maß an Ambiguitätstoleranz ist erforderlich wie auch die Fähigkeit, sein eigenes Handeln immer wieder neu zu kalibrieren.

> **Tipp**
>
> Erkennen Sie die Zwänge in Ihrem System und positionieren Sie sich dazu bewusst und flexibel.

23.5.7 Seine Grenzen beachten

Behandler müssen auf die Begrenztheit ihrer Fähigkeit zur Selbstkontrolle achten. Selbstkontrolle ist eine Form der bewussten Verhaltenssteuerung, die dann zum Einsatz kommt, wenn gewohnheitsmäßige, spontane Verhaltensmuster unterdrückt werden müssen, um zielorientiertes Verhalten zu ermöglichen. In Experimenten hat sich gezeigt, dass die Unterdrückung von Emotionen zu einer Erschöpfung von Selbstkontrollressourcen führt (Baumeister et al. 1998). Der Umgang mit „schwierigen" Patienten in schwierigen Situationen wie Zeitdruck erfordert viel Energie, die letztendlich ersetzt werden muss. Diese Fähigkeit zum „refueling" ist endlich. Dies erklärt, warum entsprechende Patientengespräche bei Müdigkeit oder Zeitdruck als besonders aversiv erlebt werden. Es ist zu erwarten, dass mit der Erschöpfung die Fähigkeit zur Selbstregulation linear zu der Anzahl solcher Gespräche sinkt. Von daher ist nur eine begrenzte Zahl an Gesprächen möglich. Viele solcher Gespräche in dichter Abfolge sind kaum zu bewältigen, Pausen sind wichtig und Selbstvorwürfe, wenn solche Begegnungen nicht zufriedenstellend verlaufen, sind fehl am Platz.

Tipp |

Überschätzen Sie nicht Ihre Fähigkeit, Belastungen auszuhalten. Planen Sie Regenerationsmomente aktiv in Ihren Alltag ein.

Fazit

Das Phänomen des „schwierigen" Patienten ist multifaktoriell zu erklären. Psychische Faktoren, die der Patient in die medizinische Praxis mitbringt, wirken auf die psychische Situation des Behandlers. Diese Begegnung findet auf dem Hintergrund bestehender systemischer Einflüsse statt. Diese Faktoren können sich gegenseitig so verstärken, dass es zu einer Eskalation in der Behandler-Patient-Beziehung kommt. Um solche Teufelskreise aufzulösen, bedarf es zunächst der Wahrnehmung einer solchen zwischenmenschlichen Spannung. Für den Behandler ist es wichtig zu erfahren, warum ein Patient sich so verhält und was er im Gespräch benötigt, um seine Situation zu ändern. Nicht weniger wichtig ist der Selbstschutz des Behandlers durch eine realistische Einschätzung seines Einflussbereichs und seiner Kräfte.

Literatur

Baumeister RF, Bratslavsky E, Muraven M, Tice DM (1998) Ego depletion: is the active self a limited resource? Journal of Personality and Social Psychology 74:1252–1265

Groves JE (1978) Taking care of the hateful patient. N Engl J Med Apr 20:883–887

Hahn SR, Kroenke K, Spitzer RL, Brody D, Williams JB, Linzer M, deGruy FV 3rd (1996) The difficult patient: prevalance, psychopathology and functional impairment. J Gen Intern Med 11:1–8

Mathers N, Jones N, Hannay D (1995) Heartsink patients: a study of their general practitioners. Br J Gen Pract Jun 45:293–296

Levinson W, Gorawara-Bhat R, Lamb J (2000) A study of patient clues and physician responses in primary care and surgical settings. JAMA 284:1021–1027

Lown B (2007) Die verlorene Kunst des Heilens: Anstiftung zum Umdenken. Suhrkamp, Berlin

Hinchey SA, Jackson JL (2011) A Cohort Study Assessing Difficult Patient Encounters in a Walk-In Primary Care Clinic, Predictors and Outcomes. Journal of General Internal Medicine Jun 26(6):588–94

Schmidbauer W (1977) Die hilflosen Helfer. Rowohlt, Reinbeck

Tuomilehto J, Lindström J, Eriksson JG, Valle TT, Hämäläinen H, Ilanne-Parikka P, Keinänen-Kiukaanniemi S, Laasko M, Louheranta A, Rastas M, Salminen V, Uusitupa M (2001) New England Journal of Medicine May :1343–50

Wadden TA, Volger S, Sarwer DB, Vetter ML, Tasei AG, Berkowitz RI, Kumanyika S, Schmitz KH, Diewald LK, Barg R, Chittams J, Moore RH (2011) A Two-Year Randomized Trial of Obesity Treatment in Primary Care Practice. New England Journal of Medicine 365(21):1969–1979

„Wie sag ich's dem Patienten?"

Konstruktive Gesprächsführung bei Diagnosemitteilung und Therapieeskalation

S. Clever

F. Petrak, S. Herpertz (Hrsg.), *Psychodiabetologie*,
DOI 10.1007/978-3-642-29908-7_24, © Springer-Verlag Berlin Heidelberg 2013

Kurzinfo

Eine der Hauptklagen von Behandlern im klinischen Alltag ist Zeitmangel. Gerade in Situationen, wo Patienten mit für sie bedeutsamen Informationen konfrontiert werden, ist etwas mehr Zeit erforderlich. Die Art der Gesprächsführung in solchen Momenten kann die weitere therapeutische Beziehung wie auch die Fähigkeit des Patienten, sich auf Diagnose und Therapie einzulassen, günstig beeinflussen.

Bei Gesprächen über eine Eskalation der Therapie sind die Reaktionen der Patienten zum Teil durch ihre bisherigen Erfahrungen im medizinischen Setting, aber auch durch ihre Erfahrungen im Zusammenhang mit eigener Wirksamkeit oder Fremdbestimmung geprägt. Sie brauchen Informationen, um den Therapievorschlag richtig einordnen zu können. Hier ist es wichtig, zunächst ihre subjektiven Krankheits- und Genesungstheorien in Erfahrung zu bringen, um die Information auf diesen Hintergrund zuzuschneiden. Eventuelle unnötige Schuldzuschreibungen können hier entlastend korrigiert werden. Sollten sie Widerstand gegen die Therapieeskalation zeigen, ist es notwendig, diesen mit ihnen zu explorieren, um sie bei der Klärung ihrer Ambivalenzen zu unterstützen.

Bei der Vermittlung der Diabetesdiagnose wie auch bei Gesprächen über das Auftreten von diabetesbedingten Folgekomplikationen kann die Verleugnung des Patienten den Behandler irritieren. Auf der anderen Seite können die Ängste von unerfahrenen Behandlern vor solchen Gesprächen dazu führen, dass sie sie nicht hilfreich für den Patienten gestalten können. Patienten brauchen in solchen Gesprächen einen unerschrockenen Partner, der ihnen Ehrlichkeit, Hoffnung und Mitgefühl entgegenbringen kann und der in der Lage ist, die in bedrohlichen Momenten nötige psychische Abwehr zu respektieren.

24.1 Einführung

Eine Folge der Ökonomisierung und Rationalisierung der letzten Jahre im Gesundheitswesen sind zeitliche Engpässe. Viele Ärzte und ihre Teams beklagen Zeitnot als eines ihrer größten Probleme. Bei der Betreuung von Menschen mit chronischen Erkrankungen gibt es Momente, in denen mehr Zeit erforderlich ist: bei der Mitteilung der Diagnose oder neuen Therapieerfordernissen. Solche Gesprächsinhalte haben in der Regel für die Patienten eine emotionale Bedeutung. Sie werden die Informationen einordnen und mit ihrem bisherigen Lebensplan abgleichen müssen. Solche Gespräche kosten mehr Zeit, werden aber oft von Seiten des Behandlers unnötig verlängert durch den Versuch, sie zu verkürzen. Entsprechend einer Studie von Stunder (2004) in einer Hausarztpraxis betrug die durchschnittliche initiale Redezeit nach einer Eingangsfrage und ohne Unterbrechung bei 22 konsekutiven Patienten 103 s/Patient (Stunder 2004). In einer größeren Schweizer Studie war die durchschnittliche spontane Redezeit 92 s/Patient. 78 % (258) der 335 Patienten hatten ihr Eingangsstatement innerhalb von 2 min beendet (Langewitz et al. 2002, s. ◨ Abb. 24.1).

Beide Autoren schlussfolgern, man könne Patienten zu Anfang einer Konsultation ausreden lassen. Dies störe den Praxisablauf nicht. Wenn Patienten allerdings zu früh unterbrochen werden, besteht die Gefahr, dass sie doch noch versuchen, ihre nicht ausgesprochenen Gedanken dem Behandler zu vermitteln und deshalb nicht in der Lage sind, zuzuhören. Beendet der Behandler seine Ausführungen, tragen die Patienten ihre initialen Gedanken vor, die nunmehr aber nicht im Zusammenhang mit den Ausführungen des Behandlers stehen. Beide Seiten erleben den Anderen als nicht zugewandt und missverstehend.

Im Folgenden werden Fallstricke in der Gesprächsführung beschrieben und Wege aufgezeichnet, wie in der gleichen oder in weniger Zeit ein für Patient und Behandler zufriedenstellendes Gespräch möglich ist.

> **Tipp**
>
> Lassen Sie den Patienten erst einmal ausreden!

24.2 Gesprächsführung bei Therapieeskalation

24.2.1 Wie sind die Reaktionen der Patienten auf den Vorschlag einer Therapieeskalation zu erklären?

Mangel an erlebter Selbstwirksamkeit

Gesundheitsbezogenes Verhalten wie Nichtrauchen, Sport, Diäthalten usw. hängt von dem Maß an wahrgenommener Selbstwirksamkeit ab (Conner u. Norman 2005). Selbstwirksamkeit ist der Glaube – ob richtig oder falsch ist unerheblich – die Fähigkeit zu haben, durch eigenen Einsatz eine bestimmte Wirkung zu erzielen. Je stärker man z. B. glaubt, abnehmen zu können, desto mehr wird man sich bemühen abzunehmen, und desto wahrscheinlicher wird man erfolgreich abnehmen. Wenn ein Patient sich bisher oft als selbstwirksam erlebt hat, wird er vermutlich bei dem Vorschlag einer Therapieeskalation (etwa durch forcierte Änderung des Lebensstils, Beginn der Insulin- oder Dialysebehandlung etc.) die Erwartung haben, diese Veränderung integrieren und erfolgreich umsetzen zu können. Wenn er bisher die Erfahrung gemacht hat, er sei nicht besonders effektiv oder erfolgreich, könnte er auf die Vorstellung einer solchen Veränderung mit Erwartungsängsten und – zu seiner psychischen Beruhigung – Vermeidung reagieren.

In diesem Zusammenhang ist die Rolle von gesundheitsbezogenen Kontrollüberzeugungen herauszustellen. Nach der sozialen Lerntheorie von Rotter (1966) entwickelt der Mensch aufgrund seiner Erfahrungen generalisierte Erwartungshaltungen zur Kontrollierbarkeit seiner Umwelt. Dabei schreiben Menschen die Kontrolle über Ereignisse entweder ihrem eigenen Handeln (interne Kontrollüberzeugungen) oder externen Faktoren wie dem Schicksal (fatalistische Externalität) oder dem Einfluss anderer Personen (soziale Abhängigkeit von mächtigen Personen) zu (externe Kontrollüberzeugungen). Im ersten Fall wird der Patient denken, das Therapieergebnis hinge einzig von ihm ab. Von daher wäre zu erwarten, dass er motiviert ist, sich um die Therapie zu bemühen. Im letzteren Fall ist er der Überzeugung, dass das Ergebnis seiner Behandlung vom Arzt, vom Glück oder Pech abhängt. Er

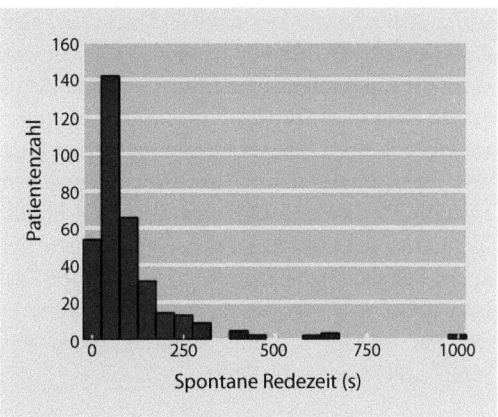

◻ **Abb. 24.1** Spontane Redezeit zu Anfang einer ambulanten Konsultation. (Langewitz et al. 2002)

wird Hilfestellungen von seinem Behandler erwarten. Therapievorschläge, die er selbst steuern soll, werden ihn irritieren. Wenn er das Therapieergebnis fatalistisch abwarten will, wird er nicht motiviert sein, sich um die Therapie zu bemühen. Es wäre aus seiner Sicht unökonomisch und sinnlos, sich anzustrengen, wenn das Ergebnis ohnehin nicht beeinflussbar ist.

Reue, Schuld und Scham

Die sogenannte psychologische Insulinresistenz (Polonsky 2005) ist unter anderem in der Vorstellung begründet, man habe in der bisherigen Selbstbehandlung „versagt". Diese Sichtweise kann aufgrund von falschen Informationen aus den Medien oder im sozialen Umfeld begründet sein. Sie kann aber auch iatrogen durch die Drohung von Seiten des Arztes entstehen, die Behandlung auf Insulin umstellen zu müssen. Die Erklärung, Diabetes und dessen Fortschreiten seien allein durch den Lebensstil verursacht, kann dazu führen, dass der Krankheitsverlauf moralisch „besetzt" wird. Die Tatsache, dass der Typ-2-Diabetes durch sukzessives Versagen der β-Zellen progredient verläuft, wird oft verschwiegen, entweder aus Unwissenheit oder auch um die Therapiemotivation des Patienten zu steigern. Der Patient fühlt sich schuldig, weil er die empfohlenen Lebensstiländerungen (Steigerung der körperlichen Aktivität, Ernährungsumstellung) nicht ausreichend umgesetzt hat. Er gelangt zu der Überzeugung, der Diabetes sei ausschließlich durch

24

seinen „fehlerhaften" Lebensstil und nicht etwa auch durch genetische Faktoren bedingt. Vielleicht wird er auf die Ankündigung der Insulinbehandlung mit Scham, Reue oder Schuldgefühlen reagieren. Selbstvorwürfe in der Diabetesbehandlung stehen in einem engen Zusammenhang mit diabetesbezogenem Distress. Der Patient fühlt sich weniger schuldig, wenn er zu der Überzeugung gelangt, er habe sich in der Behandlung engagiert, „viel für seinen Diabetes getan" aber gleichzeitig ihm der Gedanke nie fern war, dass die Insulinbehandlung irgendwann „dran" sei (Peyrot et al. 2005).

Fremdbestimmung

Eine Therapieeskalation bedeutet für den Betroffenen eine von außen verordnete Einschränkung seines bisherigen Lebensplans. Mehr als Dreiviertel der Patienten mit Typ-2-Diabetes werteten den Beginn der Insulintherapie als „schwere Krise" (Ratzmann 1991). Die „Verordnung" von außen, man solle sein Verhalten ändern, kann zu einem Gefühl der Fremdbestimmung, der Bevormundung führen. Auf dies kann der Betroffene – je nach bisherigen Erfahrungen – mit rationaler Abwägung, mit passiv-angepasstem Verhalten oder mit Ärger und Ablehnung reagieren (vgl. Berne 2005).

Der „erwachsene" Patient: Der Patient überlegt in Ruhe, ob und wie die Empfehlung auf ihn zutrifft oder er wägt mit dem Behandler die Vor- und Nachteile des Therapievorschlags ab. Er kann Probleme analysieren und kann für Widersprüche Lösungen entwickeln. Er fühlt sich nicht leicht bevormundet und wenn doch, kann er damit selbstbewusst umgehen.

Der „passiv-angepasste" Patient: Passivangepasste Reaktionen machen deutlich, dass der Patient entweder allgemein in seinem Leben oder nur im Zusammenhang mit seiner Erkrankung bevormundet, dominiert und kritisiert wurde. Seine Meinung wurde übergangen, er hat nicht lernen können, seine Bedürfnisse auszudrücken, manchmal gar wahrzunehmen. Um Bestrafung zu vermeiden, wird er dem Therapievorschlag zustimmen. Da er die Therapie nicht umsetzen kann, wird er sehr erfinderisch sein, weiteren Gesprächen über seine „Zielerreichung" auszuweichen. Gefälschte oder verlorene Blutzuckertagebücher, Ausweichen auf andere körperlichen Beschwerden und durch-

schaubare Unwahrheiten können auf eine regressive Haltung des Patienten hinweisen. Er hat Angst zu sagen, was er von der Therapie hält und wie er sich das besser vorstellen könnte.

Der verärgerte Patient: Wenn ein Patient auf den Vorschlag einer Verhaltensänderung verärgert reagiert, mag er Angst haben. Er mag sich aber auch in seinem Autonomiebedürfnis eingeschränkt fühlen: bei ähnlichen Vorerfahrungen wie die des passiv-angepassten Patienten hat er vielleicht gelernt, auf die Steuerung von außen mit Trotz zu reagieren. Wo der „erwachsene" Patient, diese Reaktion („die Nackenhaare gehen hoch") als Information einordnen und in seinen Überlegungen berücksichtigen kann, reagiert dieser Patient automatisch mit Trotz. Er lehnt die Veränderung nicht ab, weil er es inhaltlich nicht für sinnvoll hält, sondern weil es ihm jemand aufzwingen will.

24.2.2 Was braucht der Patient beim Gespräch über eine Therapieeskalation?

Information

Der Patient benötigt Informationen über seine Krankheit, um den Therapievorschlag einordnen zu können. Viele Patienten unterschätzen auch nach der Diagnose ihren Diabetes und dessen durchaus ernste Konsequenzen für ihr weiteres Leben. Der mit dem Diabetes verbundene notwendige Therapieaufwand erscheint ihnen übertrieben. In einer US-amerikanischen Studie (Skinner 2004) glaubten 36 % der Patienten mit neu diagnostiziertem Typ-2-Diabetes und 24 % der Patienten, bei denen die Diagnose schon längere Zeit zurücklag, die Erkrankung sei eine vorübergehende Erscheinung. 22 % der Patienten nahmen an, die Erkrankung habe keinen wesentlichen Einfluss auf ihre Gesundheit. Nur 9 % der Patienten lebten in der Überzeugung, dass der Diabetes ihre Lebenserwartung verkürze. Damit der Betroffene entscheiden kann, wieviel er in die Therapie investieren muss, ist eine umfassende und profunde Information über seine Krankheit notwendig. Um Schuldgefühlen und der damit zusammenhängenden Vermeidung von wichtigen Behandlungsschritten entgegenzuwirken, ist die frühzeitige Information über eine mögliche Progression des

Diabetes zu empfehlen. Diese Information fördert das individuelle Kontrollgefühl (Peyrot et al. 2005). Bevor jedoch Informationen vermittelt werden, ist die Diagnose der subjektiven Krankheits- und Genesungstheorie des Patienten unerlässlich. Fragen wie „Was wissen Sie über Ihren Diabetes?" (Diagnose von Krankheitstheorien) und „Womit haben Sie bisher gute Erfahrungen gemacht? Haben Sie auch schlechte Erfahrungen gemacht?" (Diagnose von Genesungstheorien) können helfen, Informationen auf die Vorstellungswelt des Patienten zuzuschneiden. Der Behandler muss lediglich dort „andocken", wo der Patient etwas falsch verstanden hat.

Selbstbestimmtheit

Hat ein Mensch mehr Wahlmöglichkeiten, wird seine intrinsische Motivation steigen (Zuckerman et al. 1978). Wenn Patienten also in die Entscheidungsprozesse eingebunden werden, kann dies dem Gefühl der Fremdbestimmung entgegenwirken (Larkin et al. 2008). Auch eine größere Selbstständigkeit in der Behandlung kann z. B. die Therapiemotivation günstig beeinflussen (Funnell et al. 2004). Wenn beim Typ-2-Diabetes eine Insulintherapie mit einmaliger Gabe von Verzögerungsinsulin zur Nacht notwendig wird, kann z. B. die Wahl des Zeitpunkts für die abendliche Spritze vom Patienten selbst getroffen werden. Wenn Medikamente indiziert sind, ist das Gespräch über Vor- und Nachteile wichtig. Welche Medikamente passen zu dem Patienten aus seiner Sicht – bei ähnlicher Wirksamkeit und Kosten – am besten? Bei Lebensstiländerungen: Welche erscheinen dem Patienten persönlich bedeutsam? Welche hält er für machbar? Ist es für ihn ein guter Zeitpunkt z. B. zu versuchen abzunehmen? Welche Hilfestellung vom Behandler wünscht er sich?

Entlastung

Wenn der Patient glaubt, er sei schuld an der Therapieeskalation, wird ihn die Eskalation belasten und er wird sie ablehnen. Was unmotivierte von motivierten Patienten oftmals unterscheidet, ist die Überzeugung, ihr „Versagen" in der Selbstbehandlung des Diabetes sei der Grund für die Notwendigkeit der Insulintherapie. (Polonsky et al. 2005). Die unsinnige, aber oft iatrogen verursachte Vorstellung des Patienten sollte an dieser Stelle korrigiert und durch realistischere Informationen ersetzt werden.

Der Hinweis auf die Progression seines Diabetes kann die Vorstellung korrigieren, der Patient sei verantwortlich für die Therapieeskalation und ihn somit von der vermeintlichen Schuld entlasten. Energien können freigesetzt werden, sich aktiv mit der Veränderung auseinanderzusetzen.

Der gute Grund: Da wir in der Regel davon ausgehen können, dass Menschen immer versuchen, das Beste für sich zu tun, wird das Verhalten des Patienten eine innere Logik aufweisen. Voraussetzung hierfür ist, dass man genug von ihm erfährt. Einige Behandler neigen zu der problematischen Aussage: „Er entscheidet sich gegen seine Gesundheit". Es kann durchaus sein, dass Jemand sich z. B. gegen die Druckentlastung seines Fußulkus entscheidet, weil sie ihn in große finanzielle Not durch den Verlust seines Arbeitsplatzes bringen könnte. Soziale Einbindung, finanzielle Sicherheit, sogar die eigene Identität können manchmal durch Teile der Therapieumsetzung bedroht sein. Hier sind nur Kompromisse möglich. Es kommt durchaus vor, dass intelligente, erfolgreiche Menschen einen $HbA_{1c} > 9\,\%$ haben, weil sie sich durch ein Mehr an Therapie mit der Gefahr der Hypoglykämie konfrontiert sehen und befürchten, bei der Arbeit nicht mehr „funktionieren" zu können. Sie haben Angst vor einem Verlust ihrer mühsam erarbeiteten sozialen Identität und damit einer psychischen Destabilisierung. Ein „guter Grund", nicht Blutzucker zu messen, kann z. B. enormer Stress sein, ausgelöst durch hohe Blutzuckerwerte, die schuldhaft erlebt werden verbunden mit der Angst vor Folgeerkrankungen. Das Vermeiden von Blutzuckermessungen kann zunächst beruhigen, vor allem wenn der Betroffene im Moment für sich keine Möglichkeit sieht, sich aktiver mit der Therapie auseinanderzusetzen. So zeigt eine Studie an Patienten mit diabetischer Neuropathie in einer Pfadanalyse, dass sich eine depressive Symptomatik bei diesen Patienten durch Rückzug von üblichen Aktivitäten und Verlust der sozialen Identität manifestiert (Vileikyte et al. 2005). Die Studie macht deutlich, dass die Vermeidung von Therapieempfehlungen „antidepressiv" wirken kann. Viele Menschen verwalten also ihre Gesundheit nach der WHO-Definition. Diese definiert Gesundheit als einen Zustand von vollständigem physischem, psychischem und sozialem Wohlbefinden. Meist ist nicht alles gleichzeitig möglich, also nimmt der

Patient eine für ihn persönlich relevante Gewichtung vor, die manchmal nicht nur das körperliche Wohlergehen berücksichtigt. Das heißt, Patienten haben – bezogen auf ihre Gesamtgesundheit – einen guten Grund, warum sie einzelne Therapieschritte vernachlässigen. Wenn ein Patient sich Vorwürfe wegen auftretender Komplikationen oder der Notwendigkeit einer Insulinbehandlung macht, kann es entlastend sein, ihn zu fragen, was er für Gründe hatte, die bisherige Therapie zu vernachlässigen. Kann der Patient z. B. sagen, er habe seinen Beruf sehr ernst genommen und deshalb die Diabetestherapie verstecken wollen, bekommt der Verlauf seines Diabetes mit auftretenden Spätfolgen oder der Notwendigkeit einer Insulinbehandlung eine innere Logik. Der Patient kann zumindest verstehen, vielleicht auch sich verzeihen für das, was passiert.

> **Tipp**
>
> Fragen Sie nach dem guten Grund für das Verhalten des Patienten!

Hilfestellung bei Ambivalenzen

Wie wir gesehen haben, möchten Patienten auf der einen Seite gesund bleiben, auf der anderen Seite haben sie Sorgen, dass die konkrete Umsetzung der Behandlung in ihrem Alltag zu einer Verschlechterung ihres psychischen Befindens, finanziellen Sorgen oder sozialer Isolierung führt. In ihnen macht sich eine Ambivalenz breit: Etwas spricht für die Akzeptanz der Insulintherapie oder vermehrte Bewegung, etwas spricht aber auch dagegen. Bei einer Befragung von Patienten, die mit oralen Antidiabetika behandelt wurden und eine unzureichende Stoffwechsellage hatten, wurde deutlich, dass neben Widerständen gegenüber der Insulintherapie (Angst vor Stigmatisierung; Angst vor Hypoglykämien etc.) auch hohe positive Erwartungen hinsichtlich der medizinischen Wirksamkeit von Insulin bestanden (Petrak et al. 2007). Für die Patienten kann es hilfreich sein, sich ihre Ambivalenz bewusst zu machen, vielleicht auch, wohin sie z. Zt. tendieren. Der Patient wird eingeladen, seine Einwände zu benennen. Die Alternative sind langwierige und unergiebige „Ja, aber …"-Gespräche. Auch kann es sich lohnen, „mit dem Widerstand mitzugehen". So kann der Behandler

den Patienten nach seinen Gründen fragen, die gegen die empfohlene Therapiemaßnahme sprechen. Was sind seine Bedenken? Was könnte passieren? Fühlt der Patient sich verstanden und bekommt er Unterstützung, seine Ambivalenzen zu identifizieren und zu benennen, kann er Kompromisse und alternative Lösungen entwickeln (siehe Rollnick et al. 2007).

> **Tipp**
>
> Explorieren Sie den Widerstand des Patienten!

24.3 Die Vermittlung der Diabetesdiagnose

24.3.1 Diagnoseverarbeitung auf Patientenseite

Da die Erkrankung Diabetes das Leben in erheblichem Maße beeinträchtigt, bedarf es einer Phase der Akzeptanz einer chronischen, für immer mit dem Selbstbild verwobenen Krankheit. Eine Vielzahl von verschiedenen Reaktionen ist möglich: von schneller Rationalisierung („wenigstens nicht Krebs") bis hin zu einer tiefen Verzweiflung („Mein Leben ist vorbei!") oder Verleugnung („Es steht noch nicht fest, ob ich wirklich Zucker habe"). Die Bandbreite der Reaktionen spiegelt die psychische Struktur des Patienten. Ob er die Diagnose als Aufforderung zur Bewältigung oder – ganz anders – als Reaktivierung traumatischer Inhalte erlebt, unterliegt nicht der Kontrolle des Behandlers. Der weitere Gesprächsverlauf richtet sich nach der Reaktion des Patienten. Um zu erfahren, was die Diagnose für den Betroffenen bedeutet, kann die einfache Frage: „Was wissen Sie über Diabetes?" hilfreich sein. Der Behandler orientiert sich im weiteren Verlauf des Gesprächs an der Frage, ob sich der Patient bedroht fühlt, ob er verleugnet oder tatsächlich unwissend ist.

> **Tipp**
>
> Erkundigen Sie sich bei der Diagnosemitteilung nach subjektiven Krankheitstheorien des Patienten!

Verleugnung

Abhängig von seiner aktuellen psychischen Befindlichkeit kann es für den Betroffenen sinnvoll sein, den Diabetes zu verleugnen und die mit der Diagnose einhergehenden Gefühle abzuspalten. So führt ein Patient an, es stehe noch nicht fest, ob er wirklich „Zucker habe". Eine Patientin lächelt freundlich und scheinbar unberührt bei der Mitteilung der Verschlechterung ihres Augenbefunds. Dieses Verhalten irritiert. Im ersten Fall könnte der Behandler den Eindruck gewinnen, sein fachliches Können sei in Frage gestellt und auf die Diagnose insistieren, was die Verleugnung des Patienten verstärken kann, da er sich immer mehr bedroht fühlt. Wird zum Beispiel in dieser Phase eine Schulung oder Ernährungsberatung verordnet, reagiert der Patient gegenüber der Diabetesberaterin oder -assistentin vielleicht wütend und ablehnend, „Ich weiß auch nicht, warum ich hier bin. Mein Hausarzt hat mich geschickt". Die Diabetesberaterin wird als Instrument der Unterdrückung, der Unausweichlichkeit der Diagnose bekämpft. In der Gruppenschulung sitzen diese Patienten – wenn sie es sich so einrichten können – oft ganz hinten im Schulungsraum an der Ecke des Tisches. Interventionen, die die Auseinandersetzung mit der Erkrankung zum Ziel haben, machen in dieser Phase keinen Sinn, da der Patient nicht in der Lage ist, Informationen aufnehmen – das Schulungsteam würde nur übermäßig belastet werden. Zu einem späteren Zeitpunkt könnte die gleiche Intervention durchaus hilfreich sein. Der Betroffene läuft Gefahr, den Ruf als „schwieriger Patient" zu bekommen, der ihm lange Zeit anhaftet, obwohl seine Reaktion in der beschriebenen Situation die einzige Möglichkeit seines psychischen Überlebens war. Im zweiten Fall (Patientin lächelt unberührt) bleibt die zu erwartende Reaktion (Traurigkeit, Wut, Angst) aus. Der Arzt selbst spürt vielleicht diese Gefühle anstelle der Patientin. Da er gewohnt ist, einfühlsam auf Patienten in dieser Situation einzugehen, könnte er sich ausgebremst fühlen. Seine Gefühle werden von der Patientin nicht gespiegelt, er fühlt sich mit seiner eigenen emotionalen Reaktion auf die Diagnose allein gelassen. Er ist nicht nur irritiert, vielmehr fordert er, die Patientin solle das fühlen, was er fühlt.

- **Denkfehler bei der Deutung der Abwehr des Patienten**

Wenn ein Patient von der Diagnose, der Höhe seines HbA_{1c} oder neu aufgetretenen Komplikationen seines Diabetes nicht „betroffen" ist, gelangt der Behandler zu der Vorstellung, die Reaktion des Patienten sei irgendwie verkehrt oder zumindest nicht gesund. In diesen Situationen sollte man sich folgender 3 Denkfehler bewusst sein:

- **Falsch:** „Der Patient fühlt keine Emotionen, wenn er keine zeigt."
  - **Richtig:** Manchmal lernen Menschen, ihre Gefühle zu verbergen, weil sie gekränkt sind (z. B. durch Informationen von Seiten der Behandler), sich schämen oder traurig sind oder ihre Würde verletzt sehen. Einige Menschen erlebten in ihrer Kindheit, dass Traurigkeit und Hilflosigkeit von den Eltern mit Abweisung oder eigener Hilflosigkeit beantwortet wurde. Sie lernten, sich nicht in schwierigen Situationen anderen Menschen anzuvertrauen. Die Angst, schmerzhaft abgewiesen zu werden ist größer als die Hoffnung auf Hilfe.
- **Falsch:** „Das Fühlen oder Zeigen von Emotionen ist immer gesund."
  - **Richtig:** Patienten müssen neben ihrer Erkrankung auch ihr „übriges" Leben optimal „verwalten". Sie verfügen häufig nur über eine begrenzte Energie, um Krisen zu bewältigen. Zwecks Aufrechterhaltung seines psychischen Gleichgewichts kann es sinnvoll sein, bedrohliche Gedanken oder Gefühle innerlich zur Seite zu legen. Die junge, lächelnde Patientin mit einer Vielzahl von diabetischen Spätfolgen ist vielleicht zu der Überzeugung gelangt, ihr Leben bestmöglich zu leben, wenn sie die Bedrohung (mein Leben ist verkürzt, ich werde wahrscheinlich blind) herunterspielt. Sie wehrt sich dagegen, von Angst und Traurigkeit überschwemmt zu werden, dies könnte auch die Beziehung zu ihrem Freund gefährden oder ihren Job im Callcenter.
- **Falsch:** „Da Behandler wissen, wie die besten therapeutischen Möglichkeiten bei der Erkrankung aussehen, wissen sie auch, welche Art der psychischen Verarbeitung richtig ist"

▪ **Richtig:** der Patient weiß am besten, wie er mit Bedrohungen, Kränkungen und mit starken Gefühlen umgeht. Er weiß auch am besten, ob es eine Phase ist, in der er sich dem Problem stellen kann (an einer Schulung teilnehmen, endlich zum Augenarzt gehen, anfangen, wieder Blutzucker zu kontrollieren) und wann es besser ist, sich durch Vermeidung oder Ablenkung zu beruhigen. Dieser Prozess kann in der ärztlichen Sprechstunde nicht immer erkannt und auch nicht beeinflusst werden.

Die psychische Verarbeitung einer Diagnose unterliegt somit komplizierten Mechanismen und Strukturen, die dem Arzt nicht offen zugänglich sind. Auf diese Strukturen Einfluss nehmen zu wollen, sprengt den Rahmen einer ärztlichen Sprechstunde. Dem Patienten wird allerdings sehr geholfen, wenn seine persönliche Art und Weise der Verarbeitung – und wirke sie in dem Moment noch so unverständlich – mit Respekt und, wenn erforderlich, mit Distanz begegnet wird. Das bedeutet anzuerkennen, dass der Patient mit sich ringt, vermutlich sehr belastet ist (in Abwesenheit von einer auffälligen psychischen Erkrankung gilt die Faustregel: Je unverständlicher dem Behandler die Verarbeitung des Patienten vorkommt, desto belasteter ist er). Keiner, auch nicht der Behandler sollte ihm in dieser Situation in seine Verarbeitung „reinreden". Man stelle sich vor, jemand wartet voller Angst auf eine für ihn wichtige Nachricht (z. B. ob er das Abschlussexamen bestanden hat), und gleichzeitig wird er ständig von jemand anderen mit dessen Belangen konfrontiert. Der Betreffende kann ihm nicht zuhören, wird immer nervöser, überlegt, wie er den Redeschwall frühzeitig, aber höflich beenden kann. Der Behandler sieht viele kleine Ausweichversuche beim Patienten: motorische Unruhe, Wechsel des Themas, Zurücklehnen im Stuhl, Blickkontakt vermeiden. Interpretiert der Behandler das Verhalten des Patienten als „er will sich mit seiner Krankheit nicht auseinandersetzen", hat er vollkommen recht in seiner Einschätzung. Sollte er die Reaktion des Patienten als „krank" interpretieren und sie zum Anlass einer energischen Überzeugungsarbeit nutzen, läge er falsch. Der Behandler sollte berücksichtigen, dass sein Patient im Moment Schutz benötigt und ihm erst einmal Zeit geben, eine Möglichkeit für sich zu finden, seine Wirklichkeit anzuerkennen.

> **Tipp**
>
> Gehen Sie behutsam mit der Abwehr des Patienten um!

Schuld und Kontrolle

Der Diabetes ermöglicht auf eine vermutlich unter den chronischen Erkrankungen einzigartige Weise die genaue Rückmeldung über das eigene Therapieverhalten. Die revolutionären Veränderungen in der Diabetestherapie mit den von den Betroffenen selbst durchführbaren Stoffwechselkontrollen öffneten die Tür zu einer flexibleren und genaueren Therapie. Sie öffneten aber auch die Tür zu mehr Schuldgefühlen. Das messbare Therapieergebnis in Zahlen ähnelt Schulnoten und ist somit oft nicht nur eine objektive Richtschnur zur Dosiskorrektur, sondern kann bei bestimmten psychischen Konstellationen und Vorerfahrungen zu Selbstvorwürfen verleiten. Die Angst vor dem Therapieergebnis ist also nicht nur die Angst vor Komplikationen, sondern auch die Angst vor der Schuld. Der Behandler erfährt vor dem Patienten, wie hoch der HbA_{1c} ist, was dessen schuldhaftes Gefühl noch verstärken kann. Manchmal fälschen Patienten ihr Blutzuckertagebuch aus Angst vor Bestrafung. Andere behaupten, sie hätten das Buch vergessen, es sei verloren gegangen oder das Messgerät sei kaputt. Patienten mit Fußkomplikationen behaupten, sie hätten ihre orthopädischen Schuhe getragen, obwohl diese noch saubere Sohlen haben. Dieses Verhalten erinnert an das Verhalten von Schulkindern, die versuchen, Strafe zu vermeiden und verweist auf die seelische Not des Patienten.

Bedrohung durch nur bedingt kontrollierbare aversive Endpunkte

Die Endpunkte der Diabeteserkrankung erschöpfen sich oft nicht in der Vorstellung der Betroffenen an Amputation, Dialysepflicht, Erblindung. Es sind auch die Konsequenzen dieser diabetischen Spätfolgen, die ihm Angst machen. Hierzu zählen soziale Isolation, Verlust der eigenen Identität, Abhängigkeit von anderen usw. Diese Bedrohung, die trotz optimaler Behandlung nicht mit absoluter Sicherheit vermeidbar ist, kann zu einer Handlungsunfähigkeit des Patienten führen: Stoffwechselkontrollen oder Arztbesuche werden vermieden. Je drastischer der Behandler diese Bedrohung darstellt, desto eher wird der Patient von seiner Angst überschwemmt, die ihn wiederum an der Therapie hindert.

Einsamkeit

Die meisten Betroffenen fühlen sich mit ihrer Erkrankung, ihrer Therapie und ihren Sorgen allein gelassen. Ihre Angehörigen oder Freunde wünschen sich einen „guten" HbA_{1c}, sie möchten aber durch die Erkrankung auch nicht belastet werden. Entweder können sie die Gefühle des Betroffenen – Angst, Traurigkeit und Wut – nicht nachvollziehen oder aber sie haben Angst, dass der Betroffene durch ihre Sorgen zusätzlich belastet wird. „Ich hasse den Diabetes" ist eine häufige Reaktion, was wiederum Sätze wie: „Das geht aber nicht. Du musst Dich darum kümmern" zur Folge hat. Der Betroffene wird nicht nur mit seinen Gefühlen alleine gelassen, er wird auch für seine emotionale Reaktion pathologisiert und wegen seiner Meinung über seine Erkrankung kritisiert. Seine Familienangehörigen und Freunde sind häufig überfordert. Sie besitzen nur ein Laienverständnis von den Zusammenhängen. Der Behandler ist manchmal die einzige Person, die nachvollziehen kann, was Diabetes bedeutet. Wenn der Betroffene über seinen Diabetes schimpft, ist von Seiten des Behandlers Zuhören gefordert. Er weiß, dass Zuhören heilsam sein kann, weil es dem Gegenüber signalisiert, er ist nicht allein.

24.3.2 Diagnoseverarbeitung auf Behandlerseite

Der Erfolg ärztlichen Handelns wird in der Regel anhand von Parametern gemessen, deren Besserung zumindest bei chronischen Erkrankungen nur bedingt in der Verantwortung des Behandlers liegt. Hierzu gehören Parameter wie der HbA_{1c} oder das Gewicht, welche vorrangig durch den Lebensstil des Patienten zu beeinflussen sind. Hinzu kommt die Vorstellung, dass sich die Lebensqualität des Patienten durch einen „guten Arzt" verbessern lässt. Entwickelt der Patient zunehmend diabetische Spätfolgen, ist es die Aufgabe des Arztes, dem Patienten nicht nur die

schlechte Nachricht zu übermitteln. Er teilt ihm auch mit, dass die bisherigen gemeinsamen Anstrengungen nicht erfolgreich waren. Für dieses Gespräch ist der Arzt meist unzureichend ausgebildet. Auch er fühlt sich mehr oder weniger mit seinen Sorgen und Ängsten alleine gelassen. Ähnlich wie der Patient wird er vielleicht seine Gefühle abspalten und ein vermeintlich professionelles Verhalten an den Tag legen. Emotionslosigkeit wird mit Professionalität verwechselt, was in der Beziehung zu chronisch kranken Menschen nicht zielführend ist. Der Umgang mit chronischen Erkrankungen bedeutet nicht nur für die Betroffenen, sondern auch für die Behandler, dass sie auf bestimmte Situationen emotional reagieren. Bei der Eröffnung von „schlechten Nachrichten" könnte ein unerfahrener Arzt folgendes erleben:

- **Die Angst, der Patient könnte emotional (traurig, ängstlich) reagieren**

Der Behandler ist sich nicht sicher, wie er sich verhalten soll. Er hat Angst, er selber könne traurig werden. Drückt der Patient in belastenden Situationen Gefühle aus, ist dies normal und kann für ihn sehr hilfreich sein. Sein Gegenüber braucht lediglich zuzuhören. Symbolische Handlungen (z. B. Taschentuch überreichen) können sehr hilfreich sein. Die Frage, ob der Patient ein Glas Wasser haben möchte, drückt aus: der Behandler möchte ihm helfen. Wenn er ihm vermittelt, schmerzhafte Gefühle sind im Verlauf einer chronischen Erkrankung normal und gehören dazu, kann er dem Patienten helfen, seine Erkrankung besser zu integrieren. Der Versuch, die Gefühle von dem somatischen Geschehen abzuspalten, wird der Realität des Betroffenen nicht gerecht.

- **Die Angst, das Gespräch könnte länger dauern**

Zeitdruck und Eröffnung von Diagnosen schließen sich aus. Es gibt keine Gesprächstechnik, um die Verarbeitung der Diagnose seitens des Patienten zu beschleunigen. Sich als Behandler zu begrenzen, kann aber hilfreich sein. Lässt der Behandler sich von dem Anspruch auf Vollständigkeit bei der Mitteilung der Diagnose und Therapie leiten, läuft er Gefahr, den Patienten zu überfordern. Reagiert der Patient sehr emotional, sollten Therapiegespräche – wenn möglich – vertagt werden. Der Ausdruck von Emotionen ist oft nur von kurzer Dauer. Auch wenn im Moment des Weinens eine kurze Regression stattfindet, ist dem Patienten in der Regel gleichzeitig oder sehr schnell wieder bewusst, dass der Behandler nur begrenzt Zeit hat. Meist beruhigt sich der Patient schnell, erlebt das Gespräch aber als hilfreich. Er muss die Möglichkeit haben, seine Emotionen wieder zu regulieren. Die Ansage des Behandlers wie: „Wir haben noch ein paar Minuten Zeit. Gibt es etwas, was ich heute für Sie tun kann?" erlaubt dem Patienten, das Weinen zu beenden, sich zu beruhigen und das Aussehen (z. B. Wimperntusche) zu überprüfen. Die Ansage bringt ihn aus dem regressiven Zustand des Weinens heraus, er muss überlegen, was er vielleicht benötigt. Damit werden seine Erwachsenenanteile angesprochen. Er muss sich von seinem Erleben distanzieren können, um es zu beurteilen. Er muss zukunftsorientiert planen. In der Regel können Patienten sich dann selbst beruhigen.

- **Das Gefühl des Behandlers, versagt zu haben, wenn Komplikationen auftreten**

Dazu gehören Scham oder Schuldgefühle, die unterschiedlich schwer auszuhalten sind, je nachdem, welche Erfahrungen der Behandler bisher gemacht hat. In Situationen, die Schuld oder Scham hervorrufen, können alte maladaptive Schemata (vgl. Young et al. 2005) aus der Kindheit reaktiviert werden, die dazu führen, dass diese Gefühle schlecht integriert werden. Abgesehen von der Möglichkeit der Supervision (Balintgruppenarbeit), ist es ratsam, dass sich der Behandler immer wieder vor Augen führt, dass er weder die Erkrankung verhindern, noch ihren Verlauf wesentlich beeinflussen kann. Erhält ein Patient Insulin, ohne über das Risiko einer Unterzuckerung ausführlich aufgeklärt zu werden und hat er einen Autounfall, so sind Gefühle des Arztes wie Schuld oder Scham nachvollziehbar, zumal wenn er die unzureichende Aufklärung auf sein geringes Zeitbudget und seine Praxisstrukturen zurückführt. Wenn ein Patient über Jahre einen HbA_{1c} von 12 % trotz aller leitliniengerechten Bemühungen von Seiten seines Behandlers aus psychischen Gründen (z. B. schwere Angst vor Hypoglykämien bei gleichzeitiger Ablehnung einer verhaltenstherapeutischen Behandlung) beibehält, liegt das dann nicht an dem Unvermögen des Behandlers, sondern an eigenen Entscheidungen des Patienten, die in seiner psychischen Struktur und seiner psychosozialen Situation

begründet sind. Gefühle wie Schuld und Scham auf Seiten des Arztes sind hier nicht angebracht, im Gegenteil können sie die Arzt-Patient-Beziehung sogar belasten. Eher verspürt der Patient diese Gefühle und benötigt jetzt ein unerschrockenes Gegenüber.

- **Die Angst, der Patient könnte wütend reagieren**

Um die eigene Angst zuzulassen und auszudrücken, bedarf es eines großen Vertrauens gegenüber dem Gesprächspartner. Der Ausdruck von Angst kann als Zeichen von Schwäche bewertet werden und ist hoch schambesetzt. Die durch die Angst induzierte innere Erregung findet dann eine andere Ausdrucksform – der Patient reagiert wütend, vorwurfsvoll, ermahnend, er wird laut, beschwert sich über die Wartezeit, über die Mitarbeiter in der Praxis, über das Essen in der Klinik. Im Umgang mit chronisch kranken Menschen ist es sehr wahrscheinlich, dass aggressives Verhalten ein anderer Ausdruck von Angst ist. Geht man beruhigend auf den Patienten ein, kann es sehr rasch zu einer Entspannung kommen. Da Aggressionen im Gegenüber auch eigene Aggressionen auslösen können, ist es hilfreich, die eigene Wut zu erkennen und sich bewusst zu machen, dass die Aggression des Patienten wahrscheinlich Ausdruck seiner Angst ist. Wenn der Behandler für sich selbst nachvollziehen kann, dass Angst in dieser Situation eine adäquate Reaktion ist, ist seine Einschätzung des Patienten in der Regel richtig.

24.3.3 Was braucht der Patient bei dem Gespräch über Diagnose und Komplikationen?

Um der Angst zu begegnen, durch die Mitteilung der Diagnose den Patienten zu verletzen oder zu viele Fragen und Gefühle auszulösen, ist der Behandler geneigt, Diagnosen zu verharmlosen, nicht eindeutige Fachbegriffe zu benutzen oder die Diagnosen schnell auszusprechen, um wieder verschwinden zu können. Diese Verhaltensweisen sind für den Patienten nicht hilfreich. Sie erzeugen Angst und Misstrauen. In der Mitteilung von Diagnosen können folgende Faktoren dagegen hilfreich sein:

Klarheit

Für die Kankheitsverarbeitung ist eine inhaltlich klare Ansage die erste Voraussetzung. So dient die die klare Ansage, dass die Nieren des Patienten versagen und dass er jetzt dialysepflichtig geworden ist, der Orientierung des Patienten. Dieser braucht jetzt ein Gegenüber, das ihn unerschrocken begleiten kann.

Zeit

Die Mitteilung einer Diagnose erfordert mehr Zeit als eine Dosisanpassung. Der Anspruch auf Vollständigkeit ist nicht unbedingt zielführend. Der Patient braucht in der Regel eine gewisse Zeit, um die Information zu verarbeiten. Der Behandler sollte bei dem Thema mit Fragen wie: „Können Sie etwas mit dem Wort Diabetes anfangen? Was wissen Sie über Diabetes?" bleiben, um dann mit Fragen wie: „Was haben Sie für Gedanken dazu?", „Haben Sie Fragen?" fortzufahren.

Hoffnung

Kranke Menschen brauchen Hoffnung, um sich dem Thema zuwenden zu können. Wenn Menschen keine Informationen über Risiken haben, haben sie keine Motivation, sich um etwas zu kümmern. Bedrohliche Informationen können aber auch zu Handlungsunfähigkeit führen. Das Wissen um Komplikationen hat nicht zwangsläufig eine Motivationssteigerung zur Folge. Es kann nach dem Auftreten von Folgeerkrankungen zu einer Phase des therapeutischen Desinteresses kommen: Der Betroffene verliert den Glauben, er könne seine Krankheit und seine Prognose positiv beeinflussen. Ein Höchstmaß an Motivation für die Auseinandersetzung mit seiner Erkrankung ist zu erwarten, wenn er um die Gefahr weiß, aber gleichzeitig eine Vorstellung davon hat, sie zu kontrollieren (s. ◻ Abb. 24.2).

Wenn der befürchtete Besuch beim Augenarzt von einer Ermahnung begleitet wird, man würde blind werden, wenn man sich nicht mehr anstrenge und der Patient weiß, dass er nicht mehr leisten kann, ist eine Angstreaktion wahrscheinlich und weitere Anstrengungen werden unterminiert. Die Untersuchungen beim Augenarzt werden vermieden. Um handlungsfähig zu bleiben, sollte also das Wissen um die Risiken im Verhältnis zu den wahrgenommenen Kontrollmöglichkeiten stehen (Hilflosigkeitsprophylaxe).

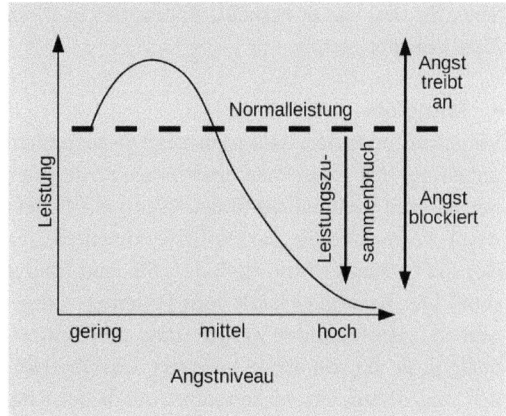

◻ **Abb. 24.2** Grafische Darstellung des Zusammenhangs von Angst und Leistung. (Adaptiert nach Rosemann 1978)

Unerschrockenheit

Patienten sind manchmal sehr verzweifelt, sehr wütend, sehr ängstlich. Diese heftigen Gefühle sind nicht eine Folge möglicher Unzugänglichkeiten des Behandlers, sondern begleiten häufig eine chronische, progrediente Erkrankung, die mit Niederschlägen und Verschlechterungen einhergeht. Hilfreich ist das Aushalten der Gefühle, das Zuhören, das Reichen von Taschentüchern oder Wassergläsern. Sowohl Patient wie auch Arzt müssen ihre Trauer angstfrei wahrnehmen und aushalten lernen. Sie müssen auch lernen, sich zu verzeihen für das, was passiert ist. Kein Patient – abgesehen von sehr seltenen psychischen Störungen – macht sich absichtlich krank. Kein Arzt macht seine Patienten absichtlich krank. Keine von beiden hat den Diabetes willentlich verursacht.

Ehrlichkeit

Die Aussage „Sie können mit Ihrem Diabetes ein ganz normales Leben führen", wird manchmal benutzt, um die Diagnose abzumildern. Diese Aussage ist leider nicht wahr und macht den Betroffenen oft ärgerlich. Auch kann es arrogant wirken, wenn man einem Betroffenen erzählt, wie er seine Realität erleben soll. Das Leben mit Diabetes ist ein anderes als ohne Diabetes. Aber das meiste von dem, was man sonst tut, kann man immer noch tun. Mit der Wahrheit signalisieren Sie dem Patienten, dass Sie ihm als erwachsenen Menschen zutrauen, seinen Weg mit der Erkrankung zu finden. Sie stehen ihm zur

Seite, für das, was er braucht, sofern dies in Ihren Möglichkeiten steht.

■ Mitgefühl

Mitgefühl bedeutet, dass man zeigt – aber nicht unbedingt sagt – dass man emotionale Reaktionen normal und verständlich findet. Wenn ein Patient weint, vermeiden Sie die explizite Aussagen: „Es ist ganz verständlich/normal, dass Sie jetzt traurig sind". Der Behandler kann vom Patienten dahingehend missverstanden werden, dass er die emotionale Reaktion von außen bewertet, was überheblich und distanziert wirken kann. Auch der Satz: „Sie brauchen sich nicht zu schämen" suggeriert eher weitere Scham. Besser wäre Blickkontakt und Zuwendung. Alltägliche, banale Aussagen wie „ist auch Mist", „tut mir leid" können sehr hilfreich sein. Der Inhalt dieser Aussagen ist relativ unwichtig, der Behandler vermittelt aber Verständnis und Mitgefühl.

■ Würde

In Augenblicken, wo die Krankheit sehr in den Vordergrund rückt, kann es hilfreich sein, die gesunden, erwachsenen Anteile des Patienten anzusprechen. Auf der Station spricht der Behandler mit dem Patienten über die neuesten Fußballergebnisse oder das neueste Thema in der aufgeschlagenen Zeitung. Das Ansprechen auf den Beruf z. B. stellt einen Bezug zu der Welt her, mit der der Patient verbunden ist, die ihm die Möglichkeit gibt, auch eigene gesunde Anteile zu erleben. Das Erleben eigener gesunder Anteile kann helfen, die Krankheit als Teil und nicht als Ganzes wahrzunehmen. Das Hochstellen des Kopfteils des Krankenbettes während der Visite oder der Internetzugang im MRSA-Isolierzimmer unterstützen den Patienten darin, sich als eigenständiger Erwachsener zu erleben. Die Vermeidung von regressiven Zuständen und das Erleben gesunder Anteile kann dem Patienten helfen, seine Würde zu wahren.

■ Respekt vor Abwehr

Um Überforderung zu vermeiden, kann es sinnvoll und notwendig sein, bestimmte Teile der Realität abzuspalten, zu verdrängen, zu ignorieren. Der Betroffene hat manchmal keine andere Wahl als so zu handeln. Diese Abwehr des Patienten ist ein Signal an den Behandler, auf die Bremse zu drücken und sich behutsam in der Kommunikation über die Erkrankung zu verhalten. Auch wenn die Abwehr sehr jovial („Geben Sie mir eine Axt. Ich hacke den Fuß selber ab.") oder läppisch (Schulterzucken des Teenagers) vorgetragen wird, kann man nicht davon ausgehen, dass der Patient nicht betroffen ist. Der Behandler sollte die Abwehr respektieren. Ansonsten läuft er Gefahr, dass seine Energie „verpufft" und Aggressionen gegenüber dem Patienten entstehen, weil der seinen Bemühungen um ihn und seine Krankheit mit immer größeren Widerständen begegnet. Schlimmstenfalls schafft es der Behandler, die Abwehr des Patienten zu durchbrechen. Allerdings ist er in der Regel unfähig, die Folgen der psychischen Dekompensation des Patienten aufzufangen.

■ Entlastung/Entpathologisierung

Patienten müssen die Möglichkeit haben, sich für den bisherigen „schlechten" Verlauf ihrer Krankheit zu verzeihen. Dies wirkt sich nicht selten positiv für den weiteren Krankheitsverlauf aus. Die Frage nach dem „guten" Grund, kann hilfreich sein: „Sie werden sicher gute Gründe gehabt haben, warum es so gelaufen ist." (s. hierzu auch ► Abschn. 24.2.2)

Tipp

Hilfreiche Fragen:
- Diagnose der subjektiven Krankheitstheorie: „Was wissen Sie über Diabetes?"
- Diagnose des subjektiven Krankheitsgefühls: „Für wie schwerwiegend halten Sie Ihre Erkrankung (RR, BZ)?" „Merken Sie etwas von den Werten?"
- Diagnose der subjektiven Genesungstheorie: „Womit haben Sie bisher gute/schlechte Erfahrungen gemacht?" „Ich würde X vorschlagen, aber Sie machen Y. Was gefällt Ihnen an Ihrer Lösung?"
- Ambivalenzen klären: „Obwohl Sie gesund bleiben möchten, machen Sie X. Dafür haben Sie bestimmt einen guten Grund." „Wieviel können Sie im Moment in Ihre Gesundheit investieren? Was ist aus Ihrer Sicht realistisch?"
- Anregung zur Selbstbestimmung in der Umsetzung der Therapie: „Können Sie sich vorstellen, …?" „Kommen Sie mit dem Behandlungsplan klar? Wo läuft es gut? Wo fällt es bei Ihnen schwer? Haben Sie eine Idee, wie es besser gehen kann?"

Fazit

Eine konstruktive Gesprächsführung muss nicht zeitintensiv sein. Gespräche können sogar kürzer ausfallen, indem man die „Ja, aber …" Fallstricke vermeidet. Es ist wichtig, davon auszugehen, dass Menschen immer gute Gründe haben für das, was Sie tun oder lassen und dass Sie deshalb sehr oft ambivalent in Bezug auf Ihre Therapie sein können. Diesen inneren Zwiespalt bei einem Patienten nachzuvollziehen, dient zum einen seiner Entlastung, aber auch der des Behandlers. Bei der Mitteilung der Diagnose ist es für den Behandler wichtig, unerschrocken bei dem Patienten zu bleiben und sich durch dessen Sorgen nicht vertreiben zu lassen. Dabei kann es hilfreich sein, sich die eigene Hilflosigkeit einzugestehen und nicht für alles die Verantwortung zu übernehmen.

Literatur

Berne E (2005) Transaktionsanalyse der Intuition. Ein Beitrag zur Ich-Psychologie. Junfermann, Paderborn

Conner M, Norman P (2005) Predicting health behaviour. Open University Press. McGraw-Hill Education

Funnell MM, Kruger DF, Spencer M (2004) Self-management suppoer for insulin therapy in type 2 diabetes. The Diabetes educator 30(2):274–280

Langewitz W, Denz M, Keller A, Kiss A, Rüttimann S, Wössmer B (2002) Spontaneous talking time at start of consultation in outpatient clinic: cohort study. BMJ 28/325(7366):682–683

Larkin ME, Capasso VA, Chen CL, Mahoney EK, Hazard B, Cagliero E, Nathen DM (2008) Measuring psychological insulin resistence: barriers to insulin use. Diab Educ 34(3):511–517

Levenson H (1972) Distinctions within the concept of internal-external control: Development of a new scale. Proceedings of the 80th Annual Convention of the American Psychological Association 7:261–262

Petrak F, Stridde E, Leverkus F, Crispin AA, Forst T, Pfützner A (2007) Development and Validation of a New Measure to Evaluate Psychological Resistance to Insulin Treatment. Diabetes Care 30(9):2199–2204

Peyrot M, Rubin RR, Lauritzen T, Skovlund SE, Snoek FJ, Matthews DR, Landgraf R, Kleinebreil L (2005) Resistence to insulin therapy among patients and providers: results of the cross-national Diabetes Attitudes, Wishes and Needs (DAWN) study. Diabetes Care 28(11):2673–2679

Polonsky WH, Fisher L, Guzman S, Villa-Caballero L, Edelman SV (2005) Psychological insulin resistance in patient with type 2 Diabetes: the scope of the problem. Diabetes Care 28(10):2543–2545

Ratzmann KP (1991) The psychological aspects of diabetics with the secondary failure of sulfonylurea therapy. Dtsch Med Wochenschr 116(3):87–90

Rollnick S, Miller WR, Butler CC (2007) Motivational Interviewing in Health Care: Helping Patients Change Behavior. , Guilford, NY

Rosemann B (1978) Prognosemodelle in der Schullaufbahnberatung. Reinhardt, München, Basel

Rotter JB (1966) Generalized expectancies for internal versus external control of reinforcement. Psychol Monographs: General and Applied 80(1):1–28

Skinner TC (2004) Psychological barriers. Eur J Endocrinol 151(2):T13–T17

Stunder WA (2004) Spontane Redezeit von Patienten zu Beginn einer Konsultation in der Hausarztpraxis. Z Allg Med 80:1–4

Vileikyte L, Leventhal H, Gonzalez JS, Peyrot M, Garrow A, Ulbrecht JS, Rubin RR et al (2005) Diabetic Peripheral Neuropathy and Depressive Symptoms: the association revisited. Diabetes Care 28(10):2378–2383

Young JE, Klosko JS, Weisshaar ME (2005) Schematherapie. Ein praxisorientiertes Handbuch. Junfermann, Paderborn

Zuckerman M, Porac J, Lathin D, Smith R, Deci EL (1978) On the importance of self-determination for intrinsically motivated behavior. Personality Soc Psychol Bull 4:443–446

Diabetesbehandlung auf dem Prüfstand – Therapeuten und Patienten im Gespräch

S. Sänger, S. Herpertz, F. Petrak

F. Petrak, S. Herpertz (Hrsg.), *Psychodiabetologie,*
DOI 10.1007/978-3-642-29908-7_25, © Springer-Verlag Berlin Heidelberg 2013

25

Kurzinfo

In der Konsultationsfassung der Nationalen VersorgungsLeitlinie „Therapieplanung bei Typ-2-Diabetes" (www.versorgungsleitlinien.de/themen/diabetes) heißt es im Kapitel zu allgemeinen Therapiezielen: „Dies (Anmerkung: die Therapieplanung) sollte unter der Prämisse geschehen, dass Behandlungsziele individuell mit dem Patienten unter vollständiger und verständlicher Aufklärung über Nutzen und Schaden (mit Ausdrucksformen über absoluten Nutzengewinn bzw. Schaden-Reduktion) vereinbart werden. Dabei ist es selbstverständlich, dass das individuelle Ziel des Patienten von den ärztlichen Empfehlungen abweichen kann. Dies zu respektieren kann helfen, die Stigmatisierung von Menschen mit Diabetes abzubauen." Diese Anforderungen setzen ein Behandler-Patienten-Verhältnis auf einer partnerschaftlichen Grundlage voraus. Die wiederum ist eine wichtige Bedingung für eine partizipative Entscheidungsfindung (Towle u. Godolphin 1999). Damit sie gelingt, müssen verschiedene Bedingungen erfüllt sein: eine gute Kommunikationskultur zwischen Experten und Patienten mit einem Informationsaustausch in beiden Richtungen, leichter Zugang zu evidenzbasierten Informationen über Untersuchungs- und Behandlungsoptionen, die Anleitung der Patienten, diese Informationen zu verstehen und das Für und Wider abzuwägen und eine Kultur der Förderung und Unterstützung der Patientenbeteiligung (Härter et al. 2011). Dieses Kapitel hat nicht die Inhalte der medizinischen Behandlung des Diabetes im Fokus. Diese sind in den Nationalen Versorgungsleitlinien evidenzbasiert angeführt. Der Schwerpunkt liegt vielmehr darin, Probleme der Kommunikation zwischen Experten unterschiedlicher Berufsgruppen sowie zwischen Experten und Betroffenen, Fragen der interprofessionellen Kooperation und der Patientenorientierung aufzuzeigen.

Statt eines theoretischen Kapitels über die Rolle der Patienten und Therapeuten im Behandlungsprozess haben die Autoren einen anderen Weg gewählt, um sich dem Thema zu nähern. In der Literatur findet sich eine Vielzahl an publizierten Studien und Untersuchungen darüber, wie eine gute Diabetesbehandlung in Deutschland aussehen kann und welche Voraussetzungen hierfür erfüllt sein müssen (Diabetes-Journal 2010; Haak 2012; Keller 2004; DIG-Studie 2006; Bopp 2001; Graf et al.

2008; Szecsenyi 2008). Was in der Theorie klar und gut beforscht ist, hat jedoch noch keine flächendeckende und konsequente Umsetzung in der täglichen Routinebetreuung von Patienten mit Diabetes gefunden (Graf et al. 2008; Lauterbach et al. 2011; Görlitz 2008).

Die Idee zu diesem Streitgespräch war, aus unterschiedlichen Perspektiven und Bedürfnislagen ein lebendiges Bild der Versorgung im Hinblick auf die genannten Schwerpunkte zu zeichnen. Aus diesem Grund wurden Patienten und Vertreter verschiedener an der Diabetesbehandlung beteiligter Berufsgruppen eingeladen, um ihre Erfahrungen, Vorstellungen zu und Erwartungen an eine gute Diabetesbehandlung zusammenzutragen und Defizite aus der jeweils persönlichen Sicht aufzuzeigen. Allen Teilnehmerinnen und Teilnehmern der Gesprächsrunde gemein ist, dass sie in ihren Berufen und/oder als Patienten über eine langjährige Erfahrung mit dem Diabetes verfügen. Es ist nicht das Ziel dieser Diskussion, eine repräsentative Erhebung vorzunehmen, sondern aus der persönlichen Erfahrung der Beteiligten heraus ein Bild der Versorgungssituation darzustellen.

In einer moderierten Diskussion wurde unter Verwendung der Metaplantechnik herausgearbeitet und gewichtet, was aus der jeweiligen Perspektive zu einer idealen Diabetesbehandlung gehört und welche Defizite vorhanden sind. Bei der Metaplantechnik sammelt ein Team Ideen zu einer bestimmten Frage oder Aufgabe. Die Mitglieder des Teams schreiben ihre Ideen als Stichworte auf eine Karte. Diese Karten werden auf einer Stellwand oder Tafel platziert und danach besprochen. Auf der Grundlage einer gemeinsamen Gewichtung der diskutierten Themen wurden individuelle Lösungsvorschläge genannt.

Die Teilnehmer am Gespräch waren:

Christel Gawenda, Patientin mit Typ-1-Diabetes – Frau Gawenda ist von Beruf Sozialarbeiterin und seit 33 Jahren an Typ-1-Diabetes erkrankt. Sie hat in Dortmund eine Selbsthilfegruppe „Diabetes und Depression" gegründet. Sie hat die Erfahrung gemacht, dass sich psychische Probleme negativ auf den Diabetes auswirken können.

Petra Grewe, psychologische Psychotherapeutin, Fachpsychotherapeutin für Diabetes, Diabetesberaterin – Frau Grewe hat im früheren Berufsleben als Diabetesberaterin gearbeitet und dort Einblick in die stationäre Versorgung gewonnen. Durch die Tätigkeit in zwei diabetologischen Schwerpunktpraxen kennt sie auch Probleme bei der ambulanten Betreuung von Diabetikern.

Ingrid Ott, Diabetesberaterin – Frau Ott arbeitet seit 26 Jahren als Diabetesberaterin und sieht als größtes Problem, dass die Patienten immer kränker werden. Die Probleme für Diabetiker werden aus ihrer Sicht immer größer. Die Diabeteserkrankung ist dafür nur einer der Gründe.

Rainer Paust, Leiter des Instituts für Psychosoziale Medizin – Schwerpunkt Psychoonkologie und Psychodiabetologie im Elisabeth-Krankenhaus Essen – Dr. Paust ist am Elisabeth-Krankenhaus Essen tätig, das über ein Diabeteszentrum mit Schulung und Beratung verfügt. Er ist als Diplompädagoge, Familientherapeut und Kinder- und Jugendlichentherapeut verantwortlich für die psychosoziale Medizin mit den Schwerpunkten Psychodiabetologie und Psychoonkologie.

Alexander Risse, Arzt für Innere Medizin, Diabetologe, Angiologe – Dr. Risse leitet eine Diabetesabteilung und beschäftigt sich im Wesentlichen mit dem Diabetischen Fußsyndrom und seit 20 Jahren auch mit psychischen Problemen bei Diabetes.

Prosper Rodewyk, Hausarzt, Diabetologe – Herr Rodewyk leitet eine große hausärztliche Praxis und betreut viele Patienten mit Diabetes.

Franz-Josef-Siebrecht, Patient mit Typ-2-Diabetes – Herr Siebrecht ist von Beruf Mikrobiologe und war 30 Jahre in der Pharmaindustrie tätig. Er ist seit 22 Jahren an Typ-2-Diabetes erkrankt und leidet auch an Folgeerkrankungen. Dass er durch die Weitergabe seiner Erfahrungen zur Verbesserung der Versorgung von Diabetikern beitragen kann, findet er sehr gut.

Moderation: Stephan Herpertz, Direktor der Klinik für Psychosomatische Medizin und Psychotherapie des LWL-Universitätsklinikums der Ruhr-Universität Bochum – Professor Herpertz ist Internist und Arzt für Psychosomatische Medizin und mit dem Thema Diabetes seit 1988 befasst. Die Beschäftigung mit dieser Erkrankung hat ihn veranlasst, vom Fachgebiet der Inneren Medizin in das der Psychosomatischen Medizin zu wechseln.

Moderation: Frank Petrak, Forschungsleiter der Klinik für Psychosomatische Medizin und Psychotherapie des LWL-Universitätsklinikums der Ruhr-Universität Bochum – Professor Petrak ist Diplompsychologe und Psychologischer Psychotherapeut. Er beschäftigt sich seit vielen Jahren mit den psychologischen Aspekten des Diabetes. Neben Lehrtätigkeit und eigener wissenschaftlicher Forschung leitet er das Zentrum für Psychotherapie Wiesbaden.

■ **Vorgehen des moderierten Gesprächs**
Das Vorgehen des moderierten Gesprächs ist in ◘ Abb. 25.1 dargestellt. Es geht zunächst darum, Problemfelder aus der Sicht der Gesprächsteilnehmer zu sammeln, diese zu gewichten und an-

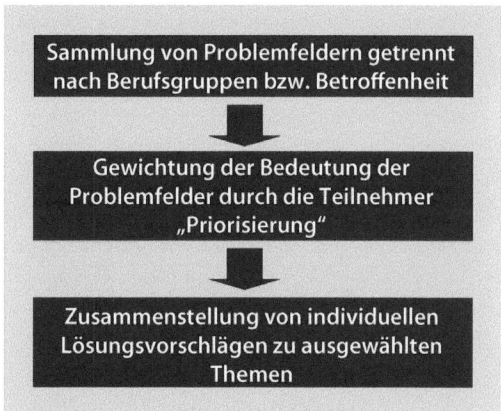

◘ **Abb. 25.1** Vorgehen des moderierten Gesprächs

schließend für ausgewählte Themen individuelle Lösungsvorschläge zu erarbeiten.

Die nachfolgend dargestellten Ergebnisse erheben keinen Anspruch auf Repräsentativität. Es handelt sich um individuelle Meinungen, die auf den langjährigen Erfahrungen der beteiligten Patienten, Ärzte, Therapeuten und Berater beruhen. Das „Streit"-Gespräch wurde durch einen getrennten Ton- und Videomitschnitt vollständig aufgezeichnet und anschließend transkribiert. Die Aussagen der Teilnehmer werden nachfolgend aus Gründen der besseren Überschaubarkeit und Lesbarkeit nicht wortwörtlich wiedergegeben, sondern sind leicht gekürzt bzw. unter Beibehaltung der intendierten Aussage bearbeitet.

25.1 Teil 1: Gruppengespräch

25.1.1 Stimmungsbild zu Behandlungsvorstellungen und zur Behandlungsrealität

Zur Ermittlung des Stimmungsbildes zu den Behandlungsvorstellungen und zur Behandlungsrealität wurden durch die Moderatoren zwei offene Aussagen vorgegeben und die Antworten der Teilnehmer dazu gesammelt.

In Bezug auf die Behandlungsvorstellung war es Ziel, Elemente eines Idealbilds zusammenzustellen. Dazu erhielten die Teilnehmer die Aufgabe, die beiden nachfolgenden Aussagen aus ihrer Sicht zu vervollständigen:

- Zu meiner Idealvorstellung einer erfolgreichen Diabetesbehandlung gehört …
- In Bezug auf die reale Diabetesbehandlung stört mich am meisten …

Für die Zuordnung der Antworten zu beiden offenen Aussagen wurden in der Diskussion folgende Kategorien gebildet (s. dazu auch ▶ Abschn. 25.4)
- Entscheidungen/Entscheidungsbeteiligung
- Klärung von Erwartungen
- Interprofessionelle Interaktion/Kooperation/ Vernetzung
- Interaktion Arzt/Therapeut/Berater und Patient/Kommunikation
- Wissensvermittlung an Patienten/Information/ Aufklärung
- Ärztliche Kompetenz/Professionelles Handeln
- Gesundheitspolitische Perspektive
- Compliance

25.1.2 Diskussion zur Aussage: Zu meiner Idealvorstellung einer erfolgreichen Diabetesbehandlung gehört …

In der nachfolgenden Übersicht ◘ Abb. 25.2 sind die Notizen der Metaplankarten und die zugehörigen Erläuterungen der Verfasser dargestellt. Die Inhalte

Psychodiabetologie

Metaplandiskussion	Idealvorstellungen einer erfolgreichen Diabetesbehandlung	Seite 1

Idealvorstellungen einer erfolgreichen Diabetesbehandlung	Kommentare

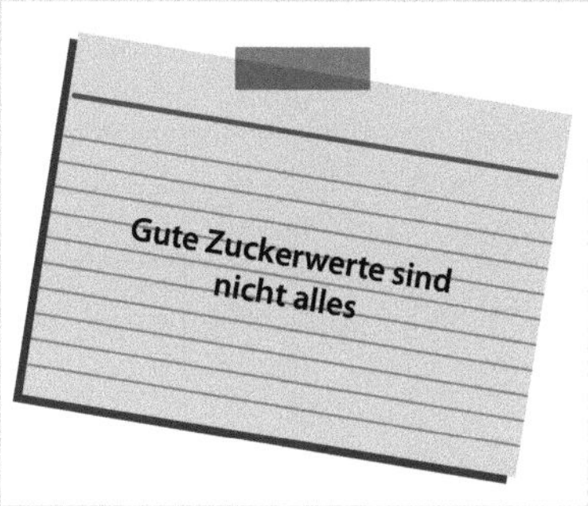

Idealvorstellungen einer erfolgreichen Diabetesbehandlung

Gute Zuckerwerte sind nicht alles

Gawenda: „Ich weiß aus Erfahrung mit der Selbsthilfegruppe „Diabetes und Depressionen", dass auch die Zuckerwerte schlechter werden, wenn es den Patienten schlecht geht. Sobald sich Patienten im Leben besser fühlen, etwa durch die Behandlung oder familiäre Umstände, sind sie auch wieder motivierter, auf ihre Zuckerwerte zu achten. Es ist wichtig den Patienten im Blick zu behalten. Wenn der Diabetologe sieht, dass es dem Menschen nicht gut geht, sollte er den Kontakt zu einem ärztlichen oder psychologischen Psychotherapeuten herstellen."

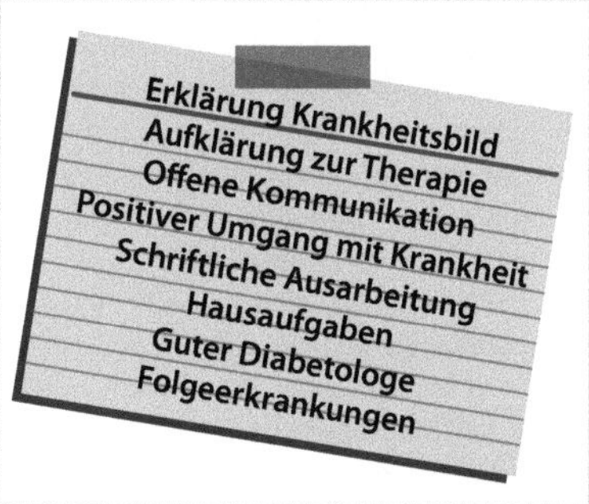

Erklärung Krankheitsbild
Aufklärung zur Therapie
Offene Kommunikation
Positiver Umgang mit Krankheit
Schriftliche Ausarbeitung
Hausaufgaben
Guter Diabetologe
Folgeerkrankungen

Siebrecht: „Für mich gehören die Dinge in der Aufzählung alle zusammen. Ich war bei meinem Hausarzt und bei meinem Diabetologen, habe aber die ganze Zeit nichts von den psychischen Dingen gewusst. Es hat auch keine Informationen über Fußambulanzen gegeben. Man wurde irgendwo irgendwie behandelt. Ich habe außerdem die Erfahrung gemacht, dass es zum Beispiel bei der Behandlung meiner Füße an Kompetenz gefehlt hat. Die normalen Diabetesschulungen sind sehr konform. Man soll auf so viele Dinge achten. Das müsste alles verständlicher sein. Viele Menschen sind einfach überfordert. Sie wissen gar nicht, was auf sie zukommt. Das Krankheitsbild löst ein großes Erschrecken aus."

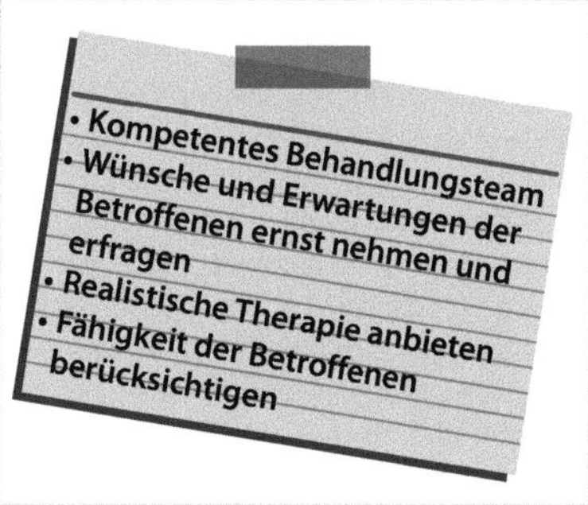

• Kompetentes Behandlungsteam
• Wünsche und Erwartungen der Betroffenen ernst nehmen und erfragen
• Realistische Therapie anbieten
• Fähigkeit der Betroffenen berücksichtigen

Ott: „Es ist für mich ganz wichtig, dass man die Patienten nicht einfach eine Schulung machen lässt nach einem bestimmten Schulungsprogramm, sondern dass man erst einmal den Menschen ansieht. Wie kommt er in die Praxis, was hat er für Probleme, was hat er überhaupt für Vorstellungen, was kann oder weiß er schon...? Darauf sollte dann die Schulung ausgerichtet sein. So sollte auch die Behandlung ausgesucht werden, dass der Patient zu Hause auch damit umgehen kann."

◘ **Abb. 25.2** Idealvorstellungen einer erfolgreichen Diabetesbehandlung

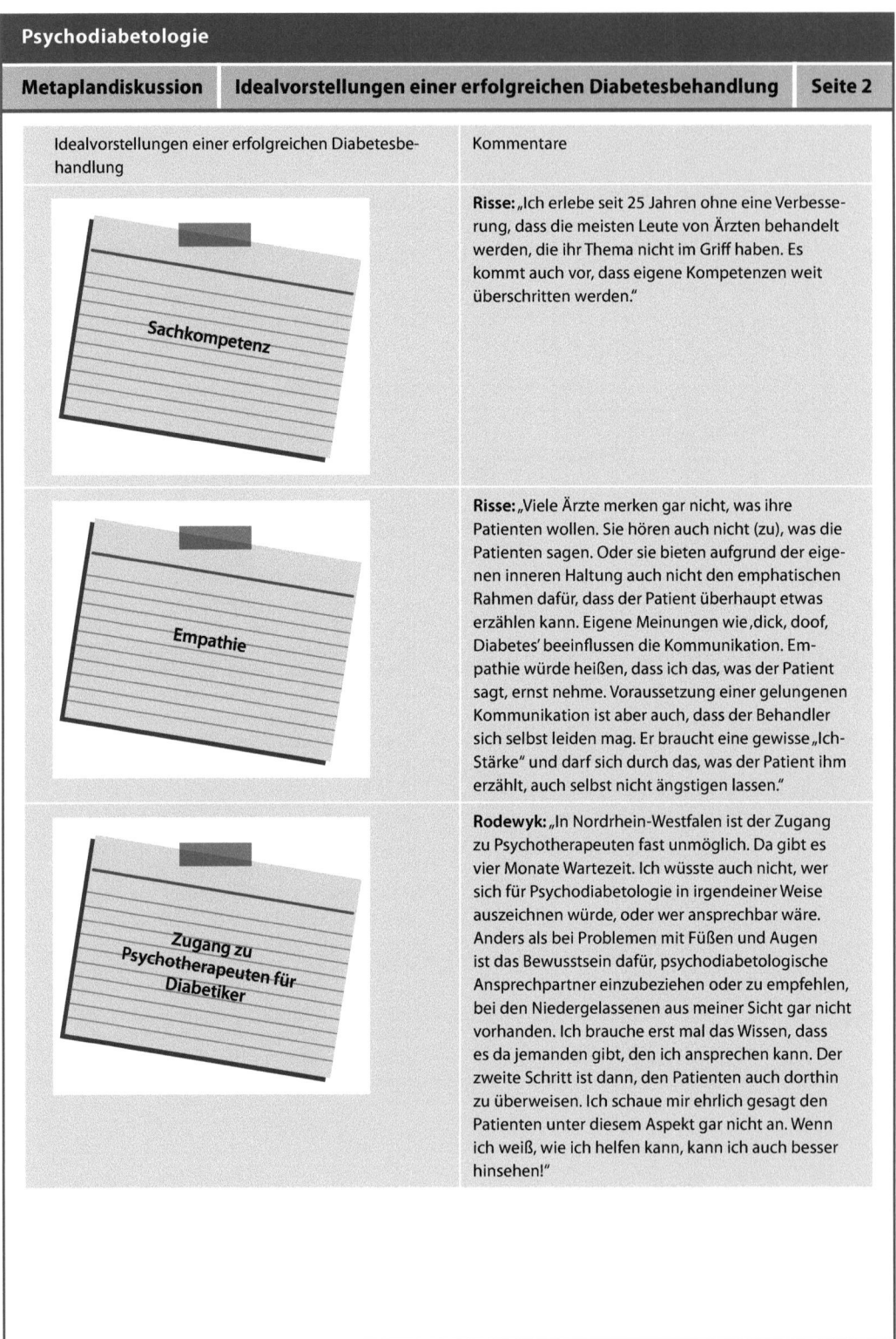

Psychodiabetologie

| Metaplandiskussion | Idealvorstellungen einer erfolgreichen Diabetesbehandlung | Seite 2 |

Idealvorstellungen einer erfolgreichen Diabetesbehandlung

Kommentare

Sachkompetenz

Risse: „Ich erlebe seit 25 Jahren ohne eine Verbesserung, dass die meisten Leute von Ärzten behandelt werden, die ihr Thema nicht im Griff haben. Es kommt auch vor, dass eigene Kompetenzen weit überschritten werden."

Empathie

Risse: „Viele Ärzte merken gar nicht, was ihre Patienten wollen. Sie hören auch nicht (zu), was die Patienten sagen. Oder sie bieten aufgrund der eigenen inneren Haltung auch nicht den emphatischen Rahmen dafür, dass der Patient überhaupt etwas erzählen kann. Eigene Meinungen wie ‚dick, doof, Diabetes' beeinflussen die Kommunikation. Empathie würde heißen, dass ich das, was der Patient sagt, ernst nehme. Voraussetzung einer gelungenen Kommunikation ist aber auch, dass der Behandler sich selbst leiden mag. Er braucht eine gewisse „Ich-Stärke" und darf sich durch das, was der Patient ihm erzählt, auch selbst nicht ängstigen lassen."

Zugang zu Psychotherapeuten für Diabetiker

Rodewyk: „In Nordrhein-Westfalen ist der Zugang zu Psychotherapeuten fast unmöglich. Da gibt es vier Monate Wartezeit. Ich wüsste auch nicht, wer sich für Psychodiabetologie in irgendeiner Weise auszeichnen würde, oder wer ansprechbar wäre. Anders als bei Problemen mit Füßen und Augen ist das Bewusstsein dafür, psychodiabetologische Ansprechpartner einzubeziehen oder zu empfehlen, bei den Niedergelassenen aus meiner Sicht gar nicht vorhanden. Ich brauche erst mal das Wissen, dass es da jemanden gibt, den ich ansprechen kann. Der zweite Schritt ist dann, den Patienten auch dorthin zu überweisen. Ich schaue mir ehrlich gesagt den Patienten unter diesem Aspekt gar nicht an. Wenn ich weiß, wie ich helfen kann, kann ich auch besser hinsehen!"

▫ **Abb. 25.2** *(Fortsetzung)* Idealvorstellungen einer erfolgreichen Diabetesbehandlung

Psychodiabetologie		
Metaplandiskussion	**Idealvorstellungen einer erfolgreichen Diabetesbehandlung**	**Seite 3**

Idealvorstellungen einer erfolgreichen Diabetesbehandlung	Kommentare
Optimierung der Kommunikation Hausarzt-Diabetologe	**Rodewyk:** „Das ist mein „Lieblingsproblem". Die Kommunikation Hausarzt-Diabetologe läuft bisweilen sehr schlecht. Da gibt es Standardbriefe... Aber auch wenn ich bei der Überweisung zum Diabetologen eine Wunschvorstellung (Behandlungsvorschläge) äußere, weil ich den Patienten schon sehr lange kenne, behandelt er meinen Patienten nach „Schema F" und beachtet gar nicht, was ich dazu geschrieben habe. Vielleicht traue ich mich auch nicht, den Diabetologen anzurufen und ihm meine Vorstellungen mitzuteilen. Das kann man nicht mit allen machen. ICH bin der Diabetologe, ich mach das schon...Das ist die Kommunikationsproblematik!"
Medikamentöse Therapiefreiheit	**Rodewyk:** „Wir dürfen manche Medikamente nicht so einsetzen, wie wir das gerne tun würden."
Konsens über Ziele erreichen statt Vorgaben	**Grewe:** „Ich glaube, dass die Therapieziele oder die Erwartungen und Wünsche, die der Betroffene hat, oft nicht berücksichtigt oder gehört werden. Es wird gar nicht nachgefragt, wie der Patient etwas sieht, oder welche Ziele er selbst hat. Oft werden einfach starre Therapieziele vorgegeben wie: $HbA1_c$, Blutwerte, Gewichtsabnahme etc."

◨ **Abb. 25.2** (*Fortsetzung*) Idealvorstellungen einer erfolgreichen Diabetesbehandlung

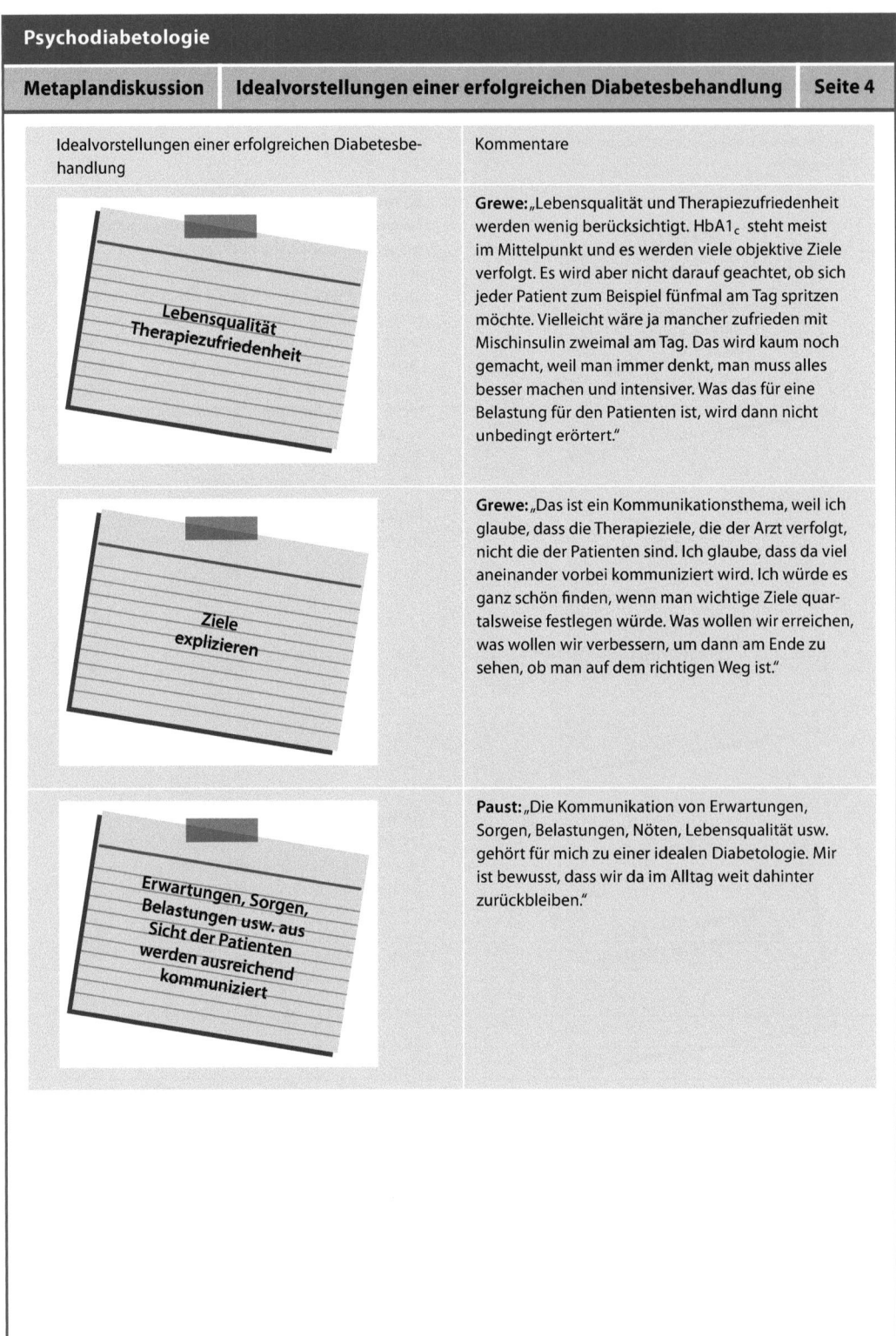

Psychodiabetologie

| Metaplandiskussion | Idealvorstellungen einer erfolgreichen Diabetesbehandlung | Seite 4 |

Idealvorstellungen einer erfolgreichen Diabetesbehandlung	Kommentare
(Zettel: Lebensqualität Therapiezufriedenheit)	**Grewe:** „Lebensqualität und Therapiezufriedenheit werden wenig berücksichtigt. HbA1$_c$ steht meist im Mittelpunkt und es werden viele objektive Ziele verfolgt. Es wird aber nicht darauf geachtet, ob sich jeder Patient zum Beispiel fünfmal am Tag spritzen möchte. Vielleicht wäre ja mancher zufrieden mit Mischinsulin zweimal am Tag. Das wird kaum noch gemacht, weil man immer denkt, man muss alles besser machen und intensiver. Was das für eine Belastung für den Patienten ist, wird dann nicht unbedingt erörtert."
(Zettel: Ziele explizieren)	**Grewe:** „Das ist ein Kommunikationsthema, weil ich glaube, dass die Therapieziele, die der Arzt verfolgt, nicht die der Patienten sind. Ich glaube, dass da viel aneinander vorbei kommuniziert wird. Ich würde es ganz schön finden, wenn man wichtige Ziele quartalsweise festlegen würde. Was wollen wir erreichen, was wollen wir verbessern, um dann am Ende zu sehen, ob man auf dem richtigen Weg ist."
(Zettel: Erwartungen, Sorgen, Belastungen usw. aus Sicht der Patienten werden ausreichend kommuniziert)	**Paust:** „Die Kommunikation von Erwartungen, Sorgen, Belastungen, Nöten, Lebensqualität usw. gehört für mich zu einer idealen Diabetologie. Mir ist bewusst, dass wir da im Alltag weit dahinter zurückbleiben."

◻ Abb. 25.2 *(Fortsetzung)* Idealvorstellungen einer erfolgreichen Diabetesbehandlung

Psychodiabetologie		
Metaplandiskussion	**Idealvorstellungen einer erfolgreichen Diabetesbehandlung**	**Seite 5**

Idealvorstellungen einer erfolgreichen Diabetesbehandlung	Kommentare
Alle an der Behandlung Beteiligten sind um eine gemeinsame patientenorientierte Haltung bemüht.	**Paust:** „Es sollte im diabetologischen Alltag mehr um eine gemeinsame patientenorientierte Haltung gerungen werden. Es wird viel über Versorgungsstrukturen, über Geld und auch über gesundheitspolitische Fragen geredet. Aber die Frage nach der Haltung, nach der gemeinsamen Idee, wie wollen wir Diabetologie in unserem Zentrum oder mit verschiedenen Beteiligten machen, wird oft vernachlässigt. Das würde ich mir aber wünschen."
Somatische und psychosoziale Aspekte werden jeweils am Patienten orientiert in der Patientenarbeit berücksichtigt	**Paust:** „Ich würde mir wünschen, dass man den Begriff der Patientenorientierung ernst nimmt und zwar im mehrfachen Sinne: Man orientiert sich an dem, was der Patient in der jeweiligen Phase seiner Erkrankung braucht. Aber es heißt auch, man gibt dem Patienten eine Orientierung zum Beispiel in Form einer klaren Darstellung der Behandlungswege oder aller an der Behandlung Beteiligten zum jeweiligen Zeitpunkt. Dazu gehört auch, wer noch beteiligt werden könnte. Medizinische und somatische Aspekte müssen ebenso wahrgenommen werden wie psychosoziale Belange."
Der Patient wird in seiner Gesamtheit gesehen.	**Gawenda:** „Patienten haben ja nicht nur Diabetes, sie haben auch ein Leben neben dem Diabetes. Man muss auch sehen, dass mancher Patient vielleicht intellektuell überfordert ist mit den Diabetes-Plänen oder Therapiezielen... Ich denke jetzt auch an meine Gruppe. Die sind sehr belastet mit anderen Erkrankungen. Die können gar nicht alles aufnehmen, was der Arzt sagt. Für manche ist der Diabetes auch zweitrangig. Dann müssen erst einmal andere Sachen geklärt werden, ehe man sich wieder um den Diabetes kümmert. Dass der Diabetes immer an erster Stelle steht, würde ich in Frage stellen."

◻ **Abb. 25.2** (*Fortsetzung*) Idealvorstellungen einer erfolgreichen Diabetesbehandlung

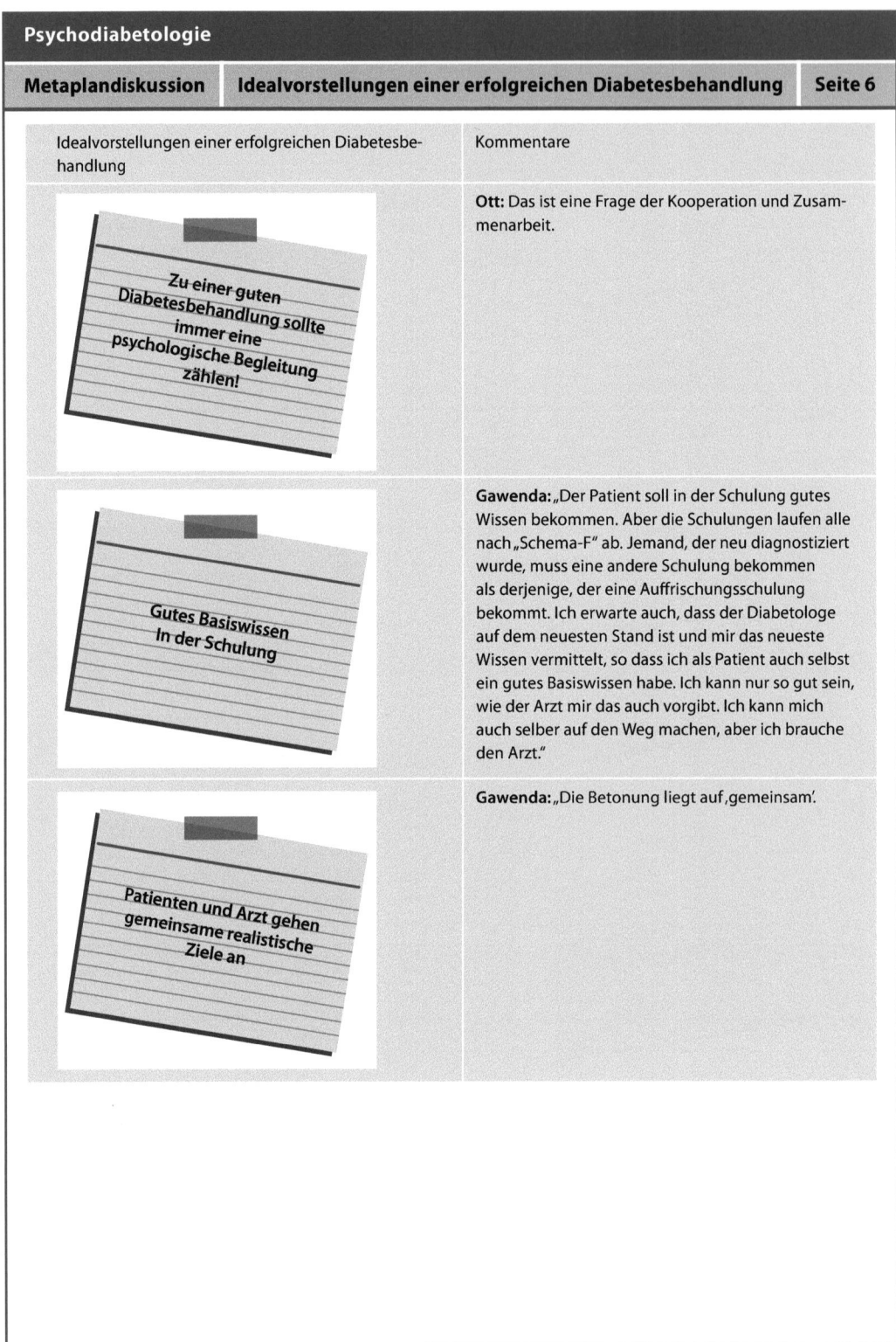

Psychodiabetologie

| Metaplandiskussion | Idealvorstellungen einer erfolgreichen Diabetesbehandlung | Seite 6 |

Idealvorstellungen einer erfolgreichen Diabetesbehandlung

> Zu einer guten Diabetesbehandlung sollte immer eine psychologische Begleitung zählen!

Kommentare

Ott: Das ist eine Frage der Kooperation und Zusammenarbeit.

> Gutes Basiswissen in der Schulung

Gawenda: „Der Patient soll in der Schulung gutes Wissen bekommen. Aber die Schulungen laufen alle nach „Schema-F" ab. Jemand, der neu diagnostiziert wurde, muss eine andere Schulung bekommen als derjenige, der eine Auffrischungsschulung bekommt. Ich erwarte auch, dass der Diabetologe auf dem neuesten Stand ist und mir das neueste Wissen vermittelt, so dass ich als Patient auch selbst ein gutes Basiswissen habe. Ich kann nur so gut sein, wie der Arzt mir das auch vorgibt. Ich kann mich auch selber auf den Weg machen, aber ich brauche den Arzt."

> Patienten und Arzt gehen gemeinsame realistische Ziele an

Gawenda: „Die Betonung liegt auf ‚gemeinsam'.

▢ Abb. 25.2 *(Fortsetzung)* Idealvorstellungen einer erfolgreichen Diabetesbehandlung wurden an der Metaplanwand den festgelegten Kategorien zugeordnet.

25.1.3 Diskussion zur Aussage: In Bezug auf die reale Diabetesbehandlung stört mich am meisten …

In der nachfolgenden Übersicht ◘ Abb. 25.3 sind die Notizen der Metaplankarten und die zugehörigen Erläuterungen der jeweiligen Verfasser dargestellt.

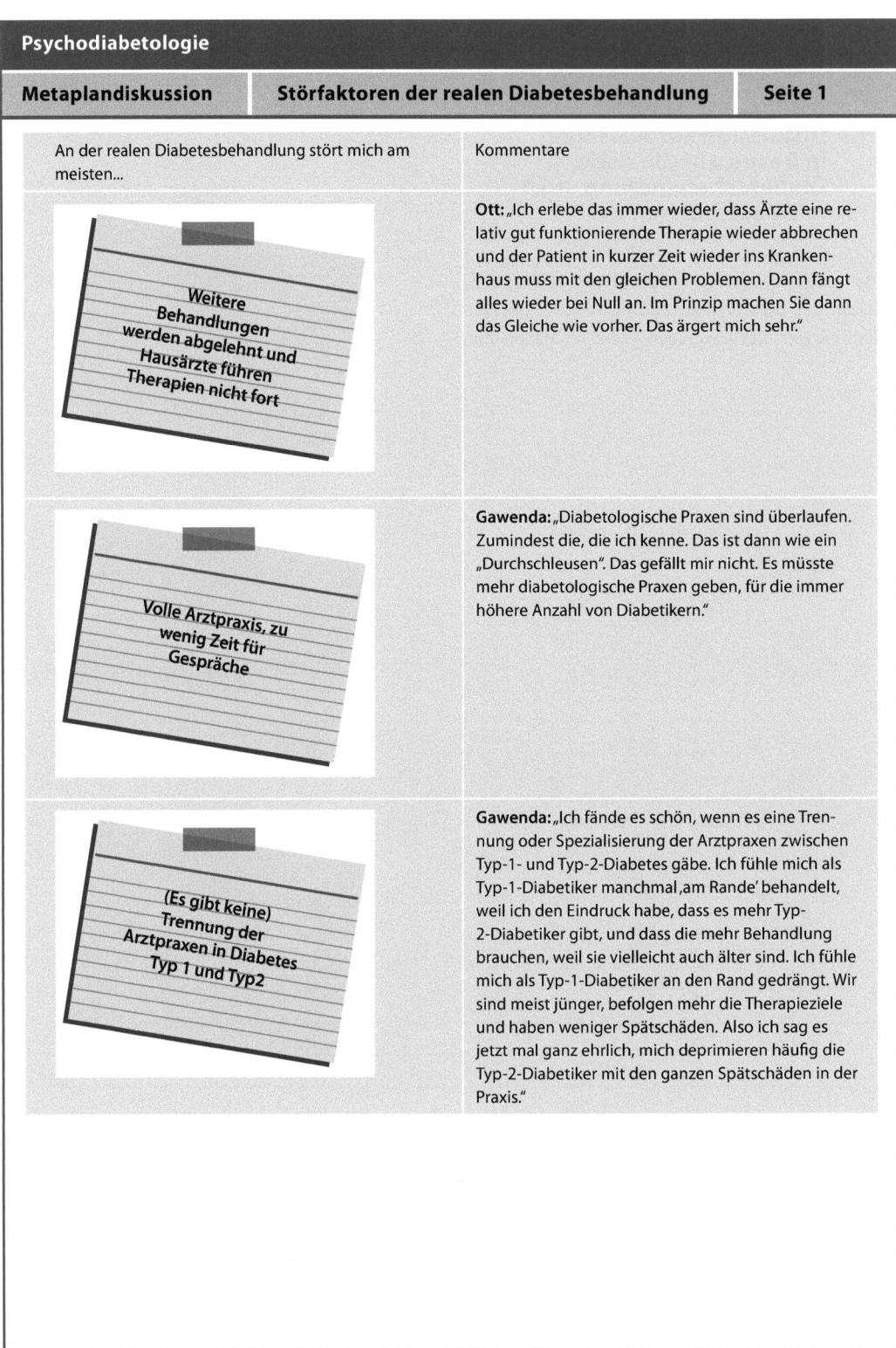

Psychodiabetologie

Metaplandiskussion	Störfaktoren der realen Diabetesbehandlung	Seite 1

An der realen Diabetesbehandlung stört mich am meisten…

Kommentare

> Weitere Behandlungen werden abgelehnt und Hausärzte führen Therapien nicht fort

Ott: „Ich erlebe das immer wieder, dass Ärzte eine relativ gut funktionierende Therapie wieder abbrechen und der Patient in kurzer Zeit wieder ins Krankenhaus muss mit den gleichen Problemen. Dann fängt alles wieder bei Null an. Im Prinzip machen Sie dann das Gleiche wie vorher. Das ärgert mich sehr."

> Volle Arztpraxis, zu wenig Zeit für Gespräche

Gawenda: „Diabetologische Praxen sind überlaufen. Zumindest die, die ich kenne. Das ist dann wie ein „Durchschleusen". Das gefällt mir nicht. Es müsste mehr diabetologische Praxen geben, für die immer höhere Anzahl von Diabetikern."

> (Es gibt keine) Trennung der Arztpraxen in Diabetes Typ 1 und Typ2

Gawenda: „Ich fände es schön, wenn es eine Trennung oder Spezialisierung der Arztpraxen zwischen Typ-1- und Typ-2-Diabetes gäbe. Ich fühle mich als Typ-1-Diabetiker manchmal ‚am Rande' behandelt, weil ich den Eindruck habe, dass es mehr Typ-2-Diabetiker gibt, und dass die mehr Behandlung brauchen, weil sie vielleicht auch älter sind. Ich fühle mich als Typ-1-Diabetiker an den Rand gedrängt. Wir sind meist jünger, befolgen mehr die Therapieziele und haben weniger Spätschäden. Also ich sag es jetzt mal ganz ehrlich, mich deprimieren häufig die Typ-2-Diabetiker mit den ganzen Spätschäden in der Praxis."

◘ Abb. 25.3 Störfaktoren der realen Diabetesbehandlung

Psychodiabetologie

| Metaplandiskussion | Störfaktoren der realen Diabetesbehandlung | Seite 2 |

An der realen Diabetesbehandlung stört mich am meisten...

Kommentare

Fehlende Kenntnis:
Psychodiabetologen
Diabetologen

Siebrecht: „Der Diabetologe weiß häufig nichts von psychischen Problemen, der Hausarzt sowieso nicht. Ich habe einen tollen Hausarzt und habe das mit ihm besprochen. Mein Arzt hat gesagt: „Bis jetzt haben wir Depression getrennt von Diabetes behandelt. Wir müssen zusehen, dass das zueinander findet."

- **Knappe Zeit**
  des Diabetologen
- **fehlende Kommunikation**
  Diabetologe-Hausarzt
- **Diabetesschulungen**
- **wenig Unterstützung**

Siebrecht: „Das fehlt!"

(Wir brauchen) bessere
Unterstützung bei der
Therapie,
Blutzuckerkontrollen,
Spritzen, individualisierte
Diabetes(behandlung)

Siebrecht: „Patienten brauchen eine bessere Unterstützung bei der Therapie, Blutzuckerkontrollen oder Spritzen. Ich bin erst seit 1½ Jahren insulinpflichtig. Ich habe ein festes Schema kennengelernt. Du misst morgens, mittags, abends, nachts und dann sieh', wie Du zurechtkommst. Ich hab immer immens hohe Zuckerwerte gehabt und bin nie davon runtergekommen. Und dann komme ich plötzlich hier in eine Gruppe, und da lerne ich die Psychotherapeutin kennen, die sagt zu mir: „Warum so ein starres Schema? Messen Sie doch häufiger, dann sehen Sie auch, dass der Zucker zwischenzeitlich runter geht." Und das habe ich gemacht. Warum muss mir das jemand erklären, der kein Arzt ist? Ich weiß jetzt natürlich, sie war früher Diabetesberaterin und war natürlich von ihrer Kompetenz unheimlich angetan, aber warum hat kein anderer die Kompetenz?"

◘ **Abb. 25.3** (*Fortsetzung*) Störfaktoren der realen Diabetesbehandlung

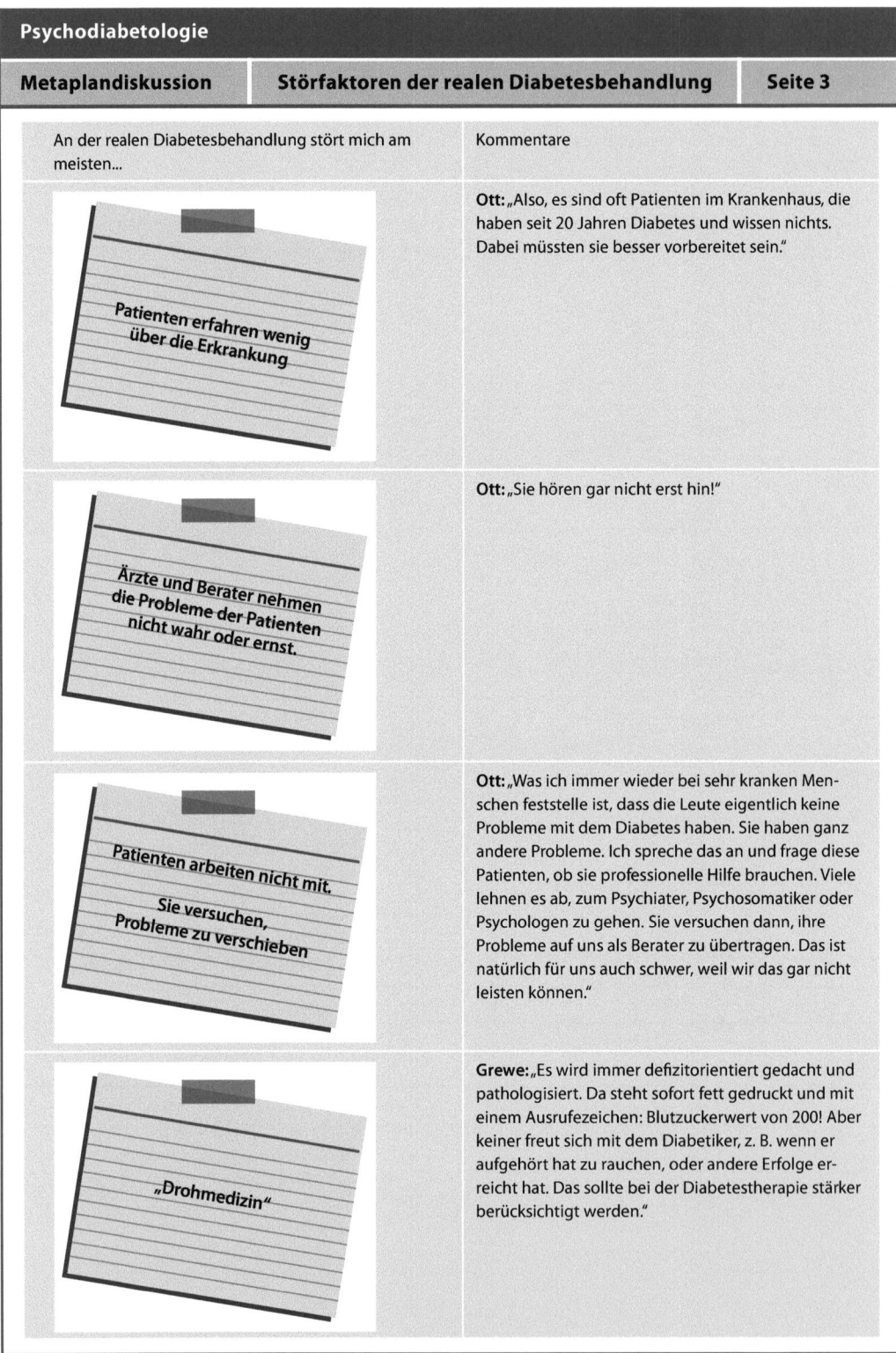

◻ **Abb. 25.3** (*Fortsetzung*) Störfaktoren der realen Diabetesbehandlung

Psychodiabetologie

| Metaplandiskussion | Störfaktoren der realen Diabetesbehandlung | Seite 4 |

An der realen Diabetesbehandlung stört mich am meisten…	Kommentare

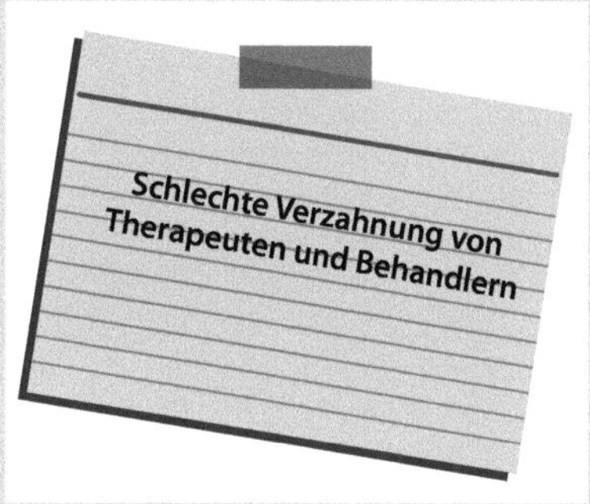

<table>
<tr>
<td>

Schlechte Verzahnung von Therapeuten und Behandlern

</td>
<td>

Grewe: „Ich finde, das wäre wünschenswert, dass vielleicht auch mal bei schwierigen Patienten eine Rücksprache erfolgt, dass sie nicht einfach nur überwiesen werden oder gar eingewiesen werden, sondern dass man vielleicht auch mal sagt, dies oder das fällt mir auf. Rückmeldungen zu geben, was wäre sinnvoll, wozu ist der Patient bereit, was konnten wir mit dem Patienten nicht so gut besprechen, weil er im Augenblick noch keine Bereitschaft zeigt, etc. Das ist professionelles Zusammenarbeiten."

</td>
</tr>
<tr>
<td>

Patienten gelten als non-compliant, wenn sie andere Vorstellungen haben

</td>
<td>

Paust: „Das gehört auch zum Thema der Optimierung der Kommunikation."

</td>
</tr>
<tr>
<td>

• **Fehlende Sicht des Gesamtproblems**
• **Diabetes und Folgeprobleme**
• **fehlende Sachkompetenz**
• **gesellschaftliche Achtung**

</td>
<td>

Risse: „Diabetes hat keinen Stellenwert. Quartalsweise Besprechung von Zielen ist nicht mehr erwünscht."

</td>
</tr>
</table>

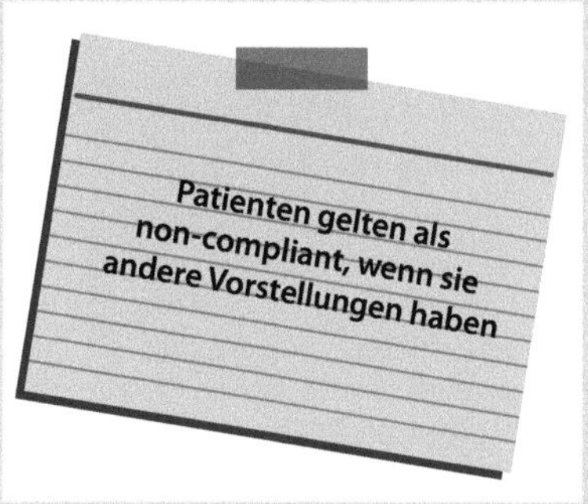

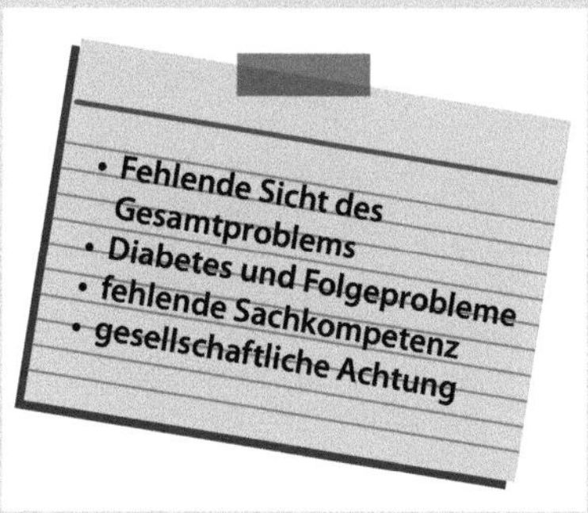

◘ **Abb. 25.3** (*Fortsetzung*) Störfaktoren der realen Diabetesbehandlung

Die Inhalte wurden den festgelegten Kategorien zugeordnet.

25.2 Teil 2: Gewichtung der diskutierten Aspekte

Jeder Teilnehmer nimmt aus seiner ganz persönlichen Sicht eine Gewichtung der Aussagen vor. Dazu werden Punkte auf die Kärtchen geklebt, deren Inhalte aus der jeweiligen Sicht von höchster Priorität sind. Es gibt dabei die Möglichkeit, alle drei Punkte einem Thema zuzuordnen oder auf unterschiedliche Aussagekarten entsprechend zu verteilen. Gesundheitspolitische Aspekte wurden bei der weiteren Betrachtung ausgenommen.

Als wichtigste Themen wurden identifiziert:
- Kommunikationsverhalten und Wissensvermittlung,
- Kompetenz bzw. Compliance,
- unterschiedliche Erwartungen an die Arzt-Patient-Interaktion.

Bei der nachfolgend wiedergegebenen Diskussion zu den priorisierten Themen handelt es sich um individuelle Sichtweisen und nicht um einen Gruppenkonsens. Einige Antworten ließen sich sicher mehreren Kategorien zuordnen.

25.2.1 Kommunikationsverhalten und Wissensvermittlung

Diskussion zum Punkt Kommunikationsverhalten und Wissensvermittlung

Siebrecht – Die Konsequenzen der Erkrankung sind oft nicht krass genug dargestellt.

Rodewyk – Ist das nicht ein Widerspruch zur „Drohmedizin"? Wenn ich gleich sage: diabetischer Fuß, Blindheit, Herzinfarkt, Tod, verschrecke ich da nicht die Patienten?

Siebrecht – Drohgebärden finde ich auch zu hart. Aber ich denke schon, dass man ganz deutlich sagen muss, was der Diabetes bedeutet, auch wenn das manchmal hart ist. Ich denke, wenn der Patient besser informiert ist, setzt er sich stärker mit der Erkrankung auseinander. Er muss wissen was er hat, weil es ihm dann auch leichter fällt. Meine Empfehlung ist, schriftliche Informationen zu geben, auch vielleicht eine „Hausarbeit".

Gawenda – Es ist wichtig, dass der Patient über Folgeerkrankungen informiert wird. Aber wenn der Patient das nicht an-

nehmen kann, dann muss der Arzt versuchen herauszufinden, was dahinter steckt.

Grewe – Ich denke auch, Wissensvermittlung ist eine ganz wichtige Sache.

Ott – Wenn ein Patient im Moment nicht belastet werden möchte ist es vielleicht nicht sinnvoll, mit ihm über Folgeerkrankungen zu sprechen. Man muss einfach versuchen, dass man mit allen Betroffenen auch in Kontakt bleibt. Dazu gehört, dass man auch als Psychologe, als Gesprächspartner zur Verfügung steht. Wenn man Leute über viele Jahre kennt, da erzählen sie schon, dass die Familie sehr belastet ist. Das Umfeld des Betroffenen gehört immer dazu. Es ist wichtig, wenn Patienten mit Diabetes mit ihren Angehörigen über ihre Probleme und Sorgen sprechen können. Der Arzt hat meist nicht die Zeit dazu.

Rodewyk – Es fehlt absolut eine gute Schulung. Der Patient kommt zum Diabetologen und dann bekommt er eine Standardschulung. Zwischendurch wird er einmal vom Diabetologen gesehen und vielleicht am Ende noch einmal, aber ein Gespräch über Ursachen, Zustand und Folgen der Erkrankung findet nicht statt. Der Patient muss wissen, warum er an den Schulungen teilnehmen soll. Es geht dabei nicht um „HbA1c-Kosmetik", die wir leider betreiben.

Risse – Man braucht ein Milieu, in dem der Patient auch einmal das sagt, was er eigentlich möchte. Ärzte hören oft nicht zu. Für die Kommunikation haben wir ja die Diabetesberaterin, die extra dafür ausgebildet ist. Oft haben aber die Beraterinnen ihre eigene Ideologie oder Sichtweise. Ärzte müssten mit ihren Patienten sprechen und dann auch zuhören. Dann würden sie herausbekommen, was die Patienten wollen. Ob sie alles sofort wissen möchten, oder ob es momentan vielleicht gar nicht opportun ist, alles sofort auf den Tisch zu bringen. Es gibt Patienten, die nur auf „Drohmedizin" reagieren und solche, die geführt werden wollen.

Paust – Die Beschäftigung und Auseinandersetzung mit dem Patienten ist in dieser Situation wichtig. Da im Behandlungsalltag oft wenig Zeit vorhanden ist, ist das, was nötig wäre, sich nämlich miteinander zu beschäftigen, eigentlich hinderlich. Wenn man mehr Zeit hätte, dann stünde immer noch die Frage offen, ob die Kommunikation sich ändern würde. Also ich halte das für einen zentralen Punkt. Wieviel Zeit hat man füreinander?

25.2.2 Kompetenz

Diskussion zum Punkt Kompetenz

Gawenda – Ein Diabetiker braucht auch immer einen Psychotherapeuten zur Seite. Er braucht Beratung, Lebensberatung. Das kann der Arzt häufig nicht geben. Vielleicht hatte der Patient auch vorher schon große psychische Probleme, und dann kam der Diabetes noch hinzu. Vielleicht muss ja auch noch etwas ganz anderes behandelt werden als der Diabetes.

Siebrecht – Es gibt Ärzte, die sagen: „Sie haben den HbA1c-Wert nicht erreicht. Das geht so nicht und da müssen sie sich jetzt am Riemen reißen." Es fehlt der einfühlsamere Mediziner, der erkennt, dass vielleicht in einer anderen Art und Weise kommuniziert werden muss. Die Unterstützung kann auch von einer Beraterin kommen.

Rodewyk – Das Wissen um die Psychodiabetologie ist einfach gleich Null.

25.2.3 Compliance

Diskussion zum Punkt Compliance

Siebrecht – Ein Diabetiker nimmt überhaupt nicht richtig wahr, was er für eine Krankheit hat. Er bekommt schematisiert Dinge vermittelt, die an der Oberfläche bleiben. Die Konsequenzen der Erkrankung sind nicht ausreichend dargestellt. Der Patient sagt sich, na gut, jetzt habe ich Zucker, aber er spürt ja nichts. Meist setzt man sich erst mit der Krankheit auseinander, wenn man die ersten Dinge spürt.

Gawenda – Dieses Wissen, dass das eine gefährliche Krankheit ist, die zu Spätschäden führen kann, impliziert nicht, dass sich Patienten zum Beispiel nach ihrem Diätplan richten. Da glaube ich einfach, der Mensch muss als Ganzes gesehen werden. Da gibt es vielleicht Blockaden und Widerstände, die mit dem Diabetes gar nichts zu tun haben müssen.

Siebrecht – Patienten müssen mitarbeiten. Das ist doch ganz wesentlich.

Risse – Überall wird von Empowerment geredet, aber niemand fordert es ein. Wir sehen seit 20 Jahren Amputationsraten, die stabil bleiben und den Patienten ist das „schnurzegal".

Anmerkung: Zum Empowerment zählen Strategien und Maßnahmen, die die Selbstbestimmung des Menschen ermöglichen. In der Medizin geht es bei Empowerment um die Befähigung und Unterstützung eines Patienten, sich informiert und selbstbestimmt im Gesundheitssystem zu bewegen

25.2.4 Unterschiedliche Erwartungen in der Arzt-Patient-Interaktion

Diskussion zu unterschiedlichen Erwartungen in der Arzt-Patient-Interaktion

Risse – Hier geht es um die Lebensstiländerungen.

Grewe – Die Ernsthaftigkeit der Erkrankung ist aber, glaube ich, vielen Diabetikern schon relativ früh klar. Ich glaube, man sollte

auch mal ganz explizit fragen, was die Patienten sich vorstellen, was Diabetes für sie und ihr Leben heißt. Was wissen sie? Was haben sie für Ängste? Was haben sie für Befürchtungen, was passieren könnte? Gerade in der Gruppe haben wir solche Beispiele: Da hat ein Arzt zu einem Patienten gesagt, in 30 Jahren sind sie sowieso blind. Und das schwebt dann gleich wie ein Schwert über demjenigen. Und wenn die Angst dann so unermesslich groß wird, dann führt das ja auch zu einer Starre.

25.3 Teil 3: Lösungsvorschläge zur Verbesserung der Behandlung und Betreuung von Diabetikern

Die Teilnehmer wurden im dritten Teil der Veranstaltung gebeten, auf der Grundlage ihrer Erfahrungen und individuellen Sichtweisen Lösungsvorschläge zu einer Verbesserung der Behandlung und Betreuung von Patienten mit Diabetes zu erarbeiten. Dabei wurden drei Themen herausgegriffen und zwar

- Selbstverantwortung,
- interprofessionelle Kooperation,
- Schulungsangebote für Diabetiker.

25.3.1 Mehr Selbstverantwortung übernehmen

Lösungsvorschläge für mehr Selbstverantwortung

Siebrecht – … wenn ich keine Kenntnis habe, kann ich nichts einfordern. Da sind wir wieder im Bereich Information. Wenn ich nicht weiß, wie ich gut mit Medikamenten versorgt werden kann, dann kann ich auch nicht danach fragen. Ich kann auch nicht nach meiner Lebensqualität fragen. Ich gehe wieder von meinem eigenen Beispiel aus. Wenn Patienten keine Fachberatung bekommen, die sie auch verstehen können, gibt es im Prinzip nichts (Anmerkung: gemeint sind Informationen). Wo sollen denn die Informationen herkommen? Im Internet stehen sie nicht. Ich bekomme sie nur durch Fachärzte. Da gibt es noch diese … Zeitschriften, die in der Apotheke verteilt werden … Da wird alles nur ganz grob angerissen.

Rodewyk – Der Patient sitzt mir gegenüber und ich rede und er sagt nichts. Dann muss der Patient den Mund aufmachen und sagen: „Doktor, hier habe ich ein Problem." Also die Patienten müssen mehr einfordern.

Siebrecht – Dabei gibt es ein großes Problem. Da steht der große weiße Kittel und hier steht die kleine Maus.

Paust – Als Psychodiabetologe stelle ich mich der Verantwortung in der Versorgung. Auch ein Betroffener sollte sich seiner Verantwortung stellen, die Konsequenzen für sein Verhalten tragen. Mein Plädoyer wäre, danach zu schauen, wie man Selbstverantwortung stärken kann.

lungen würden den Problemen dann auch wieder gerechter werden.

25.3.2 Mehr interprofessionelle Kooperation und Einbeziehung niederschwelliger Hilfsangebote

Lösungsvorschläge für mehr interprofessionelle Kooperation

Grewe – Diabetes steht nicht immer im Vordergrund. Ich glaube schon, wenn andere Probleme gelöst werden, braucht man nicht immer eine Fachpsychotherapie. Manchmal reichen auch niederschwellige Lösungsangebote, wie Selbsthilfegruppen oder Psychotherapie insgesamt. Dann kann es sein, dass Energien und Ressourcen freigesetzt werden, die es ermöglichen, sich mit der Gesundheit auseinander zu setzen und das auch im positiven Sinne: Wofür will ich eigentlich gesund sein, wofür möchte ich eine gute Selbstfürsorge betreiben und nicht nur im Sinne von Drohmedizin

Gawenda – Ich würde gut finden, wenn man bei der Erstfeststellung, egal ob im Krankenhaus oder beim Arzt, auch auf Selbsthilfegruppen hingewiesen würde. Gerade dort findet man sich zusammen und beginnt ein anderes Bewusstsein zu entwickeln und auch zu fordern. Das ist meine Erfahrung.

25.3.3 Individualisierte Schulungskonzepte statt Standardvorträge

Lösungsvorschläge für Schulungsangebote

Rodewyk – ... ich habe schon immer eine Vorstellung davon, dass man Patienten in spezifische Gruppen aufteilt, zum Beispiel der jüngere Typ-2-Diabetiker, der das erste Mal kommt. Wenn ich davon bis zu 10 oder 12 zusammen nehme und ihnen eine Basisinformation gebe ... Ich könnte eine Stunde daraus machen, um die Patienten wirklich umfassend aufzuklären. ... dann noch einmal eine Lebensstilberatung. Das könnte man in drei Veranstaltungen aufteilen. Das gibt das Honorierungssystem nicht her, aber das wäre eine sehr schöne Möglichkeit für mich, zeiteffizienter zu sein. Der Patient würde viel mehr davon mitbekommen, weil ich es eben nicht in 3 × 10 min aufteilen muss ...

Grewe – So eine Diabetikerschulung in Richtung Module würde sich ja auch viel mehr an den Stadien der Krankheitsverarbeitung orientieren. Also eine Diabeteserkrankung oder jede chronische Erkrankung muss man ja letztendlich im Verlauf betrachten und die Diagnosestellung ist eine andere Phase und hat andere Erfordernisse als z. B. Probleme, die im Verlauf der Jahre auftreten. Ich denke, solche Arten von Schu-

25.4 Zusammenfassung und Ausblick

Obwohl die Ergebnisse der Diskussion eine Sammlung individueller Meinungen darstellen, beschreiben sie dennoch die Situation der Behandlung und Betreuung von Patienten mit Diabetes insbesondere vor dem Hintergrund der Psychodiabetologie. Die nachfolgende Übersicht ◘ Abb. 25.4 listet noch einmal orientiert an den vorgegebenen Kategorien das Ergebnis des ersten Gesprächsteils in der Übersicht

Psychodiabetologie		
Metaplandiskussion	**Zusammenfassung**	**Seite 1**

Zu einer idealen Diabetesbehandlung gehört...	An der Behandlung stört mich am meisten....
Entscheidung/Entscheidungsbeteiligung	
– Konsens über Ziele erreichen, statt Vorgaben machen.	– Ärzte und Berater nehmen die Probleme der Patienten nicht wahr oder nicht ernst.
– Patienten und Ärzte gehen gemeinsam realistische Ziele an	– Die Ziele der Patienten stimmen nicht unbedingt mit den Zielen der Ärzte überein.
Klärung von Erwartungen	
– Kompetentes Behandlungsteam	– Drohmedizin
– Wünsche und Erwartungen der Betroffenen erfragen und ernst nehmen	– immer Defizit orientierte Denkweise, wenig Würdigung individueller Erfolge der Patienten
– Realistische Therapie anbieten	
– Fähigkeit der Betroffenen berücksichtigen	
– Erwartungen, Sorgen und Belastungen aus Sicht der Patienten werden ausreichend kommuniziert	
– Der Patient wird in seiner Gesamtheit gesehen	
– Patienten und Ärzte gehen gemeinsam realistische Ziele an	
– Lebensqualität und Therapiezufriedenheit werden berücksichtigt	
Interprofessionelle Interaktion / Kooperation / Vernetzung	
– Nicht nur die Zuckerwerte sehen (bei Bedarf Kontakt zu ärztlichen oder Psychotherapeuten herstellen)	– Weitere Behandlungen werden abgelehnt und Hausärzte führen Therapien nicht fort
– Optimierung der Kommunikation Hausarzt-Diabetologe	– Fehlende Kommunikation Diabetologe-Hausarzt
– Zugang zu Psychotherapeuten für Diabetiker	– Fehlende Kenntnis Psychodiabetologen, Diabetologen
– Alle an der Behandlung Beteiligten sind um eine gemeinsame patientenorientierte Haltung bemüht.	– Schlechte Verzahnung von Therapeuten und Behandlern
– Zu einer guten Diabetesbehandlung sollte immer eine psychoedukative bzw. psychotherapeutische Begleitung zählen.	– Konflikte in der Praxis, zwischen Diabetesabteilung und anderen Abteilungen, zwischen Kliniken
– Der Patient wird in seiner Gesamtheit gesehen.	
– Somatische und psychosoziale Aspekte werden jeweils am Patienten orientiert in der Patientenarbeit berücksichtigt.	

◻ **Abb. 25.4** Zusammenfassung des ersten Gesprächsteils

25

Psychodiabetologie		
Metaplandiskussion	**Zusammenfassung**	**Seite 2**

Zu einer idealen Diabetesbehandlung gehört...	**An der Behandlung stört mich am meisten....**

Interaktion Arzt/Therapeut/Berater und Patient/ Kommunikation

- Offene Kommunikation zwischen Ärzten/Therapeuten/Beratern und Patienten	- Patienten gelten als non-compliant, wenn sie andere Vorstellungen haben
- Wünsche und Erwartungen der Betroffenen erfragen und ernst nehmen	- Ärzte und Berater nehmen die Probleme der Patienten nicht wahr oder nicht ernst.
- Fähigkeit der Betroffenen berücksichtigen	- Ärzte hören nicht zu.
- Erwartungen, Sorgen und Belastungen aus Sicht der Patienten werden ausreichend kommuniziert.	- Ärzte wissen oft nicht, was Patienten wollen.
- Patient und Arzt gehen gemeinsam realistische Ziele an.	- Patienten sagen ihren Ärzten nicht, was sie wollen, oder was ihnen Sorgen bereitet.
- Ziele explizieren (abstimmen)	
- Empathie zeigen	
- Positiver Umgang mit der Krankheit	

Wissensvermittlung an Patienten/Information/Aufklärung

- Erklärung des Krankheitsbildes	- Keine individualisierten Diabetesschulungen
- Aufklärung zur Therapie	- Patienten erfahren wenig über ihre Erkrankung
- Folgeerkrankungen deutlich machen	
- Schriftliche Ausarbeitungen	
- Hausaufgaben	
- Gutes Basiswissen in der Schulung	

Ärztliche Kompetenz/Professionelles Handeln

- Guter Diabetologe	- Weitere Behandlungen werden abgelehnt und Hausärzte führen sie nicht fort
- Kompetentes Behandlungsteam	- Knappe Zeit des Diabetologen
- Sachkompetenz	- Fehlende Kommunikation Diabetologe-Hausarzt
- Realistische Therapie anbieten	- Wenig Unterstützung
- Empathie	- Patienten erfahren wenig über ihre Erkrankung
- Gutes Basiswissen in der Schulung	- Fehlende Sachkompetenz (Wissen fehlt, Kompetenzen werden überschritten)
- Wenn der Diabetologe sieht, dass es dem Menschen nicht gut geht, sollte er den Kontakt zu einem ärztlichen oder psychologischen Psychotherapeuten herstellen	- Fehlende Sicht des Gesamtproblems
	- Drohmedizin

◻ **Abb. 25.4** (*Fortsetzung*) Zusammenfassung des ersten Gesprächsteils

Psychodiabetologie		
Metaplandiskussion	**Zusammenfassung**	**Seite 3**

Zu einer idealen Diabetesbehandlung gehört...	An der Behandlung stört mich am meisten....
Gesundheitspolitische Perspektive	
- Medikamentöse Therapiefreiheit	- Volle Arztpraxis, zu wenig Zeit für Gespräche
	- Konflikte in der Praxis, zwischen Diabetes-Abteilung und anderen Abteilungen, zwischen Kliniken
	- Gesellschaftliche Achtung
Compliance	
Erwartungen, Sorgen, Belastungen usw. aus Sicht der Patienten werden ausreichend kommuniziert.	- Patienten arbeiten nicht mit
	- Patienten versuchen Probleme zu verschieben
	- Patienten gelten als „non-compliant", wenn sie andere Vorstellungen haben

◘ **Abb. 25.4** *(Fortsetzung)* Zusammenfassung des ersten Gesprächsteils auf. Hier wurde ebenfalls aufgeteilt in die beiden Kategorien der Anforderungen an die ideale Versorgung und die am meisten störenden Aspekte der aktuellen Versorgungssituation.

Aus der Diskussion ergibt sich die Schlussfolgerung, dass in Bezug auf eine gute und umfassende Diabetesbehandlung die folgenden Themenfelder künftig weiter beforscht und bearbeitet werden sollten:

- **Stärkung der Patientenkompetenz:** Patienten sollen lernen, ihre Erkrankung eigenständig zu managen. Dazu gehören ein umfassendes Wissen und die Anerkennung der Gefahr möglicher Folgeerkrankungen durch die Patienten und zwar ohne „Drohmedizin". Als wichtigster Wissensvermittler ist der Arzt gefragt. Von ihm erwarten Patienten, dass er fachlich immer auf dem neuesten Stand ist und dieses Wissen auch in verständlicher und handlungsorientierter Form an seine Patienten weitergeben kann.
- **Verbesserung der Kommunikation Arzt-Patient:** Die Behandlungsziele im individuellen Fall festzulegen, ist nicht allein Sache des Diabetologen. Er muss dies stets gemeinsam mit seinem Patienten tun. Dies erfordert eine gute Kommunikation zwischen Arzt und Patient. Starre Therapieziele, die sich allein an physiologischen Parametern orientieren, müssen mit Zielen des Patienten zu seiner eigenen Lebensqualität und Therapiezufriedenheit abgeglichen werden. Hier wurden bereits auf der Grundlage von Train-the-Trainer Manualen entsprechende Schulungsprogramme etabliert (Beispiel: http://www.patient-als-partner.de/files/2011_bestellformular.pdf).
- **Verbesserung der Transparenz über Strukturen und Leistungen im Gesundheitssystem für Diabetiker:** Die oftmals beklagte mangelnde Kooperation zwischen den unterschiedlichen an der Behandlung beteiligten Berufsgruppen hat zwar in einigen Fällen mit Ablehnung zu tun, liegt aber auch daran, dass entsprechende Angebote einfach nicht bekannt und transparent sind. Die konsequente Implementierung von Nationalen Versorgungsleitlinien (www.diabetes.versorgungsleitlinien.de) könnte hier Abhilfe schaffen, denn sie beschreiben gerade das gemeinsame professionelle Handeln an den Schnittstellen der Versorgung.

- **Aufmerksamkeitslenkung auf psychosoziale Probleme der Patienten mit Diabetes:** Ohne Menschen mit Diabetes sofort einen Stempel psychisch krank aufzudrücken, sollten vor allem auch niederschwellige Angebote einer psychischen und psychosozialen Begleitung unterbreitet werden. Dies ist bisher noch unzureichend beforscht (IGES 2012).Oft merken Diabetologen nicht, dass der Patient andere Probleme hat, die für ihn weitaus größer sind als der Diabetes. Ehe diese Probleme nicht bearbeitet werden, sind die Patienten auch nicht offen für die Einhaltung vereinbarter Therapieziele.
- **Verbesserung der Schulungskonzepte für Diabetiker:** Individualisiertere Schulungskonzepte, die mehr auf homogene Gruppen mit gleichen Problemstellungen zugeschnitten sind, könnten erfolgversprechender sein als eine „one-fits-all"-Schulung. Dies könnte entscheidend zu einer Verbesserung der Patientenkompetenz beitragen.

Literatur

Bopp A (2001) Diabetes – frühzeitig erkennen, richtig behandeln ; den Alltag meistern, genussvoll leben; Folgeerkrankungen vermeiden; gut vorbereitet schwanger werden. Stiftung Warentest Ratgeber von Test

Diabetes aktiv behandeln: Gut informiert gut leben. (2010). Diabetes Journal. verfügbar unter http://www.zbmed.de/ccmedimages/2010/ZBMED-2010545154-8.pdf (aufgesucht am 08.12.2012)

DIG-Studie: Bei der Diabetes-Therapie schneidet Deutschland gut ab. (2006) Forschung und Praxis. verfügbar unter: http://www.zbmed.de/ccmedimages/2006/57268.pdf (aufgesucht am 08.12.2012)

Görlitz N (2008) Haben DMP's die Versorgung von Diabetikern verbessert? MMW – Fortschritte der Medizin, Nr. 12/2008, 150. Jg.

Graf C, Ullrich W, Marschall U (2008) Nutzenbewertung der DMP Diabetes mellitus, verfügbar unter http://bit.ly/XZrQMT.

Haak T (2012) Behandlungsmöglichkeiten des Diabetes noch nie so gut wie heute. Deutsche medizinische Wochenschrift 137(19):987

Härter M, van der Weijden T, Elwyn G (2011) Policy and practice developments in the implementation of shared decision making: an international perspective. ZEFQ 105(4):229–233

http://www.versorgungsleitlinien.de/themen/diabetes2/dm2_
    therapieplanung/pdf/nvl-dm-therapie-lang-konsultation.
    pdf (aufgesucht am 31.10.2012)

IGES Institut GmbH. Diabetes-Versorgung in Deutschland:
    Anspruch und Wirklichkeit im 21. Jahrhundert. Evidence-
    based Health Policy Review (2012) verfügbar unter: http://
    www.iges.de/leistungen/versorgungsforschung/diabetes/
    e11052/infoboxContent11723/IGESInstitutGutachtenDia-
    betes-VersorgunginDeutschland-AnspruchundWirklich-
    keitim21. Jahrhundert_ger.pdf (aufgesucht am 09.12.2012)

Keller U (2004) Gut eingestellter Stoffwechsel, gute Verträg-
    lichkeit, hohe Lebensqualität: Das Trio der erfolgreichen
    Diabetes-Therapie. Geriatrie-Praxis 15(8):

Lauterbach S, Kostev K, Kohlmann T, Schaefer M (2011) Opti-
    mierbare Versorgungssituation: Hohe Prävalenzen, man-
    gelnde Prophylaxe und lückenhaftes Problembewusstsein
    bei Patienten mit diabetischem Fußsyndrom. Abstract.
    18. GAA-Jahrestagung; 10. Deutscher Kongress für Versor-
    gungsforschung; Köln; Gesellschaft für Arzneimittelanwen-
    dungsforschung und Arzneimittelepidemiologie

Szecsenyi J (2008) AOK-Studie zeigt: Im DMP leben Diabetiker
    länger. MMW Fortschritte der Medizin 150(43):

Towle A, Godolphin W (1999) Framework for teaching
    and learning informed shared decision making. BMJ
    319(7212):766–71

Serviceteil

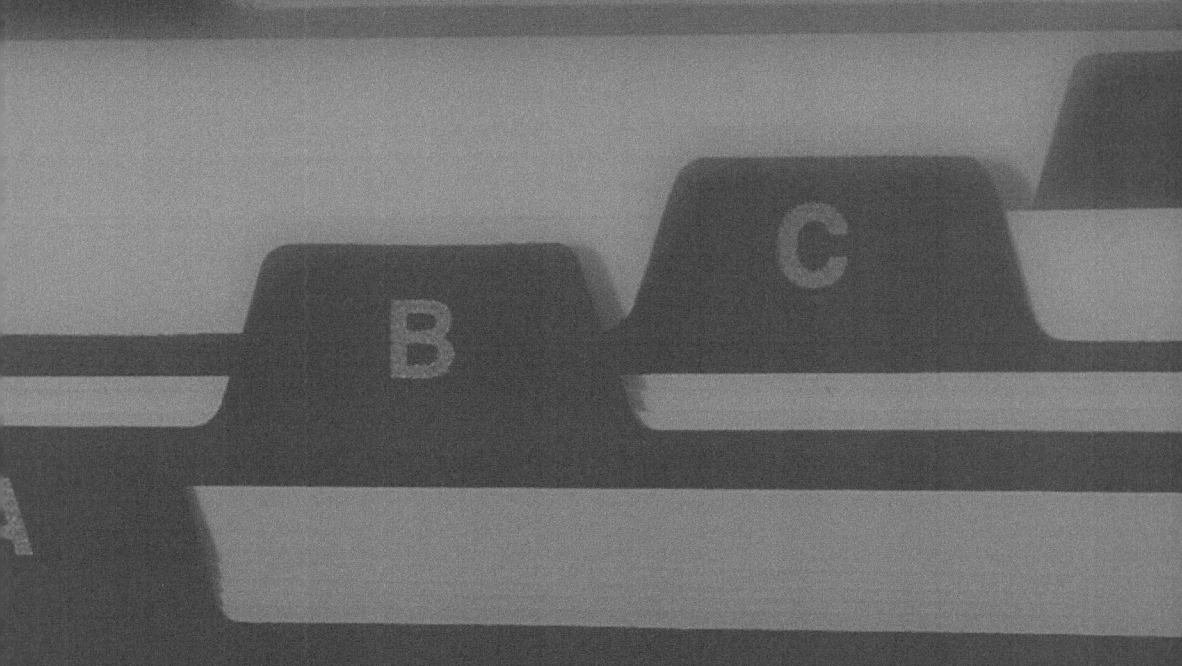

F. Petrak, S. Herpertz (Hrsg.), *Psychodiabetologie*,
DOI 10.1007/978-3-642-29908-7, © Springer-Verlag Berlin Heidelberg 2013

Stichwortverzeichnis